普通高等教育中医药类“十二五”规划教材

全国普通高等教育中医药类精编教材

中药药剂学

(供中药类、药学类专业用)

主　编　杨　明

副主编　倪　健
冯　怡
邱明丰
李永吉
李范洙

主　审　谢秀琼

上海科学技术出版社

图书在版编目(CIP)数据

中药药剂学/杨明主编. —上海：上海科学技术出版社，2008.8(2020.6 重印)

普通高等教育中医药类“十二五”规划教材

全国普通高等教育中医药类精编教材. 供中药类、药学类专业用

ISBN 978-7-5323-9259-9

Ⅰ. 中… Ⅱ. 杨… Ⅲ. 中药制剂学–高等学校–教材 Ⅳ. R283

中国版本图书馆 CIP 数据核字(2008)第 054316 号

中药药剂学

主编　杨　明

上海世纪出版(集团)有限公司
上 海 科 学 技 术 出 版 社　出版、发行

(上海钦州南路 71 号　邮政编码 200235　www.sstp.cn)

苏州望电印刷有限公司印刷

开本 787×1092　1/16　印张 26.5

字数 611 千字

2008 年 8 月第 1 版　2020 年 6 月第 4 次印刷

ISBN 978-7-5323-9259-9/R·2475

定价：36.00 元

普通高等教育中医药类“十二五”规划教材
全国普通高等教育中医药类精编教材

《中药药剂学》编委会名单

主　编　杨　明（成都中医药大学）

副主编　倪　健（北京中医药大学）
冯　怡（上海中医药大学）
邱明丰（上海交通大学）
李永吉（黑龙江中医药大学）
李范洙（浙江中医药大学）

主　审　谢秀琼（成都中医药大学）

编　委　（以姓氏笔画为序）
马云淑（云南中医学院）
王　兴（西南交通大学）
王　阳（天津中医药大学）
王晓颖（福建中医药大学）
朱　铉（厦门大学）
刘雅敏（河南中医学院）
李超英（长春中医药大学）
张永萍（贵阳中医学院）
张朔生（山西中医学院）
陈卫卫（广西中医药大学）
罗海燕（海南医学院）
禹玉洪（北京理工大学）
夏新华（湖南中医药大学）
郭东艳（陕西中医学院）
郭慧玲（江西中医药大学）
韩　丽（成都中医药大学）
程　岚（辽宁中医药大学）
魏舒畅（甘肃中医学院）

普通高等教育中医药类"十二五"规划教材
全国普通高等教育中医药类精编教材

专家指导委员会名单

（以姓氏笔画为序）

前言

中医教材是培养中医人才和传授医学知识的重要工具，高质量的教材是提高中医药院校教学质量的关键之一。根据教育部《关于普通高等教育教材建设与改革的意见》的精神，为了进一步提高中医教材的质量，更好地把握新世纪中医药教学内容和课程体系的改革方向，让高等中医药院校有足够的、高质量的教材可供选用，以促进中医药教育事业的发展；为了继承创新、发扬光大中国传统医学，让学生在规定的课时内，牢固掌握本门学科的基础知识和基本技能，着重培养学生的创新能力和实践能力。全国高等中医药教学管理研究会和上海科学技术出版社共同组织，全国各中医药院校积极参与，共同编写了本套供中医药院校本科生使用的“全国普通高等教育中医药类精编教材”。

“精编教材”概念的提出是基于上海科学技术出版社在组织教材编写、出版的经验，是对中医教学内容和教学方法规律探索的体会，是对中医人才培养目标的理解。本套教材是以国家教育部新版的教学大纲和国家中医药执业医师资格考试要求为依据，以上海科学技术出版社出版的以突出中医传统和特色的高等医药院校教材（五版）及反映学科发展新成果的普通高等教育中医药类“九五”规划教材（六版）为蓝本，充分吸收现有国内外各种版本中、西医教材的合理创新之处。从教材规划到编写的各个环节，层层把关，步步强化，重在提高内在质量和精编意识。既体现在精心组织，高度重视，以符合教学规律；又体现在精心编写，在“三基”、“五性”和“三特定”的教材编写原则下，确保内容精练、完整，概念准确，理论体系完整，知识点结合完备，并有创新性和实用性，以切合教学实际，结合临床实践，力求“精、新、实”的特点。同时，教材编排新颖，版式紧凑，形式多样，主体层次清晰，类目与章节安排合理、有序，充分体现了清晰性、易读性及和谐性。

在本套教材策划、主编遴选、编写、审定过程中，得到了专家指导委员会各位专家的精心指导，得到了全国各中医药院校的大力支持，在此一并致谢！

一纲多本、形式多样是高等教育教材改革的重要内容之一，教材质量的高低直接影响到人才的培养，殷切希望各中医药院校师生和广大读者在使用中进行检验，并提出宝贵意见，使本套精编教材更臻完善，成为科学性更强、教学效果更好、更符合现代中医药院校教学的教材。

全国普通高等教育中医药类精编教材
编审委员会

2006 年 3 月

编写说明

本书为全国普通高等教育中医药类精编教材，主要适用于中药及药学类本科学习。

本教材的编写，严格按照中药药剂学教学大纲精选内容，既体现了教材的继承性，充分吸收历版《中药药剂学》教材成功的编写经验和内容精华；又注意了更新、更高的中医药本科教学要求，进行了必要的刷新。

本课程内容共有 24 章，在总论之后，大致可分为 5 部分，第一部分为“中药调剂”（第二章）；第二部分为“中药制剂的前处理”（第三～六章）；第三部分为“中药剂型”，基本上按液体、半固体、固体、气体剂型顺序编排（第七～二十章）；第四部分为“制剂的新技术和新剂型、稳定性、生物有效性、制剂配伍与不良反应、制剂研究思路”（第二十一～二十四章）。

本教材为了反映中药药剂学的继承与创新、特点与优势，为了便于老师教学和学生学习，在历版教材的基础上，做了如下修订：

总论部分引入了“中药药剂学的基本内容”，重点介绍了中药药剂学的指导思想、方法学、关键因素、重要内容和最终目标等，以期在系统学习之前，对中药药剂学的特色和基本内容有一个正确、系统的认识和把握。在中药药剂工作的依据部分，除介绍了法定依据外，还对知识产权、临床、生产、市场依据等几方面的内容做了有益补充。将“中药制剂的原料与辅料”单列为一章，以完善中药药剂学学科的知识体系，突出中药原料与辅料的特点。单列“制剂新技术”一章，力求反映现代中药制剂新技术的最新发展及研究成果，为中药制剂的研究和开发提供有价值的参考。随着国内外关于中药制剂不良反应报道的逐年增多及社会对此的日益关注，在“中药制剂的配伍变化”部分补充了“中药制剂不良反应”的相关知识。最后一章，增加了“中药制剂研究的基本思路探讨”，介绍中药药剂研究的基本思路、方法和技术手段，使读者对中药制剂研发涉及的相关问题有一个全面、完整的了解。对于制药设备和药用辅料的内容做了必要的归纳和删减，以体现精编教材的“精”。在各章章名之下增加了“导学”，提出了各章节的学习要求和重点。

本教材由全国 23 所中医药院校及综合性大学的中药药剂学专家组成编写委员会，精诚团结、高效合作、共同完成。其中：杨明负责撰写总论，王晓颖撰写中药调剂，张朔生负责药剂卫生，韩丽撰写中药制剂的原辅料，罗海燕撰写粉碎、筛析、混合，倪健撰写浸提、分离、浓缩、干燥，李永吉撰写浸出药剂，王阳撰写液体药剂，禹玉洪撰写注射剂，马云淑撰写外用膏剂，魏舒畅撰写栓剂，郭东艳撰写胶剂，陈卫卫撰写散剂，程岚撰写丸剂，刘雅敏撰写颗粒剂，邱明丰撰写胶囊剂，郭慧玲撰写片剂，夏新华撰写气雾剂与喷雾剂，韩丽和李超英撰写药物制剂新技术，李范洙撰写其他剂型，张永萍撰写中药制剂的稳定性，朱铉撰写中药制剂生物有效性评价，王兴撰写中药制剂的配伍变化和不良反应，冯怡撰写中药制剂研究的基本思路探讨。

编写过程中得到了各编委单位的大力支持和鼓励，获得了上海科学技术出版社、成都中医药大学的鼎立协助。另外，谢兴亮、王芳、欧水平、王森、许润春等做了许多工作。在此一并致以衷心的感谢。

由于编者的水平有限，疏漏和不足之处在所难免，殷切希望广大读者提出宝贵的意见和建议。

《中药药剂学》编委会

2008 年 4 月于成都

目 录

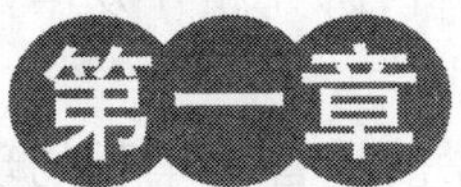

总 论

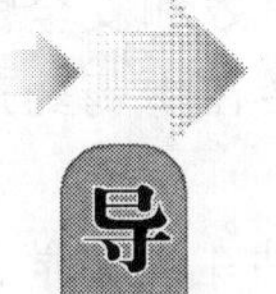

导学

1. 掌握中药药剂学的性质与任务;中药剂型选择的基本原则。

2. 熟悉中药药剂学常用术语的概念;中药剂型的分类方法;中药药剂学的基本内容。

3. 了解中药药剂学的发展简史;中药药剂学在中医药事业中的地位与作用。

第一节 概 述

一、中药药剂学的性质与任务

(一) 中药药剂学的性质

中药药剂学是以中医药理论为指导,运用现代科学技术,研究中药药剂的配制理论、生产技术、质量控制与合理应用等内容的一门综合性应用技术学科。本学科融汇中药专业各学科的知识和技能,重点探讨方剂的调配理论、调配技术和应用,以及将中药原料加工制成适宜剂型的基础理论和工艺技术。其不仅具有与生产和临床紧密联系的实践性,而且具有传统与现代剂型理论的统一性,以及运用多学科知识与技能的综合性,是联结中医与中药的纽带,是中药类各专业教学的主干专业课程。

(二) 中药药剂学的任务

中药药剂学的基本任务是研究将中药制成适宜的剂型,达到安全、有效、稳定、可控的要求,以满足医疗卫生的需要。其具体任务概括如下:

(1) 学习、继承和整理祖国医药学中有关药剂学的理论、技术与经验。从散在的医书、方书、本草、医案等医药典籍中,将传统剂型和品种制备中成药的理论、技术和经验等有关药剂的内容进行发掘整理,使其系统化、科学化,为中药制剂的发展奠定基础。

(2) 充分吸收和应用现代各学科的理论知识和研究成果,加速实现中药制剂现代化。采用制药新技术、新工艺、新设备和新辅料，研究和开发中药新制剂、新剂型，促进中药制药行业的发展。

(3) 加强中药药剂学基本理论研究，完善本学科的理论体系。主要涉及中药或方剂药效物质的提取、精制、浓缩、干燥，以及制剂成型、质量控制、合理应用等理论和技术，使中药药剂学成为一门既具中医药特色，又有先进理论和技术的学科。

二、 中药药剂学在中医药事业中的地位与作用

中药药剂学是专门研究中药剂型和制剂的学科，在医疗卫生实践和医药工业实践中占有极其重要的地位，推动着中医药事业不断向前发展。

中药药剂学在一定程度上体现了中医药行业的技术水平和发展概况。中药药剂学是一门综合性应用学科，其内容与药材种植、饮片生产、药剂配制和生产、质量控制、疗效和安全性评价、临床使用等中医药行业中各个环节紧密相关，各环节技术水平的提高，均会在中药药剂学中得到应用和体现，并推动其发展。

中药药剂学是联系中药研究—生产—医疗实践的关键环节。中药药剂学站在中药学各学科的前沿，将中药基础研究与产业化紧密结合，一方面通过合理地设计剂型、给药途径、制备工艺，实现从实验室向产业化的转化；另一方面，不断依据生产实际情况解决工艺、技术和质量中存在的问题；同时还密切联系临床医疗实践，及时根据临床医学在治疗疾病中的问题和需要，不断改进和提高制剂质量。

中药剂型与制剂现代化是实现中药现代化的重要途径和方法。目前，国家选择“中药科技产业”为切入点，开展“中药现代化科技产业行动计划”，这对振兴中医药事业具有重要的现实意义和深远的历史意义。中药剂型、制剂现代化是实现中药现代化的重要途径和明显标志，只有充分运用现代科学技术，加强中药药剂学的基础研究，加强中药前处理、制剂和包装等方面的研究，才能逐步实现中药药剂的剂型、制剂现代化，质量控制标准化，生产技术工程产业化，从而提升我国制药工业的整体技术水平，增强我国中药在新的国际经济环境中的竞争力，扩大我国中药在国际药物市场中的份额，使我国传统医药产业成为国民经济新的增长点。

三、 中药药剂学常用术语

1. **药物与药品** 凡用于治疗、预防及诊断疾病的物质总称为药物，简称为药，包括原料药与药品。药品一般是指将原料药物经过加工制成的可直接应用的成品。

2. **剂型** 将原料药加工制成适合于医疗或预防应用的形式，称为药物剂型，简称剂型。它是药物施用于机体前的最后形式。目前常用的中药剂型有汤剂、煎膏剂、散剂、丸剂、片剂、胶囊剂、注射剂、气雾剂等40多种。

3. **制剂** 根据《中华人民共和国药典》、《中华人民共和国卫生部药品标准》、《国家食品药品监督管理局药品标准》、《制剂规范》等标准规定的处方，将原料药物加工制成具有一定规格的药物制品称为制剂。例如玉屏风口服液、洋地黄片、双黄连粉针剂等。制剂的生产一般在药厂或医院制剂室中进行。

4. **调剂** 是指按照医师处方专为某一患者配制，注明用法用量的药剂调配操作。此操作一般在药房的调剂室中进行。研究药剂调配、服用等有关理论、原则和技术的学科称为调剂学。

5. **中成药**　为中药成药的简称。指以中药材为原料，在中医药理论指导下，按规定的处方和制法大量生产，具特有名称，并标明功能主治、用法用量和规格的药品，包括处方药和非处方药。

第二节　中药药剂学的发展概况

在源远流长的中医药发展进程中，中药药剂学随着古今成方及剂型的演变而形成和发展，前人在剂型理论、方药修治、临床应用等方面留下了极其宝贵的遗产。随着社会的进步、科学技术的发展和医药水平的提高，中药药剂学在制备理论与工艺技术、新剂型新制剂研究开发，以及质量控制和稳定性等方面不断发展和完善，中药制药工业取得了举世瞩目的成就。

一、古代中药药剂的概况

中药药剂的起源可追溯至夏禹时代，那时已经能酿酒，并有多种药物浸制而成的药酒，又发现了曲(酵母)，是一种早期应用的复合酶制剂，至今仍在应用。

商汤时期，伊尹首创汤剂，总结了《汤液经》，为我国最早的方剂与制药技术专著，汤剂至今仍是中医用药的常用重要剂型。

战国时期，我国现存的第一部医药经典著作《黄帝内经》中提出了“君、臣、佐、使”的组方原则，记载了汤、丸、散、膏、药酒等不同剂型及其制法，同时在“汤液醪醴论篇”中论述了汤液醪醴的制法和应用。

秦、汉时期，我国药剂学理论与技术得到显著发展。《五十二病方》中用药记载有外敷、内服、药浴、烟熏或蒸汽熏、药物熨法等。书中所载药物剂型最常用的是丸剂，其制法及应用有：以酒制丸，内服；以油脂制丸；以醋制丸，外用于熨法；制成丸后，粉碎入酒吞服等。

东汉时期成书的《神农本草经》是现存最早的本草专著。该书论及了制药理论和制备法则，强调根据药物性质需要选择剂型，指出“药性有宜丸者，宜散者，宜水煎者，宜酒渍者，宜煎膏者，亦有一物兼宜者，亦有不可入汤酒者，并随药性，不得违越”。

东汉末年，张仲景的《伤寒论》和《金匮要略》，记载了煎剂、丸剂、散剂、浸膏剂、软膏剂、酒剂、栓剂、脏器制剂等十余种剂型及其制备方法。

晋代葛洪著有《肘后备急方》八卷，首次提出“成药剂”的概念，主张批量生产贮备，供急需之用，记载了铅硬膏、蜡丸、锭剂、条剂、药膏剂、灸剂、熨剂、饼剂、尿道栓剂等剂型。

梁代陶弘景《本草经集注》指出“疾有宜服丸者，宜服散者，宜服汤者，宜服酒者，宜服膏煎者”，明确了以治病的需要来确定剂型；在序例中附有“合药分剂料理法则”，指出药物的产地和采治方法对其疗效有影响；考证了古今度量衡，并规定了汤、丸、散、膏、药酒的制作常规，实为制剂工艺规程的雏形。

唐代医药事业发展成绩显著。由政府组织编纂并颁布了《新修本草》，是我国历史上第一部官修本草，具有药典的性质。孙思邈著《备急千金要方》和《千金翼方》分别收载成方5 300首和2 000首，有汤剂、丸剂、散剂、膏剂、丹剂、灸剂等剂型。其中著名的成药磁朱丸、紫雪、定志丸等延用至今不衰;《备急千金要方》并设有制药总论专章,叙述了制药理论、工艺和质量问题,促进了中药药剂学的发展。

宋、元时期是中药成方制剂初具规模,得到巨大发展的时期。由太医院颁布的《太平惠民和剂局方》,共收载中药制剂 788 种,卷首有"和剂局方指南总论",文中对"处方"、"合药"、"服饵"、"服药食忌"和"药石炮制"等均作专章讨论,很多方剂和制法延用至今。该书为我国历史上由官方颁发的第一部制剂规范,可视为中药药剂发展史上的第一个里程碑。

明、清时期中药成方及其剂型也有相应的充实和提高。朱棣著《普济方》收载成方 61 739 首,对外用的膏药、丹药及药酒列专篇介绍。明代李时珍《本草纲目》中载药 1 892 种,附方剂 13 000 余首,剂型近 40 种,其论述范围广泛,内容丰富,是对我国 16 世纪以前本草学的全面总结,对方剂学、药剂学等学科都有重大贡献。

二、 近代中药药剂的概况

自鸦片战争至中华人民共和国成立前百余年间,中医药事业的发展走过一条艰难曲折的道路。随着西方科学技术与医药的传入,出现了"中西药"并存的局面,也开创了利用西方科技研究中药的先河。民国时期,政府实行废止中医的政策,但中医药界工作者奋发进取,尽管困难重重,中医药事业仍然有所发展。

这一时期中药的研究主要集中在化学、药理学及生药学等方面,药剂研究较少,发展缓慢。1870 年,吴尚先著《理瀹骈文》系统论述了中药外用膏剂的制备与应用。1938 年,杨叔澄编著《中国制药学》,分上下编,上编为制药学总论及丸、散、膏、丹、酒、露、胶、淀的制法和成药贮藏等;下编为生药制法,包括火制、水制、水火合制、酒制、药制、自然制等各法,其内容均较切合实际。国外医药技术对我国药剂学的发展产生了一定影响,如引进一些国外医药技术并建立药厂,生产注射剂、片剂等制剂,但规模较小、水平较低。

三、 现代中药药剂学的概况

中华人民共和国成立后,政府高度重视中医药事业,制定了以团结中西医和继承中医药学为核心的中医政策,并采取了一系列有力措施发展中医药事业,使中医药事业的发展有了转机。随着现代科学技术的发展,中医药研究呈现了多学科综合研究的局面,为中药药剂的发展创造了有利的条件,使中药药剂取得了长足发展,从如下几个方面进行概述。

(一) 中药剂型与制剂的研究

1. *剂型研究* 中药剂型的研究开始于对传统剂型的改进,以提高成品的安全性、有效性、稳定性和可控性。如对丸剂,主要从赋形剂的应用、制丸设备、质量控制、药剂卫生、促进溶散及提高生物利用度等方面进行研究。

现代剂型在中药中得到发展和应用,产生了多种中药新剂型,颗粒剂、片剂、胶囊剂、滴丸、注射剂等已成功地应用于临床,如板蓝根颗粒、复方丹参片、胃康宁胶囊、苏冰滴丸、柴胡注射剂等。1962 年出版了《全国中药成药处方集》,收载中成药 2 700 余种,是继《太平惠民和剂局方》后又一次中成药的大汇集,起到了承前启后的重要作用。1983 年出版《中药制剂汇编》,重点收载中药制剂达 4 000 余种,剂型 30 余种。

随着制剂技术的发展,一些新制剂技术和给药系统也在中药中得到研究与应用,促进了中药药剂的发展。如分散片、泡腾片、肠溶胶囊、口服缓控释制剂、经皮给药系统以及靶向给药系统等，产生了红景天分散片、洁尔阴泡腾片、泻康灵肠溶胶囊、雷公藤缓释片、康块灵巴布剂等新的中药制剂品种。

2. 制剂研究　一是发掘继承古方、经方，经适当加减制成新制剂，如由古方四逆汤研制成四逆注射液、四逆口服液、四逆汤滴丸、四逆汤栓剂、人参四逆注射液、参胆四逆注射液等。二是从民间验方、秘方研制成新制剂，如从湖北民间引产验方（天花粉、牙皂、狼毒、细辛）研制成天花粉粉针剂。由百宝丹秘方研制成云南白药散剂和胶囊剂，又进一步改进成酊剂、膏剂及气雾剂。三是为适应中医急症及临床需要研制成新制剂，如治疗心绞痛的三七冠心宁、治疗急性缺血性脑血管病的冠心注射液等。

（二）新技术、新工艺、新设备、新辅料的研究与应用

借鉴和引用一些新技术、新工艺、新设备、新辅料，对于发展中药新剂型、新制剂，提高制剂的生物利用度、质量、稳定性，降低制剂的刺激性和毒副作用，提高生产效率，降低成本等均有积极的作用。

各种新技术、新工艺与新设备不断应用于中药制剂生产的各个环节，促进了生产技术及工艺的革新。粉碎技术如超低温粉碎、超微粉碎等；提取分离技术如超临界流体萃取、动态循环阶段连续逆流提取、超声提取、分子蒸馏、大孔树脂分离、膜分离等；蒸发浓缩技术如薄膜蒸发、反渗透法等；干燥技术如冷冻干燥、喷雾干燥、沸腾干燥、微波干燥、真空干燥等；制粒新技术如快速搅拌制粒、沸腾制粒、喷雾干燥制粒等；压片技术及设备如全粉末直接压片、高速压片机；新型制剂技术如薄膜包衣、环糊精包合、固体分散、微囊化、微球化、微乳化、脂质体、缓释制剂与控释制剂、靶向技术以及纳米技术等，这些技术和设备有的已用于生产，有的处于研究阶段。

辅料在制剂的研究中占有非常重要的地位，一些新辅料如纤维素衍生物、淀粉衍生物、合成或半合成油脂、磷脂、合成表面活性剂、乙烯聚合物、丙烯酸聚合物、可生物降解聚合物的应用，为中药缓释、控释、靶向制剂等各种给药系统的研究提供了必备的物质基础。

（三）质量控制的研究

在中药制剂的质量研究方面，20 世纪 50 年代初期基本上处于起步阶段，对大部分制剂的质量，只能以感观分析或靠经验作出定性水平的评定。随后开始将中药及其制剂的质量管理纳入法制化、规范化的轨道。近年来，随着中药制剂质量控制的研究逐步深入，在分析方法、质量标准及稳定性等方面有了较大进展，药品质量的可控性得到提高。

1. 分析方法　用现代分析方法代替了传统感官检查方法，特别是具有灵敏度高、专属性强、简便易行特点的色谱法等仪器分析方法的普遍应用，使中药制剂分析的水平有了很大提高。目前，紫外光谱、红外光谱、原子吸收光谱、原子发射光谱、气相色谱、高效液相色谱、毛细管电泳、气相—质谱联用、液相—质谱联用、毛细管电泳—质谱联用等现代分析方法已广泛应用于中药材、中药制剂的质量控制。

2. 质量标准　建立科学、可行、先进、实用的质量综合评价体系是保障中药制剂有效性和安全性的关键。随着国家药品标准体系的建立与完善，中药制剂质量标准有了很大的发展和提高，从过去对中药及其制剂的一般性要求，逐步发展到有定性、定量、检查及稳定性等控制项目，涉及中药制剂生产中原料药材、中间体及成品等各个环节，使中药制剂的质量控制标准日趋完善。

3. 稳定性　稳定性研究是保障中药制剂质量和为临床提供安全有效制剂的前提，其结果是确定中药制剂有效期的科学依据。《药品注册管理办法》对中药新药各种剂型的稳定性考察

项目及研究方法等都作了明确规定，使得中药制剂的稳定性研究更为科学、规范。

（四）制剂的生物药剂学和药物动力学研究

生物药剂学和药代动力学主要研究制剂中有效物质的体内过程以及影响药效的各种生物、药物及剂型因素，并为优选剂型、改进工艺、质量评价、合理用药等提供科学依据。

1. *生物利用度研究* 对中药制剂的体外溶出度和生物利用度进行研究，将有助于评价中药制剂的安全和疗效，是中药制剂趋向现代化的标志之一。国内已对相当多的中药制剂进行了这方面的研究，如对马钱子片、藿香正气丸、灯盏花素缓释固体分散体、复方丹参片等进行溶出度研究；对小活络丹、左金丸、三黄片等进行生物利用度研究。同时，对相同药物的不同剂型、不同厂家或不同批号制剂的生物利用度进行对比研究，如以穿心莲内酯为指标，检测 7 个药厂共 8 个批号清火栀麦片的溶出速率，结果 T_{50}、T_d 有明显差异。目前，溶出度测定已开始逐步取代常用的崩解度测定。

2. *药物动力学研究* 对于有效成分明确的中药复方，常选择一个或多个有效成分，采用血药浓度法进行药代动力学研究。但由于中药复方成分复杂、含量相对较低，所测化学成分只能是复方中众多化学成分的几种，若采用单体成分的血药浓度进行药代动力学研究，其结果不能完全反映复方的药动学，难以体现中药复方的整体疗效。为解决上述问题，20 世纪 80 年代初期出现利用生物效应直接求算复方的药动学参数的研究方法，从而更真实地反映复方效应的整体效果。常见的方法有药理效应法、毒理效应法和微生物指标法。如以解热、发汗、抗炎等药理效应法探讨麻黄汤、桂枝汤、银翘散、桑菊饮的药物动力学；以量效半衰期法测定青蒿素的药物动力学参数；以动物急性死亡率法估测连翘、大青叶、北豆根的药物动力学参数；以止血效应对山大黄消炎止血胶囊等进行药物动力学研究；以毒理效应和药理效应对小活络丸进行药物动力学研究和生物利用度研究。

（五）中药药剂学学科发展

我国于 1956 年创办了中医学院，1958 年起又相继设置了中药专业，中医药从此步入了大学的讲堂，为中医药事业的发展开辟了广阔的道路。在中医药理论指导下，在传统剂型理论和经验基础上，运用现代科学技术、方法研究中药药剂，并已发展成为独立的学科。1986 年，出版了高等中医药院校中药专业试用教材《中药药剂学》；1997 年，出版了普通高等教育中医药类规划教材《中药药剂学》；2002 年，出版了高等中医药类规划教材《中药药剂学》与教学参考丛书等，对中药药剂学的发展起到积极的推动作用。

随着各方面的深入研究，中药药剂学的内容日趋丰富。药剂学已逐渐形成了工业药剂学(Industrial Pharmacy)、物理药剂学(Physical Pharmacy)、生物药剂学(Biopharmaceutics 或 Bioharmacy)、药动学(Pharmacokinetics)等分支学科。工业药剂学是研究药物制剂的剂型设计及制剂生产理论与技术的一门学科。物理药剂学是应用物理化学原理研究和解释药物制备和贮存过程中存在的现象及其内在规律，并在该基础上指导剂型及制剂设计的一门学科。生物药剂学是研究药物及其制剂在体内的吸收、分布、代谢和排泄过程，阐明药物的剂型因素、用药对象的生物因素与药效三者关系的一门学科。药物动力学是研究药物及其代谢产物在人体或动物体内的时间—数量变化过程，并提出用于解释这一过程的数学模型，为指导合理用药、剂型设计提供量化指标的一门学科。临床药学(Clinical Pharmacy)是主要研究药物在疾病治疗中的作用、药物相互作用，指导合理用药的一门学科。

展望未来，中药药剂学要在“古为今用”、“洋为中用”的方针指引下，与有关学科相互配合、相互促进，在努力发掘祖国药剂遗产和汲取国内外药剂学成就的基础上，与临床、生产实际紧密结合，对中药剂型、制备工艺、质量标准、药效学及药动学、临床疗效等方面进行深入研究，研制出更多有效的中药新制剂，而且要在理论上不断完善、提高，成为既具有中医药特色又有先进理论和技术的学科，从而为丰富中医药学这座伟大宝库作出应有的贡献。

第三节 剂型的分类及选择原则

一、 剂型的分类

药物剂型的种类繁多，为了便于学习、研究和应用，需要对剂型进行分类。剂型分类方法目前有以下几种。

1. **按物态分类** 将剂型分为固体、半固体、液体和气体等类。固体剂型如散剂、颗粒剂、丸剂、片剂、胶剂等；半固体剂型如内服膏滋、外用膏剂、糊剂等；液体剂型如汤剂、合剂、糖浆剂、酒剂、露剂、注射液等；气体剂型如气雾剂、烟剂等。

由于物态相同，其制备特点和医疗效果亦有相似之处。如固体剂型多需经粉碎和混合；半固体剂型多需熔化和研匀；液体剂型多需经提取。疗效方面以液体、气体剂型为最快，固体剂型较慢。这种分类法在制备、贮藏和运输上有一定指导意义。

2. **按制法分类** 将主要工序采用同样方法制备的剂型列为一类。例如浸出药剂是将用浸出方法制备的汤剂、合剂、酒剂、酊剂、流浸膏剂与浸膏剂等归纳为一类。无菌制剂是将用灭菌方法或无菌操作法制备的注射剂、滴眼液等列为一类。这种分类法有利于研究制备的共同规律，但归纳不全，而且某些剂型随着科学的发展会改变其制法，故有一定局限性。

3. **按分散系统分类** 此法按剂型分散特性分类，便于应用物理化学原理说明各类剂型的特点。分类如下。

真溶液类剂型：如芳香水剂、溶液剂、露剂、甘油剂及部分注射剂等。

胶体溶液类剂型：如胶浆剂、火棉胶剂、涂膜剂等。

乳浊液类剂型：如乳剂、静脉乳剂、部分搽剂等。

混悬液类剂型：如合剂、洗剂、混悬剂等。

气体分散体剂型：如气雾剂等。

固体分散体剂型：如散剂、丸剂、片剂等。

这种分类法最大的缺点是不能反映用药部位与方法对剂型的要求，甚至一种剂型由于辅料和制法的不同而必须分到几个分散系统中去，因而无法保持剂型的完整性，如注射剂中有溶液型、混悬型、乳浊型及粉针型等，合剂、软膏剂也有类似情况。此外，中药汤剂可同时包含有真溶液、胶体溶液、乳浊液和混悬液。

4. **按给药途径和方法分类**

(1) 经胃肠道给药的剂型：汤剂、合剂、糖浆剂、煎膏剂、酒剂、流浸膏剂、散剂、颗粒剂、丸剂、片剂、胶囊剂等，经直肠给药的灌肠剂、栓剂等。

(2) 不经胃肠道给药的剂型：① 注射给药，包括肌内注射、静脉注射、皮下注射、皮内注射及穴位注射等。② 皮肤给药，包括软膏剂、膏药、橡胶膏剂、糊剂、搽剂、洗剂、涂膜剂、离子透入剂等。③ 黏膜给药，包括滴眼剂、滴鼻剂、含漱剂、舌下片、吸入剂、栓剂、膜剂及含化丸等。④ 呼吸道给药，包括气雾剂、吸入剂、烟剂等。

这种分类方法与临床用药结合得比较紧密，并能反映给药途径与方法对剂型制备的特殊要求。缺点是往往一种剂型，由于给药途径或方法的不同，可能多次出现，使剂型分类复杂化，同时这种分类方法亦不能反映剂型的内在特性。

此外，还可根据制剂进入人体后的释药行为、作用趋向，将剂型分为速释、缓释、控释、靶向制剂等几类。速释制剂如滴丸、分散片、泡腾片，缓释制剂如缓释片、缓释胶囊，控释制剂如渗透泵片，靶向制剂如靶向给药乳剂、毫微型胶囊。

上述分类方法，各有优缺点，本书根据医疗、生产、科研和教学等方面长期沿用的习惯，结合各种分类法的特点进行综合分类。

二、 剂型的选择原则

制剂疗效主要取决于药物本身，但是在一定条件下，剂型对药物疗效的发挥也可起到关键性作用，主要表现为对药物释放、吸收的影响。同一种药物，由于剂型不同，辅料不同，制备方法不同以及工艺操作的差异，往往会使药物的稳定性和药物起效时间、作用强度、作用部位、持续时间以及毒副作用等出现较大的差异。因此剂型的选择是中药制药研究与生产的主要内容之一。通常按下述基本原则选择剂型。

1. *根据防治疾病需要选择* 由于病有缓急，证有表里，须因病施治，对症下药，因此，对剂型的要求也各不相同。例如对急症患者，为使药效迅速，宜用汤剂、注射剂、气雾剂、舌下片及口服液等；对于药物作用需要持久、延缓者，则可用丸剂、膏药、缓释片剂、混悬型注射剂或其他长效制剂。

为了适应给药部位的特点需要，也须有不同的剂型。例如皮肤疾患一般可用软膏、膏药、涂膜剂、糊剂及巴布剂等；而某些腔道疾病如痔疮、溃疡、瘘管等，则可用栓剂、膜剂、条剂、线剂或钉剂等。

此外，为了更好地发挥或增强药物的疗效，加速或延缓药物的作用，增加药物对某些系统的靶向性、靶组织的滞留性、对组织细胞的渗透性等，以适应治疗的需要，可采用各种新辅料、新技术及新剂型。例如治疗心绞痛的心痛气雾剂、苏冰滴丸，治疗气管炎的牡荆油微囊，治疗肿瘤的鸦胆子油乳剂静脉注射液，以及用化疗药物与猪苓多糖制成的多相脂质体等，都是根据治疗的特殊需要制成。

2. *根据药物本身性质选择* 中药在药性、药效成分理化性质和药动学特性以及剂量等方面所具有的性质，在很大程度上影响着剂型的选择。

药性是对中药作用基本性质和特征的高度概括，体现了中药在药理作用方面的总体趋势和特点，如疗效的强弱、毒性的大小、口感的好坏等。根据中药药性特点，选择适宜的剂型，可达到增强药效、降低毒副作用、使用方便的目的。如采用汤剂可增强解表方中药物辛散之性；以米糊、面糊、曲糊等制丸，缓慢溶散，逐步释放，可减弱毒性或刺激性药物的毒副反应；以蜂蜜制丸，加炼蜜制膏等，可改善药物的不良口味，便于服用。

中药药效成分的溶解度、解离度、稳定性等理化性质，在很大程度上影响着中药制剂的疗效,应根据这些性质选择适宜的剂型。如八味丸治疗糖尿病用药材粉末丸剂有效,而水浸膏无效,与该丸中主要药味之一山茱萸所含的齐墩果酸、熊果酸在水中不能溶出有关。

中药药效成分的吸收、分布、代谢、排泄等药动学特性,是影响其疗效的关键因素,应根据具体情况选择适宜的给药途径和剂型,如天花粉蛋白是从天花粉中提取而得的一种结晶物,用于中期妊娠、死胎等的引产,只有经深部肌内注射一定剂量才显效,口服并无引产的药效。又如胰酶遇胃酸易失效,制成肠溶胶囊或肠溶衣片服用,使其在肠内发挥消化淀粉、蛋白质和脂肪的效用。

每种剂型都有一定的载药量范围,药物剂量大小在一定程度上决定了可制备成哪种剂型。应根据处方剂量大小,并结合其他因素,综合考虑剂型的选择。

此外,根据便于服用、携带、生产、运输、贮藏等要求来选择适当的剂型,例如汤剂味苦量大、服用不便,将部分汤剂处方改制成颗粒剂、口服液、胶囊剂等,既保持汤剂疗效好的特点,又易于服用。总之,药物本身的疗效固然是主要的,而恰当的剂型对药物疗效的发挥,也有积极作用。因此,在选择剂型时,除了满足医疗、预防和诊断的需要外,同时对药物性质、制剂稳定性、生物利用度、质量控制,以及服用、生产、运输是否方便等均应作全面考虑,确保中药药剂的安全、有效、方便。

第四节 中药药剂工作的依据

中药药剂工作的依据主要有法定依据、临床依据、生产依据、市场依据等几个方面,从事该项工作必须遵循这些依据,才能确保中药药剂工作的科学、规范、合理。

一、 法定依据

法定依据是指中药药剂工作中应遵循的国家药品标准及相关管理法规。

(一)药典(Pharmacopoeia)

1. **药典的性质与作用** 《中华人民共和国药典》简称《中国药典》,是国家监督管理药品质量的法定技术标准,由国家组织药典委员会编纂,并由政府颁布施行,具有法律的约束力。药典中收载使用安全、疗效可靠、工艺合理、质量可控、标准完善的常用药物及其制剂,规定其质量标准,作为药物生产、检验、供应与使用的依据。药典在一定程度上反映了一个国家药物生产、医疗和科技的水平,也基本反映了临床用药的实际情况,在保证人民用药有效、安全,促进药物研究和生产上起到重大作用。中华人民共和国成立以来,《中国药典》至今已颁发了8版(1953、1963、1977、1985、1990、1995、2000、2005年版),每一版药典的收载品种、质量标准、检测水平均在前版药典的基础上有大幅度提高。

2. **《中国药典》的结构** 《中国药典》由凡例、正文、附录、索引四部分组成。

凡例是解释和使用《中国药典》正确进行质量检定的基本指导原则,并把与正文、附录及质量检定有关的共性问题加以规定,避免在全书中重复说明,包括本药典各种术语的含义,及其在使用时的有关规定,凡例中的有关规定具有法定的约束力。例如中药材及制剂叙述的项目、基本内容;采用的法定计量单位;与检验有关的术语等。

正文是药典的主要内容,叙述本部药典收载的所有药物和制剂。中药材一般列有品名、来源、性状、鉴别、检查、含量测定、炮制、性味与归经、功能与主治、用法与用量、贮藏等项;制剂一般列有品名、处方、制法、性状、鉴别、检查、含量测定、功能与主治、用法与用量、注意、规格及贮藏等项。

附录是叙述本部药典采用的各种检验法,制剂通则,药材炮制通则,对照品与对照药材,试药、试液、试纸,缓冲液,指示剂与指示液,滴定液及老幼剂量折算表等。附录中收载的指导原则,是为执行药典、考察药品质量、起草与复核药品标准所制定的指导性规定。

索引是为了便于查阅药典,设有中文索引、汉语拼音索引、拉丁名索引和拉丁学名索引。

3.《中国药典》2005年版特点　本版药典在凡例、品种的标准要求,附录的制剂通则和检验方法等方面与前版药典相比均有较大的变化和进步。分一、二、三部,收载的品种有较大幅度的增加,共载药3 214种,其中新增525种。一部收载药材及饮片、植物油脂和提取物、成方制剂和单味制剂等,共1 146种,其中新增154种、修订453种;二部收载化学药品、抗生素、生化药品、放射性药品及药用辅料等,共1 967种,其中新增327种、修订522种;三部收载生物制品共101种,其中新增44种、修订57种,并首次将《中国生物制品规程》并入药典。现代分析技术如TLC、HPLC、GC等在本版药典中得到进一步扩大应用。附录也进行了较大的增修订工作,制剂通则中增加了植入剂、冲洗剂、灌肠剂、涂剂等;制剂通则项下还增加了多种亚类剂型,如片剂通则项下增加了可溶片等。

此外,可供参考的国外药典有《英国药典》(British Pharmacopoeia,简称B. P.)、《日本药局方》(The Pharmacopoeia of Japan,简称J. P.)、《美国药典》(Pharmacopoeia of the United States,简称U. S. P.)、《欧洲药典》(European pharmacopoeia,简称E. P)等。联合国世界卫生组织为统一世界各国药品的质量标准和质量控制方法,出版了《国际药典》(Pharmacopoeia Internationalis,简称Ph. Int.),仅供各国编纂药典时作为参考标准,无法律约束力。

(二)部颁、局颁药品标准

在国家食品药品监督管理局(State Food and Drug Administration, P. R. China,简称SFDA)成立前,由卫生部颁布的药品标准,称为《中华人民共和国卫生部药品标准》(简称部颁药品标准),包括中药材分册、中药成方制剂分册共20册,共收载品种4 052种。由国家食品药品监督管理局编纂并颁布实施的药品标准为《国家食品药品监督管理局药品标准》(简称局颁药品标准)。部颁药品标准与局颁药品标准的性质与作用同《中国药典》,与《中国药典》同归属于国家药品标准,作为药物生产、供应、使用、监督等部门检验质量的法定依据,具有法律的约束力。

(三)药品管理法规

1. 中华人民共和国药品管理法　《中华人民共和国药品管理法》(简称《药品管理法》)是专门规范药品研制、生产、经营、使用和监督管理的法律。药品管理法的宗旨是加强药品监督管理、保证药品质量、保障人体用药安全、维护人民身体健康和用药的合法权益。我国第一部《药品管理法》自1985年7月1日起实施。2001年12月1日起颁布实施了新修订的《药品管理法》。2002年9月15日起又颁布实施了《药品管理法实施条例》,对《药品管理法》的有关规定进行了具体化,使其更具有针对性和操作性,对全面贯彻执行《药品管理法》、保证药品质量、维护人民身体健康和使用药品的合法权益,起到十分重要的作用。

2. 药品注册管理办法 药品注册,是指国家食品药品监督管理局根据药品注册申请人的申请,依照法定程序,对拟上市销售药品的安全性、有效性、质量可控性等进行审查,并决定是否同意其申请的审批过程。药品注册管理办法是为了保证药品的安全、有效和质量可控,规范药品注册行为而制定的管理办法,在我国境内申请药物临床试验、药品生产和药品进口,以及进行药品审批、注册检验和监督管理,均适用本办法。

为了规范新药的研制,加强新药的审批管理,卫生部于 1985 年 7 月 1 日发布了《新药审批办法》。1992 年 9 月 1 日又发布了《有关中药部分的修订和补充规定》。1998 年我国组建国家药品监督管理局后,对《新药审批办法》进行了修订,并于 1999 年 5 月 1 日起施行;又于 2002 年 12 月 1 日起施行了《药品注册管理办法》(试行)。其后,国家食品药品监督管理局又分别于 2005 年 5 月 1 日和 2007 年 10 月 1 日两次颁布实施了新的《药品注册管理办法》。

3. 中药材生产质量管理规范 中药材生产质量管理规范(Good Agricultural Practice of Medicinal Plants and Animals,简称 GAP)是为了规范中药材生产,保证中药材质量,促进中药标准化、现代化而制定的管理规范,是中药材生产和质量管理的基本准则。GAP 适用于中药材生产企业生产中药材(含植物、动物药)的全过程。我国现行 GAP 是药品监督管理局于 2002 年 6 月 1 日起施行了《中药材生产质量管理规范(试行)》。该规范对中药材生产过程中的产地生态环境、种质和繁殖材料、栽培与养殖管理、采收与初加工、包装、运输与贮藏、质量管理、人员和设备、文件管理等方面进行了详细的规定。

4. 药品非临床研究质量管理规范 药品非临床研究质量管理规范(Good Laboratory Practice,简称 GLP)是为提高药物非临床研究的质量,确保实验资料的真实性、完整性和可靠性,保障人民用药安全而制定的管理规范。GLP 适用于为申请药品注册而进行的非临床研究。非临床研究,系指为评价药物安全性,在实验室条件下,系统进行的各种毒性试验,包括单次给药的毒性试验、反复给药的毒性试验、生殖毒性试验、遗传毒性试验、致癌试验、局部毒性试验、免疫原性试验、依赖性试验、毒代动力学试验及与评价药物安全性有关的其他试验。我国食品药品监督管理局于 1999 年 11 月 1 日起施行了《药品非临床研究质量管理规范》(试行),现行 GLP 为 2003 年 9 月 1 日起施行的《药物非临床研究质量管理规范》。GLP 对药物非临床安全性评价研究机构的组织机构和人员、实验设施、仪器设备和实验材料、标准操作规程、研究工作的实施、资料档案、监督检查等 7 个方面进行了详细的规定,药物非临床安全性评价研究机构必须遵循本规范。

5. 药品临床试验管理规范 药品临床试验管理规范(Good Clinical Practice of Drug,简称 GCP)为保证药物临床试验过程规范、结果科学可靠、保护受试者的权益并保障其安全而制定的管理规范,是临床试验全过程的标准规定。我国食品药品监督管理局于 1999 年 7 月 23 日起施行了《药品临床试验管理规范》,现行 GCP 为 2003 年 9 月 1 日起施行的《药物临床试验质量管理规范》。我国 GCP 的内容包括临床试验前的准备与必要条件,受试者的权益保障,试验方案,研究者、申办者、监察员的职责,记录与报告,数据管理与统计分析,试验用药品的管理,质量保证,多中心试验等方面的详细规定,凡进行各期临床试验、人体生物利用度或生物等效性试验,均须按本规范执行。

6. 药品生产质量管理规范 药品生产质量管理规范(Good Manufacturing Practice,简称 GMP)系指在药品生产过程中,运用科学、合理、规范化的条件和方法来保证生产优良药品的一整套科学管理方法。GMP 是药品生产和质量管理的基本准则,适用于药品制剂生产的全过程、原料药生产中影响成品质量的关键工序。实施 GMP 的目的就是为了使使用者能得到优良的药品,但它不是仅仅通过最终的检验来达到的,而是在药品生产的全过程,实施科学的全局管理和严密的监控以获得预期质量的药品。

现行 GMP 的类型大致分为 3 类:一是国际性的 GMP,如 WTO 的 GMP、欧洲自由贸易联盟的 GMP、欧洲共同体的 GMP、东南亚国家联盟的 GMP 等;二是国家性的 GMP,如美、日、英、法、澳、中国的 GMP;三是制药行业性的 GMP,如美国制药联合会、日本制药协会、中国医药工业公司及中国药材公司制定的 GMP 等。从法律角度来说,有的 GMP 是具有法律性质的,如美国、瑞典、日本等国的 GMP;有的不是强制执行的,仅推荐使用,如 WHO 的 GMP,英国的 GMP。

GMP 最初由美国坦普尔大学 6 名教授编写制定,1963 年美国 FDA 以法令形式正式加以颁布。中国从 20 世纪 80 年代开始引入 GMP 概念,在医药企业中推行。1988 年正式颁布 GMP,1992 年、1998 年先后两次进行了修订。现行 GMP 为 2006 年版的《药品生产质量管理规范》(1998 年修订)。

(四) 知识产权

知识产权(Intellectual Property)是智力成果的创造人依法享有的权利和生产经营活动中商业标记依法享有的专有权利的总称。它是包括了著作权、专利权、商标权、发明权、发现权、商业秘密、地理标记等技术成果权在内的民事权利的统称。医药知识产权是指一切与医药行业有关的发明创造和智力成果的财产权,包括专利和技术秘密、商标和商业秘密、医药科研论文著作权、与医药相关的计算机软件、与经营管理相关的保密技术资料和产品信息。

在从事中药药剂的研发、生产、经营及技术转让过程中都应具有知识产权保护意识。进行药剂工作时,应首先确定自己的工作不会侵犯他人的知识产权,并对所获得的研究成果采取相应保护措施,维护自己的合法权益,同时也有利于促进互相交流、互相启发,避免重复研究,有效配置人力、财力和医药资源,避免秘方、验方和相关技术秘密的流失。医药知识产权的保护分为专利保护、商标保护、商业秘密保护和行政保护 4 类。

二、 临床依据

中药药剂工作的出发点是药剂能够解决临床治疗的现存问题,以更好地帮助医生完成治病救人的职业使命,满足患者寻求健康以及提高生活质量的生理和心理需求。因此,中药药剂工作特别是新药研发应紧密联系临床,以临床需求为依据,研究工作的提出和评价都应回归于临床。其临床依据包括疾病的病理特征、治疗方案、疗效评价方法等几个方面。从事中药药剂研究,应明确病证在上述几个方面的具体特点,分析其对中药制剂研究的指导作用,从而构筑医学与药学相互结合、相互促进的研发思路与创新体系。

(1) 临床医学对疾病病理特征的认识,为中药制剂研究提供思路和依据:疾病的病理特征包括病因、病位、病机等方面的特点,是确定方剂治法、作用性质、部位、力度、缓急等特点的依据。对疾病病理特征及方剂作用特点的正确认识,为进行方剂的剂型选择、制法、质量控制、使用方法等制剂研究工作提供思路和依据,有助于确保中药制剂符合疾病的治疗要求。此外,现代医学对疾病病理特征的一些新认识,也为中药制剂的研究提供了新的思路和依据。

(2) 疾病的治疗方案与中药制剂的剂型设计紧密相关:疾病的治疗方案包括对患者进行

治疗的剂量、给药间隔、给药途径、剂型选择等方面的内容，不同疾病或相同疾病不同阶段治疗原则有所不同，所需的制剂或剂型也有所不同。理想的制剂应具有血药浓度可控性、病灶选择性和治疗对象的顺从性等特点。随着医药科技的不断进步，临床已有的治疗方案和药物效果难以满足临床需求，而关于疾病新的科学认识将产生新的治疗方案，并指导新制剂的出现。因此，中药药剂研究需要研究者从疾病治疗的本源出发，以给临床提供更好的治疗方案为目的，寻找中药药剂研究工作的突破口。

(3) 临床疗效的评价方法是指引中药药剂研究的重要手段：现代医学对于各类疾病的诊断、治疗，有着一套较为成熟的评价指标和方法，使临床用药更为科学合理，确保了临床治疗效果。将现代临床诊疗的评价指标和方法引入到中药药剂的研究中，将有助于提高中药临床的治疗水平。但另一方面，中药治疗疾病有着自身的特色，若照搬西药的评价模式，将难以表达出中药的作用特点，也局限了中医药优势的发挥。因此，中药药剂工作必须有符合中医药特点的疗效评价指标和方法，才能正确地指引中药药剂的技术创新。

三、 生产依据

中药制剂需要进行规模化生产，以满足临床的大量需求，获取更大的临床效益和经济效益。中药药剂工作必须与生产实际紧密结合，以生产线、原料、生产成本、生产效率等方面实际情况为依据，进行中药制剂的研究和开发，确保中药制剂的产业化前景。

1. **生产现状** 中药药剂的制备包括了制剂前处理和制剂工艺两个阶段，每个阶段又涉及了多个环节，每个环节都需要相应的生产技术和设备，这些技术和设备是确保中药制剂能进行顺利生产的保证。因此，进行中药药剂研究，必须充分了解生产技术设备运行的实际情况。

2. **原料供应现状** 中药药剂的原料多是组成方剂的各种中药饮片，其来源较为复杂。因此，为保证中药制剂的顺利生产，需充分了解制剂原料的分布、产量、栽培现状、质量、市场变化等，保证原料的可持续供应。

3. **生产成本** 生产成本总体上反应了在产品生产过程中能源、物料、设备、时间、人员等方面所付出的代价。制剂的生产成本又与其市场价格、企业利润以及产品的竞争力等息息相关，而制剂市场价格直接决定了临床的治疗费用。若生产成本过高，造成制剂市场价格偏高，必将影响制剂的临床应用范围，限制产品临床价值的更大发挥；同时，产品不能实现规模化生产，也将影响企业的发展。因此，进行中药药剂研究，生产成本是关系其成败的一个重要因素。

四、 市场依据

中药药剂研究是一个系统过程，为了使研究结果具有良好的应用前景，就必须对疾病治疗的市场需求和发展方向进行科学的预测，这成为中药药剂研究立题评估工作的一个重点。市场依据的内容主要包括市场需求与容量、同类产品情况、目标市场等。通过对某种疾病治疗的总体市场、研究品种、同类竞争产品的实际情况以及发展方向等几个方面的系统分析，明确中药药剂自身的优势，确定其适宜的目标市场，开展有竞争优势的中药制剂产品的研究，确保其市场前景，是关系中药药剂研究工作成功与否的一个重要方面。

总之，从事中药药剂工作，必须严格遵循各项相关法律、法规，从临床、生产、市场等多个角度审视中药药剂的各项工作，最终确保研究结果或结论的权威性、规范性、适用性、可行性以及经济性。

第五节 中药药剂学的基本内容

中药药剂学是一门综合性应用学科，与中医药学和现代医药学两种理论体系中多个学科密切相关，研究涉及中药制剂的各个环节。如何运用两个学科体系的理论知识和技术手段，指导中药药剂工作，是关系中药药剂学学科发展的根本问题。与西药制剂相比，中药制剂的原料、工艺、质量控制均有自身的特点，决定了中药药剂学在指导思想、方法学以及研究内容上与药剂学有明显的不同。因此，在系统学习之前，需要对中药药剂学的基本内容有一个正确的认识和把握。

一、 中医药理论是中药药剂学的基本指导思想

中医药理论的核心思想是辨证论治和整体观。中药复方是在中医学、中药学、方剂学等各学科理论指导下的产物，是中医临床用药的主要形式，集中体现了中医的辨证论治思想和整体观念。中药药剂学的研究工作是关系中药制剂安全、有效的重要一环。在中医药理论的指导下，中药复方形成了区别于化学药品的特点、规律和治疗理念，是其临床疗效的基础。其主要特点有：① 复方最小组成单位为药味，中医将药味作用以四气、五味、归经、升降浮沉、毒性、功效等进行概括。② 根据具体复方的治疗需求，采用炮制、配伍、剂量、制剂等手段对药味功效的多向性进行选择和控制。③ 复方中药味含有大量的化学成分，其中部分成分是其药效的物质基础。④ 复方以治法统领各药，以配伍联系各药，整体结构以“君、臣、佐、使”来表述，组成一个有机的治疗系统。⑤ 复方所表达的整体效能来源于各药味，而又不同于它们的简单加合。

因此，开展中药药剂工作必须认识到中药复方的上述特点，把握好其起效的本质，正确认识方与剂的密切联系，遵循“方、证、剂对应”的思想，探讨中药药剂“方、证、剂、效适宜”的基本规律，以充分体现中药药剂的中医药特色，这是发挥中药优势，确保其安全、有效的基本保障。

（一）方—证对应

“方—证对应”是指方所体现的治法与其所治之病的主要病机相对应。其主要内容是指方的作用性质（温清补泻）、作用部位（表里上下）、作用力度（强弱）、作用趋势（升提、降逆、发散、内收）及缓峻等基本要素与证的病性（寒热虚实）、病位（表里上下）、病情（轻重）和病势（缓急、上逆、下陷、外脱、内陷）等基本要素相互对应。只有方证对应，才能获得预期效果，如方证不对应，必定少效或无效，有时甚至加重病情。因此，方证对应是方剂有效性的前提和基础。

（二）剂—证对应

“剂—证对应”是指依据临床治疗需求，选择与之对应的剂型。其主要内容为剂型作用的定位、缓急、强弱等特点与病证的病位、病势、病情等特征相对应。

不同剂型作用的趋势和定位不同。丸、散剂偏走里，多用于里证；而汤剂通达机体内外，表里病证皆可。如理中丸与人参汤，二方组成、用量完全相同，但前者治中焦虚寒之脘腹疼痛，病位在中焦；后者治中上二焦虚寒之胸痹，病位扩展至上焦。

不同剂型作用的缓急不同。汤剂吸收快、能迅速起效，多用于病势急迫之证；丸剂溶散缓慢、逐渐释放、作用持久，多用于病势缓慢之证。如阳明腑实证用大承气汤，脾虚停食证用健脾丸等。

不同剂型作用的强弱不同。汤剂力峻，多用于危重病证，丸剂力缓效长，多用于邪气轻浅或正气虚弱之轻证，“汤者荡也，去大病用之；丸者缓也，舒缓而治之”即概括了这一认识。如抵当汤与抵当丸，两方基本相同，前者用汤剂，主治下焦蓄血之重证，后者用丸剂，主治下焦蓄血之轻证。

（三）方—剂对应

“方—剂对应”包括两个方面的内容：一是指从病证治疗角度分析，某处方治疗某一特定的病证，必有其最佳的剂型和制法，是方证对应、剂证对应的必然结果；二是指从处方中组成药味的性质分析，只宜制成某种剂型，而不适宜制备成其他剂型。通过方剂对应可达到保护或增强药物性能、制约药物毒烈之性、矫正药物的不良气味等目的。对由芳香开窍之品组成的处方，因煎煮可导致有效成分的挥发而失效，宜制成丸剂，有利于保护方中药物性能，如安宫牛黄丸、苏合香丸等。对具有祛风散寒、活血祛瘀、温阳补虚等功效的处方，宜制成酒剂，可借助酒的活血通络、易于发散的特性，增强方剂作用，如风湿药酒、参茸药酒等。对含毒性或刺激性药物的处方，以米糊、面糊、曲糊等制丸，延缓吸收，可减弱毒性和不良反应。如黑锡丹、舟车丸等。对含有不良气味药物的处方，可以通过以蜂蜜制丸，加炼蜜制膏，加米粉、蔗糖制糕等各种方法掩盖药物的不良气味，便于服用，提高患者的顺应性，如六味地黄丸、鹿胎膏、八珍糕等。

中药药剂研究是通过采用制备、剂型、质量控制及其用法等手段，充分发挥复方临床功效，降低毒副作用的一个过程。要实现这一目标，就必须对中药复方的本质特点，方与剂的关系有正确的认识。方是在中医辨证施治和整体观念下产生的整体药物，是为了患者整体病情（证）的需要而设，“方”的作用通过“剂”反映出来，“剂”是为了使“方”施与临床显效更佳，两者关系不可分。因此，只有以“方—证—剂对应”为指导思想，才能确保中药药剂研究方向的正确性，才能彰显中药药剂的特色与优势，使中药药剂学在继承中医药精髓的基础上，实现创新和发展。

二、 现代科学方法与技术是实现中药药剂学发展的支撑

1. **现代系统论和控制论为中药药剂学提供方法学指引**　现代系统论认为，系统是“相互作用着的各种不同功能单元的总和”，它包含两个以上要素，要素之间存在相互作用，系统整体的性能不同于各要素的性能或其相加和。中医的辨证施治、方剂的配伍理论、组方原则中已充分体现了上述系统论思想。中药药剂的研究工作同样具有系统属性，每个环节的操作都会对方剂的疗效与安全产生影响，这就要求在实际工作中对病证、方剂的整体状况以及各组成要素、要素之间的联系等系统属性有一个准确的把握，以系统性思维指引各项具体工作，保证最终制得的中药制剂能如实表达原方剂的治疗意图。

控制论认为，控制是在一个事物在可能空间中进行有效选择的过程。要实施控制，必须具备两个条件：其一，受控对象存在着多种发展的可能；其二，施控者可以根据自己的目的，在多

种可能中进行选择。人体疾病发生发展的复杂性,中药功效、有效成分、配伍和药料处理方式的多样性,方剂给药途径和剂型的多样性,为中药药剂工作提供了多种可供选择的方向,而药剂工作的目标是为临床提供安全、高效、方便的药物,要达到该目标,就必须在诸多可能性中进行合理选择和控制。因此,进行中药药剂工作需具有控制论思维。实际上,古人已经采用方证对应、炮制、配伍、剂量、制法、剂型、用法等具体手段进行控制,以确保方剂的安全有效。而现代药理学、毒理学、化学、药剂学、药代动力学和化学分析技术在中药药剂中的广泛应用,也为现代中药药剂的开发提供了先进可靠的控制手段,保证了中药药剂的质量。

2. **现代科学技术为中药药剂学的发展提供技术支撑** 进入21世纪,科技发展日新月异。药物化学、药理学、制药工程、仪器分析等多学科技术在中药中的应用,为中药药剂学的发展提供技术支撑。

(1) 现代药物化学、药理学、毒理学的应用:化学分离、分析技术的进步以及大量研究工作的开展,使对中药、方剂所含化学成分有更全面的认识。而现代药理学、毒理学技术的应用,将有助于阐明中药、方剂的药效和毒性物质基础及其作用机制,有助于科学评价中药新制剂的安全性和有效性。

(2) 提取分离新技术的应用:中药饮片形式多样、剂量大,难以直接应用于临床,需根据实际情况,提取有效组分,去掉无效成分,减少药物剂量,以便于制剂。现代制药工程将多种先进的提取分离技术引入到中药制剂的研究和生产过程中,为中药制剂提供高质量的半成品。

(3) 现代制剂技术的应用:根据中药物料的性质,结合现代药剂学的研究进展,多种制剂新技术、新辅料在中药中得到广泛应用,促进中药速释、缓释、控释、定位给药等现代制剂的研发,为中药制剂的现代化提供技术支撑。

(4) 药代动力学的应用:药代动力学研究药物在体内的运转特性,可用于阐明中药配伍原理,优化设计中药剂型和给药方法,促进中药制剂的"给药精密化",为现代中药制剂的设计提供理论依据。

(5) 现代分析技术的应用:现代分析技术在中药有效成分结构解析,中药制剂质量控制,有效成分体内过程分析等方面得到广泛的应用,为中药药剂研究提供了强有力的支持,促进了中药药剂研究水平的提高。

三、 制备工艺是影响中药药剂质量的关键因素

中药药剂的制备工艺是根据方剂安全、有效和剂型的需求,将以中药饮片为原料的方剂,采用各种制剂前处理和制剂技术,制成可供临床使用的各种剂型的过程。由于中药化学组成复杂,制备工艺将直接影响中药制剂中药效物质的组成、含量、存在状态以及药物与辅料的结合方式等因素,这些因素决定了制剂在药理作用方向、强度、速度和时间等方面的性能,也决定了所得制剂能否真实体现原方剂的疗效。因此,制备工艺是影响中药药剂质量的关键因素,这也是其区别于化学制剂的一个显著特征。

中药药剂的制备工艺包括制剂前处理和制剂成型两大环节。

(一) 制剂前处理工艺

中药的制剂前处理将方剂中各药料制成可供制剂使用的半成品的过程。通过前处理工艺可以富集方中药效成分,降低或去除毒性成分,调整方中药味作用的方向和强度,以符合方剂安全、有效的要求;可以改变物料的外观性状,去除原料中无效杂质,降低药物剂量以符合制剂

的要求,最终为制剂工艺提供高效、安全、稳定的半成品。前处理工艺主要包括炮制、粉碎、提取、分离、浓缩、干燥等几个环节。

炮制是确保中药药剂疗效与安全的第一个重要环节,通过炮制可以达到增强疗效,改变药性,降低毒副作用,便于制剂、调剂等目的。粉碎可增加药物的表面积,加速其中有效成分的溶出,提高生物利用度。通过提取可将中药饮片中有效成分及辅助成分进行富集,降低药物剂量。提取工艺的科学性、合理性将直接影响中药制剂中化学物质的组成和含量,并最终决定制剂的疗效和安全。分离是在提取基础上进行的精制处理,是影响中药制剂水平的关键环节。通过分离可达到除去无效或有害物质、减少剂量的目的。浓缩与干燥是去除提取物中所含溶剂的两种方式,与制剂工序密切联系,应根据制剂对物料物态的具体要求而选用。

(二) 制剂成型工艺

制剂成型是将制剂原料,采用适宜的制剂技术和辅料,制成可供临床使用的某一剂型的过程。由于中药原料一般为多成分组成的混合体系,物料理化性质与单一化学成分存在不同,且剂量一般较大。因此,应根据中药原料的具体情况,进行中药制剂的成型工艺研究,以符合中医药的实际情况。

1. **制剂技术** 制剂技术是将原辅料制备成某剂型过程中所采用的制剂手段和方法。可根据原料性质、剂量、剂型、制剂药剂学性能等方面的具体要求,选择适宜的制剂技术,进行制剂成型。

原料、剂型的物态相同,其成型工艺有相似之处,会采用相同或相近的制剂技术。因此,按剂型物态可将制剂技术分为: ① 固体制剂中的制剂技术。固体制剂如散剂、颗粒剂、片剂、胶囊剂、丸剂等,制剂成型过程中主要采用了混合、制粒、包衣等技术。② 半固体制剂中的制剂技术。半固体制剂如乳膏剂,制剂制备过程中主要采用了乳化、研和、熔和等技术。③ 液体制剂中的制剂技术。液体制剂如合剂、药酒、注射液等,在其制备过程中主要采用了配制、增溶、助溶、滤过等技术。④ 气体制剂中的制剂技术。气体制剂如气雾剂,主要采用气体灌装技术。

2. **制剂辅料** 辅料为制剂中除主药外一切物质的总称,亦称赋形剂。制剂辅料不仅是原料药物制剂成型的物质基础,而且与制剂工艺过程的难易、药品的质量、稳定性与安全性、给药途径、作用方式与释药速度、临床疗效,以及新剂型、新药品的开发密切相关。制剂辅料是药剂学不可缺少的组成部分。与化学药物制剂相比,中药制剂中使用的辅料有两个特点: 一是"药辅合一",即方中某味药既是主药,又起到辅料的作用,如粉性强的白芷、葛根常兼有稀释剂的作用;二是将辅料作为处方的一味药使用,具有一定功效,如蜂蜜。因此,在选用中药制剂的辅料时,应对上述特点有充分的认识和把握,才能确保制剂工作的科学性和合理性。

四、 剂型是中药药剂学研究的重要内容

剂型是影响中药制剂释药方式、释药速度、起效时间、作用强度及质量稳定性的主要因素,与制剂的安全与疗效直接相关,是中药药剂研究的重要内容之一。

(1) 剂型影响中药制剂的起效速度: 不同剂型物质结构不同、载药形式不同、释药方式与速度也不同,在体内运转过程及其血药浓度与时间关系也明显不同,这些决定了中药制剂的起效速度。据不同给药途径的剂型而言,起效速度一般按下列顺序由快到慢: 静脉>吸入>肌内>皮下>直肠或舌下>口服>皮肤。单从剂型而言,同一处方的不同剂型一般按下列顺序由快到慢: 注射液>口服液>散剂>片剂>包衣片剂。

(2) 剂型影响中药制剂的作用强度：同一处方的不同剂型给药后产生的药效作用强度和时间存在明显差异，如口服剂型有效成分经过肝脏代谢，将有一部分损失；栓剂直肠下静脉给药，进入血液后不经过肝脏；经皮给药制剂有效成分经过皮肤吸收进入组织；静脉注射剂的药物则直接进入血液，这些都造成不同剂型的生物利用度存在较大差异，因而制剂的作用强度明显不同。

(3) 剂型影响中药制剂的稳定性：制剂的剂型不同，其稳定性存在显著差异。剂型与药物的物理性状、成分间作用、成分含量、抗微生物侵蚀能力等都密切相关，这些都是决定制剂稳定性的关键因素。因此，剂型对药物的稳定性有较大的影响，是决定中药制剂有效期的重要因素。

五、 质量控制是中药制剂安全性和有效性的保证

药品是特殊的商品，其质量与人类健康与生命安危息息相关。质量控制是确保用药安全、有效的一项重要手段，对指导药品生产、销售和使用等方面具有非常重要的意义。药品质量主要包括制剂在安全性、有效性、稳定性等几方面情况。根据中药制剂的特点，已逐步形成了一套用于其质量控制的方法，主要包括性状、检查、鉴别、含量测定等内容。

性状是指制剂的颜色、形态、性状、气味等，与原辅料质量及工艺有关，原料质量保证、工艺恒定所制成的成品性状基本一致。检查是为与制剂安全性、有效性、稳定性等质量因素而设，分为 3 类：① 质量参数类型，即与质量直接相关的特殊杂质项目，如大黄中土大黄苷的检查。② 剂型所要求类型，如固体制剂的水分、液体制剂的含醇量等。③ 污染的控制类型，如重金属、微生物、农药等。

鉴别能定性识别中药制剂中药味的有无，是为确认中药制剂的真实性而设。一般包括显微鉴别、理化鉴别、色谱鉴别，可根据处方组成、剂型及原料情况选择适宜的方法。含量测定是应用现代理化分析手段测试中药制剂中的物质基础，并得到量化结果，是提高中药制剂质量控制水平的关键。

中药制剂的稳定性是其质量优劣的一个重要标志，也是临床用药有效和安全的重要保证。采用各种分析测试技术，运用化学动力学的基本原理，研究药物化学反应速度，测算制剂的有效期，可以为中药制剂的合理使用提供科学依据。

六、 安全有效是中药制剂的最终目标

中药制剂的安全性、有效性是其质量的核心，也是临床应用制剂所必须确保的最终目标。中药药剂学不仅要研究中药制剂的制备工艺、生产技术、质量控制及制剂稳定性等问题，更要研究其施予临床的安全性和有效性。

对于新开发的中药制剂，根据具体病证，采用适宜的药理学方法对其在动物体内的药效和毒性进行直接评价。在了解其用于动物的药理作用特点的前提下，进行临床试验，进一步验证制剂的生物效应，筛选确定最佳的给药方案，并跟踪临床试验中出现的一些问题，针对性地进行改进，进一步确保制剂用于人体的安全性和有效性。

另外，可通过对中药药剂的体外溶出度、体内药代动力学及生物利用度的研究，阐明中药有效成分或有效部位的分布特点、被机体利用的程度和速度、量—效或量—时关系及其与药效或毒理反应间的关系等，明确影响制剂生理效应的各种生物因素、药物因素及剂型因素，为阐

明中医药理论、优选剂型、改进工艺、正确评价制剂质量、正确评价用药合理性、确保用药安全有效提供依据。

综上所述，中药药剂学所关注的基本内容，可用“理、法、方、药，剂、工、质、效”8个字来概括。“理、法、方、药”是辨证论治的过程，也是方剂的产生过程，体现了方剂结构、作用、组成等方面的本质特点，也体现了中药药剂学所依存的中医药学科背景；“剂、工、质、效”是中药药剂研究的4个基本内容，是确保中药药剂实现原方剂治疗意图的关键环节，囊括了中药药剂具体工作的各个方面，共同构成了中药药剂学的学科体系。因此，只有对上述基本内容有正确的认识和把握，才能从传统和现代、整体和局部、宏观和微观等多个角度理解中药药剂学各项工作的本质，明确中药药剂研究的正确方向，确保中药药剂研究的传承性、先进性和创新性，促进中药药剂学的发展。

第二章 中药调剂

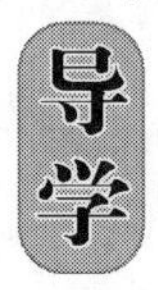

导学

1. 掌握处方的调配程序与注意事项。
2. 熟悉处方药、非处方药的基本概念；中药毒性药品种及用量；处方禁忌药。
3. 了解处方的内容与特点；非处方药的遴选原则。

第一节 概 述

中药调剂系指调剂人员根据医师处方要求，按照配方程序和原则，及时、准确地调配和发售中药饮片或中成药的一项操作技术。中药调剂是中药药剂学的重要组成部分，古籍中的“合药分剂”、“合和”、“合剂”等均属中药调剂范畴。

中药调剂具有临时调配的特点，所涉及的内容广泛，除操作技能外，它与中医学基础、临床中药学、方剂学、中药鉴定学、中药炮制学、中药制剂学等学科关系极为密切，并且还涉及药品保管和养护、药品质量检验及医药商品学等有关知识，它是各相关学科专业知识的综合。

中药调剂工作是临床医疗工作中重要的环节，是紧紧围绕临床治疗需要并直接为患者服务的工作。中药调剂质量的好坏，不仅影响药剂临床疗效的发挥，而且影响到患者的身体健康，甚至危及生命安全。中药调剂人员不仅要对调配的药物品种和数量负责，而且对药品的真伪优劣、炮制是否得法以及处方中有无配伍禁忌、毒剧药剂量和煎服方法是否正确等负有监督检查责任。

第二节 处 方

一、 处方的概念与种类

(一) 概念

处方是医疗和药剂配制的重要书面文件。处方的广义含义是载有药品名称、数量等内容和制备任何一种制剂的书面文件;狭义含义则指由注册的执业医师和执业助理医师在诊疗活动中为患者开具的,由取得药学专业技术职务任职资格的药学专业技术人员审核、调配、核对,并作为发药凭证的医疗文书,又称医师处方。医师和药剂人员必须在处方上签字,以示对所开写处方及调配处方负有法律责任及技术责任。因此,处方在法律上、技术上及经济上具有重要意义。

(二) 处方的种类

1. *法定处方* 系指《中国药典》、《局颁药品标准》(或《部颁药品标准》)所收载的处方,具有法律的约束力。

2. *协议处方* 系指医院药房根据经常性医疗需要,与医师协商制定的处方。它主要解决配方数量多的处方,做到预先配制与贮备,以加快调配速度,缩短患者候药时间。同时,还可减少忙乱造成的差错,提高工作效率,保证配方质量。协议处方药剂的制备必须经上级主管部门批准,只限于本单位使用。

3. *医师处方* 系指医师对患者治病用药的凭证,是药房调配药剂和指导患者用药,以及计算医疗药品费用的依据。为了方便患者和特殊处方的管理,通常将医师处方分为急诊处方、毒麻药处方、贵重药处方等,并用不同的颜色加以区别。如麻醉药品处方、急诊处方、儿科处方、普通处方的印刷用纸分别为淡红色、淡黄色、淡绿色和白色,并在处方的右上角以文字注明。

自 2007 年 5 月 1 日起开始施行的《处方管理办法》规定:处方由调剂处方药品的医疗机构妥善保存。普通处方、急诊处方、儿科处方保存期限为 1 年,医疗用毒性药品、第二类精神药品处方保存期限为 2 年,麻醉药品和第一类精神药品处方保存期限为 3 年。处方保存期满后,经医疗机构主要负责人批准、登记备案方可销毁。

4. *经方* 系指《黄帝内经》、《伤寒论》、《金匮要略》等经典医籍中记载的处方。

5. *古方* 系指古代医籍中记载的处方。

6. *时方* 系指从清代至今出现的处方。

7. *单方、验方和秘方* 单方一般是比较简单而有良好疗效的处方,往往只有 1～2 味药。验方是民间和医师积累的经验处方,简单有效。秘方是有一定独特疗效但秘而不传的单方或验方。不少单方、验方和秘方疗效独特,应注意发掘、整理和提高。

二、 医师处方的内容与特点

(一) 处方的内容

医师处方分中医处方和西医处方,其格式一般分前记、正文、后记三大部分。

1. **处方前记** 包括医疗、预防、保健机构的名称,处方编号,费别,患者姓名、性别、年龄、门诊或住院病历号,科别或病室和床号,临床诊断,开具日期等,并可添加专科要求的项目。处方上写明患者姓名,表示该处方药物是专门为某一患者调配的。每张处方只限一名患者使用。患者年龄必须写实足年龄;婴幼儿写日、月龄,必要时注明体重。处方记载的患者一般情况、临床诊断应清晰、完善,并与病例记载一致。

2. **处方正文** 这是处方的主要部分,包括药物的名称、规格、数量和用法用量等。药物名称应当使用规范的中文名称书写,没有中文名称的可以使用规范的英文名称书写。毒性药品应写全名,普通药可用缩写名,但缩写名不得引起误解。药品剂量与数量一律用阿拉伯数字书写,各药物数量的小数点应正写并排列整齐。剂量单位应使用法定剂量单位。处方不得涂改,如需修改,应当由处方医师在修改处签名,并注明修改日期,尤其是毒性药品等更应该严格遵照执行。

处方开具当日有效。特殊情况下需延长有效期的,由开具处方的医师注明有效期限,但有效期最长不得超过3日。

处方一般不得超过7日量;急诊处方一般不得超过3日量;对于某些慢性病、老年病或特殊情况,处方用量可适当延长,但医师必须注明理由。医疗用毒性药品、放射性药品的处方用量应当严格执行国家有关规定。

3. **处方后记** 包括医师签名和/或加盖专用签章,药品金额以及审核、调配、复核、发药的药学专业技术人员签名。处方写成后必须由医师签字或盖章,方能生效。调剂人员配毕处方后须由复核人员查验,双签名后方可将药品发出。

(二) 处方的特点

1. 中药处方的特点

(1) 处方正文中所用的中药按“君、臣、佐、使”及药引子的顺序书写。

(2) 中成药和西药可以分别开写处方,也可以开具一张处方;中药饮片应单独开具处方。

(3) 中药饮片处方中,药品应用正名,若用别名或“并开”须书写清楚,以免引起误解。对饮片的特殊炮制要求及对煎药法的要求用“脚注”标明。饮片处方一般以单日剂量书写,同时注明总剂数。

(4) 中成药处方书写法同西药处方。

2. 西药处方的特点

(1) 西药处方均以Rp或R起头,来源于拉丁文Recipe,意“请取”,即“请取下列药品”。

(2) 处方中各种药物按其作用性质依次排列。

主药:系指起主要作用的药物。

辅药:系指辅助或加强主药作用的药物以及纠正其副作用的药物。

矫味药:系指改善主药或辅药气味的物质。

赋形剂:系指赋予药物以适当的形态和体积的物质,以便于应用。

(3) 处方中药品为药物制剂时,其剂量书写方法有两种:一种是单剂量法,即写出一次用量,一日次数及总日数;另一种是总剂量法,即写出总剂量,并写出一次用量及一日次数。

(4) 处方中,每一种药品应当另起一行,每张处方不得超过5种药品。

(5) 服用方法:通常以Sig.(拉丁文Signare的缩写)为标志。服用方法指示术语一般用拉丁文缩写。如:p.o.表示口服,b.i.d.表示一日2次。

三、处方药与非处方药

药品分类管理是根据用药安全有效、使用方便的原则，依其品种、规格、适应证、剂量及给药途径的不同，分别按处方药和非处方药进行管理。其意义为：① 有利于人民用药安全。② 有利于推动医疗保险制度的改革。③ 有利于提高人民自我保健意识。④ 促进医疗行业与国际接轨。我国自 2000 年 1 月 1 日起施行《处方药与非处方药分类管理办法(试行)》，对药品的审批、广告、分发标示物、销售等进行分类管理。

(一) 基本概念

1. 处方药(Prescribed Drugs，PD)　系指必须凭执业医师或执业助理医师处方才可调配、购买，在医师、药师或其他医疗专业人员监督或指导下方可使用的药品，这类药品一般专用性强或副作用大。

2. 非处方药(Non-prescribed Drugs)　系指不需要凭执业医师或执业助理医师处方即可自行判断、购买和使用的药品，又称为柜台发售药品(Over the Counter Drugs，OTC)。这类药品具有安全、有效、价廉、使用方便的特点，消费者按照药品使用说明书就可以安全使用。非处方药分为甲、乙两类，一般乙类品种安全性比甲类品种更可靠。非处方药有其专有标识，为椭圆形背景下的"OTC"三个大写英文字母，甲类非处方药专有标识为红色，乙类非处方药专有标识为绿色。

(二) 中药非处方药遴选原则

药物遴选是建立药品分类管理的基础和关键，在"慎重从严、结合国情、中西药并重、突出特色"的思想指导下，确定了非处方药的遴选原则。其原则如下：

1. 应用安全

(1) 根据文献和长期临床使用已证实是安全性高的药品。

(2) 组方合理，处方中无十八反、十九畏药物；不含毒、剧药物及麻醉药物，无潜在毒性，不易引起蓄积中毒；重金属含量不超过国内或国际公认标准。

(3) 不易引起依赖性，无致畸、致癌及致突变作用。

(4) 按"使用说明书"规定的用法与用量用药，基本无不良反应。

(5) 用药前后不需要作特殊检查和诊断。

2. 疗效确切

(1) 药物针对性强，功能主治明确，易于患者根据自己症状选择。

(2) 经常使用不会引起疗效降低或耐药性。

(3) 治疗期间不需要经常调整剂量，不需医师辨证和检查。

3. 质量稳定

(1) 有完善的质量标准，质量可控。

(2) 在有效期内于一般贮藏条件下不会变质，制剂稳定。

4. 使用方便

(1) 以口服、外用、吸入等剂型为主。

(2) 药品说明书详细且通俗易懂，内容包括药品名称、药物组成、性状、功能主治、用法用量、不良反应、禁忌症、注意事项、规格、贮藏条件、包装、有效期、批准文号、生产厂家、生产日期等。

(3) 对成人、儿童等不同使用者，说明每日总剂量和每次分剂量，易于掌握。明确标示药物禁忌、饮食禁忌及妊娠禁忌。

根据以上遴选原则，不能作为非处方药的情况有：① 监测期内的药品。② 用于急救和其他患者不宜自我治疗疾病的药品。③ 消费者不便自我使用的药物剂型。④ 用药期间需要专业人员进行医学监护和指导的药品。⑤ 作用于全身的抗菌药、激素(避孕药除外)。⑥ 含毒性中药材且不能证明其安全性的药品。⑦ 原料药、药用辅料、中药材、饮片。⑧ 需要在特殊条件下保存的药品。⑨ 国家规定的医疗用毒性药品、麻醉药品、精神药品，以及其他特殊管理的药品。⑩ 其他不符合非处方药要求的药品等。

中药非处方药的遴选范围为《中国药典》、《局颁药品标准》(或《部颁药品标准》)所收载的中药成方制剂。中药非处方药根据临床应用分类可归为 7 个科：内科、外科、骨伤科、妇科、儿科、皮肤科和眼耳鼻喉科。

(三) 处方药与非处方药管理特点

(1) 国家食品药品监督管理局负责处方药与非处方药分类管理方法的制定及负责非处方药目录的遴选、审批、发布和调整工作，各级食品药品监督管理部门负责辖区内处方药与非处方药分类管理的组织实施和监督管理。

(2) 处方药、非处方药生产企业必须具有《药品生产许可证》，其生产品种必须取得药品批准文号。

(3) 处方药只准在专业性医药报刊进行广告宣传，非处方药经审批可以在大众传播媒介进行广告宣传。

(4) 经营处方药、非处方药的批发企业和经营处方药、甲类非处方药的零售企业必须具有《药品经营许可证》，药品监督管理部门批准的其他商业企业可以零售乙类非处方药。普通商业企业销售乙类非处方药时应设立专门货架或专柜，并按法律法规的规定摆放药品。

(5) 处方药可以继续在社会零售药店中销售，但须凭医师处方。医疗机构根据医疗需要可以决定或推荐使用非处方药。

(6) 非处方药每个销售基本单元包装必须附有标签和使用说明书，使用说明书用语应当科学、易懂，便于消费者自行选择。

(7) 非处方药的包装必须印有国家指定的专有标志。生产企业应在药品包装和药品使用说明书上印制醒目的警示语或忠告语，相应的警示语或忠告语如下：

处方药：凭医师处方销售、购买和使用！

非处方药：仔细阅读药品使用说明书并按说明使用或在药师指导下购买和使用！

第三节 中药处方的调配程序

中药处方调配是完成中医师对患者辨证论治、正确用药的重要环节。中药处方的调配程序为：审查处方→计价→调配→复核→发药。在实际工作中，审方通常不单独设岗，计价、调配和复核人员都负有审方的责任。

一、审查处方

（一）审查项目与处理

审方是调剂工作的关键环节，调剂人员不仅对医师负责，更要对患者负责。因此，需认真细致地审阅处方。

1. 审方内容

（1）处方前记各项内容及医师签字是否齐全。

（2）药名、剂量、规格、用法用量是否正确，剂量对儿童及年老体弱者尤需注意。

（3）毒、麻药品处方是否符合规定，处方中药物是否有十八反、十九畏等配伍禁忌及妊娠禁忌。

（4）需特殊处理的药物是否有脚注，药味是否有短缺。

（5）处方中自费药是否开自费处方等。

2. 审方注意事项　审方时，如发现处方内容不全，药味、剂量或脚注字迹不清时，不可主观猜测，以免错配；如有配伍禁忌、超剂量、超时间用药、服用方法有误、毒麻药使用有违反规定等方面的疑问及药味短缺、药材规格、炮制等不能满足要求时，都应及时与处方医师联系，请医师更改或释疑后重新签字，否则可拒绝调配。

审方人员无权涂改医师处方。

（二）毒性药、配伍禁忌与妊娠禁忌

1. 毒性药　系指毒性剧烈，治疗量与中毒量相近，使用不当可致人中毒甚至死亡的中药。

利用毒性药治病，若配伍得当，则可获得预期疗效；若用之不当，易发生中毒危险。在调配处方中应特别引起注意。

为了加强毒性药品的管理，使用药安全有效，历版《中国药典》规定了毒性药品种、用量与用法。如马钱子用量0.3～0.6 g，炮制后入丸散用；砒霜用量0.009 g，内服多入丸散，外用适量；控涎丸用量一次1.0～3.0 g，温开水或枣汤、米汤送服。详见章后附录1。

调剂人员在审查处方遇有毒药品时，对其剂量要严格遵循规定，凡超出剂量的处方均需经原处方医师说明和签字，否则不予调配。

2. 配伍禁忌　配伍禁忌是指有些药物配伍后能产生毒性反应或降低疗效。

古人通过长期的临床实践，总结出中药配伍使用后有“七情”变化，即单行、相须、相使、相畏、相杀、相反和相恶。除单行外，其他6个方面为药物配伍后产生的协同、抑制和拮抗作用。其中“相须”、“相使”指药物配伍后的协同作用；“相畏”、“相杀”指药物配伍后能减轻或消除原有的毒性或副作用；“相反”、“相恶”是指药物配伍后的拮抗作用，一般为药物配伍禁忌。

历代医药书籍对配伍禁忌的论述不尽一致，影响较大的是金元时期所概括的“十八反”、“十九畏”。“十八反”和“十九畏”是前人用药的经验总结，但其中个别药物历代医家也有配伍之例。

调剂人员若发现处方中有配伍禁忌药物，应及时与医师协商处理。若病情需要同用时，必须经处方医师重新签字后才能调配。

3. 妊娠禁忌　凡能影响胎儿生长发育、有致畸作用，甚至造成堕胎的中药为妊娠禁忌用药。大凡毒性药、峻下逐水药、破血逐瘀药及具芳香走窜功能的中药均属妊娠禁忌用

药范围。

《中国药典》将妊娠禁忌用药分为：妊娠禁用药、妊娠忌用药和妊娠慎用药3类。

(1) 妊娠禁用药为毒性中药或中药制剂，孕妇绝对不能使用。如马钱子、附子、牛黄解毒丸、跌打活血散等。

(2) 妊娠忌用药大多为毒性较强或药性猛烈的中药或中药制剂，应避免使用。如丁公藤、人参再造丸、麻仁润肠丸等。

(3) 妊娠慎用药一般包括通经祛瘀、行气破滞及药性辛热或过于苦寒的中药或中药制剂，可根据孕妇病情，酌情使用。没有特殊必要时应尽量避免使用，以免发生事故。如三七、冰片（合成龙脑）、马应龙麝香痔疮膏、复方丹参滴丸等。

毒性药与禁忌用药品种具体详见章后附录2。

（三）并开药物与脚注

1. *并开药物* 即一名多药，系指将处方中2～3种中药缩写在一起而构成并开药名，主要是使医师处方力求简略。药物并开大致有两种情况：一是疗效基本相同的药物，如"二活"即指羌活和独活，都具有祛风胜湿、止痛作用；"二冬"即指天冬和麦冬，都具有养阴、益胃、清心肺作用；"焦三仙"即指焦神曲、焦山楂、焦麦芽，均有消食健胃作用。二是药物配伍时可产生协同作用，如"知柏"即知母和黄柏，其配伍能增强滋阴降火作用。

2. *脚注* 系指医师开处方时在某味药名的右上角或右下角所加的简明注解。其作用是指示调剂人员对该饮片采取的不同的处理方法。其目的在于充分保证用药质量，增强疗效。脚注内容一般包括炮制法、煎药法、服用法等。常用的脚注术语有打碎、炒制、先煎、后下、包煎、另煎、烊化、冲服、捣汁等。《中国药典》对需特殊处理的品种都有明确的规定。

二、 计价

药价的计算要按当地药政部门统一规定的办法和计价收费标准执行，不得任意改价或估价，做到准确无误。自费药品的药价应单列。药味如有不同规格或贵重细料药品，应在药名的顶部注明单价，以免调配时错付规格。计价完后计价人签字，填写取药号并将取药凭证交予患者。

三、 调配处方

由于调剂是中药房工作的重要环节，专业技术性强，劳动强度大，其工作的质量直接影响到患者的身心健康，因此，调剂人员要有高尚的职业道德和强烈的责任感。

调剂人员接方后首先查验是否已计价、缴款，再按审方要求再次审方。配方时按处方药物顺序逐味称量，多剂处方应先称取总量，然后按等量递减法使分剂量均匀准确。若调配中成药处方，则按处方规定的品名、规格、药量进行调配。调剂完毕，自查无误后签名盖章，交复核人员核对。

调配处方注意事项如下：

(1) 调配处方时应参看处方，精神集中，认真仔细，不要凭记忆操作，以防拿错或称错药物。

(2) 根据处方中饮片的不同体积和重量选用相应的克戥或电子秤，这些衡器要随时检查，并经计量部门定期校检,以保证这些衡器准确无误。

(3) 分剂量时应按“等量递减”、“逐剂复戥”的原则,不可主观估量或随意抓药调配。

(4) 处方药味按所列顺序称取,间隔平放,不可混成一堆。体积泡松饮片应先称,倒于包药纸中心,以免覆盖他药,如夏枯草、灯心草等;黏软带色药材应后称,放在其他饮片之上,以免粘染包装用纸,如熟地、青黛等。

(5) 处方中如有先煎、后下、包煎等需特殊处理的饮片,无论处方是否有脚注,都应单包并注明用法。有鲜药时应另包并写明用法,不与群药同放,以便于低温保存。

(6) 用时需捣碎的饮片,应称取后置专用铜冲内捣碎后分剂量。铜冲应洁净,无残留物,捣碎有特殊气味或有毒饮片后,应及时将铜冲洗净。遇需临时加工炮制的饮片,应依法炮制。

(7) 急诊处方应优先调配;细料药、毒性药须二人核对调配;一张处方调配完毕,才能调配另一张处方。

四、复核

复核是调剂工作的把关环节,是防止调配错误和遗漏,保证患者用药安全的有效措施。已调配好的药剂在调剂人员自查基础上,再由有经验的执业中药师进行一次全面细致的核对。复核具体要求如下:

(1) 按审方要求审阅处方,确认无误后再按处方内容逐项审核。

(2) 注意调配的药味和称取的分量与处方是否相符,有无错配、漏配、多配、重量有误或掺混异物现象。

(3) 饮片质量是否符合要求,如有无生虫、发霉及变质现象,有无以生代制、生制不分的处方应付错误,有无应捣未捣的情况。

(4) 需特殊处理的药物是否按要求特殊处理,单包并注明用法。

(5) 贵重药、毒性药及配伍禁忌药是否使用得当。

(6) 发现有调剂不当的情况时,应及时请调剂人员更改。有差错经更正后,仍需重新复核。

(7) 复核无误后在处方上签字,在包装袋上写清患者姓名和取药号,交与发药人员。

五、发药

发药是调剂工作的最后一个环节,发药人员将饮片包装,核对无误后,发给患者。包装时要注意外用药要有外用标志,先煎、后下、包煎等特殊处理的中药要放在每一包的上面,将处方固定在捆扎好的药包上。

发药时要注意:

(1) 认真核对患者姓名、取药凭证和汤药剂数。

(2) 向患者说明用法用量、用药或饮食禁忌,以及特殊处理药物的用法、鲜药保存等。

(3) 耐心回答患者提出的有关用药问题。

(4) 发药人签字,并登记存查。

附录

附录 1

毒性中药名称、用量与用法

名称	用量(g)	用法
马钱子	制,0.3～0.6	炮制后入丸散用
川乌	制,1.5～3.0	生品内服宜慎,一般炮制后用,宜先煎、久煎
草乌	制,1.5～3.0	一般不内服,同生川乌
附子	3.0～15.0	宜用炮制品
白附子	制,3.0～6.0	一般炮制后用;外用生品适量捣烂,熬膏或研末以酒调敷患处
半夏	制,3.0～9.0	炮制后用;生品外用适量,磨汁涂或研磨以酒调敷患处
天南星	制,3.0～9.0	炮制后用;生品外用适量,研磨以醋或酒调敷患处
巴豆	适量	外用,研末涂患处,或捣烂以纱布包擦患处
千金子	1.0～2.0	去壳,去油用,多入丸散服;外用适量,捣烂敷患处
甘遂	制,0.5～1.5	炮制后多入丸散
天仙子	0.06～0.6	
洋金花	0.3～0.6	宜入丸散;亦可作卷烟分次燃吸,一日量不超过 1.5 g;外用适量
闹羊花	0.6～1.5	浸酒或入丸散;外用适量,煎水洗或鲜品捣敷
砒霜	0.009	内服多入丸散;外用适量
雄黄	0.05～0.1	内服多入丸散;外用适量,熏涂患处
红粉	适量	只可外用,研极细粉单用或与其他药味配成散剂或制成药捻
轻粉	一次 0.1～0.2(内服) 外用适量	一日 1～2 次,多入丸散或装胶囊用,服后漱口 研末掺敷患处
蟾酥	0.015～0.03	多入丸散,外用适量
斑蝥	0.03～0.06	炮制后多入丸散用,外用适量,研末或浸酒醋;或制成油膏涂敷患处,不宜大面积使用
九圣散	适量	不可内服;外用,用花椒油或食用植物油调敷或撒布患处
九分散	一次 2.5	一日 1 次,饭后服用;外用适量,创伤青肿未破者以酒调敷
牙痛一粒丸	一次 1～2 丸(每 125 丸重 0.3 g)	取 1～2 丸填于龋齿洞内,外塞消毒棉花,唾液勿咽
小金丸	一次 1.2～3.0	一日 2 次,小儿酌减;打碎后口服
玉真散	一次 1.0～1.5 或遵医嘱	口服;外用适量,敷患处
红灵散	一次 0.6	一日 1 次,口服
医痫丸	一次 3.0	一日 2～3 次,小儿酌减,口服;不宜多服
控涎丸	一次 1.0～3.0	温开水或枣汤、米汤送服
颠茄酊	一次 0.3～1.0 ml	一日 1～3 ml,口服;极量一次 1.5 ml,一日 4.5 ml
颠茄流浸膏	一次 0.01～0.03 ml	一日 0.03～0.1 ml,口服;极量一次 0.06 ml,一日 0.2 ml
颠茄浸膏	一次 10～30 mg	一日 30～90 mg,口服;极量一次 50 mg,一日 150 mg
颠茄片	同颠茄浸膏	

附录 2 《中国药典》2005 年版中收录的妊娠禁忌用药

1. 妊娠禁用的药材及饮片　三棱、土鳖虫、川牛膝、马钱子、巴豆、巴豆霜、水蛭、甘遂、玄明粉、芒硝、芫花、阿魏、附子、京大戟、牵牛子、轻粉、莪术、猪牙皂、商陆、斑蝥、雄黄、黑种草子、蜈蚣、麝香等。

妊娠禁用的动物油脂和提取物：益母草流浸膏。

妊娠禁用中药成方制剂和单方制剂：七厘散、九气拈痛丸、九分散、大黄䗪虫丸、小金丸、小活络丸、马钱子散、开胸顺气丸、木瓜丸、木香槟榔丸、牛黄解毒丸、化癥回生片、心通口服液、玉真散、冯了性风湿跌打药酒、再造丸、当归龙荟丸、壮骨伸筋胶囊、红灵散、苏合香丸、医痫丸、利胆排石片、龟龄集、阿魏化痞膏、纯阳正气丸、活血止痛散、冠心苏合丸、狼疮丸、益母草膏、益母草口服液、通天口服液、通心络胶囊、痔康片、紫雪、暑症片、跌打丸、跌打活血散、痧药、痛经丸、暖脐膏、麝香保心丸、蠲哮片等。

2. *妊娠忌用的药材及饮片* 丁公藤、千金子、千金子霜、天山雪莲、天仙子等。

妊娠忌用的动物油脂和提取物：蓖麻油等。

妊娠忌用中药成方制剂和单方制剂：十一味能消丸、十二味翼首散、十香返生丸、十滴水、十滴水软胶囊、人参再造丸、三七片、三七伤药片、三两半药酒、大黄清胃丸、山楂化滞丸、五味麝香丸、止咳宝片、止痛化癥胶囊、止痛紫金丸、少腹逐瘀丸、中华跌打丸、牛黄至宝丸、牛黄消炎片、风湿马钱片、六味安消散、心宁片、伤痛宁片、华佗再造丸、血栓心脉宁胶囊、灵宝护心丹、国公酒、金蒲胶囊、乳块消片、祛风止痛片、桂枝茯苓胶囊、脑立清丸、消渴灵片、消糜栓、梅花点舌丸、控涎丸、得生丸、麻仁润肠丸、清宁丸、清脑降压片、清淋颗粒、颈复康颗粒、紫金锭、舒筋丸、疏风定痛丸、槟榔四消丸(大蜜丸、水丸)、礞石滚痰丸、麝香祛痛气雾剂等。

3. *妊娠慎用的药材及饮片* 三七、干漆、大黄、制川乌、王不留行、天南星、木鳖子、牛膝、片姜黄、白附子、西红花、肉桂、华山参、冰片(合成龙脑)、红花、苏木、体外培育牛黄、郁李仁、虎杖、卷柏、制草乌、草乌叶、枳壳、枳实、禹州漏芦、禹余粮、急性子、穿山甲、桃仁、凌霄花、通草、常山、硫黄、番泻叶、蒲黄、漏芦、赭石、瞿麦、蟾蜍等。

妊娠慎用中药成方制剂和单方制剂：十香止痛丸、三妙丸、三黄片、万氏牛黄清心丸、万应胶囊、万应锭、女金丸、川芎茶调丸、川芎茶调散、马应龙麝香痔疮膏、天麻丸、木香分气丸、五虎散、少林风湿跌打膏、牛黄上清丸、牛黄上清胶囊、牛黄清心丸、气滞胃痛颗粒、分清五淋丸、龙胆泻肝丸(蜜丸、水丸)、竹沥达痰丸、伤湿止痛膏、华山参片、安宫牛黄丸、安宫牛黄散、防风通圣丸、妇炎净胶囊、妇科分清丸、抗感颗粒、沉香化气丸、附子理中丸、乳癖消片、栀子金花丸、复方川贝精片、复方丹参片、复方丹参滴丸、复方鸡血藤膏、独一味胶囊、祛风舒筋丸、桂附理中丸、桂枝茯苓丸、夏天无片、通关散、黄连上清丸、清肺抑火丸、清胃黄连丸(大蜜丸、水丸)、跌打镇痛膏、舒心口服液、舒肝丸、舒胸片、舒筋活络酒、麝香祛痛搽剂、麝香痔疮栓等。

第三章 制药卫生

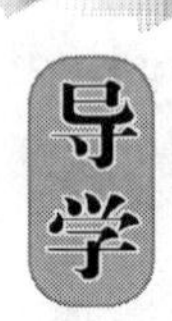

1. 掌握常用灭菌方法的含义、特点与适用范围、常用防腐剂的正确用法。
2. 熟悉制药卫生的意义与要求、微生物污染的途径及预防措施。
3. 了解制药卫生管理、无菌操作法。

第一节 概 述

药品是一种与人类健康和生命息息相关的特殊商品。只有严格按照GMP要求组织生产,产品符合法定药品质量标准,并且在运输、贮藏、使用等各环节保持质量均一稳定的药品,才能保证用药安全有效。由于药品生产周期长、生产过程中涉及的因素复杂,各环节不仅有适合微生物生长的各种营养物质条件,也有受到微生物污染的各种机会。药品一旦被微生物污染,就有可能因微生物在适宜条件下快速生长繁殖,从而导致药品变质、疗效降低或者失效,甚至产生一些对人体有害的物质,极易引起药源性疾病。

制药卫生是GMP的一项重要内容,也是药品生产最基本的要求之一。因此,强化制药卫生意识,在药品生产全过程中,制订和落实各项卫生管理制度,多方面采取预防微生物污染的有效措施,对于确保药品质量和人民用药安全有效具有十分重要的意义。

一、 中药制剂的卫生标准

药品卫生标准是药品标准的重要组成部分。《中国药典》附录Ⅻ对中药制剂卫生标准的具体要求、检查方法、结果判断依据等均作出了明确规定,为药品卫生的控制提供了法定依据。主要包括以下检查项目:

1. 热原检查(附录Ⅻ A) 系将一定剂量的供试品,静脉注入家兔体内,在规定时间内,观察家兔体温升高的情况,以判定供试品中所含热原是否符合规定限度。

2. 无菌检查(附录Ⅻ B) 系用于检查药典要求无菌的药品、原料、辅料及其他品种是否无菌的一种方法。

3. **微生物限度检查**(附录Ⅷ C)　系检查非规定灭菌制剂及其原料、辅料受微生物污染程度的方法。检查项目包括杂菌数及控制菌检查。其中,杂菌包括细菌、霉菌和酵母菌;控制菌包括大肠埃希菌、大肠菌群、沙门菌、铜绿假单胞菌、金黄色葡萄球菌和梭菌等。微生物限度标准是基于药品的给药途径、对患者健康潜在的危害以及中药的特殊性而制订的。药品的生产、贮存、销售过程中的检验,中药提取物及辅料的检验,新药标准制订,进口药品标准复核,考察药品质量及仲裁等,除另有规定外,其微生物限度均以药典标准为依据。

4. **细菌内毒素检查**(附录Ⅷ D)　系利用鲎试剂来检测或量化由革兰阴性菌产生的细菌内毒素,以判断供试品中细菌内毒素的限量是否符合规定的一种方法。

二、 微生物污染的途径及预防措施

中药制剂在生产、运输、贮存等过程中都有可能被微生物污染,污染的途径主要有:环境空气、物料、人员、设备、运输与贮藏等。应针对不同原因,采取积极有效的防菌、灭菌措施,确保中药制剂符合药品卫生标准。

1. **环境空气**　空气中的悬浮微粒、尘埃附有微生物,它们主要来自土壤、人和动物的代谢物及排泄物等,这些微生物通过污染制药环境、物料、设备等,进而对中药制剂造成污染,影响药品质量。因此,既要重视生产车间的内部环境卫生,进入车间的空气必须经过净化处理,使车间洁净度级别符合GMP对相应剂型、工艺的要求;同时,也要重视外部环境卫生,生产区周围应无污染源,空气、土壤和水质应符合生产要求。

2. **物料**　中药制剂生产中所涉及的物料主要包括原药材、辅料、包装材料等。

(1) 原药材:中药制剂生产所用的原药材来源极其复杂。它们本身不仅带有大量微生物、虫卵和杂质,而且在采收、加工、运输和贮藏等过程中还会进一步受到污染。因此,对原药材的处理是否得当会直接影响中药制剂的卫生状况。首先,要对原药材进行净选、加工处理;其次,应根据原药材的不同性质,分别采取不同的防菌、灭菌方法。对于含有热敏性成分的中药材,可以采取气体灭菌、辐射灭菌、乙醇喷洒等方法;对于不含热敏性成分的中药材,可以采取热力灭菌、微波灭菌等方法。

(2) 辅料:中药制剂生产过程中常常使用各种辅料,包括固体辅料和液体辅料。前者如蜂蜜、淀粉、蔗糖、糊精等。这些辅料本身含有适合微生物生长和繁殖的营养物质,有些甚至带有一定数量的微生物,使用前必须经过适当处理,防止微生物被带入制剂;后者如制药用水、乙醇等。其中,制药用水是药品生产中使用最广、用量最大的一种辅料,包括饮用水、纯化水、注射用水及灭菌注射用水等。饮用水应符合国家饮用水标准,纯化水、注射用水及灭菌注射用水应符合《中国药典》标准。

(3) 包装材料:药品包装材料特别是内包装材料,要与药品直接接触,其洁净程度会直接影响药品的质量。因此,必要时应采用适宜的方法进行清洗除菌、灭菌处理。

3. **人员**　操作人员是药品生产过程中最主要的微生物污染源。由于操作人员工作时要进出洁净室,有些操作人员还直接接触药品,所以除了会将尘埃、药物粉末等带入生产场所外,人体的毛发、头屑、皮屑、服装纤维等都带有微生物,有些属于致病菌,这些均有可能对药品生产造成污染。因此,GMP对药品生产操作人员健康状况、个人卫生、工作服材质和式样、工作服的清洗和灭菌、人员进出洁净室程序等均做了具体的规定。

4. **设备**　药品生产过程中要使用各种设备和器具,它们的卫生状况会直接影响药品质量。设备和器具清洁不及时或者不彻底,会造成物料的残留;清洗后干燥不及时或者不彻底,会有水分残留,极易滋生微生物。因此,设备和器具使用后必须及时清洗干净,保持洁净和干燥状态,必要时采用灭菌处理。

5. *运输与贮藏* 除无菌制剂外,各种非规定灭菌制剂在规定限度内均带有一定数量的微生物。在外界温度、湿度等条件适宜的情况下,微生物便会滋长和增殖。因此,药品在运输和贮藏过程中,除了应注意防止因包装材料的破损而引起微生物再次污染外,对温度、湿度等有特殊要求的物料,应按规定条件运输和贮藏;炮制加工后的净药材应使用洁净容器和包装,并存放在净料库内;直接用于制剂的中药原粉应采用双层洁净包装、专库存放,并在微生物限度检查合格后方可投料。

第二节 制药环境的卫生管理

一、 中药制药环境的基本要求

《中华人民共和国药品管理法》第二章第八条规定:开办药品生产企业条件之一是必须"具有与所生产药品相适应的厂房、设施和卫生环境"。《药品生产质量管理规范》也把制药环境的卫生管理作为其中的一项重要内容,对药品生产企业的环境、布局、厂房和设施等方面提出了基本要求。这些条文规定是实施制药环境卫生管理的基本准则。中药制药环境的基本要求主要包括以下几个方面:

(一) 厂区环境和布局要求

1. *厂区环境* 厂址宜选在大气含尘、含菌浓度较低,水质符合国家相关标准,无污染,自然环境好的地区。厂房周围应绿化,尽量减少厂区内的露土面积,宜铺植草坪,不宜种植产生花絮、花粉、绒毛等对大气有不良影响的植物。不能绿化的地面、路面应采用不易起尘的材料硬化处理。

2. *厂区布局* 厂址确定后,厂内洁净厂房与非洁净厂房以及其他污染源之间的布局同样十分重要。根据各建筑物的使用功能及对洁净度等级的要求,一般可按生产、行政、生活和辅助系统划区布局,不得相互妨碍。非生产区和生产区要严格分开,并保持一定距离。中药材前处理、提取等生产操作工序不得与制剂生产使用同一生产厂房。一般而言,洁净厂房应远离锅炉房、烟囱、煤场、化工医药原料厂房以及中药材前处理、提取厂房,并位于其上风向。危险品库应设在偏僻处。若需要实验动物房,应建在僻静处,并有专用的给排水、排污和空气净化设施等。另外,布局上还要考虑今后扩展的可能性。

(二) 厂房设计与设施要求

1. *厂房设计* 厂房设计必须依照国家有关的技术法规和GMP的基本原则,符合安全、经济实用、节能和环保等要求,保证车间有足够的面积和空间,并按工艺要求合理布局,做到洁净区、非洁净区分开;人流、物流分开;不同区域生产操作相互之间不产生妨碍,最大限度地减少人为差错、有效地防止药品交叉污染。

2. *厂房设施* 厂房设计还应考虑与药品生产相适应的各种工艺设施。具体包括：洁净区空气净化设施、照明设施；人流、物流进入洁净区的净化设施；与药品直接接触的压缩空气、氮气等的净化设施；物料传递过程中的缓冲设施；产尘工序的防尘、捕尘设施；中药前处理车间的通风、除烟、除尘、除湿、降温等设施；仓储设施等。

二、 空气洁净技术与应用

空气洁净度是指洁净环境中空气的含尘(微粒)程度。空气洁净技术是能够创造洁净空气环境的各种技术的总称。主要通过空气过滤(包括处理)、气流组织和气压控制三种措施达到空气净化的目的。目前，空气洁净技术主要应用于以下3个方面：一是以控制微粒为目的，诸如电子行业的工业洁净厂房；二是以控制微生物为主要目的，诸如医院手术室的生物洁净室；三是对生产环境中的微粒和微生物必须同时加以控制的药品生产企业的洁净厂房。空气洁净技术按气流组织形式可分为层流洁净技术和非层流洁净技术。

(一) 层流洁净技术

层流洁净技术是用高度净化的气流作载体，将操作室内的尘粒以平行层流状态排出的空气净化方式。其作用原理是“挤压原理”，气流运动形式是层流，也叫单向流。由于气流的方向不同，又可分为垂直层流(图3-1)和水平层流(图3-2)。层流洁净技术多用于灌封点的局部保护、层流工作台以及洁净室的全面洁净控制。洁净度级别可达到1万级、局部百级标准。

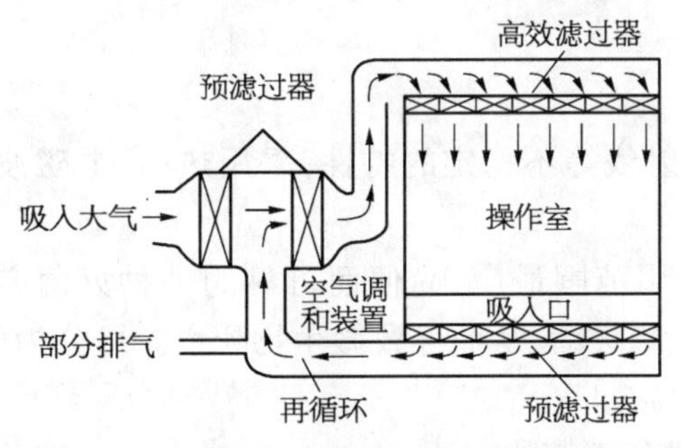

图3-1 垂直层流洁净室构造原理图

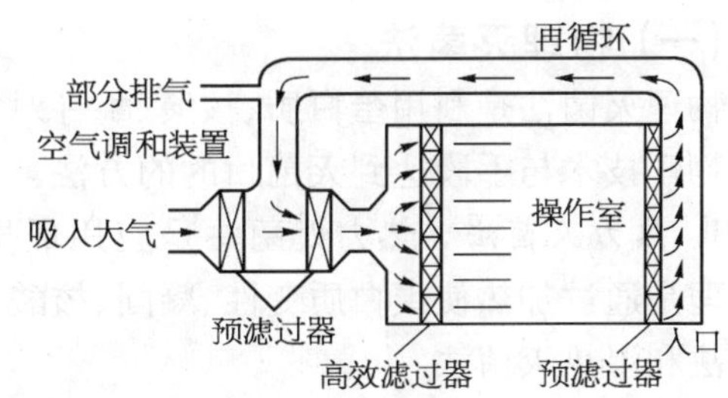

图3-2 水平层流洁净室构造原理图

(二) 非层流洁净技术

非层流洁净技术是用高度净化的空气将操作室内的尘粒加以稀释的空气净化方式。其作用原理是“稀释原理”，气流运动形式是乱流、非单向流或称紊流。非层流洁净技术因设备投入和运行成本比较低，在药品生产上得到广泛运用，但净化效果较差，洁净度级别只能达到10万级或1万级标准。若要达到更高的洁净度，需采用层流洁净技术。

三、 洁净室的卫生管理

空气洁净技术对保证洁净室达到一定的洁净度，满足不同药品生产的需要，具有十分重要的意义。然而，要想提高药品生产质量，还必须采取其他各项卫生管理措施，如对洁净室的洁净度进行动态监测、对洁净室内的各种可能污染来源进行综合考虑和控制等，才能达到预期的效果。

操作人员是洁净室内的主要污染源之一，在进入洁净区之前必须经过净化，净化的程序根据所生产药品对生产环境洁净度要求的不同而不同。另外，生产过程中使用的原辅料、包装材料及容器等进入洁净区之前也必须先经过净化，如拆除外包装、清洁、消毒、灭菌等，再经气闸室或传递窗(柜)方可进入洁净区。

第三节 灭菌与防腐

灭菌法是指用适当的物理或化学手段将物品中活的微生物杀灭或除去的方法。其中，将所有致病与非致病微生物、细菌的芽胞完全杀死的操作称为灭菌；将病原微生物杀死的操作称为消毒；抑制微生物生长、繁殖的操作称为防腐，亦称抑菌。灭菌和抑菌之间有时并无严格界限，同种化学药品在低浓度时呈现抑菌作用，而在高浓度时则能起杀菌作用。

药品生产过程中选择适当的灭菌方法和灭菌条件，对于保证药品的安全有效可以起到重要的作用，但是，必须以灭菌效果的可靠性和被灭菌药品的稳定性为前提。

一、 灭菌方法

根据杀灭或除去微生物的机制不同，灭菌方法可分为物理灭菌法、化学灭菌法和滤过除菌法。

(一) 物理灭菌法

物理灭菌法是利用蛋白质、核酸、酶等对热或射线等不稳定的特性，采用热能、电磁波、射线等物理技术与手段达到灭菌目的的方法。

1. **热力灭菌法** 热力灭菌法是应用最早、使用范围最广、简便而可靠的一种灭菌方法。其原理是通过加热使蛋白质变性、凝固、核酸破坏、酶失活，从而导致微生物死亡。可分为干热灭菌法和湿热灭菌法。

(1) 干热灭菌法：系指利用火焰或干热空气进行灭菌的方法。

火焰灭菌法：系指用火焰直接灼烧以达到灭菌目的的方法。特点：方法简便，效果可靠。适用于镊子、剪刀、玻璃棒、搪瓷盘、不锈钢桶等各种耐火焰灼烧的金属、玻璃或搪瓷器具的灭菌。

干热空气灭菌法：系指将物品置于干热灭菌柜、隧道灭菌器等设备中，利用干热空气达到杀灭微生物或消除热原物质的方法。灭菌条件一般为：160～170℃×120 min以上、170～180℃×60 min以上或250℃×45 min以上，也可采用其他温度和时间参数。特点：灭菌温度较高，但由于干热空气穿透力弱，温度不易均匀。适用于耐高温的金属、玻璃或搪瓷器具、油脂类材料(如液体石蜡、凡士林等)和粉末类材料(如滑石粉、活性炭等)等的灭菌。不宜用于橡胶、塑料制品等的灭菌。

(2) 湿热灭菌法：系指将物品置于灭菌柜内利用高压饱和蒸汽、过热水喷淋等手段使微生物菌体中的蛋白质、核酸发生变性而杀灭微生物的方法。灭菌条件通常采用121℃×15 min、121℃×30 min或116℃×40 min的程序，也可采用其他温度和时间参数。特点：热穿透能力强，灭菌温度均匀，效果可靠，操作简单方便。适用于药品、容器、培养基、无菌衣、胶塞等对湿热不敏感的物品的灭菌。

热压灭菌法：系指在高压灭菌器内，利用饱和水蒸气杀灭微生物的方法。该法是公认的最可靠的湿热灭菌方法。一般热压灭菌所需的温度和与之相对应的压力与时间见表3-1。

常用的热压灭菌器有手提式热压灭菌器、立式热压灭菌器和卧式热压灭菌柜等。使用时必须严格按照操作规程操作，防止事故发生。

表3-1　热压灭菌所需的温度、压力与时间

温度(℃)	表压力(kPa)	时间(min)
115.5	68.6	30
121.5	98.0	20
126.5	137.2	15

流通蒸汽灭菌法与煮沸灭菌法：系指在常压下采用100℃的水蒸气或用水煮沸进行灭菌的方法。特点：操作简便，灭菌温度低，时间短(一般30～60 min)，可杀灭细菌繁殖体，但不能完全杀灭芽胞。适用于不耐高温的药品、1～2 ml注射剂的灭菌。

低温间歇灭菌法：将待灭菌物品于60～80℃加热1 h，杀灭其中的细菌繁殖体，然后在室温或37℃恒温箱中放置24 h，使其中残存的芽胞萌发成繁殖体，再进行加热将其杀灭。如此反复操作3次以上，即可达到灭菌目的。特点：灭菌温度低，时间长，效果不可靠。适用于不耐高温、热敏感物料和制剂的灭菌。

(3) 影响热力灭菌的因素：影响热力灭菌效果的因素比较复杂，应主要考虑以下几个方面：① 微生物的种类和数量。② 微生物的生长条件。③ 微生物的生长阶段和菌龄。④ 微生物所处的环境(如pH、湿度、药物的性质等)。⑤ 灭菌温度、压力与时间。⑥ 被灭菌物品的种类、大小、灭菌载量和装载方式。

2. **紫外灭菌法**　紫外线属于电磁波非电离辐射，是光谱中对微生物杀灭作用最强的部分。一般用于灭菌的紫外线波长是220～290 nm，其中254～257 nm的紫外线灭菌力最强。其作用机制包括：① 直接作用于微生物的核酸蛋白，使其变性死亡。② 空气受紫外线照射后，可产生微量臭氧，发挥杀菌作用。特点：紫外线辐射的穿透力很弱；紫外灯管有一定的使用期限；紫外线对人体有害，直射会导致眼、皮肤损伤。一般只用于空气灭菌、表面灭菌以及纯化水的灭菌。紫外线的灭菌效果与微生物的种类和数量、紫外线强度、照射时间、温度、湿度以及与物体表面的距离等因素有关。

3. **微波灭菌法**　微波是一种高频、短波长的电磁波。微波灭菌法通常采用的微波频率范围是300 MHz～300 kMHz。其作用机制包括：① 热效应灭菌作用：微波的热效应灭菌作用必须在有一定含水量的条件下才能显现出来。因为水是一种微波的强吸收介质，微生物中的水分子能够很好地吸收微波能量，并随着微波电场方向的变化而高速转动，通过分子间碰撞、摩擦，产生热效应使温度迅速升高而达到灭菌作用。② 强电场破坏作用：微波的强电场对微生物的活性结构可以产生破坏作用，从而影响其自身代谢，导致微生物死亡。特点：温度升高快且均匀，灭菌时间短，效果可靠。适用于以水为溶剂的液体药剂、中药饮片及固体制剂的灭菌。

4. **辐射灭菌法**　系指将物品置于适宜放射源辐射的γ射线或适宜的电子加速器发生的电子束中进行电离辐射而达到杀灭微生物的方法。本法最常用的为^{60}Co-γ射线辐射灭菌。其作用机制主要是：γ射线可直接作用于菌体蛋白质分子、酶系统，引起肽键断裂，分子结构发生变化，使细胞的生长和分裂停止；还可使细胞内的水分子电离，产生自由基，使菌体内的蛋白质等具有生物活性的物质进一步发生氧化还原反应，从而导致微生物死亡。特点：① 穿透力强,可以穿透较厚的各种包装材料而且灭菌均匀。② 灭菌时间短,效果肯定,并能有效地防止“二次污染”。③ 灭菌过程中被灭菌物品温度变化小,一般只升高2～3℃,故又称“冷灭菌”。④ 设备投资大,费用高。⑤ 对某些药物的化学成分和稳定性可能会有影响。⑥ 对人体和环境会造成污染,应注意安全防护。适用于含热敏性成分的药品、已密封包装的药品等的灭菌。

(二) 化学灭菌法

化学灭菌法是用化学药品杀灭微生物,达到灭菌目的的方法。包括化学气体灭菌法和消毒剂消毒法。化学灭菌法灭菌和消毒的机制包括: ① 作用于菌体蛋白质,使其变性死亡。② 与微生物的酶系统结合,影响其代谢功能。③ 提高菌体膜壁的通透性,促使细胞破裂或溶解。

理想的化学灭菌剂应满足以下条件: ① 杀菌谱广。② 有效杀菌浓度低。③ 作用迅速。④ 性质稳定,不易受其他理化因素影响。⑤ 易溶于水。⑥ 可在低温下使用。⑦ 毒性低、无腐蚀性、不易燃易爆。⑧ 无色、无臭、无味、无残留。⑨ 来源广,价格低廉,便于运输。对于气体灭菌剂,还应考虑其形成气体或蒸气的温度。在实际工作中,应根据灭菌目的和被灭菌物品的特点,选择合适的化学灭菌方法与化学灭菌剂。

1. *化学气体灭菌法* 系指利用化学药品产生的气体或蒸气杀灭微生物的方法。特点: ① 由于被灭菌物品不经过加热、辐射、消毒剂的涂擦或浸泡等,药物性质几乎不受影响。② 灭菌时间较长,且需要密闭条件。③ 大多数气体灭菌剂对人体皮肤、黏膜会造成损害,应注意防护。④ 少数气体灭菌剂有易燃易爆性。适用于不能采用加热灭菌、滤过除菌等灭菌方法的药品、空气及环境的灭菌。常用的气体灭菌剂有环氧乙烷、甲醛、臭氧等。

环氧乙烷: 为广谱杀菌剂,具有很强的扩散和穿透能力,可以穿透塑料、橡胶、纸板等,常用于塑料容器、橡胶制品、纸或塑料包装的固体药物、衣物、敷料、医疗器械,如一次性注射器、一次性输液器等卫生材料的灭菌。一般与80%～90%的惰性气体混合使用,在充有灭菌气体的高压腔室内进行。环氧乙烷灭菌法的最大缺点是: 具有易燃、易爆性;对人体皮肤、眼黏膜有损害,并且可产生吸入毒性。

甲醛: 为广谱杀菌剂,与环氧乙烷相比较,杀菌力更强,但穿透力差,只用于空气灭菌。一般采用气体发生装置,加入甲醛溶液加热熏蒸,灭菌用量为40%甲醛溶液30 ml/m³。甲醛熏蒸灭菌法的缺点: 灭菌时间长,操作较繁琐,可产生二次污染,对人体有一定的危害。

臭氧: 为广谱杀菌剂,扩散性较高,杀菌能力强(与过氧乙酸相当),原料易得,具有环保性,是公认的绿色灭菌剂。一般采用臭氧发生器,与空气净化系统、制水系统的管路连接,对空气和水进行灭菌。

2. *消毒剂消毒法* 系指将化学药品配成一定浓度的液体消毒剂,通过喷雾、涂擦或浸泡杀灭微生物的方法。特点: 能够有效地杀死细菌繁殖体,减少微生物数量,但不能杀死芽胞;高浓度消毒剂具有腐蚀性。适用于皮肤、物品包装、器具、洁净区内环境等的表面消毒。

常用的消毒剂有: ① 醇类: 如70%～75%乙醇。② 酚类: 如2%～5%苯酚溶液、2%甲酚肥皂液(来苏)。③ 季铵盐类: 如0.1%～0.2%苯扎氯铵(洁尔灭)、苯扎溴铵(新洁尔灭)等阳离子型表面活性剂。④ 氧化剂: 如0.2%～0.5%过氧乙酸、3%过氧化氢。⑤ 其他类: 如含氯化合物、含碘化合物、酸类化合物和酯类化合物等。

(三) 过滤除菌法

过滤除菌法是采用除菌过滤器将液体或气体中的微生物滤除的方法。过滤除菌原理包括毛细管阻留、筛孔阻留、静电吸附作用等。特点: ① 对于液体药物,在滤除微生物的同时,还可以滤除其中的细小颗粒等杂质，进一步澄清药液。② 由于滤材的孔径特别细小，过滤液体药物时，通常采用加压或减压的方法，以提高滤过效率。③ 无加热、辐射等过程，药液或气体性质不受影响。通常用于热敏性溶液、空气及保护性气体(如氮气)等的除菌。

目前常用的除菌过滤器有微孔滤膜滤器、垂熔玻璃滤器和砂滤棒。使用时应注意以下几点：① 不同种类、规格的过滤器，滤材的材质、孔径大小不同，滤过除菌的效果也不同，应根据药液或气体的性质、滤过的目的选用适宜的除菌过滤器。② 为提高滤过除菌的效率，通常采用多级滤过的方式，并在除菌过滤之前，对药液进行预过滤处理。③ 滤器在使用前应进行洁净处理，并用高压蒸汽进行灭菌或做在线灭菌。更换品种和批次时，应先对滤器进行清洗、灭菌处理。④ 每一次除菌过滤前后均应做滤器的完整性试验，以确认滤器在除菌过滤过程中的有效性和完整性。⑤ 在进行过滤除菌时，必须注意对生产环境的洁净度进行严密监控，同时也要配合运用无菌操作技术。

二、 药剂的防腐与常用防腐剂

中药液体药剂尤其是以水为溶剂的液体药剂，富含糖类、蛋白质等营养成分，特别容易受到微生物污染并快速生长、繁殖，从而导致其理化性质发生改变，严重影响药剂的质量。因此，在药品生产过程中，应根据药物性质和剂型特点，添加适宜用量、不同种类的防腐剂。其防腐作用的机制包括：① 使微生物蛋白质产生变性、沉淀或凝固。② 与微生物酶系统结合，影响其新陈代谢过程。③ 降低表面张力，增加菌体细胞膜的通透性，使细胞膜破裂、溶解。

常用的防腐剂有：① 醇类：如30%以上的甘油、20%乙醇、1%～3%苯甲醇、0.25%～0.5%三氯叔丁醇。② 酚类：如0.5%苯酚、0.25%～0.3%甲酚、0.05%～0.2%氯甲酚。③ 酸及其盐类：如0.1%～0.25%苯甲酸与苯甲酸钠；0.15%～0.2%山梨酸与山梨酸钾。④ 尼泊金类：如0.01%～0.25%对羟基苯甲酸酯类。⑤ 有机汞类：如0.02%～0.05%硝酸苯汞；0.01%～0.02%硫柳汞。⑥ 季铵盐类：如0.01%的苯扎氯铵、苯扎溴铵与度米芬。⑦ 挥发油类：如0.01%桂皮醛、0.01%～0.05%桉叶油、0.05%薄荷油。⑧ 其他类：如0.02%～0.05%醋酸氯乙啶(醋酸洗必泰)。

其中，酸及其盐类多用于口服液体制剂的防腐；醇类、尼泊金类、有机汞类多用于眼用溶液剂、注射剂的防腐；季铵盐类多用于外用液体制剂的防腐。

第四节 无菌生产工艺与灭菌工艺参数

一、 无菌生产工艺

无菌生产工艺系指在无菌控制条件下生产无菌制剂的方法。常见的无菌生产工艺包括无菌分装及无菌冻干工艺，后者在工艺过程中须采用滤过除菌法。

采用无菌生产工艺时，应严密监控其生产环境的洁净度，并对无菌操作过程进行严格控制，包括对操作人员的卫生要求，对相关设备、包装容器、胶塞等应采用适当的方法进行灭菌，并防止被再次污染。

二、灭菌工艺有关参数及其相关性

对灭菌过程的动力学研究表明，灭菌时微生物的死亡速度可以用一级动力学过程来描述，即符合下列方程：

$$\lg N_t = \lg N_0 - kt/2.303 \tag{3-1}$$

式中：N_0为 $t=0$ 时的微生物数；N_t为 t 时残存的微生物数；k 为微生物致死速度常数，单位为 $\min^{-1}$；微生物残存数的对数 $\lg N_t$对时间 t 作图，可得一条直线，斜率为 $-k/2.303$。式 3-1也可改写成：

$$t = 2.303(\lg N_0 - \lg N_t)/k \tag{3-2}$$

1. *D* 值　系指在一定灭菌温度条件下，将被灭菌物品中的微生物杀灭 90%，或使之下降一个对数单位所需的时间(min)，是用来定量描述一定温度下某种微生物在灭菌过程中的热耐受性的参数。根据 *D* 值的定义，则：

$$D = t = 2.303\ (\lg 100 - \lg 10)/k = 2.303/k \tag{3-3}$$

D 值越大，该温度下微生物的耐热性就越强，在灭菌时就越难被杀灭；微生物的种类、所处环境、灭菌方法、灭菌温度不同，*D* 值也不同；对某种特定的微生物而言，在其他条件保持不变的情况下，*D* 值随灭菌温度的变化而变化，灭菌温度升高，*D* 值降低。

2. *Z* 值　系指使某种微生物的 *D* 值下降一个对数单位，灭菌温度应升高的度数(℃)，是用来衡量温度对 *D* 值影响的参数。

在灭菌温度不大的变化范围内，温度 *T* 和 *D* 的对数值之间可设定为线性函数，即：

$$\lg D_2 = \lg D_1 + S(T_2 - T_1) \tag{3-4}$$

式中：D_2、D_1分别为 T_2和 T_1温度下的 *D* 值，*S* 为斜率。不难看出，*Z* 为直线方程式 3-4 斜率的负倒数，即：

$$Z = (T_1 - T_2)/(\lg D_2 - \lg D_1) \tag{3-5}$$

Z 值越大，微生物对灭菌温度变化的“敏感性”就越弱，期望通过升高灭菌温度来加速杀灭微生物的效果就越不明显。

3. F_T值　系指在给定 *Z* 值下，灭菌温度 *T* 与参比温度 T_0的等效灭菌时间(min)，是用以比较不同灭菌温度条件下灭菌效果的一个参数。

将式 3-5 重排可得：

$$D_2/D_1 = 10^{(T_1-T_2)/Z} \tag{3-6}$$

若设 $L = D_2/D_1$，当 *Z* 值一定时，*L* 就是灭菌温度 T_2与 T_1 下灭菌效果的比值，通常称为灭菌效率系数。根据 F_T 值的定义，则：

$$F_T = \int_0^T 10^{(T-T_0)/Z}$$

或

$$F_T = \Delta t \sum 10^{(T-T_0)/Z} \tag{3-7}$$

式中：Δt 为测量被灭菌物品温度的时间间隔，通常是 0.5～1 min 或更短；T 为每个 Δt 测得的被灭菌物品的温度。

按式 3-7 定义的 F_T 值又称为物理 F_T 值。F_T 值还可看作是 D 值与微生物降低值的乘积，即：

$$F_T = D_T(\lg N_0 - \lg N_T) \tag{3-8}$$

按式 3-8 定义的 F_T 值又称为生物 F_T 值。

4. ***F_0* 值** 系指 Z 值为 10℃条件下，某一灭菌温度(T)与 121℃的等效灭菌时间，为标准灭菌时间参数。根据 F_0 值的定义，则：

$$F_0 = \Delta t \sum 10^{(T-121)/10} \tag{3-9}$$

或

$$F_0 = D_{121}(\lg N_0 - \lg N_T) \tag{3-10}$$

按式 3-9、3-10 定义的 F_0 值分别称为物理 F_0 值、生物 F_0 值。

由于 F_0 值综合考虑了温度与时间对灭菌效果的影响，而且以“标准状态”作为参照，可以科学、准确地对灭菌程序进行设计和验证，所以，F_0 值曾经作为一个非常重要的灭菌参数被《欧洲药典》、《美国药典》、《英国药典》、《中国药典》等所收载，并规定“F_0 值不低于 8 min 即认为符合要求”。

但是，制药工业实践证明：对于耐热性差的产品，在 F_0 值低于 8 时，只要强化工艺控制手段，仍能达到无菌的标准；相反，当工艺失控时，即使 F_0 值大于 8，也不一定能达到无菌的要求。因此，现行的《欧洲药典》、《美国药典》、《英国药典》等，均删除了“F_0 值不低于 8 min 即认为符合要求”。

5. **无菌保证水平(Sterility Assurance Level，SAL)** 系指一项灭菌工艺赋予产品无菌保证的程度。SAL 的定义为产品经灭菌/除菌后微生物残存的概率。该值越小，表明产品中微生物存在的概率越小。为保证注射剂的无菌安全性，国际上一致规定，采用湿热灭菌法的 SAL 不得大于 10^{-6}，即灭菌后微生物存活的概率不得大于百万分之一；而采用无菌生产工艺的产品，其 SAL 一般只能达到 10^{-3}，故仅限于临床必须注射给药而确实无法耐受终端灭菌的产品。

若设灭菌产品中微生物存活概率为 P，产品带菌量 N_0，D_{121} 及 F_0 之间存在如下关系式：

$$\lg P = \lg N_0 - F_0/D_{121}$$

将 $P = 10^{-6}$ 代入并化简，可得：

$$F_0 = D_{121} \times \lg N_0 + 6 \times D_{121} \tag{3-11}$$

由式 3-11 可以得出：在一定的 F_0 值下，灭菌的效果除了与微生物的耐热性参数有关外，还与产品的污染水平相关。产品灭菌前的含菌量越高，无菌保证的可信度就越小。因此，对于热稳定性很好，能经受苛刻灭菌条件的产品，应首选“过度杀灭法”(Overkill Process)，以杀灭微生物作为实现无菌的手段；对于热稳定性较差的产品，在无菌生产工艺过程中，应当将防止产品被耐热菌污染放在首位，而不是完全依赖于最终灭菌。

第四章 中药制剂的原辅料

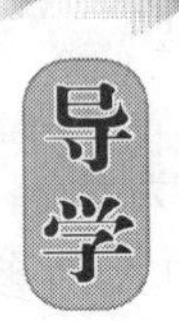

1. 掌握中药制剂用原料的特点、辅料的作用。
2. 熟悉中药制剂用原辅料的种类和质量要求。
3. 了解辅料的研究进展。

第一节 中药制剂的原料

中药制剂的原料包括中药材、中药饮片和中药提取物，而前者又是后两者的原料。

一、 中药材

（一）定义

中药材是天然来源未经加工或仅经过简单加工的药物，习称药材，通常分为植物药、动物药和矿物药三大类。

（二）特点

多样性是中药的突出特征。具体表现在：

1. *来源的多样性* 中药材源于植物、动物和矿物，其中80%以上来源于植物，因而具有显著的多样性特征。一味中药可以来源于数种不同的植物，如贝母，有川贝母和浙贝母之分。在制备贝母颗粒剂时，选择上述哪一种，应有规范可循。有的药材来源于同一植物，但药用部位不同，作用不同，必须分开应用。如麻黄茎和根均可入药，但茎能发汗，根能止汗；莲子心清心热，而莲子肉健脾止泻。远志皮部皂苷含量相当于木部的25倍，因而中国自古重用远志皮部。又如关木通与川木通，只一字之差，却是两种完全不同的药材，在制剂过程中，绝不可混淆使用。

2. *成分、性味、功效的多样性* 中药材成分复杂，往往含有不止一种可供药用的活性成分，药材中含有的各种活性物质可综合利用。如从细叶小檗中提取小檗碱后，还可提取小檗胺以用于升高白细胞。雷公藤根自古以来就是一种驱虫药物，人们后来发现它还有治疗慢性关节炎的功用。美国食品药品管理局(FDA)最近正式批准了用三氧化二砷(砒霜)治疗急性早幼粒白血病(APL)的方案,标志着从我国传统医学中挖掘出的抗癌新药,在国际上得到认可和推广;又如何首乌具有补益精血、截疟、解毒、润肠通便功能,含有蒽醌苷、卵磷脂等成分,蒽醌苷能促进肠蠕动而通便,然而经蒸煮后,苷水解成无泻下作用的游离蒽醌衍生物,同时毒性降低,还原糖含量增加。因此,何首乌润肠通便用生品,补益肝肾则需用制品。

中药大部分为生物样品,其有效成分大多未被阐明或仅部分阐明,因此,仅对某个有效成分或指标性成分进行定性、定量分析,不能完全控制中药的质量。目前,指纹图谱已成为国际公认的控制中药或天然药物质量的有效手段。

3. *质量影响因素的多样性*　中药的品种、产地、采收、药用部位、加工、包装、贮藏和运输等是影响药材质量的重要因素。同一中药的不同基源,其化学成分有明显的区别,即使同一品种的中药,由于受气候、土壤、生态环境等影响,不同产地、采收季节或加工方法,其化学成分也有一定的区别。如研究发现银杏叶最佳采收时节为秋季叶落前而叶尚绿时,其总黄酮含量最高。元代李东垣《用药法象》中说:"凡诸草木昆虫,产之有地,根叶花实,采之有时,失其地则性味少异,失其时则性味不全。"这些宝贵的经验,已被长期实践所证实。

(三) 中药材的标准化

我国药材标准分为两类:一是国家标准,即《中国药典》;二是各省、自治区、直辖市的药材标准。药材标准是对药材质量规格和检验方法所作的规定。

中药材原料基地的建设是中药材生产的一个重要的发展方向。药材的质量直接影响其产品质量和生产效益,建立药材生产原料基地是中成药产品进入国际市场的需要,也是中药材生产的一条出路。而建立优质药材出口基地,更是中医药走向世界的基础,如山东甘草出口货源基地、云南的三七出口基地等。GAP 正是为基地建设而制订的,是对药用生物及其生存环境和生态,以及影响中药材质量和产量的各种因素的系统研究和综合要求,要能保证中药材的质量稳定性。

我国已于 2002 年 6 月 1 日起施行 GAP。建立中药材生产基地,药材应为药典所规定的品种及其特定的药用部位,应选择最适生态环境条件的药材产区,包括气候、地质、水文、土壤等,并具备科学规范的种植、管理、加工技术。

二、　中药饮片

中医辨证施治的法则,要求整个诊疗过程中,都要考虑人体阴阳的盛衰、气血及脏腑的寒热虚实、气候、环境及生活起居对人体的影响。因此,治疗原则、遣方用药都必须针对患者的具体病证作出正确决定。但中药的性能和作用无有不偏,偏则利害相随,不能完全适应临床治疗的要求,这就需要通过炮制来调整药性。同一种药材可以通过不同的炮制方法制成功能各异的多种类型,使之满足临床治疗疾病的不同需要,但须加以区分,选择应用,并注意具体使用方法,切实做到"随方炮制"。

(一) 定义

饮片即中药材经过炮制,制成符合临床医疗或制剂生产需要的加工品。饮片既是终端产品,直接供中医临床调配处方,又是生产中成药的重要原料。

(二) 特点

与中药材相比,饮片经过炮制,更能适应中医辨证施治、灵活用药的要求。

1. **药物的毒性或副作用降低或消除** 有的药材虽疗效较佳，但因毒性或副作用太大，临床应用不安全而限制了其使用，使医家病者闻而色变，不敢轻用。可制成饮片，通过炮制降低其毒性或副作用。如生草乌含乌头碱等双酯型生物碱，有大毒，经甘草、黑豆煮或蒸制后，乌头碱水解为乌头原碱，毒性大为降低。

2. **药性改变或缓和，使疗效提高** 不同的药物，各有其寒、热、温、凉，药物性味偏盛在临床应用上会带来副作用。为适应不同的病情和患者体质的需要，须经过炮制，以改变其性能。如地黄甘寒，制成饮片熟地则转为甘温，功效由滋阴凉血变为滋阴补血；麻黄生用重在辛散解表，蜜炙后辛散作用缓和，止咳平喘作用增强；而蜜炙款冬花，由于蜂蜜的协同作用，可增强其润肺止咳的作用。

3. **药物作用的部位和趋向得到改变或增强** 中医对疾病的部位通常以经络脏腑来归纳，对药物作用趋向以升降浮沉来表示。制成饮片，通过炮制即可引药入经，改变作用部位及趋向。如大黄本为下焦药，酒制饮片能在上焦产生清降火邪的作用；柴胡、香附醋制后有助于引药入肝，更好地发挥治疗疾病的作用。

4. **便于调剂和制剂** 某些药材如矿物及介壳类，质地坚硬、粉碎困难，不便制剂和调剂，在短时间内也不易把有效成分提取出来，因此，必须经过炮制，制成饮片。如炉甘石煅后氧化锌含量提高，外用消炎及收敛作用增强。磁石煅后醋淬，易于粉碎，并生成可溶性盐类，便于吸收而发挥药效。另一方面，药物经过加工处理，再切成段、丝、片、块等饮片，可以准确分剂量及配方，便于制剂及调配。

5. **药物纯净，利于贮藏** 中药材在采集、运输、保管过程中，常混有泥沙等杂质及霉败品，或是保留有非药用部位。因此，在炮制前，必须经过严格的净选，使其达到一定的净度，以保证临床用药剂量的准确。如生杏仁容易发霉变质、走油和虫蛀，炒后失去水分则不易发霉变质。

6. **嗅味良好，有助服用** 动物类以及其他有特殊气味的药物，服用时易引起患者恶心、呕吐，这类药物通常加一些辅料，采用酒炙、蜜炙、醋炙、麸炒或水漂、炒黄等方法炮制加工，以便于服用。如酒炙蕲蛇去其腥，醋炙五灵脂褪其臭，蜜炙马兜铃矫其劣味。

(三) 中药饮片的制备

中药饮片由中药材经炮制加工而得，中药炮制是在中医药理论指导下，根据临床辨证施治和药物自身的性质以及调剂制剂的不同要求所采取的一项制药技术。《中国药典》附录“中药炮制通则”专篇，按炮制操作顺序分为净制、切制和炮炙，在炮炙中又分为 17 种炮制方法。

饮片制备的每一个环节都会影响药物的临床疗效。净选加工时，如果药材中所含泥沙、霉变品、非药用部位等未除去，会使药物剂量不准确从而影响其临床疗效。切制过程包含软化、切制、干燥环节，若软化时间或加水量不当，也会影响药物成分的含量；饮片切制规格不统一则煎煮效果有差异，或取味失气，或取气失味，都不能很好地满足临床治疗的需要；干燥温度选择不当，会破坏某些药物成分。如含挥发性成分的药物干燥温度过高，其挥发性成分易散失或破坏而影响疗效。由于药物性质和临床要求不同，药物炮炙方法和所用辅料也不同，它和主药起到增强疗效或降低毒性，或影响主药理化性质等作用。目前常用的辅料种类比较多，总的分为两大类：液体辅料和固体辅料。

在饮片具体的制备过程中，目前许多药物没有统一的炮制参数和客观的判断标准，使药物的质量存在差异。因此宜尽量保证药物的每一个炮制加工环节科学、一致，使其质量稳定。SFDA 逐步对中药饮片行业的生产、加工、包装与销售推行了强有力的政策：2003 年 SFDA 颁发了《中药饮片 GMP 补充规定》；并于当年 6 月开始认证试点，为全面推行中药饮片生产企业的 GMP 实施积累了经验。自 2008 年 1 月 1 日起，所有中药饮片生产企业必须在符合 GMP 条件下生产，并对中药饮片将实施批准文号管理。中药行业"十五"规划也将中药饮片纳入重点任务。

中药饮片要逐步实现药材来源基地化、炮制工艺规范化、质量标准化、检测现代化、包装规格化、生产规模化。

（四）中药饮片的标准化

饮片质量受到药材质量、炮制工艺、包装贮运等多方面的因素影响。因此，须从多方面入手，采取措施，制定出质量标准。根据目前的技术水平和对中药质量的认识程度，饮片的质量标准可从下面几方面进行研究：① 净度标准。② 水分标准。③ 色泽气味标准。④ 片型及破碎度标准。⑤ 显微检查标准。⑥ 理化鉴定标准。⑦ 有效成分含量及有毒成分限量标准。⑧ 毒性及刺激性标准。⑨ 饮片中辅料检测标准。

《中国药典》在各药项下列"炮制"项，并在附录中列有"中药炮制通则"专篇，是国家级的炮制标准。1994 年国家中医药管理局颁发了关于"中药饮片质量标准通则（试行）"的通知，规定了饮片的净度、片型及粉碎粒度、水分标准，以及饮片色泽要求等。早在 1988 年，《全国中药炮制规范》由卫生部药政局委托中国中医科学院牵头组织有关单位及人员编写而成，作为部级中药饮片炮制标准（暂行）。该书主要精选全国各省（市）、自治区现行实用的炮制品及其最合适的炮制工艺以及相适应的质量要求，尽力做到理论上有根据，实践上行得通，每一炮制品力求统一工艺。附录中收录了"中药炮制通则"及"全国中药炮制法概况表"等。由于中药炮制具有较多的传统经验和地方特色，有些炮制工艺还不能全国统一，为了保留地方特色，各省（市）先后都制订了适合本地的质量标准，如中药饮片炮制规范，中药材质量标准等，但应与《中国药典》和《全国炮制规范》相一致，如有不同之处，应执行《中国药典》和《全国炮制规范》等国家级及部级的有关规定。地方标准只有国家与部级标准中没有收载的品种或项目的情况下，制定出适合本地的标准才有意义，一般应力求全国统一。

（五）配方颗粒

中药配方颗粒是以中药饮片为原料经加水单煎提取制成汤液，再将汤液浓缩而制成的颗粒，它可以像饮片一样配方。其研制和生产以传统中医药理论为依据，采用全成分提取的设计思路，重在保留饮片的性味、归经等属性，使其剂型的变化不背离中医药的用药理论与原则。其特点是更加突出了中药饮片的固有性味和功效的表达，对中药采收的地理气候和传统饮片炮制方法的规范性有一定的要求，并根据各味中药饮片的特点分别采取不同的提取工艺。

中药配方颗粒是传统中药的延伸和补充，但绝非其替代品。传统饮片是否都适宜制成配方颗粒，其等效性、科学性、可行性应进行充分研究。对于中药多味合煎与中药单味单煎制粒的内含成分的变化和药理、毒理作用应做进一步的研究，尽管其难度较大，但这对于中药制剂学的现代化具有重大现实意义。

中药配方颗粒质量标准研究内容包括名称、来源、炮制、制法、性状、鉴别、检查、浸出物、含量测定、功能与主治、用法与用量、注意、规格、贮藏等项目。

（六）举例

大黄饮片

1. 大黄饮片各炮制工艺

(1) 大黄：取药材，净制，浸润，切厚片，干燥。

(2) 酒大黄(大黄：黄酒＝100：10)：取大黄片或块，黄酒拌匀，稍闷润，置炒制容器内，文火炒干，色泽加深，取出晾凉，筛去碎屑。

(3) 熟大黄(大黄：黄酒＝100：30)：① 取大黄片或块，隔水蒸至大黄内外均呈黑色，取出，干燥。② 取大黄片或块，黄酒拌匀，闷至酒被吸尽，隔水炖 24～32 h 至大黄内外均呈黑色时，取出，干燥。

(4) 大黄炭：取大黄片或块，用武火加热，炒至外表呈黑色时，取出，晾凉。

(5) 醋大黄(大黄：米醋＝100：15)：取大黄片或块，用米醋拌匀，稍闷润，待醋被吸尽后，用文火加热，炒干，取出，晾凉，筛去碎屑。

(6) 清宁片：取大黄片或块，煮烂，加入黄酒(100：30)搅拌，再煮成泥状，取出晒干，粉碎，过 100 目筛，取细粉，再与黄酒、炼蜜混合成团块状，蒸透，取出揉匀，搓成直径约 14 mm 的圆条，于 50～55℃低温干燥，烘至七成干时，装入容器内，闷约 10 日至内外湿度一致，手摸有挺劲，取出，切厚片，晾干。筛去碎屑。每 100 kg 大黄片或块，用黄酒 75 kg，炼蜜 40 kg。

2. 各炮制品作用变化　研究表明，酒大黄泻下效力比生品降低 30%，熟大黄(酒炖)、清宁片降低 95%，大黄炭无泻下作用；炮制对大黄解热作用无明显影响；大黄生品、制品煎剂对金黄色葡萄球菌、铜绿假单胞菌、痢疾杆菌、伤寒杆菌、大肠埃希菌等菌种均有一定抑制作用。对金黄色葡萄球菌最敏感。不同炮制品抑菌活性各有特点，酒炒与酒炖大黄保持了与生品相近的抑菌效力，特别是对金黄色葡萄球菌、痢疾杆菌、伤寒杆菌等抑制作用较好。其他炮制品如醋炒大黄、石灰炒大黄及大黄炭对痢疾杆菌、伤寒杆菌的抑制作用明显减弱，但对铜绿假单胞菌、金黄色葡萄球菌仍保持有较好的抑制作用。熟大黄尚具有对血小板聚集的抑制作用（以热压制品作用最显著），以及对小鼠流感病毒性肺炎的治疗作用，镇痛、镇静作用，降尿素氮作用等。生大黄的主要副作用是引起腹痛、恶心、呕吐等胃肠道反应，而熟大黄在应用中，则无上述消化道不适反应，说明适宜的炮制可消除这一副作用。

三、 中药提取物

目前中药绝大多数是以中药材或饮片为原料进行生产的，而中药材的质量受品种、产地、气候、环境、采收加工方法等影响，尽管实施了一系列措施，但仍难以保障质量的稳定和可控，进而影响到中成药的质量。以饮片为原料生产中成药，其质量不稳定问题已危及中医药的生存发展。如何保证中成药批与批之间的质量稳定性和生产的可重复性，以实现疗效的可重复性问题已成为行业必须高度重视的问题。中药标准提取物的出现为解决上述问题提供了可能，它可以把质量不稳定、不可控的饮片/药材原料，通过高新技术手段制备成质量相对稳定可控的提取物原料药，以该原料药进行中成药的生产，在复杂体系的成药生产和质量保障中的应用无疑是一种进步。

目前，中药标准提取物已经在中药保健食品、化妆品等领域中得到一定范围的认可和推广，这不仅将改变中药及其相关产品的生产模式，而且对行业的健康发展具有重要的促进作用。

中药提取物包括有效成分、有效部位、总提取物 3 类。有效成分是纯度达到 90%以上，以单一化合物为检测对象的提取物。其结构清楚、药效明确、药理学研究资料全面，如芦丁、甘草酸、紫杉醇等，均属此类。目前以有效成分为原料的中药制剂品种较少。

（一）总提取物

1. 定义　中药总提取物即根据处方功效、药味性质和剂型制备需要，经提取、分离、浓缩、干燥等工艺制得的各类成分的综合提取物，包括提取物和浸膏、挥发油和油脂等，代表单味药材或整个复方的功效，用作中药制剂的原料。如小柴胡汤提取物等。

2. **特点** 中药提取物制备和使用的前提及依据，是中药明确的成分及其药理作用。其生产工艺主要采用现代提取分离手段，将中药中一种、几种或一类成分从中药中分离出来，用于适宜的适应证，其所提取成分的纯度和含量是衡量质量优劣的关键指标。

同中药材及饮片相比，总提取物具有以下特点：① 有效物质含量提高，疗效增强。② 制剂的稳定性和安全性提高。③ 体积缩小，服用剂量减少。④ 制剂外观得到改善。⑤ 促进制剂质量标准化。⑥ 便于运输和贮藏。

3. **总提取物的制备** 制备工艺对总提取物质量影响很大，不同的提取方法、提取溶媒、提取条件以及精制工艺，所得到的成分种类和含量以及得率都有差异。因此，其制备工艺必须根据中医药理论、复方的功能主治以及药物性质和临床用药的要求，通过实验筛选，选择适宜的工艺路线和工艺参数，并经过验证以及中试生产，表明该工艺是科学、合理、稳定、可行的。一般包括以下步骤：

(1) 提取：即采用适当的溶媒和方法将原料中所含的有效物质浸出的过程，其关键是选择适宜的提取溶媒和方法。

(2) 分离除杂：即采用适当方法将提取得到的固—液非均匀体系中的固体与液体分开的过程。常用方法有：滤过分离法、离心分离法、沉降分离法、水提醇沉法、醇提水沉法、大孔树脂吸附法、膜分离法、分子蒸馏法等。

(3) 浓缩：目的在于除去或回收溶剂、浓缩提取液。其方法包括蒸发、反渗透、超滤等，其中沸腾蒸发是浓缩药液的主要手段。

(4) 干燥：即利用热能气化并除去湿物料中所含溶剂，而获得干燥固体的过程。常用方法包括烘干法、减压干燥法、喷雾干燥法、沸腾干燥法、冷冻干燥法、红外线干燥法、微波干燥法等。

4. **总提取物的质量要求** 中药总提取物产业目前尚缺乏完整的国家标准和行业标准，企业的生产经营多采纳企业标准；在企业标准中有提出“两个标准三个规程”(即药材标准和提取物产品标准；药材栽培规程、提取物生产工艺规程和检验操作规程)者，该方法经过一些企业的实施证明较为有效。

总提取物的质量特性涉及安全性、有效性、稳定性和均一性，与药品的开发一样，需要进行大量的研究工作。即应在中医药理论指导下，根据复方的功能主治、配伍关系以及药物的自身性质，并联系各剂型的特点，选择适宜的评价指标和评价方法，不能以纯化学或生药学的观点评价和分析总提取物的质量。

总提取物质量研究至少应包括以下几个方面：原材料(药材)栽培及其质量研究、生产工艺研究、质量分析方法研究、质量稳定性研究。主要项目有：原料药材来源、制法、外观性状、鉴别、检查(水分、乙醇含量、相对密度、重金属、炽灼残渣等)、主要有效成分或有效部位含量测定的方法和限度、微生物限度、功能主治、贮藏方法、适用制剂等。

(二) 有效部位

1. **定义** 中药有效部位即指从植物、动物、矿物等物质中提取的一类或数类成分，其有效部位含量应占提取物的50%以上，并对每类成分中的代表成分和组成的有效成分进行含量测定且规定下限，条件许可的也规定上限，有毒性的成分必须增加上限控制。

2. **特点** 中药有效部位具有相对明确的药效物质基础、特定的药理活性,能够代表原料药或原方某一方面或某几方面的功效。以有效部位作为中间体投料,能够对中药原料、半成品和成品三个环节做细致的定性测试实验,还可对已知有效成分、毒性成分以及能反映药材内在质量的指标成分进行含量测定,获得各项准确可靠的实验数据,以达到药品质量的可控性和稳定性。有效部位中药应坚持中医药理论为主导,做到中药的基础研究和给药途径、剂型相结合。

3. **有效部位的制备** 制备方法同总提取物,但对分离除杂环节要求较高,通常几种方法综合使用,以使有效部位的含量达到要求。

4. **有效部位的质量要求** 质量标准要求能够较全面地反映有效部位的质量,具体的定量指标应结合处方的功能主治和制备工艺以及该成分的实际含量作科学的选择,一方面保证药品的疗效,另一方面保证成型工艺能顺利进行。主要项目同总提取物,但有效部位含量应占提取物的50%以上,并制订限量范围。

(三)举例

穿山龙有效部位——薯蓣总皂苷

【制法】 取穿山龙饮片,用8倍量55%乙醇溶液回流3次,每次2 h,滤过,滤液减压回收乙醇,浓缩液离心,取上清液过 D_{101} 大孔树脂柱,水洗柱至流出液无色,弃去水洗脱液。用2倍量70%乙醇洗脱,收集乙醇液,减压回收乙醇,浓缩液喷雾干燥,即得。

【性状】 本品为浅黄色至黄棕色粉末,气淡、味苦。

【质量控制】 包括溶解性、鉴别、检查、含量测定等。

注:《中国药典》在地奥心血康的含量测定项中,明确了薯蓣总皂苷测定方法,以此进行测定,提取物含甾体总皂苷以甾体总皂苷元计,三批样品平均含量为82.5%,达到了有效部位对有效成分含量的要求。

第二节 中药制剂的辅料

药用辅料(Pharmaceutical Excipients)广义上是指能将药理活性物质制备成药物制剂的各种添加剂。国际药用辅料协会(IPEC)的定义是:药用辅料是药品制剂成型时,用以保持稳定性、安全性或均质性,或为适应制剂的特性以促进溶解、缓释等为目的而添加的物质。一般分为赋形剂和附加剂两大类。其中赋形剂主要作为药物载体,赋予各种制剂一定的形态与结构;附加剂主要用于保持药物与制剂的质量稳定。

辅料是制剂不可或缺的组成部分,与制剂的生产、质量、应用及疗效密切相关。中药制剂辅料还有两个特点:一是“药辅合一”,即以处方中某些药味作为辅料,如半浸膏片制备过程中,常以部分药粉作为填充剂和崩解剂,而浸膏作为黏合剂;二是“辅料与药效相结合”,即辅料在辅助成型的同时,其本身具有某些药理作用,可与方药协同起效,如二母宁嗽丸中的黏合剂蜂蜜,同时具有润肺止咳的功效。

一、辅料在中药制剂中的作用

1. **组建剂型结构,辅助制剂成型** 同一种药物原料,因辅料的不同可以制成结构和性质不同的多种剂型，如双黄连方可制成冻干粉针剂、口服液、片剂、颗粒剂、栓剂等。同一剂型也有不同组成、结构和性质，如胶囊剂有硬胶囊、软胶囊和肠溶胶囊；这些都是应用不同辅料的结果。多数剂型如果没有辅料就无法成型，如注射液离不开水，乳剂不能缺少乳化剂；某些剂型因辅料和工艺的变化而具有不同的结构和性质，如丸剂中的蜜丸、水丸和滴丸。因此，辅料的选择直接决定了制剂成型的成败。

2. *改善药物性质，促进疗效发挥*　采用适宜的辅料可以改善药物的某些性质，如溶解度、晶型、稳定性等，以达到提高产品质量、增强药效、降低毒副作用等目的。如葛根素溶解性差，口服给药吸收少，血药浓度低，疗效不理想。当用PEG6000制成固体分散体后，在胃肠道可迅速溶解、吸收，显著提高口服生物利用度。又如在制剂过程中常用聚山梨酯80等表面活性剂增溶中药挥发油类成分，以制成均匀澄明而稳定的溶液型制剂。

3. *调控药物的体内外释药速率和释药规律*　给药后，药物须从制剂中释放出来才能进行吸收、分布、代谢和排泄。辅料可不同程度地控制药物释放的部位、速度和频率，以达到增效减毒的目的。如用生物可降解材料做成的溶蚀性骨架片、丙烯酸树脂制成的胃内漂浮片、生物黏附材料卡波姆制成的生物黏附片等，可控制药物释放，延长药物在体内的作用时间，提高药物的生物利用度；如具有类似生物膜活性的脂质体，可作为定向给药载体，将药物选择性地输送至肝、脾、肺和骨髓等组织器官中，提高药物的疗效，减少药物的治疗剂量及毒性；脉冲释药系统，用PVP和亲脂性材料，再加致孔剂，压片包衣制成口服地尔硫草脉冲式控释片，预防心脏病患者在后半夜或凌晨发作和死亡。

4. *可逆性改变人体局部的生理功能，以利于药物吸收*　在经皮给药系统与黏膜给药系统中，常加入吸收促进剂，改善皮肤或黏膜的生理特性，使药物经过更多通道通过人体屏障，增加吸收。如月桂氮䓬酮(Laurocapram)又称氮酮，对亲水性和亲脂性化合物均有良好的促渗透效果，在许多经皮给药制剂中都有应用，对一些中药也有显著的促渗透作用。

5. *提高制剂稳定性*　稳定性是反映制剂质量的重要指标，正确选用辅料对提高制剂稳定性有关键作用。影响制剂稳定性的因素可以归结为化学因素、物理因素、生物因素三个方面。选用适宜的辅料延缓药物的化学降解，避免制剂贮存过程中发生物理变化，防止微生物污染或抑制细菌繁殖。如注射剂、液体制剂中的抗氧剂、防腐剂及pH调节剂等；中药挥发油的包合、微囊化等。

6. *提高临床给药的顺应性*　采用适宜辅料可以改善制剂成品的某些品质，如形状、色泽、气味、口感等，使患者乐于接受。如形状各异、色泽鲜亮、气香味甜的咀嚼片比普通片剂更易为儿童所接受。又如注射剂中常加入适量苯甲醇，以减轻刺激和疼痛。

7. *促进新剂型的研究和发展*　由于辅料在剂型结构和制剂质量中的重要地位，因此一种新辅料的出现，往往会导致新的制剂工艺、甚至是新的剂型的诞生。比如丙烯酸树脂的出现，革新了传统的糖衣工艺，聚乳酸(PLA)、聚乳酸聚乙醇酸共聚物(PLGA)等生物降解材料的出现，使缓释微球注射剂的研制成为可能。现代药物制剂的开发，尤其是缓控释给药系统、靶向给药系统的研究，更离不开新辅料的应用。

二、药用辅料的种类

药用辅料可以按照用途、化学结构、制剂形态、制剂剂型等方法分类。为便于学习和选用，采用按用途分类的方法将常用辅料分类如下。

1. 赋予制剂形态结构的辅料

(1) 稀释剂和吸收剂：淀粉、糊精、蔗糖、乳糖、葡萄糖、甘露醇、滑石粉、微晶纤维素、甲壳质等。

(2) 润湿剂和黏合剂：水、乙醇、淀粉浆、糊精、蔗糖、葡萄糖、羟乙基甲基纤维素、微晶纤维素、羧甲基淀粉钠、低取代羟丙基纤维素、明胶、蜂蜜等。

(3) 成膜材料：聚乙烯醇、羟乙基甲基纤维素、低取代羟丙基纤维素、卡波姆(聚羧乙烯)等。

(4) 液体分散介质：水、乙醇、甘油、麻油、二甲基亚砜等。

(5) 基质：麻油、聚乙二醇、明胶、可可豆脂等。

(6) 缓释、控释、靶向材料：羟乙基甲基纤维素、卡波姆、聚乙烯吡咯烷酮(聚维酮)、聚乙烯醇、甲基丙烯酸-丙烯酸甲酯共聚物、甲壳质、环糊精等。

(7) 固体分散载体：聚乙二醇等。

2. 提高制剂稳定性的辅料

(1) 增溶剂和助溶剂：乙醇、羟乙基甲基纤维素、聚山梨酯 80 等。

(2) 增稠剂和助悬剂：糊精、甘露醇、微晶纤维素、羧甲基淀粉钠、羧甲基纤维素钠、海藻酸钠、聚乙烯醇、卡波姆、阿拉伯胶等。

(3) 乳化剂：卡波姆、泊洛沙姆、阿拉伯胶、聚山梨酯类、卵磷脂等。

(4) 絮凝剂与反絮凝剂：枸橼酸盐、酒石酸盐、磷酸盐等。

(5) 抗氧剂：亚硫酸钠、亚硫酸氢钠、焦亚硫酸钠、硫代硫酸钠、枸橼酸(柠檬酸)等。

(6) pH 调节剂：盐酸、枸橼酸(钠)、氢氧化钠(钾)、磷酸氢二钠与磷酸二氢钠等。

(7) 杀菌剂、防腐剂和抑菌剂：乙醇、甘油、山梨酸、尼泊金类等。

(8) 空气置换剂：氮气、二氧化碳等。

(9) 螯合剂：乙二胺四乙酸二钠等。

(10) 保护剂：二氧化钛等。

(11) 干燥剂：硅胶等。

3. 改变药物性质的辅料

(1) 增溶剂和助溶剂：聚山梨酯 80 等。

(2) 包合材料：环糊精等。

(3) 成囊材料：明胶、阿拉伯胶、海藻酸钠、聚乙烯醇等。

(4) pH 调节剂。

(5) 表面活性剂。

4. 控制药物释放和吸收行为的辅料

(1) 缓释、控释、靶向材料：纤维素衍生物、丙烯酸树脂类、聚乳酸类等。

(2) 崩解剂：淀粉、羟乙基甲基纤维素、微晶纤维素、羧甲基淀粉钠、低取代羟丙基纤维素、海藻酸钠等。

(3) 阻滞剂：蜂蜡、巴西棕榈蜡、氢化植物油、硬脂醇、甲基纤维素、乙基纤维素、羟丙甲纤维素酞酸酯等。

(4) 包衣材料：滑石粉、羟乙基甲基纤维素、羧甲基纤维素钠、海藻酸钠、甲基丙烯酸-丙烯酸甲酯共聚物、邻苯二甲酸醋酸纤维素、明胶、甲壳素等。

5. 提高制剂质量的辅料

(1) 增塑剂：甘油、山梨醇、羧甲基纤维素钠、油酸酰胺磺酸钠等。

(2) 抛射剂：氮气、氟氯烷烃类等。

(3) 乳化剂：硬脂酸钠、十二烷基硫酸钠、聚山梨酯类。

(4) 透皮促进剂：二甲基亚砜、月桂氮䓬酮、薄荷油等。

(5) 吸附剂和助滤剂：活性炭等。

(6) 润滑剂、助流剂和抗黏着剂：甘露醇、硬脂酸镁、微粉硅胶、滑石粉等。

(7) 抛光剂：虫蜡等。

6. **提高患者用药依从性的辅料**

(1) 矫味、矫臭剂：甘油、蔗糖、乳糖、葡萄糖、蜂蜜、枸橼酸等。

(2) 着色剂：焦糖、柠檬黄等。

(3) 减轻疼痛的附加剂：苯甲醇、盐酸普鲁卡因、三氯叔丁醇等。

(4) 等渗、等张调节剂：氯化钠、葡萄糖等。

(5) 保湿剂：甘油、丙二醇、山梨醇等。

三、药用辅料的质量标准

药用辅料是生产药物制剂的必备材料，它对药物在人体中的崩解、溶出、扩散与吸收起着重要的作用，直接影响制剂的质量，如溶出度、生物利用度等，因此也直接影响疗效，没有高质量、多品种、多规格的辅料就难以生产出高质量、多品种的制剂。

药用辅料的质量标准不仅要考虑药用辅料本身的安全性，而且要考虑药用辅料对制剂安全性和有效性的影响，对那些确实会影响制剂安全性和有效性的性质，必须加强研究，从科学的角度控制这些参数以确保制剂的安全性和有效性。

《药品管理法》第十一条明确规定：生产药品所需的辅料，必须符合药用要求，原则上制剂中所使用的辅料应为国家有关主管部门批准生产或进口的药用辅料；《中国药典》凡例规定：制剂中使用的辅料及附加剂均应符合药品监督管理部门或省、自治区、直辖市的有关规定。辅料品种与用量应不影响用药的安全有效，不干扰药典标准规定的检验方法。

药用辅料的质量标准有中国药典标准、国外药典标准、地方标准、食品标准、化学试剂标准及企业自定标准，可从以下项目来进行规范：药用辅料名称(中文名、英文名)、分子式、分子量、结构式与组成、来源与制法、鉴别试验、纯度试验、功能性试验、其他检查、给药途径、包装与储藏、规格等。

四、辅料研究的进展

1. **国内药剂辅料的现状**　近20多年来，我国医药工业迅速发展，药物制剂辅料也相应地获得了较大的发展，但与发达国家相比，差距仍然很大。药剂新辅料品种少，规格型号不全，多数辅料品种仅作为药厂附属产品生产，甚至在化工、食品等行业中生产，难以开展应用研究，影响了开发生产新辅料的积极性，制约了我国的制剂发展。

这些问题已经引起了国家各有关部门的高度重视。中国药典2005年版二部将药用辅料另设为正文品种第二部分；国家食品药品监督管理局(SFDA)也加强了对辅料的管理，2005年底出台了《药用辅料管理办法》征求意见稿，2006年印发了《药用辅料生产质量管理规范》。

2. **国内外辅料的研究趋势**　近年来国内外对药物制剂的要求，不仅有药物的纯度、均匀溶出度(释放度)和稳定性等，而且要求药物在体内达到所需的血药浓度(生物利用度)，以提高药物的治疗效果,减少副作用。为此,应用新型的辅料,研究新工艺和新剂型,已成为国内外制剂工作者的重要手段。随着药用高分子材料的发展,制剂新辅料正在不断涌现。辅料不仅是原料药物制剂成型的物质基础,而且与制剂工艺过程的难易、药品的质量、稳定性与安全性、给药途径、作用方式与释药速度、临床疗效,以及新剂型的开发密切相关,因此,药用辅料的更新换代越来越成为药剂工作者关注的热点。为了适应现代药物剂型和制剂的发展,辅料必将继续向安全性、功能性、适应性、高效性的方向发展。

目前,世界发达国家药用辅料的发展趋势是生产专业化、品种系列化、应用科学化。其生产厂家同药品一样接受药政部门的监督检查,实施GMP管理,生产环境、生产设备优良,检测手段先进,测试仪器齐备,质量标准完善,产品质量高。还特别注重新辅料的应用研究,其特点是紧密结合生产实际,为研制制剂新剂型、新品种服务,为提高产品质量服务。

(1) 新辅料开发的主要内容:新辅料的理化性质及其如何适用于制剂的开发和生产实践,结合先进生产设备和制备工艺,研究辅料与药物的配伍特性,筛选最佳辅料配方,进行辅料间的配伍研究,结合生产实际,寻找制剂最佳复合辅料,如avicel系列(系含有不同比例的微晶纤维素和羧甲基纤维素)等。此外,还应十分重视研究成果的推广应用,将成果或专利进行转让,到制剂厂进行应用指导和技术服务。制剂研究单位和制剂生产企业也十分重视辅料的质量和质量标准的完善,力求使研究、生产的制剂质量稳定,除了执行药典及有关标准外,还增加了内控指标,以控制同一标准下出现的质量差异。

(2) 新辅料开发的重点:开发微囊、毫微囊、微球、脂质体、透皮给药系统等新剂型、新制剂采用的优良新辅料;胃溶、肠溶、阻滞等包衣材料;优良的缓释和控释材料;快崩解材料和速释材料;可压性、流动性和抗黏性优良的填充剂、助流剂、抗黏剂;黏合性、崩解性优良的黏合剂;适合某类剂型或制剂通用的优良的复合材料或辅料处方;优良的透皮促进剂及其有关的压敏黏合剂、载体材料;生物降解高分子辅料。

(3) 新辅料开发的特点:多功能与专一性兼备;高质量与高性能并重;通过化学修饰或高分子聚合,在原有辅料基础上开发出更优良的新辅料;在研制新辅料之后,随即进行系统产品的研究,推出不同规格、型号的新产品,使其理化性质各具特点,以适应各种制剂的需要。

第五章 粉碎、筛析、混合

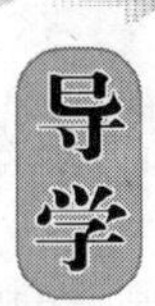

导学

1. 掌握粉碎、筛析、混合的目的与基本原理；常用的粉碎、混合方法。
2. 熟悉粉碎、筛析、混合常用机械的构造、性能与使用、保养方法。
3. 了解粉体学在药剂中的应用。

第一节　粉　　碎

一、　含义及目的

粉碎是借助机械力或其他方法将大块固体物料破碎成规定细度的操作过程。

粉碎的目的：① 增加药物的表面积，促进药物的溶解和吸收，提高药物的生物利用度。② 利于多种剂型的制备，如混悬剂、散剂、胶囊剂、片剂、丸剂等。③ 促进药材中有效成分的浸出。④ 便于调剂和服用。

二、　基本原理

粉碎过程是依靠机械力破坏物质分子间的内聚力实现的，是机械能转变为表面能的过程。极性晶型物质如生石膏、硼砂，均具有相当的脆性，粉碎时一般沿着晶体的结合面碎裂成小晶体，较易粉碎。非极性的晶体物质如樟脑、冰片等脆性差，当施加机械力时，易产生变形而阻碍粉碎，通常可加入少量挥发性液体，使晶体从裂隙处分开。非晶体药物如树脂、树胶等具有一定的弹性，粉碎时部分机械能用于引起弹性变形，最后变为热能，因而降低粉碎效率，一般可通过降低温度来增加脆性，以利于粉碎。薄壁组织的药材，如花、叶与部分根茎易于粉碎，木质及角质结构的药材则不易粉碎。对于不溶于水的药物如朱砂、珍珠等可在大量水中，利用颗粒的重量不同，细粒悬浮于水中，而粗粒下沉，得以继续粉碎。黏性较大的药材、富含油脂的药材以及动物的筋、骨、甲等需要适当处理后才能粉碎。

植物性药材性质复杂，一般含有一定量水分（9%～16%），具有韧性，难以粉碎，需适当干燥再进行粉碎。药物粉碎后表面积增加，引起表面能的增加，已粉碎的粉末有重新聚结的倾向。当不同药物混合粉碎时，一种药物适度地掺入到另一种药物中，使分子内聚力减小，粉末表面能降低而减少粉末再聚结。

为使机械能尽可能有效地用于粉碎过程，应将已达到要求细度的粉末及时分离移去，使粗粒有充分机会接受机械能，提高粉碎效率，同时避免产生大量不需要的过细粉末。

三、 方法

（一）单独粉碎与混合粉碎

1. **单独粉碎** 系将一味药料单独进行粉碎处理。包括贵重细料药（牛黄、羚羊角等）、刺激性药物（蟾酥等）、含毒性成分的药物（马钱子、雄黄等）以及氧化性药物与还原性药物必须单独粉碎。有些粗料药，如乳香、没药因含大量胶树脂，多在低温条件下单独粉碎成细粉。

2. **混合粉碎** 系将性质及硬度相似的数味药料掺和进行粉碎。这样既可避免黏性药物单独粉碎的困难，又可使粉碎与混合操作同时进行。

处方中含糖较多的黏性药物，如熟地、桂圆肉、天冬、麦冬等，黏性大，吸湿性强，如果在处方中比例量较大，可采用“串料法”或“串研法”处理：先将处方中其他药物粉碎成粗末，然后在此粗末中陆续掺入黏性药物，再行粉碎，其间黏性药物在粉碎过程中及时被粗末分散并吸附，使粉碎与过筛顺利进行。

含脂肪油较多的药物，如核桃仁、黑芝麻、杏仁、苏子、柏子仁等，且比例量较大，可用“串油法”处理：先将油性药物捣成稠糊状或不捣，再与已粉碎的其他药物细粉掺研粉碎，这样药粉可及时将油吸收，利于粉碎和过筛。

动物药，如乌鸡、鹿肉以及一些需蒸制的植物药，如地黄、何首乌等，可“蒸罐”处理：将新鲜的动物药与植物药间隔排入铜罐或夹层不锈钢罐内，加黄酒及其他药汁，加盖密封，隔水或夹层蒸汽加热 16～48 h，有的可蒸 96 h，以液体辅料基本蒸干为度，蒸煮后药料再与处方中其他药物掺和，干燥，再进行粉碎。这样可使药料由生变熟，增加温补功效，同时经过蒸煮的药料干燥后较易粉碎。此外，动物的筋、甲类，如鹿筋、穿山甲等须经炮制后再与其他药物一起粉碎，详见炮制学。

药物中含有共熔成分时混合粉碎能产生润湿或液化现象，这些药物是否采用混合粉碎取决于制剂的具体要求。

（二）干法粉碎与湿法粉碎

1. **干法粉碎** 系将药物经适当干燥，使物料中的水分降低到一定限度（一般应小于 5%）进行粉碎的操作。除特殊中药外，一般药物均采用干法粉碎。

2. **湿法粉碎** 系在药物中加入适量水或其他液体一起研磨粉碎的方法，樟脑、冰片等常用。此法使水或其他液体以小分子渗入药料颗粒的间隙，减少药料分子间的引力而利于粉碎；同时可避免操作时粉尘飞扬，减轻毒性药物或刺激性药物对人体的危害。

粉碎麝香时常加入少量水，俗称“打潮”，特别是到剩下麝香残渣时，“打潮”更易研碎。

朱砂、珍珠、炉甘石等常用“水飞法”粉碎：将药物打成碎块，除去杂质，放入研钵中加适量水重力研磨，当有细粉形成时，旋转研钵使细粉混悬于水中倾泻出来，剩余药物再加水研磨、倾泻，直至全部研细为止，合并混悬液，沉降后收集沉淀，干燥，研细，即可得到极细的粉末。

（三）低温粉碎

利用物料在低温时脆性增加、韧性与延伸性降低的性质以提高粉碎效果的方法。对于温度敏感的药物、软化温度低且容易形成"饼"的药物，如杏仁、熟地等常需低温粉碎。

低温粉碎一般有下列三种方法：① 物料先行冷却或在低温下迅速通过高速撞击式粉碎机粉碎。② 粉碎机壳通入低温冷却水，在循环冷却下进行粉碎。③ 待粉碎物料与干冰或液化氮气混合再进行粉碎。

（四）超微粉碎

超微粉碎技术是在粉体学基础上发展起来的一门新技术。固体分散法、微晶结晶法、溶剂蒸发法及球磨机、胶体磨、乳匀机粉碎等是增大药物溶解度，提高生物利用度的有效措施。对于矿物药、贵重药材、有效成分不溶于水或难溶于水的中药，引入超微粉碎技术进行处理，可增强药效，减少服用量，提高药物生物利用度，以及促进中药剂型多样化发展。

微粉的粒径限度，至今尚无统一的标准。《中国药典》规定：极细粉为通过九号筛的粉粒。因此，根据中药粉碎加工的实际应用情况，结合中国药典对粉末分等及药筛筛孔尺寸的规定，普遍认为将中药微粉粒径界定为小于 75 μm 较为合理。

常用的超微粉碎设备有机械冲击式粉碎机、球磨机、振动磨、气流粉碎机、搅拌磨、雷蒙磨等。设备结构不同，粉碎机制不同，适应粉碎的药物性质不同，所能达到的粉碎的细度也不同。特别是中药，超微粉碎过程中常常有较难粉碎或无法粉碎的料头部分存在，极有可能带来药物有效成分的损失或增加，使所得的微粉与原药材成分有一定的差别，应引起注意。

四、 粉碎机械及原则

（一）粉碎器械

1. **柴田式粉碎机**　由机壳、旋转轴及轴上数个锤头组成，机壳上装有衬板、下部装有筛板（图 5－1）。物料从加料斗进入粉碎室时，由高速旋转的锤头的冲击和剪切作用以及被抛向衬板的撞击等作用而被粉碎，细料通过筛板出料，粗料继续被粉碎。物料的粉碎粒度可由锤头的形状、大小、转速以及筛网的目数来调节。

柴田式粉碎机对物料的作用力以冲击力为主，适用于脆性、韧性物料等，应用广泛，有"万能粉碎机"之称。

2. **万能磨粉机**　在高速旋转的转盘上固定有若干圈冲击柱、与转盘相对应的固定盖上也固定有若干圈冲击柱（图 5－2）。物料从加料斗加入，由固定板中心轴向进入粉碎机，由于离心作用从中心部位被甩向外壁的过程中受到冲击柱的冲击，得以粉碎，最后物料达到转盘外壁环状空间，细粒由底部的筛孔出料，粗粉在机内重复粉碎。粉碎程度与盘上固定的冲击柱的排列方式有关。

3. **球磨机**　基本结构包括：球罐、研磨介质、轴承及动力装置等，操作方式有干式、湿式和水冷式（图 5－3）。启动动力装置，球罐转动时，研磨介质由于受到离心力的作用，在筒体内旋转摩擦，当上升到一定高度时，圆球因重力作用自由落下，物料借助圆球落下时的撞击、劈裂作用以及球与球之间、球与球罐壁之间的研磨、摩擦从而达到粉碎的目的。

球磨机筒体的回转速度是影响球磨机粉碎效果的主要因素。当罐的转速比较低时（图 5－4a），主要发挥摩擦作用，冲击力比较小，粉碎效果不理想。球罐的转速过大时（图 5－4c），介质无冲击作用，摩擦作用也很弱，无法粉碎药物。只有调整球罐转速在一定值，

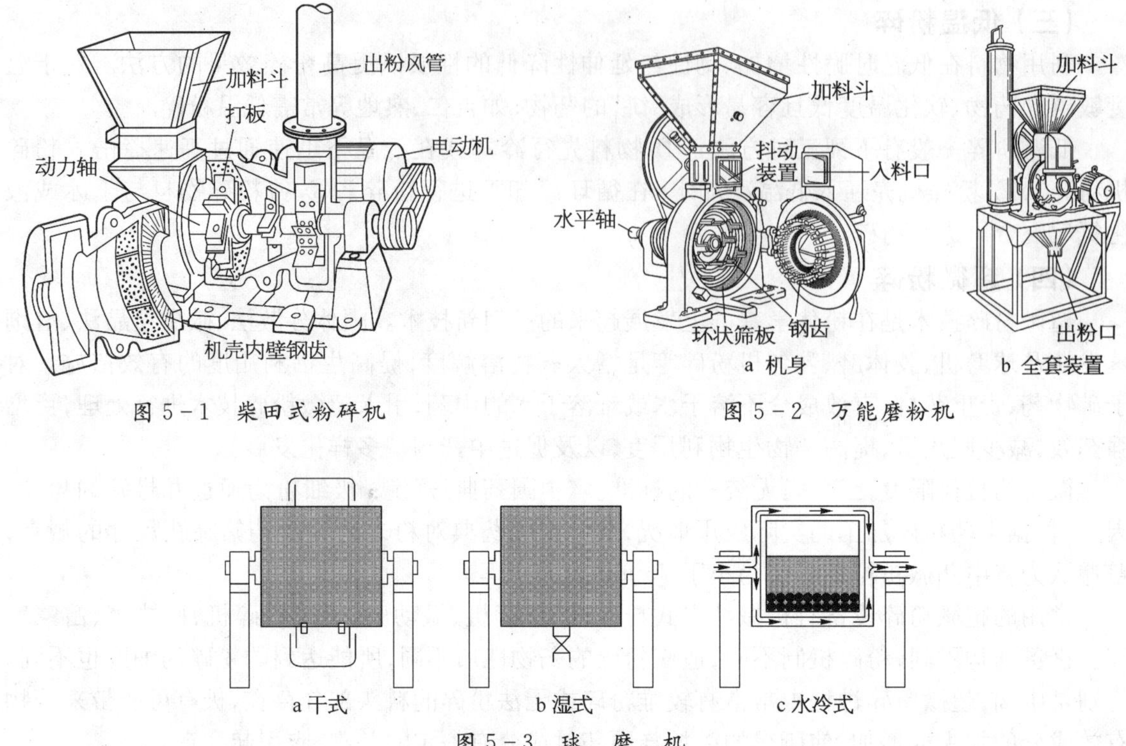

图 5-1　柴田式粉碎机

图 5-2　万能磨粉机

图 5-3　球　磨　机

使研磨介质上升到一定高度后向下抛落(图 5-4b),此时在研磨介质落下的部位,物料受到研磨介质的强烈冲击、研磨和撞击作用而被粉碎,此种状态粉碎效率最高。研磨介质粒径、重量、硬度、大小配比、填充率及被粉碎物料用量对粉碎效果亦有影响。

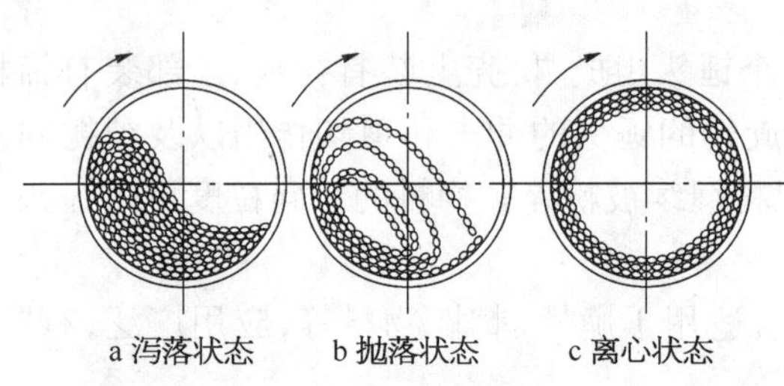

图 5-4　球磨机在不同转速下圆球转动情况

球磨机适于粉碎结晶性药物(如朱砂、皂矾、硫酸铜等)、刺激性药物(如蟾酥、芦荟等)、吸湿性强的浸膏(如大黄浸膏等)、具有挥发性的药物(如麝香等)、贵重药料(如羚羊角、鹿茸等)、树胶(如桃胶、阿拉伯胶等)、树脂(如松香)及某些植物药材(如儿茶)等。

球磨机既可干法粉碎,又可湿法粉碎,还可在无菌条件下进行粉碎和混合。缺点:能耗大,粉碎时间长,效率低,噪音较大。

4. **流能磨**　亦称气流粉碎机(图 5-5)。物料被压缩空气引射进入粉碎室,压缩空气经喷管加速后沿切线进入粉碎室,颗粒之间、气体与颗粒之间、颗粒与器壁及其他部件之间相互产生强烈的冲击、剪切、碰撞、摩擦等作用而进行粉碎。压缩空气夹带的细粉由出料口进入旋风分离器或袋滤器进行分离,较大颗粒由于离心力的作用沿器壁外侧重新带入粉碎室,重复粉碎过程。粉碎效果与喷嘴的个数与角度、粉碎室的几何形状、气流的压缩压力以及进料量等有关。

流能磨粉碎过程中高压空气从喷嘴喷出时产生焦耳——汤姆逊冷却效应,故适用于热敏性物料和低熔点物料粉碎。

5. **振动磨**　由磨机筒体、激振器、支承弹簧、研磨介质、联轴器及驱动电机等主要部件组成(图 5-6)。物料与研磨介质同装入弹簧支承的磨筒内,由偏心块激振装置驱动磨机筒体做圆周运动,通过研磨介质本身的高频振动、自转运动及旋转运动,使研磨介质之间、研磨介质与筒体内壁之间产生强烈的冲击、摩擦、剪切等作用而对物料进行均匀粉碎。振动磨既可采用干法粉碎,也可使用湿法粉碎。振动强度、振幅、振动频率、研磨介质及填充率、研磨筒体尺寸等影响粉碎效果。

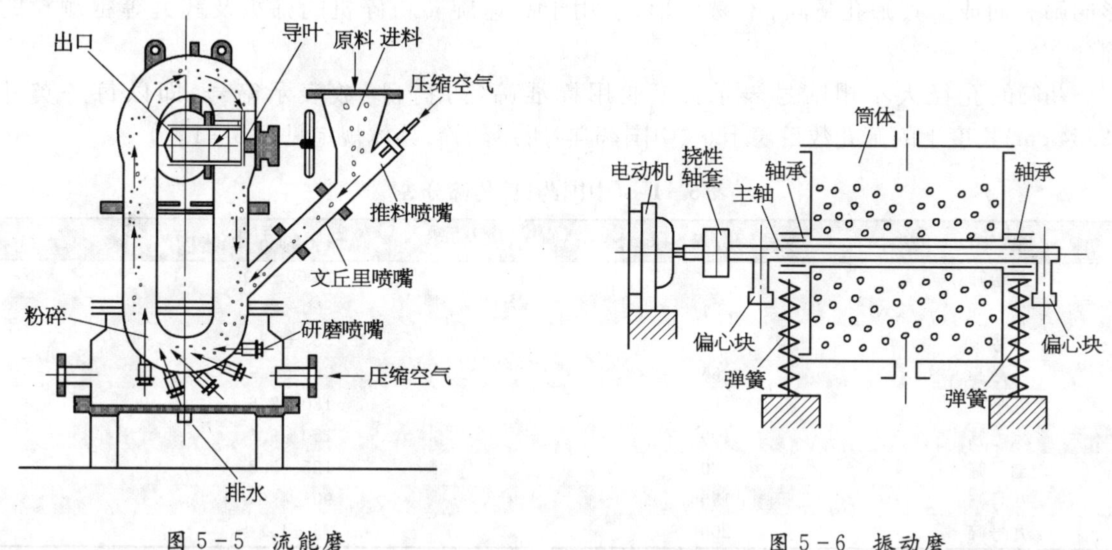

图 5-5　流能磨　　　　图 5-6　振动磨

(二)粉碎原则

粉碎原则:① 粉碎后应保持药物的组成和药理作用不变。② 根据应用目的和药物剂型控制适当的粉碎程度。③ 粉碎过程中应注意及时过筛,以免部分药物过度粉碎并提高工效。④ 药材应尽量全部粉碎应用,较难粉碎部分(叶脉、纤维等)不应随意丢掉,以免使药物成分的含量相对减少或提高。⑤ 粉碎毒性或刺激性较强的药物,应严格注意劳动保护与安全。

第二节　筛　析

一、含义及目的

筛析是固体粉末的分离技术。筛即过筛,系指粉碎后的药料粉末通过网孔性工具,使粗粉与细粉分离的操作。析即离析,系指粉碎后的药料粉末借空气或液体(水)流动或旋转的力,使粗粉(重)与细粉(轻)分离的操作。

筛析的目的是使粉末粗细分等,获得均匀的粒子群,保证制剂生产的顺利进行和药品的质量。此外,多种物料过筛还有混合的作用。

二、 药筛的种类与规格

药筛系指按药典规定,全国统一用于药剂生产的筛。药筛分为编制筛和冲眼筛两种。编织筛由不锈钢、铜丝、铁丝、尼龙丝、绢丝等材料编织而成。其单位面积上的筛孔多,筛分效率高。但编织筛线易于位移致使筛孔变形,影响筛分效果。冲眼筛系在金属板上冲出圆形的筛孔而成。其筛孔坚固,不易变形,多用于高速旋转粉碎机的筛板及药丸等粗颗粒的筛分。

药筛的孔径大小用筛号表示。工业用标准筛常用“目”数表示筛号,即以每一英寸(2.54 cm)长度上的筛孔数目表示。《中国药典》所用药筛,具体规定见表 5-1。

表 5-1 《中国药典》药筛分等

筛 号	筛目(孔/2.54 cm)	筛孔平均内径(μm)
一号筛	10	2 000±70
二号筛	24	850±29
三号筛	50	355±13
四号筛	65	250±9.9
五号筛	80	180±7.6
六号筛	100	150±6.6
七号筛	120	125±5.8
八号筛	150	90±4.6
九号筛	200	75±4.1

三、 粉末的分等

为了便于区别固体粒子的大小,《中国药典》把固体粉末分为六级,粉末分等如下:

(1) 最粗粉: 指能全部通过一号筛,但混有能通过三号筛不超过 20%的粉末。

(2) 粗粉: 指能全部通过二号筛,但混有能通过四号筛不超过 40%的粉末。

(3) 中粉: 指能全部通过四号筛,但混有能通过五号筛不超过 60%的粉末。

(4) 细粉: 指能全部通过五号筛,并含能通过六号筛不少于 95%的粉末。

(5) 最细粉: 指能全部通过六号筛,并含能通过七号筛不少于 95%的粉末。

(6) 极细粉: 指能全部通过八号筛,并含能通过九号筛不少于 95%的粉末。

四、 过筛与离析器械

(一) 过筛器械

药粉在静止情况下由于受相互摩擦及表面能的影响,易形成粉块不易通过筛孔。当施加外力振动时,各种力的平衡受到破坏,小于筛孔的粉末才能通过,所以过筛时需要不断振动。药粉中含水量较高时应充分干燥后再过筛。易吸潮的药粉应及时过筛或在干燥环境中过筛。药筛内放入药粉不宜太多,让粉末有足够的余地在较大范围内移动而便于过筛。常用的过筛器械有:

1. *旋动筛* 见图 5-7a。根据药典规定的筛序,按孔径大小从上到下排列,最上为筛盖,最下为接受器,把物料放入最上部的筛上,加盖,固定在摇动台进行摇动和振荡数分钟,即可完成对物料的分级。常用于测定粒度分布或少量剧毒药、刺激性药物的筛分。

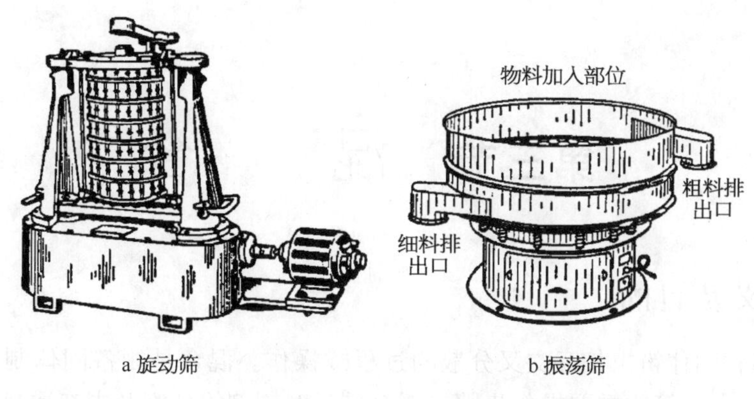

a 旋动筛　　b 振荡筛

图 5－7　药　筛

2. **振荡筛**　见图 5－7b。在电机的上轴及下轴各装有不平衡重锤，上轴穿过筛网与其相连，筛框以弹簧支撑于底座上，上部重锤使筛网产生水平圆周运动，下部重锤使筛网发生垂直方向运动，故筛网的振荡方向有三维性，物料加在筛网中心部位，筛网上的粗料由上部排出口排出，筛分的细料由下部的排出口排出。振荡筛分离效率高，单位筛面处理能力大，被广泛应用。

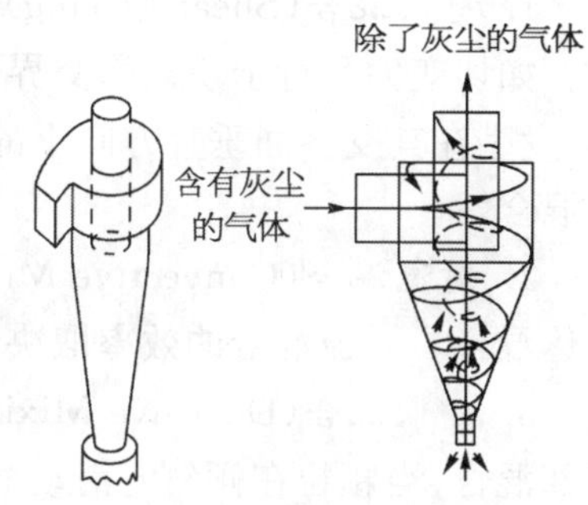

图 5－8　旋风分离器

（二）离析器械与应用

1. **旋风分离器**　是利用离心力分离气体中细粉的设备（图 5－8）。主要部分是一个锥形圆筒，在上段切线方向有一个气体入口管，并在圆筒顶上装有插入内部一定深度的一个排气管。下段锥形筒底有接受细粉的出粉口。含细粉气体以很大速度（20～30 m/s）沿入口管的切线方向进入旋风分离器的壳体内，沿着器壁成螺旋形运动。由于带细粉的气体在器内做向下旋转运动，其中细粉受离心力作用被抛向外围，与器壁撞击后失去动能而沉降下来，由出风口落入收集袋内，分离后的气体从中心的出口管排出。

旋风分离器分离效率为 70%～90%。气体中的细粉不能除尽，对气体的流量变动较敏感等。

图 5－9　袋滤器

2. **袋滤器**　见图 5－9，工业生产中应用广泛。在外壳内安装有许多个长为 2～3.5 m，直径为 0.15～0.20 m 的织棉或毛织品制成的滤袋，各袋以列管形式平行排列，其下端紧套在花板的短管上，其上端则钩在可以颤动的框架上。当含有微粒的气体从袋滤器一端进入滤袋后，空气可透过滤袋，而微粒被截留在袋内，待一定时间后清扫滤袋，收集极细粉。

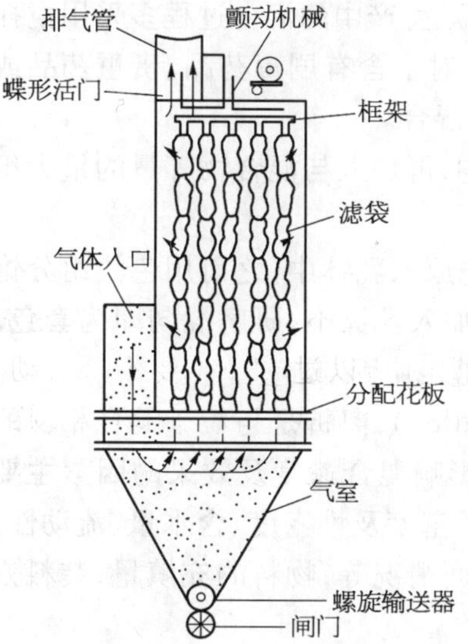

袋滤器的优点是截留气流中微粒的效率高，一般可达 94%～97%，甚至 99%，并能截留直径小于 1 μm 的细粉。缺点是滤布磨损和被堵塞较快，不适合高温和潮湿的气流。

第三节 混　　合

一、含义及目的

混合系指多种固体粉末相互交叉分散的过程或操作。混合是制备固体制剂如散剂、颗粒剂、胶囊剂、片剂、丸剂等的重要操作步骤。混合结果对制剂的外观及内在质量均有一定影响，如色泽、含量分布等。

二、混合机制

1. **剪切混合**(Shear Mixing)　固体粉末的不同组分在机械力作用下，在其界面间发生切变。如切变力平行于粉末的交界面时，则不相同的粉层将互相稀释而降低双层之间的分离程度；发生在其交界面垂直方向上的切变力，也可降低双层间的分离程度而达到混合目的。如研磨混合。

2. **对流混合**(Convective Mixing)　固体粒子群在机械力作用下，产生较大的位移进行的总体混合。对流混合的效率取决于混合器械的类型和操作方式，如翻转混合。

3. **扩散混合**(Diffusive Mixing)　相邻粒子间产生无规则运动时相互交换位置所进行的局部混合，当颗粒在倾斜的滑动面上滚下来时发生。如搅拌混合。

三种混合方式在实际操作过程中并不是独立进行，而是相互联系。混合的程度因混合器的类型、粉体性质、操作条件等不同而存在差异。

三、混合方法

实验室常用的混合方法有搅拌混合、研磨混合、过筛混合。生产中的混合过程多采用搅拌或容器旋转使物料产生整体和局部的移动而达到混合目的。对于含有剧毒药品、贵重药品或各组分混合比例相差悬殊的情况采用“等量递增”的原则进行混合。

1. **等量递增法**　取量小组分及等量的量大组分混合均匀，再加入与混合物等量的量大组分混匀，直至加完全部量大组分。

2. **打底套色法**　打底：将量少的、质重的、色深的药粉先放入乳钵中(之前用色浅组分饱和乳钵)作为基础；然后将量多的、质轻的、色浅的逐渐分次加入乳钵中，研磨混匀即为套色。如益元散的配制，采用此法可防止朱砂细粉被甘草粉吸附于缝隙中而“咬色”。

多种固体物料进行混合时往往伴随着离析现象(Segregation)，离析是与粒子混合相反的过程，可使已混合好的混合物料重新分层，降低混合程度。影响混合速度及效果的因素主要有：物料的粉体性质，如粒度分布、粒子形态及表面状态、粒子密度及堆密度、含水量、流动性、黏附性，混合机的形状及尺寸，内部插入物如挡板，材质及表面情况等，物料的充填量，装料方式，混合比，混合机的转动速度及混合时间等。

四、混合器械

固体的混合设备大致分类为两大类,即容器旋转型和容器固定型。

1. **容器旋转型混合机**　容器旋转型混合机是靠容器本身的旋转作用带动物料上下运动而使物料混合的设备,其形式多样(图 5-10)。

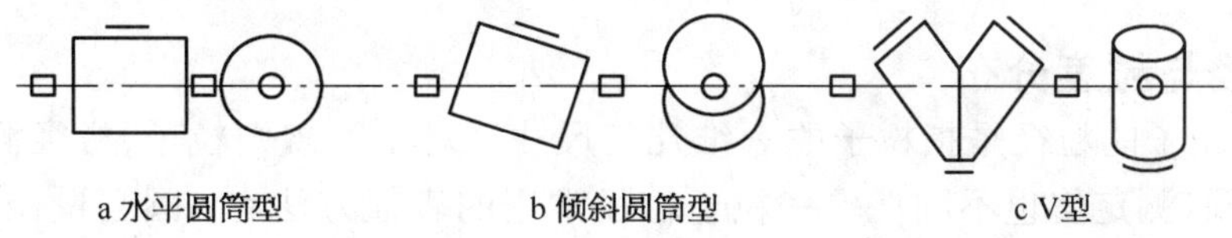

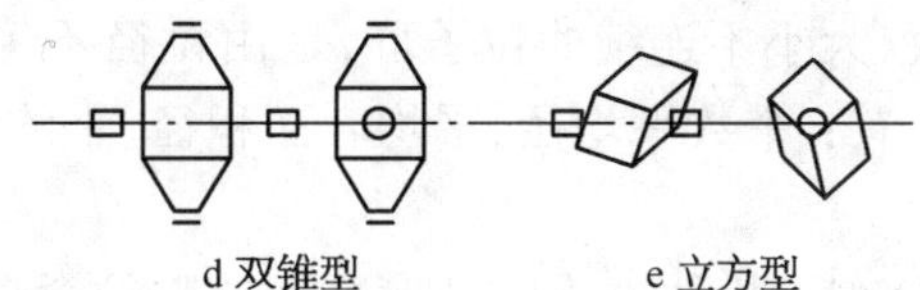

图 5-10　各种形式容器旋转型混合筒

水平圆筒型混合机是筒体在轴向旋转时带动物料向上运动,并在重力作用下往下滑落的反复运动中进行混合。总体混合主要以对流、剪切混合为主,而轴向混合以扩散混合为主。V型混合机由两个圆筒成“V”形交叉结合而成,交叉角为80°～81°。物料在圆筒内旋转时,被分成两部分,再使这两部分物料重新汇合在一起,这样反复循环,在较短时间内即能混合均匀。双锥型混合机在短圆筒两端各与一个锥型圆筒结合,旋转轴与容器中心线垂直。混合机内的物料的运动状态与混合效果类似于 V 型混合机。

2. **容器固定型混合机**　容器固定型混合机是物料在容器内靠叶片、螺带或气流的搅拌作用下而进行混合的设备。如槽型混合机(图 5-11),由断面为“U”形的固定混合槽和内装螺旋状二重带式搅拌桨组成,搅拌桨可使物料不停地以上下、左右、内外各个方向运动的过程中达到均匀混合。混合时以剪切混合为主,混合时间较长。

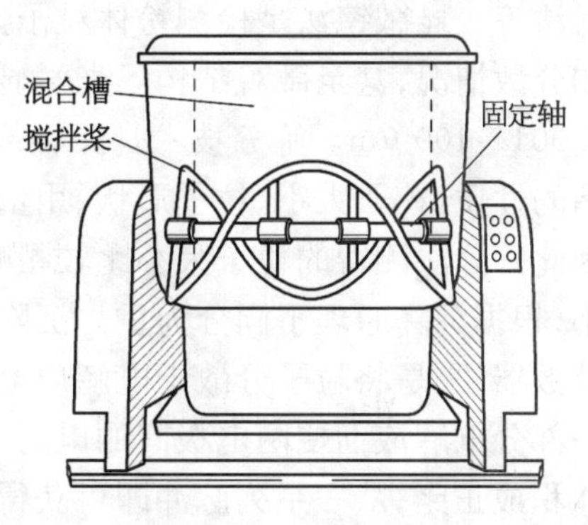

图 5-11　槽型混合机

第四节　粉体学理论在药剂学中的应用

一、粉体学的概念

粉体系指固体微细粒子的集合体。研究粉体以及组成粉体的固体粒子的基本性质的科学称为粉体学(Micromeritics)。

由于微粉粒子极小，比表面积急剧增加，表现出一些特有的物理化学性质，影响到药物生产中的粉碎、过筛、混合、结晶、沉降、过滤、干燥等工艺，进而影响到多种剂型，如散剂、颗粒剂、片剂、混悬液、软膏剂等的成型与生产。同时微粉的基本特性如粒径、表面积对药物的释药速度、显效快慢也有直接影响。

二、微粉的特性与应用

（一）粒径与粒度分布

1. **粒径** 粒子的粒径是指粒子的一维几何尺寸。对于不规则粒子，粒径测定方法不同，其物理意义不同，测定值也不同。单一粒子粒径常用的表征方法有：圆当量径、球当量径、定向径、Stokes 径、筛分粒径、众数直径、中位径、三轴径等。

微粉是一群粒度分散、大小不连续的粒子群，是由粒径不等的粒子所组成的集合体，粉体体系的平均粒径表征方法有：个数平均径、平均表面积径、平均体积径、重量矩平均直径、长度平均径等。

2. **粒度分布** 粒度分布指粉体中不同粒度区间的颗粒含量。分为频率分布和累积分布。频率分布表示与各个粒径相对应的粒子占全部颗粒的百分含量；累积分布表示小于或大于某一粒径的粒子占全部颗粒的百分含量。可用图示法、列表法、标准偏差、分布宽度等描述。

3. **粒度测量方法** 粒度测定方法有显微镜法、筛分法、沉降法、电子传感器法、激光光散射法等。显微镜法是检测粉体粒子大小的最常用的检测手段，可直接观察到粒子的大小、形态和分散情况，甚至微观结构。光学显微镜的测试范围为 1～500 μm，电子显微镜的测试范围为 0.001～100 μm。筛分技术是一种传统的粒径分析方法，筛分法粒子能否通过筛网，与待测样品的性质、粒子大小、粒子形状、用量、过筛方法、过筛时间及筛的种类等有关，影响因素较多，因此筛分法测得的粒子大小比较粗略。沉降法通过监测粒子在液体中的沉降速度计算粒子大小，根据沉降原理不同分为重力沉降法和离心沉降法。电子传感器法又称为库尔特(Coulter)计数器法，是将粒子分散于电解质溶液中，通过一个两侧带有电极的小孔时，由于粒子排出了一部分电解液而使两电极间的电阻发生变化，引起一个电流脉冲，因脉冲振幅的大小与粒子的体积成正比，从一系列脉冲即可获得粒子的大小和粒度分布。测试范围 0.4～200 μm(0.7～500 μm)。激光光散射法是利用粒子被光束照射时向各个方向散射以及一些光发生衍射的特性，而光的散射强度和衍射强度与粒子大小及其光学特性有关的原理来获得粒子的大小及粒度分布。

药物粒径大小与制剂的加工及质量密切相关，对于散剂、颗粒剂、胶囊剂、片剂等固体剂型以及软膏剂、涂膜剂、搽剂、膜剂等剂型来讲，药物混合、分散是否均匀，混合操作的难易程度，都与粒度大小有关，而混合均匀与否直接影响药物的制备(流动性、可压性、成型性)、成品的质量(外观、有效成分分布的均匀性、剂量的准确性、稳定性)、药物的溶解速率、吸收速度等。某些药物粒度大小与毒性密切相关。因此测定粒子粒度大小在制剂制备中尤为重要。

（二）粒子形态

粒子形态是指一个粒子的轮廓或表面上各点所构成的图像。粒子的形态与粒子的许多性质，如比表面积、流动性、附着性、填充性、研磨特性、磁性、化学活性等密切相关。如球状颗粒具有较好的流动性，填充性；片状粒子附着性较强；而长形粒子具有较强的耐冲击强度。

粉体学中粒子的形态常用形态系数来表示，粒子的几何、立体各变量之间的关系称为形态系数。常用的形态系数表示方法有：表面积形状系数、体积形状系数、比表面积形状系数、球形度、圆形度、均齐度等。

（三）比表面积(Specific Surface)

比表面积包括质量比表面积和体积比表面积。质量比表面积是指单位质量微粉所具有的表面积，以 S_w(m^2/g)表示；体积比表面积是指单位体积微粉所具有的表面积，以 S_v(m^2/cm^3)表示。测定比表面积的常用方法有气体吸附法(BET)、透过法和浸润热法。

（四）粉体的密度与孔隙率

1. 密度(Density)　粉体的密度是指单位体积粉体的质量。由于粉体的颗粒内部和颗粒间存在空隙，因而粉体的密度根据所指的体积不同分为真密度、粒密度、堆密度 3 种。

(1) 真密度(True Density)：粉体质量除以不包括颗粒内外空隙的体积求得的密度。可以氦气置换法测定。

(2) 粒密度(Granule Density)：除去粒子间的空隙，但不排除粒子本身的细小孔隙，测定的容积而求得的密度，即粒子本身的密度。可用液体置换法测定。

(3) 堆密度(Bulk Density)：或称松密度，是指单位容积(包括微粒本身的孔隙以及微粒间的空隙)微粉的质量。测定方法：将微粉充填于量筒中，按一定的方式使振动，量得微粉容积，由质量及容积求得微粉的堆密度。

2. 孔隙率(Porosity)　微粉中的孔隙包括微粒本身的孔隙和微粒间的空隙。孔隙率系指微粒中孔隙和微粒间空隙所占的容积与微粉容积之比。

$$E_{总} = \frac{V_b - V_p}{V_b} = 1 - \frac{V_p}{V_b}$$

式中：$E_{总}$ 为孔隙率，V_b 为微粉的体积，V_p 为微粉本身的体积。

孔隙率受微粉形态、大小、微粉表面的摩擦系数、温度及压力等因素影响。孔隙率测定方法有压汞仪法，氦气置换法等。

（五）粉体的流动性

粉体的流动性既与粉末粒子的形态、大小、表面积、孔隙率等有关，也与粉体流动时产生的摩擦力、静电引力、粒子表面吸附水后具有的表面张力及毛细管引力、粒子间近距离时的分子间作用力等性质有关。测定粉体的流动性，对于制剂的生产及应用，如胶囊剂的填充、颗粒剂的分装、片剂压片时粉末或颗粒向冲模中的充填及分剂量的准确性、外用散剂的涂布等具有重要的意义。常用的流动性的表示及测定方法有：休止角和流速。

1. 休止角(Angle of Repose)　休止角又称堆角，是指物料在水平面堆积形成的料堆表面与水平面之间的夹角，也是衡量粉体黏着性的一个间接指标。休止角常用的测定方法有：固定漏斗法、固定圆锥槽法、倾斜箱法、转动圆柱体法(图 5－12)。

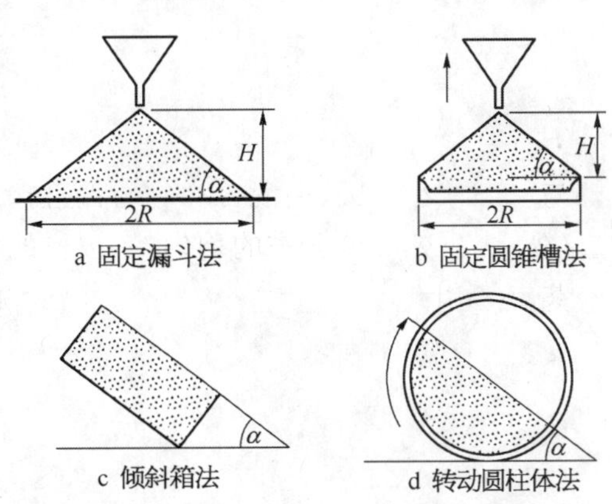

图 5－12　休止角测定方法

粉体的流动性越好，其休止角也越小。一般认为粉体的休止角小于 40°时流动性较好。

2. 流速(Flow Rate) 流速是指粉粒从一定孔径的孔或管中流出的速度。流速既可反映粉体均匀性的好坏,也可反映出粒子的大小。一般而言,流速愈大,粉粒的流动性愈好,亦说明均匀性较好。把微粉装入一底部中心有开口的圆筒容器中,测定单位时间内流出的微粉量即可测得流速。

(六) 粉体的吸湿性与润湿性

1. 吸湿性(Hygroscopicity) 由于微粉具有巨大的比表面积,置于空气中,可以吸收空气中的水分,出现引潮吸湿甚至液化等现象,使微粉的流动性变差,并可结块、变色等,影响制剂操作和药品质量。吸湿性可用吸湿平衡曲线表示。

2. 润湿性(Wettability) 液滴在固体表面的粘附现象称为润湿。固体的润湿性通常用接触角来衡量。接触角是指在固、液、气三相接触处,自固液界面经液体内部到气液界面之间的夹角。接触角的测定有透过高度法、透过速度法等。

固体的润湿性对制剂工艺及质量保证具有重要的影响,涉及中药有效成分的提取、混悬液的分散及稳定、液体与原辅料的混合、片剂的包衣及崩解等。

第六章 浸提、精制、浓缩、干燥

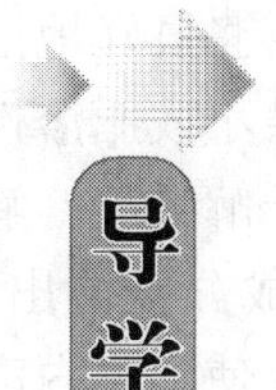

1. 掌握中药浸提、药液浓缩与干燥过程及其影响因素；常用精制方法、浓缩方法、干燥方法的特点与应用。

2. 熟悉中药浸提、精制的目的；中药浸提常用的溶剂和辅助剂。

3. 了解常用浸提设备的性能与应用；浓缩与干燥设备的结构特点。

第一节　浸　　提

浸提是采取适宜的溶媒和方法将中药材中有效成分浸出的过程。浸提是多数中药制剂的操作单元，浸提的目标是尽可能的浸提出中药材中的有效成分或有效部位，最大限度地避免中药材中无效或有害的成分的浸出，从而简化后期的分离精制工艺、降低药物服用的剂量、增加药物制剂的稳定性。因此在浸提操作时应首先明确有效成分与无效成分，从而确定保留与去除的方法。采用浸提方法制备药物制剂在我国已有悠远的历史，我国最早的方剂与制药技术专著《汤液经》中就记载了汤剂。

由于中药材中所含成分的多样性及复方用药多成分、多靶点的整体性，在考虑提取的技术、设备与方法时，应认真分析临床疾病、处方中各味中药的性质、用药途径和剂型的需求以及生产设备情况等。

一、 浸提的过程与影响因素

中药材包括植物、动物和矿物类药材。植物药材中的药物成分的浸提，一般需要经过润湿、渗透、解吸、溶解和扩散等环节。动物药和树脂类中药材属于无组织结构的药材，其中的药物成分能够直接溶解或分散在提取的溶媒中。

(一) 浸提的基本原理

浸提过程是由润湿、渗透、解吸、溶解和扩散等几个相互联系、交错进行的阶段组成。

1. **润湿与渗透**　药材中加入溶媒后首先能够润湿中药材的表面，进而渗透到药材的内部是将中药材中的有效成分提取出来的首要条件。中药材的性质和溶媒的性质决定了能否使润湿顺利进行。大多数中药材中含有糖类、蛋白类等带有极性基团的成分,很容易与水、乙醇等极性溶媒亲和,从而顺利完成润湿和浸润过程。但要从含脂肪油较多的中药材中浸出水溶性成分,则需要用三氯甲烷、石油醚等非极性溶媒浸提或进行脱脂以后用水、乙醇等极性溶媒浸提。

溶媒渗透进中药材内部的速度和程度取决于药材的结构特性、大小、药物所含成分的性质、浸提条件等,一般质地疏松、小颗粒的药材在加压条件下,溶媒渗透速度快。浸提溶媒中加入表面活性剂或调整浸提条件,如加压、药材粉碎成细小颗粒等均有助于浸润和渗透。

2. **解吸与溶解** 中药材中所含有的药物成分相互之间存在着亲和力,溶媒经过浸润、渗透入药材之中时,溶媒首先要克服或削弱这种亲和力,这一过程即为解吸。随着解吸的进行,药材中的成分不断地溶解于溶媒中,完成溶解过程。

溶媒解吸和溶解能力的大小符合"相似相溶"规律,如水和低浓度的乙醇能够很好地溶解生物碱盐、苷、多糖等极性较大的成分;而高浓度的乙醇适用于苷元、油脂等极性小或脂溶性成分。浸提的溶媒中加入适量的表面活性剂、酸、碱或采取加热等浸提条件有助于解吸与溶解。

3. **扩散** 渗透入中药材中的溶媒完成解吸与溶解过程后,药材中大量的成分被溶出,形成了细胞内外浓度差,从而产生渗透压差。在此浓度差和渗透压差的作用下,促使细胞内高浓度的溶质向外扩散而细胞外低浓度的溶媒向细胞内渗透,直至达到动态平衡。由此可见浓度差是渗透或扩散的推动力。

扩散速率可借用 Fick's 第一扩散公式来说明:

$$ds = -DF\frac{dc}{dx}dt \tag{6-1}$$

式中: dt 为扩散时间, ds 为 dt 时间内物质(溶质)扩散量, F 为扩散面,代表药材的粒度及表面状态, dc/dx 为浓度梯度, D 为扩散系数,负号表示扩散趋向平衡时浓度降低。

扩散系数 D 值随药材而变化,与浸出溶剂的性质亦有关。可按下式求得:

$$D = \frac{RT}{N} \times \frac{1}{6\pi r\eta} \tag{6-2}$$

式中: R 为摩尔气体常数, T 为绝对温度, N 为阿伏加德罗常数, r 为扩散物(溶质)分子半径, η 为黏度。

根据 Fick's 第一扩散公式可知:单位时间内物质扩散量(扩散速率)与扩散面积、浓度差、温度成正比;与扩散物质(溶质)分子半径、液体的黏度成反比。因此在浸提过程中保持较大的浓度差,加强搅拌、更换新溶媒或进行动态提取等措施均有利于中药材中药物成分的提取。

(二) 浸提的影响因素

浸提过程是润湿、渗透、解吸、溶解、扩散等紧密相连的复杂过程,许多因素会影响其中一个或多个阶段。总的来讲,影响浸提的因素包括下列两大方面:

1. **药材的性质** 主要包括药材中所含成分的情况和药材的粉碎粒度。

(1) 药材中所含药物成分:由 Fick's 第一扩散公式可知,单位时间内物质扩散量(扩散速率)与扩散物质(溶质)分子半径成反比,还与药物在溶媒中的溶解度成正比,即易溶的小分子类成分容易提出。

(2) 药材粒度:药材粒度主要影响浸提过程的渗透与扩散。通常药材粒度越小,浸提的溶媒越容易渗透进药材内部并有利于药物成分扩散。但实际操作过程中一般要控制适当的药材粒度,因为过细的药材粒度会由于细胞大量破裂,使细胞内的各种成分,包括有效成分和其他无效或杂质类成分都会大量溶出,不仅影响扩散过程,而且容易造成有效成分的吸附损失和后续操作工艺的繁杂,如浸提液滤过困难,产品易浑浊;浸提出的成分多,分离精制困难等。故药材的粒度要根据药材的性质和选用的溶媒综合考虑,如采用乙醇为溶媒浸提时一般粉碎成粗颗粒,叶、花、茎类中药材宜粉碎成较粗的颗粒或不粉碎,而坚硬的根、茎、皮类中药材宜粉碎成较细颗粒等。

2. *浸提的条件* 适宜的浸提条件与方法有助于浸提过程的顺利进行。浸提的条件主要包括浸提的温度、时间、溶媒用量、pH、浓度差、压力等。浸提操作过程中应在掌握药物性质的基础上,综合考虑各种条件与方法的特点,选择最佳的浸提技术与方法。

(1) 浸提温度:采用一定的温度进行浸提,有利于溶媒向药材内部的渗透和对药物成分的解吸、溶解与扩散,提高浸出效果,同时可以杀死药材中大量细菌和霉菌等微生物。但浸出温度应根据药材中药物成分和提取的要求适当进行控制,因为温度升高能使药材中热敏性成分破坏或挥发性成分散失,浸提出大量无效成分,影响制剂质量和稳定性,并给过滤、分离等精制操作带来困难。

(2) 浸提时间:浸提过程的完成需要一定的时间,整个浸提过程完成的最长时间应为药物成分扩散达到平衡的时间。时间太短,药材成分浸出不完全。时间太长,造成时间的浪费、大量无效或杂质类成分的溶出甚至使某些有效成分水解破坏,以水为浸提溶媒还易产生霉变等,因此浸提的时间应适当。

(3) 浓度差:浓度差是浸提过程中渗透或扩散阶段的推动力。浸提过程中,增大浓度差的方法可以通过更换新溶剂、加强搅拌、采用渗漉或循环式或罐组式动态提取等。

(4) 溶媒用量:溶媒用量的加大,可以延长药物成分扩散达到平衡的时间,有利于药物成分的充分扩散,但用量过大会给后续工艺操作带来不便,如蒸发、浓缩等溶媒的回收等。

(5) 溶媒的 pH:浸提过程中不同 pH 的溶媒适用于药材中不同类别的成分。通常 pH 小的酸性溶媒有利于提取生物碱类成分,而 pH 大的碱性溶媒有利于提取有机酸及酸性皂苷类成分。

(6) 浸提压力:浸提过程中浸提压力的提高能够促使浸润、渗透和药材中部分细胞壁破裂,以有利于成分的浸出,生产企业中中药的提取大部分采取加压提取。

二、 常用浸提溶媒与辅助剂

浸提溶媒与辅助剂的选用应考虑能否保障浸提过程及整个制剂操作的顺利进行,不仅要保障所要求的药物成分的尽可能提出,也要保障制剂和浸提操作的安全、环保和经济。浸提溶媒和辅助剂的针对性要强,即最大限度的溶解和浸出药物的有效成分而较少或不浸出无效成分或杂质;不与有效成分起作用;安全价廉等。实际应用中经常采用单一溶媒、混合溶媒及加入适宜的辅助剂等。

(一) 常用的浸提溶媒

1. *水* 极性强,安全价廉,溶解谱广。广泛应用于中药材中苷类、鞣质、色素、糖类、蛋白质等各类成分的提取。

特点:最能体现中医用药特色和普遍被人们接受的提取溶媒。浸出的针对性或选择性差，容易浸出大量无效成分或杂质，给后续操作工艺如滤过、分离和精制等带来困难；制剂色泽偏深，容易霉变，不易贮存；药物中有些有效成分可能因水解而破坏。

2. *乙醇* 极性和溶解性能可以通过调节乙醇的浓度而改变，适用面广。对于中药材中的挥发油及脂溶性成分、树脂、色素等成分，多采用90%乙醇浸提；内酯、木脂素、苷元等成分，多采用70%～90%乙醇浸提；某些生物碱、苷类等成分，多采用50%～70%乙醇浸提；蒽醌类、极性较大的黄酮类、极性较大的生物碱及其盐类等成分，多采用50%左右或以下的乙醇浸提。

特点：通过浓度的调节可以满足不同类别成分的浸提需要；渗透力比水强；蒸发浓缩快速；但有一定的药理活性；易挥发、易燃；价格比用水贵。

3. *其他溶剂* 丙酮常用于新鲜动物药材的脱脂或脱水，并具有防腐作用，但容易挥发和燃烧，具有一定的毒性，应控制其在制剂中的残留量；正丁醇常用于皂苷类成分的提取；乙酸乙酯常用于萜类及亲脂性物质提取；乙醚、石油醚常用于脂肪油类较多的中药材脱脂。

（二）常用的浸提辅助剂

浸提辅助剂的加入目的主要是为了有助于药物成分的溶出、提高溶解度、减少无效成分或杂质的浸出等。常用的浸提辅助剂有酸、碱、表面活性剂。

1. *酸* 浸提溶剂中加酸的目的是通过降低溶媒的pH，使生物碱类成分成盐、有机酸类成分游离等而有利于浸出，同时可以去除在酸性条件下不溶解的杂质等。常用的酸有盐酸、醋酸、酒石酸、硫酸等。制剂生产中多用酸水或酸醇，并注意防范酸对管道、设备及操作人员可能造成的腐蚀；过量的酸可能引起的药物成分的水解等。

2. *碱* 浸提溶剂中加碱的目的是通过升高溶媒的pH，增加偏酸性有效成分的溶出、碱性成分的游离、中和药材中有机酸酸性等，同时可以去除在碱性条件下不溶解的杂质等。常用的碱为氨水、饱和石灰水、碳酸钠等。制剂生产中多用碱水或碱醇，并注意碱对管道、设备及操作人员可能造成的腐蚀。

3. *表面活性剂* 浸提溶剂中加表面活性剂的目的是促进药材表面的润湿、浸润。常用的表面活性剂为聚山梨酯80、聚山梨酯20等非离子型表面活性剂。制剂生产中应注意表面活性剂的类别、毒性和对药物成分的影响。如阴离子型表面活性剂会引起生物碱沉淀，阳离子型表面活性剂的毒性较大，不宜用于内服药物等。

三、 常用浸提方法与设备

中药材中所含药物成分的性质、提取所用溶媒的性质及用药的要求决定了中药浸提的方法与设备。常用的浸提方法包括煎煮法、浸渍法、渗漉法、回流法、水蒸气蒸馏法、超临界流体提取法等。

（一）煎煮法

煎煮法是以水为溶媒，通过加热煮沸来提取中药材中药物成分的方法。提取过程为：在提取容器中加入中药饮片和一定量的水浸泡或不浸泡，加热使沸腾一定时间，滤过，滤液另存，药渣再煎煮1～2次。合并各次滤液，即得提取液。煎煮时水的用量、煎煮次数、煎煮时间、药材的粒度等均会影响浸提的效果。传统上煎煮时一般以药材透心或药渣中药材气味淡或基本无味为度。

特点：使用广泛，浸提出的药物成分除了有效成分外，常常还含有较多的无效成分及杂质，给后续操作工艺带来不利；通过加热能够杀酶保苷，杀死微生物。适用于极性较大的水溶性成分及对湿、热较稳定的药物成分的提取。

常用的提取器有敞口倾斜式夹层锅、多功能提取罐、球型煎煮罐等。其中多功能提取罐(图 6－1)在生产中应用较多,一般能够进行常压或减压、室温或高温提取。具有高效、省时、便利、安全的特点,可以满足水提、醇提、回收有机溶媒、提取挥发性成分等工艺操作的要求。

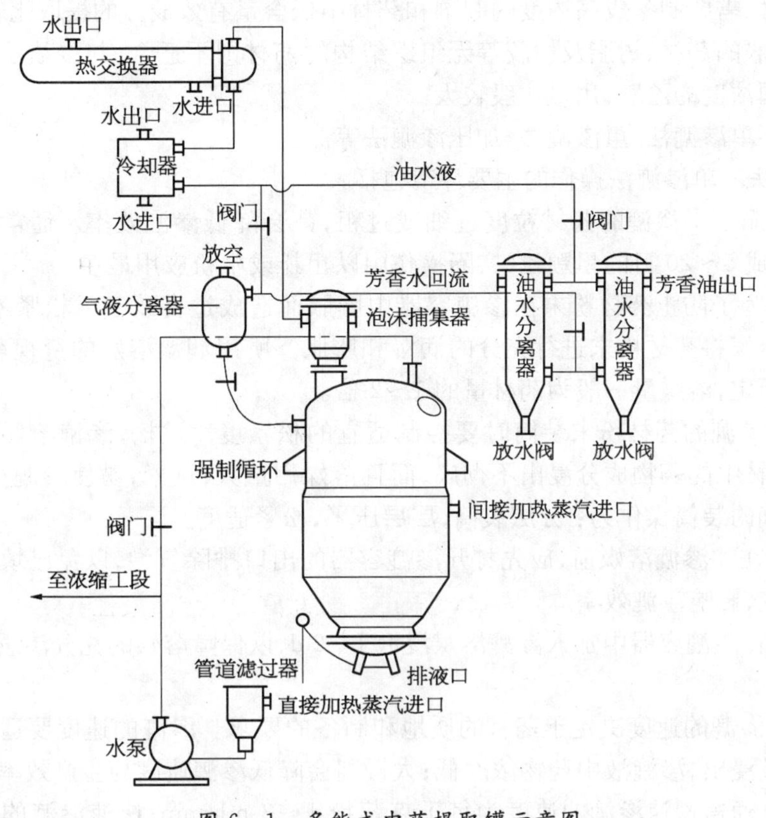

图 6－1 多能式中药提取罐示意图

(二) 浸渍法

浸渍法是在规定的温度下,将药材饮片或粗颗粒在适量的溶媒中浸泡来浸提中药材中药物成分的方法。包括:

(1) 冷浸法:该法是在室温下的浸渍。为改善浸出效果,浸渍过程中常进行搅拌、振摇等。多用于制备酒剂、酊剂。

(2) 热浸法:该法是在一定温度下的浸渍,温度通常为 40～70℃。可以缩短浸渍时间,但浸出无效成分和杂质较多。

(3) 重浸法:该法是在室温下的多次浸渍。目的是为了较完全的提取出药材中的有效成分,减少损失。通常浸渍 2～3 次。

特点:浸渍法对于含有遇热易破坏或挥发成分的药材、黏性药材、树脂及树胶等无组织结构的药材、鲜药材、容易膨胀的药材、一般的芳香性药材浸提比较适合;而对于贵重细料药材、含毒性成分的药材及需要制备成高浓度的制剂则不适合;浸渍的溶媒通常为不同浓度的乙醇,用量一般较大;操作时间长,浸出成分常常不完全。

在浸渍过程中,药材经粉碎、搅拌等措施或采用重浸渍法,均可提高浸出效果。

(三) 渗漉法

渗漉法是将一定粒度的药材粗颗粒置渗漉容器中，从渗漉容器上部加入溶媒，溶媒流经药材粗颗粒后浸出其中药物有效成分的方法。

特点：渗漉法属于动态浸出。对于含有遇热易破坏或挥发成分的药材、贵重细料药材、含毒性成分的药材、需要制备成高浓度的制剂和药材中低含量有效成分的提取比较适合；而对于鲜药材、容易膨胀的药材、树脂及树胶等无组织结构的药材则不适合(与浸渍法相反)；渗漉的溶媒通常为不同浓度的乙醇，用量一般较大。

渗漉法包括单渗漉法、重渗漉法、加压渗漉法等。

1. *单渗漉法* 单渗漉法操作的主要环节包括：

(1) 药材粉碎：供渗漉的药材粒度过细或过粗，都会降低渗漉效率。通常药材要切成薄片、小段或粉碎成 5～20 目的粗颗粒，实际操作中以粗粉或中粉应用最多。

(2) 润湿：为了防止药材粉末在渗漉容器中膨胀而造成过度致密或松紧不均匀，通常采用适量的渗漉溶媒将药材粉末进行充分的润湿和膨胀。所用润湿溶媒的量视药材种类、粉碎度和溶媒浓度而定，溶媒量一般为药材量的 1～2 倍。

(3) 装筒：渗漉的药材粉末装筒时要控制适宜的松紧度。过松，渗漉溶媒流经药材粉末速度快，造成药材中的药物成分浸出不彻底，而且溶媒用量大；过紧，易使渗漉速度减慢，甚至无法渗漉。正确的装筒操作为：分层装筒，层层压平，松紧适度。

(4) 排气：在加渗漉溶媒前，应先打开渗漉容器的出口排除气泡，以免已填充好的药物粉末的松紧度改变，影响渗漉效率。

(5) 浸渍：在渗漉容器中加入渗漉溶媒浸泡 1～2 d，以保障溶媒的充分渗透、解吸、溶解和扩散。

(6) 渗漉：渗漉的速度决定于药材的质地和制备的要求。渗漉的速度要适宜，太快，药材中的成分来不及浸出，渗漉液中药物浓度低；太慢则会降低渗漉速度与生产效率。一般采用慢速或快速渗漉。通常慢速渗漉的速度为每千克药粉 1～3 ml/min；快速渗漉的速度为每千克药粉 3～5 ml/min。渗漉液的量一般为药材量的 4～5 倍。

2. *重渗漉法* 重渗漉法是多个单渗漉的组合。目的是可以减少溶媒用量，提高渗漉液中药物浓度，提高渗漉效率。

3. *加压渗漉法* 加压渗漉法是通过施加一定压力的形式进行多级渗漉。目的是充分利用浓度差，加快渗漉速度，提高渗漉效率。

(四) 回流法

回流法是采用乙醇等有机溶剂提取药材时，溶媒由于受热而挥发，经过冷凝器时被冷凝而流回浸出器中，如此循环直至达到提取要求的提取方法。包括回流热浸法(溶媒用量较多，提取时循环使用，但不能更新)和回流冷浸法(溶媒用量较少，提取时可循环和更新)。

特点：回流提取法节省溶媒用量，但由于浸出液中药物的成分受热时间较长，故只适用于热稳定的药材成分浸出。

(五) 水蒸气蒸馏法

水蒸气蒸馏法系指将含有挥发性成分的药材与水或水蒸气共同蒸馏，挥发性成分随着水蒸气被蒸出，经冷凝器冷却后，分取挥发性成分的浸提方法。

水蒸气蒸馏法遵循道尔顿定律，即相互不溶解也不产生化学作用的混合液体的蒸气总压与该温度下组成混合液体的各个组分的饱和蒸气压之和相等。因此当混合液体中各个组分的饱和蒸气压之和等于大气压时,混合液体就会沸腾蒸发。由于混合液体的总压大于其中每个组分的蒸气压,所以混合液体的沸点要低于各单个组分的沸点。

特点:在较低的沸点下沸腾。适用于不与水反应、不溶或难溶于水的挥发性成分,如中药挥发油类成分。

1. 水中蒸馏(共水蒸馏) 系指药材与水在提取器中一同加热的蒸馏方法。特点是可以在分取挥发性成分的同时得到充分煎煮的药材溶液,故又有"双提法"之称。

2. 水上蒸馏 系指加热的水蒸气通过放在隔板上的药材而将其中的挥发性成分蒸出。适用于提取轻质挥发性成分而不需要水煎液的药物。

3. 通水蒸气蒸馏 系指在药材中直接通入热的高压蒸汽的蒸馏方法。其特点和应用介于水中蒸馏和水上蒸馏之间。

(六) 超临界流体提取法

超临界流体提取法是利用处于临界温度与临界压力以上的流体,在一定的设备与条件下提取药物有效成分的方法。由于二氧化碳(CO_2)具有较低的临界温度和适宜的临界压力,故常用 CO_2 作为超临界流体,操作范围一般为压力 8～30 Mpa,温度 30～80℃。

特点:① 提取温度低,适于热敏性药物。② 整个萃取过程密闭,排除了药物氧化和见光分解的可能性。③ CO_2 在超临界状态下具有类似液体的高密度性质、良好的溶解能力和类似气体的低黏度性质、高扩散性能。即在超临界状态下,流体兼有气液两相双重特点,将气体和液体的优点融于一体。因而提取速度快、效率高。萃取分离可一次完成。④ 提取的产品中没有溶媒残留。⑤ 用做超临界流体的 CO_2 无毒,无腐蚀性,价廉,可循环使用。⑥ 适于脂溶性、分子量较小的药物萃取。对极性较大、相对分子质量较大的物质提取可以通过加入夹带剂,或升高压力等措施加以改善。⑦ 一次性投资大,属高压技术。

超临界流体提取法的设备包括萃取釜、分离釜、精馏柱、高压泵、储罐、温度和压力控制系统等。

(七) 酶法

酶是以蛋白质形式存在的生物催化剂,能够促进活体细胞内的各种化学反应。可温和地将植物壁分解,较大幅度提高提取效率、提取物的纯度。对于植物中淀粉、果胶、蛋白质等,可选用相应的酶予以分解除去。

特点:具有专一性、可降解性、高效性;反应条件温和;能够减少化学品的使用及残留等。

常用于植物提取的酶包括:果胶酶、半纤维素酶、纤维素酶、多酶复合体(包括葡聚糖内切酶、各类半纤维素酶、果胶酶复合体)等。

(八) 微波提取法

微波是波长介于 1 mm～1 m、频率介于 300 MHz～300 GHz 之间的电磁波。微波加热是利用微波场中介质的偶极子转向极化与界面极化的时间与微波频率吻合的特点,促使介质转动能级跃迁,加剧热运动,将电能转化为热能。微波在传输过程中遇到不同的物料,依物料性质不同而产生反射、穿透、吸收现象。极性分子接受微波辐射能量后,通过分子偶极以每秒数十亿次的高速旋转产生热效应。不同物质的偶电常数、比热、形状及含水量的不同,将导致各种物质吸收微波能的能力的不同。

微波提取过程中,微波透过对微波透明的萃取剂到达物料内部,由于物料的维管束和腺胞系统含水量高，故而吸收微波能很快升温，使细胞内部的压力增大。当内部压力超过细胞壁可承受的能力时，细胞壁破裂，于是位于细胞内的有效成分自由流出，进入萃取剂而被溶解。过滤除去残渣，即可达到萃取的目的。

特点：① 提取时间短，收率高，可避免长时间高温引起成分分解。② 中药材不需要进行干燥等预处理。③ 热效率高，节省能源。④ 溶剂用量少，可以降低排污量。⑤ 对极性分子选择性加热的模式，形成了选择性提取的特点。⑥ 可在同一装置中采用两种以上萃取剂分别萃取或分离所需成分。

（九）超声波提取法

超声提取是利用超声波产生的强烈振动、空化、热效应等特殊作用，对物质的组织形态、结构等产生影响，促使物质中所含成分快速、高效率地提取出来的提取方法。

特点：增加提取效率，缩短提取时间；无需加热，避免了因加热时间过长对药材中有效成分造成的破坏，不改变所提取成分的化学结构；节约能源，减少提取溶剂的使用量；设备简单、操作方便。

第二节 精　　制

为了进一步从中药材的提取液中富集中药的有效成分，去除无效成分与杂质，提高药物的疗效和稳定性，同时也为了减少剂量，便于剂型的制备和药物的应用，通常要进行分离与纯化，即精制过程。

一、 常用分离方法与设备

分离包括固—液分离、液—液分离和固—气分离。其中液—液分离用于密度不同、相互不溶解的两种液体的分离；固—气分离常用于药物生产中洁净室或洁净区内空气的除菌净化。中药提取液的分离过程一般为固—液分离，分离的方法包括沉降分离法、离心分离法、滤过分离法。

（一）沉降分离法

沉降分离法系指在静止状态下，液体中的固体微粒因自身重量下沉而与液体分离的方法。沉降分离法可以在室温下进行，但为了加快沉降的速度和去除较多的杂质，可以在低温或冷藏室进行。

特点：由于该方法完全依靠液体中固体微粒的重量而沉降，方法简便，但是沉降速度慢、时间长、因沉淀造成吸附的损失多。适用于溶液中固体微粒多而质重的粗分离，不适用于固体微粒小、黏度大的溶液。

（二）离心分离法

离心分离是在离心机高速旋转所产生的离心力作用下，使药物溶液中固体与液体或两种不相混溶的液体达到分离的方法。

离心机的种类众多，特点、适应性各异，通常的分类方式为：

1. **按分离因数α分类**　分离因数为离心时物料所承受的离心力与自身重力的比值。该比值越大,表明离心机的分离能力越强。常速离心机、高速离主机和超高速离心机的分离因数分别是:$\alpha<3\ 000$、$\alpha=3\ 000\sim5\ 000$、$\alpha>5\ 000$。

2. **按离心操作性质分类**　滤过式离心机、沉降式离心机、分离式离心机等。

特点:由于高速旋转而产生的离心力比微粒自身的重量大几千倍,因而可以使含有细小微粒的溶液、具有较大黏度的溶液以及密度不同而且相互不溶解的两种液体分开。

常用的离心机包括三足式离心机、卧式离心机、管式高速离心机、蝶式离心机、冷冻离心机等。

(三) 滤过分离法

滤过分离法是将中药提取液通过具有一定孔径的介质时,液体通过而固体微粒被阻挡的固液分离方法。滤过的药液澄清与否决定于滤过介质孔径的大小,同时滤过介质孔径的大小也影响滤过的速度。

1. **滤过方式**

(1) 表层滤过:提取液中比滤过介质孔径大的固体微粒被截留而逐渐形成多孔状的致密滤层。这一滤层的存在会影响滤过的速度但可以使滤液更澄清。

(2) 深层滤过:采用砂滤棒、垂熔玻璃漏斗等为过滤器械时,提取液中的固体微粒被阻挡在滤器内部通道中。

2. **影响滤过的因素**

(1) 滤渣层两侧的压力差:该压力差越大,滤过速度越快。实际操作中多采用减压或加压来加大滤渣层两侧的压力差。

(2) 滤器面积:滤过的初期,滤器的面积越大,滤过速度也越快。随着过滤的进行,这一因素的影响不再明显。

(3) 过滤介质或滤渣层的毛细管半径:半径越大,滤过速度也越快,在加压或减压时注意避免滤渣层或滤材因受压而过于致密,同时加入一定的助滤剂也有助于滤过。

(4) 过滤介质或滤渣层的毛细管长度:长度越长,则滤速愈慢,常采用料液预滤、减少滤渣层的厚度、动态滤过等加以克服。

(5) 料液的黏度:黏度愈大,滤速愈慢,常采用加热后趁热滤过、保温滤过或先滤清液,后滤混液的方法加以克服。

3. **滤过方法与设备**

(1) 常压滤过法:一般用于实验时小量药液的滤过,常用的过滤器为各种玻璃、搪瓷漏斗。滤过介质多为不同规格的滤纸、脱脂棉、纸浆等。

(2) 减压滤过法:常用的过滤器为布氏漏斗、垂熔玻璃滤球或滤棒,其中垂熔玻璃滤球或滤棒有不同的孔径规格,经常应用于口服液、注射液的滤过。

(3) 加压滤过法:常用设备为板框压滤机(图 6-2)。板框压滤机由数块滤板和滤框组成,滤过介质根据需要可以采用滤布、滤纸或微孔滤膜。板框压滤机具有滤过效率高、损失少、滤过质量好的优点。适用于低黏度、含少量不溶物的液体密闭滤过。

(4) 薄膜滤过:薄膜滤过是采用孔径细小的薄膜过滤的方法。滤过的动力包括浓度差、压力、电位差等。薄膜滤过具有操作方便、经济快速、不破坏药物成分、易于机械化的特点。按照截留微粒粒径的大小和操作的方式分为微滤、超滤和反渗透。其中有关反渗透的原理和技术在注射剂中讲解。

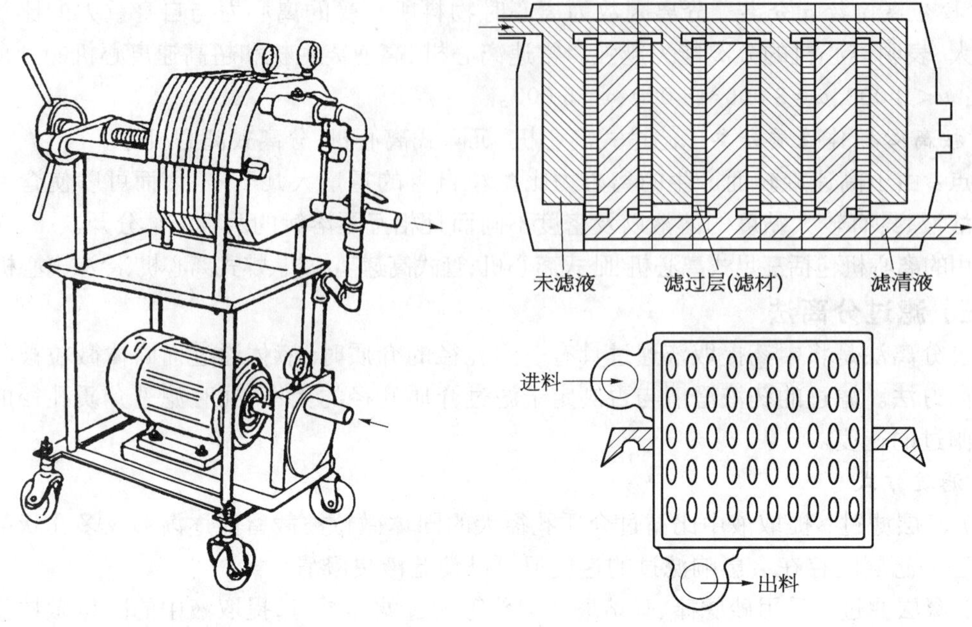

图 6-2 板框压滤机

微孔滤膜滤过：简称为微滤。主要用来滤除空气中悬浮的细小颗粒和各种细菌，用于洁净室的空气净化；以水为溶媒的注射剂及大输液的精滤；热敏性液体药物的滤过除菌；高纯水的制备等。

微孔滤膜的特点：孔径比较均匀；孔隙率高，滤速快；薄膜很薄，滤过时对药液产生的阻力小，极少吸附药液中的药物成分；性质稳定坚固，滤过时无介质脱落，不会对药液造成污染；孔径细小致密，滤过时容易被堵塞。

超滤：超滤是孔径比微孔滤膜更细微、结构特异的滤过方法。滤过时在透过溶剂的同时，透过小分子溶质，截留大分子溶质。即当含有两种或多种溶质的溶液通过滤膜时，其中分子体积小的溶质经滤膜流出，分子体积大的溶质则不能通过而被截留；含有一种溶质的溶液，通过滤膜时可以将溶质截留，纯净的溶媒则流出，达到分离、富集、净化的目的。

超滤截留的粒径范围为 1～20 nm，相当于相对分子质量为 300～30 000 的各种微粒，主要用于滤除 5～100 nm 直径的微粒。所以，超滤是在纳米(nm)数量级选择性滤过的技术，又有“纳米”滤过之称。超滤膜的孔径规格是以相对分子质量截留值为指标而不以尺寸大小为指标。例如，分子量截留值为 2 万的超滤膜，能将绝大部分分子量 2 万以上的溶质截留。超滤膜的截留性能还受分子形态、溶液条件及膜孔径分布的影响。

超滤应用的特点：为纳米层次上的选择性滤过技术。适用于各种药物、注射剂的精滤；多糖类、蛋白质、酶类的浓缩、分离、纯化、除菌。在中药制剂中常用于各种液体制剂，如口服液、注射剂、滴眼剂、大输液等的去除细小微粒、细菌或热原，达到提高制剂稳定性和澄明度、富集有效成分及脱色等目的；部分代替传统的水提醇沉或醇提水沉的分离纯化工艺，在保障产品质量的前提下，降低成本、方便操作。

薄膜滤过常用的滤膜材料有混合纤维素酯滤膜、尼龙 66、聚砜、陶瓷微孔膜、聚丙烯膜等，形态有平膜、管状膜、中空纤维膜等。超滤常用的设备有板框式超滤设备、中空纤维超滤设备、管状超滤设备等。

二、常用纯化方法

纯化是采用适宜的方法和设备最大可能的将药物溶液中无效成分或杂质除去而保留有效成分的操作技术。常用的纯化方法有水提醇沉法、醇提水沉法、超滤法、吸附澄清法、大孔树脂法、酸碱法、盐析法、萃取法等。

（一）水提醇沉法（水醇法）

水提醇沉法是在水提液中加入一定量的乙醇除去无效成分或杂质的纯化技术。操作过程一般为：药材用水提取，提取液经固液分离去除不溶物后浓缩，浓缩液中加入乙醇达到需要的浓度，静置冷藏，分离去除沉淀即可得到澄清的精制药液。该药液经回收乙醇后按照不同的要求可以制成不同的制剂。

水提醇沉法操作的要点包括：

(1) 药液浓缩程度：药液浓缩得太浓，加乙醇时容易产生较多沉淀物而吸附或包裹有效成分，造成浪费；药液浓缩得太稀，要达到一定的醇浓度所需要的乙醇量大，给醇沉、滤过、回收乙醇等操作带来不便。通常浓缩的程度为50～60℃时的相对密度为1.0左右，或每毫升相当于原药材1～2 g。

(2) 药液冷却：在加入乙醇时，药液的温度一般为室温或更低，以防止乙醇受热挥发。

(3) 醇沉浓度：加入乙醇量的多少，取决于所要纯化的程度和要求、药液中所含药物成分的性质。一般50%～70%乙醇可除去淀粉、黏液质等杂质，可以满足合剂、口服液及颗粒剂、片剂等固体制剂的制备要求；注射剂、大输液的生产中有时会用到70%～90%的醇沉浓度。

(4) 乙醇加入的方式：多次醇沉、慢加快搅有助于杂质的除去和减少有效成分的损失。

(5) 密闭冷藏：通过降低温度使药液中各物质的溶解度降低，有利于较为完全的去除杂质，而且会使沉降迅速，乙醇不易损失。

(6) 沉淀洗涤：为了避免在沉降物中包裹或吸附有效成分，通常对沉淀物用与醇沉同样浓度的乙醇洗涤。

（二）醇提水沉法（醇水法）

醇提水沉法的操作方法与水提醇沉法基本一致，区别在于采用乙醇提取能够减少中药材中黏液质、蛋白质、淀粉等无效成分的浸出，通过水沉可以去除醇提溶液中溶解的树脂、色素等物质，又称为“醇提水转溶法”。

（三）吸附澄清法

吸附澄清法是在中药提取液中加入吸附澄清剂，促使不溶性的微粒聚合、絮凝，经滤过分离而去除无效成分或杂质的方法。该方法的作用机制体现在：

(1) 凝聚作用：在悬浮液中加入无机电解质，通过电性中和作用使微粒靠近而聚集。常用凝聚剂有皂土（含水硅酸铝，使用浓度1%～2%）、碳酸钙（常与海藻酸钠、琼脂以1∶1～1∶2合用，使用浓度0.05%～0.1%）、硫酸铝（使用浓度0.001%～0.02%）、硫酸钠（使用浓度0.1%）。

(2) 絮凝作用：采用分子量大的高分子聚合物，通过长碳链上的活性基团吸附在分散体系中的微粒上，在微粒之间构成了联系，又称架桥作用。常用的絮凝剂有鞣酸、明胶、蛋清、101果汁澄清剂、海藻酸钠、壳聚糖、ZTC 1+1天然澄清剂。

吸附澄清法的特点：不减少溶液中可溶性固体物，能有效地提高有效成分的含量；不同的吸附澄清剂具有不同的去除杂质的能力，可以根据不同的需要选择不同的吸附澄清剂；可以克服水提醇沉操作的部分不足，如经醇沉处理的液体药物容易发生沉淀析出和粘壁现象、药物干膏粉末吸湿严重等；无毒、方便、经济，生产成本低；成品稳定性好。

（四）大孔树脂吸附法

大孔树脂吸附法是利用大孔树脂具有的良好网状结构和极高的比表面积，从中药提取液中选择性地吸附药物成分而达到分离与纯化的精制方法。大孔树脂本身不含交换基团，能够从中药提取液中吸附药物成分，是由于所具有的吸附性和筛选性，吸附主要通过表面吸附、表面电性、范德华力或氢键等形式实现；筛选性是由于大孔树脂的多孔性结构所决定。

大孔树脂按照树脂的孔度、孔径、比表面积、功能基团等分成许多型号，应用时应根据需要加以选择。

大孔树脂吸附法特点：大孔树脂的品种众多，可以满足不同需求；溶媒用量少，操作方便，避免了液液萃取法应用溶媒量大，易产生乳化等问题；物理和化学性质稳定，不与药物中化学成分发生化学反应；再生容易，一般用稀醇、水、稀酸即可；吸附分离过程中受 pH 和无机盐的影响小，克服了离子交换树脂的不足；具有一定的脱色和去臭作用。

影响大孔吸附树脂分离的主要因素包括：型号、结构（包括交联剂）、外观、极性、粒径范围、含水量、湿密度、干密度、比表面积、平均孔径、孔隙率、安全性等。大孔吸附树脂在应用过程中要考虑的方面还包括：

（1）被分离成分的性质：主要体现在成分的极性和分子量大小。一般极性大的分子适合用中等极性的大孔树脂；极性小的分子，适合用非极性的大孔树脂。分子体积小的最好选用孔径较大的大孔树脂。

（2）上样溶剂性质：① 上样溶剂对成分的溶解性：通常某种成分在某种溶剂中溶解度大时，大孔树脂对该成分的吸附力就小。② 上样溶液的浓度：大孔吸附树脂的吸附量一般与上样浓度成反比。采用较低浓度进行吸附比较有利。③ 溶剂的 pH：一般酸性成分适于偏酸性的溶剂；碱性成分适于偏碱性的溶剂。

（3）洗脱剂性质：① 洗脱剂的种类：常用的有甲醇、乙醇、丙酮、乙酸乙酯等，应用最多的是不同浓度的乙醇。选择时多根据吸附能力的大小。非极性树脂，选用的洗脱剂极性越小，洗脱能力越强；而中等极性的树脂，则选择极性较大的洗脱剂为宜。② 洗脱剂的 pH：pH 的影响不大。但通过调节 pH，对于有一定酸碱性的成分，洗脱能力会有所改善。

（五）酸碱法

酸碱法是通过在中药提取液中加入适当的酸或碱来调节 pH 至一定的范围，从而使某些成分溶解或析出而达到分离目的的方法。大多数的生物碱、有机胺类成分在酸性条件下容易溶解，可以采取酸水提取，碱化析出的方法而得以精制；香豆精、芳香酸、黄酮苷、有机酸等酸性或中性成分，在碱性水溶液中溶解，而在酸性水溶液中可以析出。

酸碱法的应用特点：依靠药物成分在不同 pH 条件下溶解性能的改变实现分离纯化的目的。适用于大多数生物碱、有机酸类成分的精制。

（六）盐析法

盐析法是在药物溶液中加入大量的无机盐，形成高浓度的盐溶液而使某些成分溶解度降低析出达到分离的方法。盐析的主要原因是大量无机盐的加入，导致蛋白质类成分的水化层脱水及表面电荷的中和,溶解度降低而沉淀。该方法主要应用于蛋白质类成分的精制;也经常用于中药材提取的芳香水中挥发油的分离。

盐析常用的盐有硫酸钠、氯化钠、硫酸铵、硫酸镁等。其中硫酸铵具有盐析能力强,不会使蛋白明显变性的特点而应用广泛。

盐析法的应用特点:安全简便,应用范围广;对设备和条件要求不高;蛋白质不变性;可以在室温下操作。适用于以蛋白质为有效成分的药物分离纯化。

影响盐析的主要因素包括:

(1) 盐的浓度:通常要达到盐析的目的,必须在药物溶液中加入大量的盐,只有高浓度的盐才能降低蛋白质的溶解度。

(2) 离子强度:不同结构和性质的蛋白质决定了盐析时需要的离子强度。一般来讲要使蛋白质的溶解度降低越多,需要的离子强度越大。

(3) pH:调节溶液的 pH 达蛋白质等电点左右,可以降低蛋白沉淀所需要的盐浓度,促使盐析进行。

(4) 温度:对于温度敏感的蛋白质或酶类,盐析时应注意控制在较低温度下进行(4℃左右),并尽可能缩短操作时间,以防止蛋白质变性。

第三节 浓 缩

浓缩是采用加热的方法将药物溶液中的部分溶媒蒸发并去除,用以提高药物溶液浓度的方法。浓缩是中药经提取精制后和制备成剂型前的不可缺少的中间操作环节。

蒸发浓缩是药液浓缩的主要方法。蒸发浓缩的过程就是通过连续不断地提供足够的热能促使溶媒分子挣脱之间的内聚力而气化并被排出。不断供给的热能和不断排除所产生的溶媒蒸汽是蒸发浓缩的两大操作过程和必备条件。为提高蒸发效率,实际工作中的蒸发浓缩多采用沸腾蒸发。沸腾蒸发可以在溶媒的沸点(常压下)或低于沸点(减压下)时进行。

中药提取和精制过程中广泛应用到水、乙醇或其他有机溶剂,对于乙醇或其他有机溶剂在浓缩时为了操作人员的安全、避免溶剂浪费及环境污染,对溶剂一般都应采取适宜的方法回收。

一、影响浓缩的因素

沸腾蒸发常常以蒸发器的生产强度(单位时间、单位蒸发器传热面积上所蒸发的溶媒量)来表示。

$$U=\frac{W}{A}=\frac{K\cdot\Delta t_m}{r'}[\mathrm{kg/m^2\cdot h}] \quad (6-3)$$

式中:U 为蒸发器的生产强度,W 为蒸发量,A 为传热面积,K 为传热系数,Δt 为传热温差,r'为气化潜能。当蒸发压力一定时,r'可以看作为常数。

由公式可以看出,蒸发器的生产强度与传热系数和传热温差成正比。

(一) 传热温度差(Δt)的影响

根据分子动力学理论,不断地供给充足的热能是蒸发浓缩的推动力。提高传热温度差(加热蒸汽的温度与溶液的沸点之差)可以增强这一推动力。提高传热温度差的途径有:提高加热蒸汽的压力和借助减压的方法降低冷凝器中二次蒸汽的压力(可以降低药液的沸点,从而在加热蒸汽压力不变的情况下提高传热温差)。

在采取措施和方法提高传热温差的同时,应注意对热敏性物质的影响、热能的有效利用、药液厚度带来的静压强影响以及随着沸点的降低、蒸发时间的延长,药液浓度和黏度增加而降低蒸发效率的问题。

(二) 传热系数(K)的影响

增大传热系数是提高蒸发浓缩效率的主要途径。

$$K = 1/(1/\alpha_o + 1/\alpha_i + R_W + R_S) \qquad (6-4)$$

式中:α_o为管间蒸汽冷凝传热膜系数,α_i为管内溶液沸腾传热膜系数,R_W为管壁热阻,R_S为管内垢层热阻。

由公式可以看出,传热系数受管间蒸汽冷凝传热膜系数、管内溶液沸腾传热膜系数、管壁热阻、管内垢层热阻的影响。因此减少上述各部分的热阻就会提高 K 值。通常由管壁产生的热阻(R_W)很小,基本可以不计;操作过程中只要注意对不凝性气体的去除,那么由蒸汽冷凝所产生热阻(α_o)也不大。浓缩的药液如果是容易结垢或富含结晶时,在浓缩过程中容易在传热面上形成垢层,影响传热速率。这类药液影响 K 的主要因素则是管内溶液侧的垢层热阻(R_S)。在浓缩过程中增加搅拌措施、定期除去形成的垢层及设法改进浓缩设备等可以减少垢层热阻(R_S)。浓缩的药液如果是不容易结垢或不含结晶时,影响 K 的主要因素则是管内溶液沸腾传热膜系数(α_i)。增加沸腾区域、调整药液的厚度和进行适宜的循环可以减少管内溶液沸腾传热膜系数(α_i)。

二、浓缩方法与设备

由于中药提取与精制过程中采用的溶媒不同、中药提取液中药物的成分和性质不同,同时所需要蒸发浓缩的程度不同,而且有的需要将挥散的蒸汽回收等。所以,实际操作中应在充分考虑这些因素的同时,结合各种蒸发浓缩设备与方法的特点,合理选择设备与方法,并确定最佳的浓缩工艺参数。

(一) 常压蒸发

又称常压浓缩,是药物溶液在常压下进行蒸发浓缩的方法。在生产过程中通常应用于药物水溶液的浓缩,采用的设备多为敞口式可以倾倒的蒸发锅。对于含有乙醇或其他有机溶剂的提取液,应采用蒸馏等方法回收蒸发的溶媒。常压浓缩的特点:浓缩速度慢、时间长,药物成分容易破坏。适用于非热敏性药物的浓缩,而对于含热敏性成分的药物溶液则不适用。

常压浓缩时应注意搅拌以避免药液表面结膜,影响蒸发,并应随时排走所产生的大量水蒸气。因此在常压浓缩的操作室内经常配备电扇和排风扇。

(二) 减压浓缩

减压蒸发是通过降低蒸发器内部的压力而形成一定的真空度,从而降低药物溶液沸点的沸腾蒸发。

减压浓缩的特点：由于压力的降低，降低了药物溶液的沸点，能使药物溶液在较低的温度下沸腾，从而可以减少或避免热敏性药物成分的破坏、增大传热温度差，使蒸发效率得以提高、对热源的要求降低，可以将低压蒸汽或废气作加热源；通过减压可以排除蒸发时所产生的溶剂蒸汽，降低冷凝器中二次蒸汽的压力；可以回收乙醇等有机溶剂；药物溶液沸点的降低，会引起黏度增加，传热系数降低，蒸发浓缩所需要的能量增大。

常用的蒸发设备有：

1. *减压蒸馏器*　减压蒸馏器是通过抽气减压使药液在减压和较低温度下浓缩的设备(图6-3)。减压蒸馏器可以在浓缩过程中回收乙醇等有机溶剂。操作过程包括：抽真空→吸入药液→加热→产生的蒸汽进行冷凝→冷凝的溶媒流入接受器中。

减压浓缩时应避免由于冷凝不充分或真空度过大，造成乙醇等有机溶媒损失。

2. *真空浓缩罐*　水提液的浓缩多采用真空浓缩罐(图6-4)进行浓缩。操作过程同减压浓缩，只是加热产生的水蒸气由抽气泵直接抽入冷却水池中。

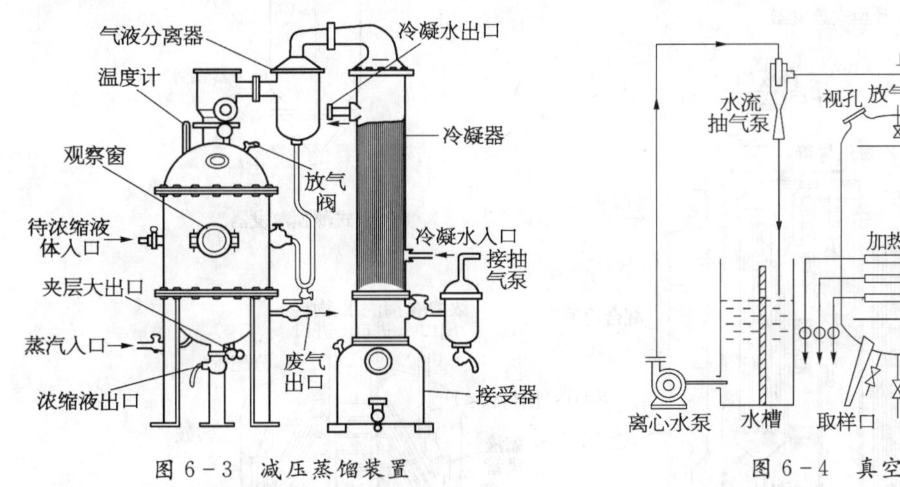

图6-3　减压蒸馏装置　　　　图6-4　真空浓缩罐

(三) 薄膜浓缩

薄膜浓缩是通过一定的方式与方法将要浓缩的药液形成薄膜状，同时与剧烈沸腾时所产生的大量泡沫相结合，达到增加药液的气化面积，提高蒸发浓缩效率的方法。

薄膜浓缩通过两种方式实现：第一种是通过将药液在加热面上形成薄膜，不仅可以使药液具有较大的表面积，提高热传递的速度、药液受热均匀，同时没有静压强的作用，可以克服过热情况；第二种是药液在加热面上受热后剧烈沸腾，可以产生很多的泡沫(泡沫的内外表面为蒸发面)，增加了蒸发的面积。实际应用过程中要注意药液随着浓缩的进行会逐渐变稠，容易在加热面上粘附，增大热阻和操作的工序。

薄膜浓缩的特点：药液受热时间短，没有液体静压和过热影响，使药物成分被破坏的可能性小，浓缩效率高；可连续操作(常压或减压下都可以)；可以回收乙醇等有机溶剂。

薄膜浓缩设备主要有升膜式蒸发器、降膜式蒸发器、刮板式薄膜蒸发器、离心式薄膜蒸发器(图6-5)。

(四) 多效浓缩

多效浓缩是将两个或多个减压蒸发器并联形成的浓缩设备。操作时，药液进入减压蒸发器后，给第一个减压蒸发器提供加热蒸汽，药液被加热后沸腾，所产生的二次蒸汽通过管路通入第二个减

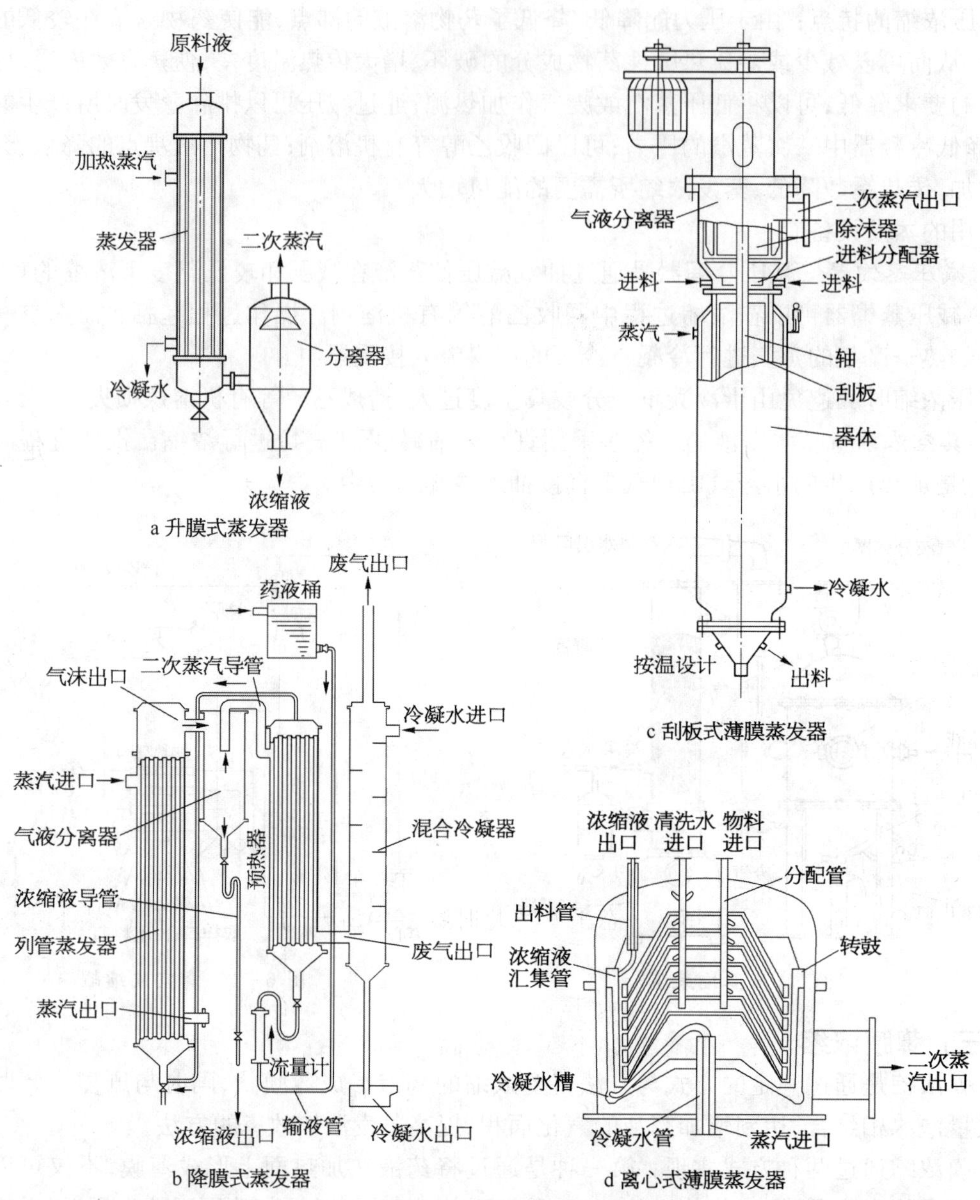

图 6-5 薄膜浓缩设备简图

压蒸发器中作为加热蒸汽，这样就可以形成两个减压蒸发器并联，称为双效蒸发器。同样可以有三个或多个蒸发器并联形成三效或多效蒸发器。制药生产中应用最多的是二效或三效浓缩。

多效浓缩的特点：由于二次蒸汽的反复利用，多效蒸发器是属于节能型蒸发器，能够节省能源，提高蒸发效率。为了提高传热温差，多效蒸发器一般在真空下操作，使药液在较低的温度下沸腾。

三效蒸发按药液加入方式的不同可以分为 4 种流程：① 顺流加料法(药液与加热蒸汽的方向相同)。② 逆流加料法(药液与加热蒸汽的方向相反)。③ 平流加料法(药液与加热蒸汽的方向相同，但药液与加热蒸汽均分别通过各效)。④ 错流加料法(药液从 2 效→3 效→1 效，加热蒸汽从 1 效→2 效→3 效)。

多效浓缩使用过程中应注意的问题包括：① 真空度过大或过小，均影响浓缩效率。② 药液浓缩一定时间，达到一定程度时容易产生泡沫，出现跑料现象，从而造成药物的损失。通常需要通过调温、调压或其他方法消泡。③ 收膏时膏料在管壁上容易结垢而影响传热，应及时清除垢层。

第四节 干燥

干燥是通过各种方法产生以热能为主，并结合其他形式来去除固体药物中或一定浓度稠膏药物中的水分或乙醇等有机溶媒，得到干燥品的操作过程。在中药饮片、中成药生产过程中大多涉及干燥工艺，如鲜药材和炮制饮片、提取液或浸膏等半成品、成品的干燥等。

一、 干燥的基本原理与影响因素

（一）干燥的基本原理

1. *湿物料中所含有的水分* 物料中含有的水分形式包括以下几个方面。

（1）结合水与非结合水：结合水指物料细胞中和物料细小毛细管中的水分。由于结合水分与物料的结合紧密使其从物料中去除比较困难。非结合水指物料中粗大毛细管、物料孔隙中和物料表面的水分。非结合水与物料的结合力能力弱，去除容易。

（2）平衡水分与自由水分：物料在一定温度、湿度条件下一定时间后，就会发生散失水分或吸收水分的过程，直到两者处于动态平衡。此时物料中所含的水分即为该条件下物料的平衡水分。它是该条件下物料被干燥的最大限度。平衡水分与物料的性质和种类、不同条件下的空气状态有关。不同物料，在同一条件下的平衡水分不同，但在一定条件下，各物料的平衡水分是相对恒定的；同样在不同的条件下，即使是同一种物料，其含有的平衡水分也不同。物料中所含有的超过平衡水分的那部分水分即为自由水分。

2. *干燥速率* 单位时间、单位干燥面积上气化的水分量即为干燥速率。物料干燥过程包括物料中的水分从内部向物料表面不断扩散和物料表面的水分气化两个环节。因此干燥速率由物料中水分的内部扩散速度和表面气化速度所决定。

物料的干燥过程可以由干燥速率曲线（图 6-6）来进一步解释：

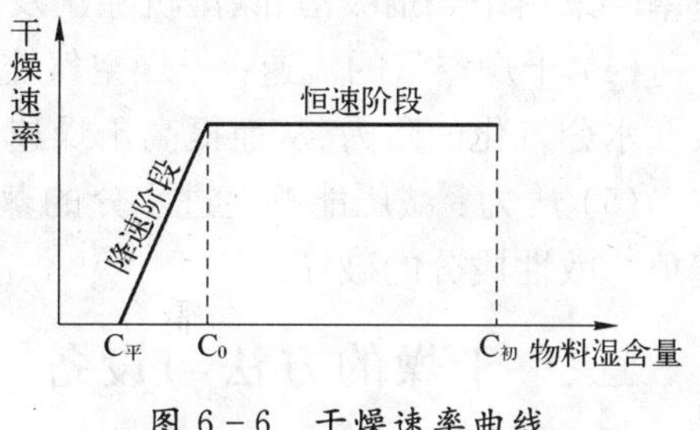

图 6-6 干燥速率曲线

干燥速率曲线表明干燥过程明显地分成两阶段，恒速阶段（平行于横轴直线。干燥速率与物料湿含量无关）和降速阶段（斜向下线。干燥速率近似地与物料湿含量成正比）。由恒速与降速阶段的交点所引直线交于物料湿含量轴即 C_0 点，降速阶段与物料湿含量轴的交点为 $C_{平}$，即平衡水分。由此可见，物料湿含量大于 C_0时，干燥过程属于恒速阶段，当物料湿含量小于 C_0时，干燥过程属于降速阶段。

干燥过程的恒速阶段：在物料干燥的初期，物料中水分很多，物料表面的水分气化时，内部的水分能够及时扩散出来进行补充。此时干燥速率取决于物料表面水分的气化速率，出现恒速干燥阶段，也称表面气化控制阶段。提高此阶段干燥效率的方法有：提高加热的温度和空气的流速、降低干燥环境中空气中的湿度。

干燥过程的降速阶段：随着恒速干燥过程的进行，当达到一定程度(即C_0时)，由于物料内部水分的减少，内部水分向物料表面扩散已不能满足表面水分的气化，同时物料表面逐渐变得干燥，水分从内至外的阻力加大，干燥速率逐渐降低，出现降速阶段，也称内部水分扩散控制阶段。内部水分的扩散速率主要取决于物料的结构性质、形态、厚度、大小等。此时热空气的状态和流速等已不是主要因素。提高此阶段干燥效率的方法有：提高物料的温度、改善物料的分散程度。

（二）影响干燥的因素

根据干燥的原理可知，物料的干燥分为恒速阶段和降速阶段，两个干燥阶段的影响因素不同，因此在考虑采取何种条件与方法进行干燥时，应注意物料所处的干燥阶段。对影响干燥因素的分析有助于干燥技术与方法的合理选择。影响物料干燥的因素有以下几种：

1. **物料的性质** 物料的性质是影响干燥的主要因素，特别是干燥的降速阶段。物料的性质包括：物料的形状、黏性、大小、厚薄、水分的结合方式等，如阿胶的干燥过程主要是内部水分的扩散控制过程，需经过“闷胶”、“晾胶”等较长的干燥时间。

2. **干燥技术与方法**

(1) 干燥速度与方式：物料干燥时，将物料首先放置于干燥的环境下，再逐步升温至所需温度有助于提高干燥的速率。但当干燥速度过快或将物料直接放于较高的温度之下时，物料表面水分快速气化，气化的速度超过物料内部水分向物料表面的扩散速度，结果容易造成物料表面粘结、熔化，并逐步形成硬壳，阻碍内部水分的扩散，延缓物料继续干燥的进程。采用流化干燥的方法可以改善上述问题，使被干燥的物料处于悬浮等动态之中，极大增加热交换的面积，从而显著提高干燥效率。

(2) 干燥空气的温度：在干燥的环境下提高干燥空气的温度，可以促使物料表面水分蒸发的速度加快，有利于干燥。选择干燥温度时应考虑物料所含成分的情况，特别是对于某些热敏性成分的干燥，应适当降低干燥的温度和缩短干燥的时间。

(3) 干燥环境中空气的相对湿度：干燥环境中空气的相对湿度的降低，有助于提高干燥速率。采用干燥剂吸湿、除湿机除湿及加强排风、鼓风等均可以加快干燥进程。

(4) 干燥空气的流速：干燥空气流速的提高，可以减小水分气化时气膜的厚度，缩小物料表面水分气化的阻力，从而提高干燥速率。但空气流速对物料内部水分的扩散影响极小。

(5) 压力：减压能够促进水分的蒸发，加快干燥，同时可以使物料在较低的温度下干燥，避免热敏性成分的破坏。

二、 干燥的方法与设备

在中药制剂的生产及研究中，被干燥物料的物理和化学性质复杂、种类繁多，对干燥后的成品要求也各不相同，因此选择相应合理的干燥方法和设备是必须的。干燥方法与设备选择的好坏，直接影响到被干燥物料质量和干燥效率。

目前常用的干燥设备包括烘箱、烘房、冷冻干燥设备、红外干燥设备、喷雾干燥设备、沸腾干燥设备、减压干燥设备、微波干燥设备等，选择时要考虑干燥设备能够满足干燥产品的外观、湿度、色泽等要求，与整个药品生产的工艺相适应并且经济、环保、操作简便及安全等多方面。干燥方法有常压和减压干燥、静态和动态干燥、连续式和间歇式干燥、高温和低温干燥、传导干燥、对流干燥、辐射干燥以及上述干燥方法中的两个或两个以上的有效组合。选择适宜的干燥方法与设备取决于物料性质、成品要求。

（一）常压干燥

采用的是静态干燥方法，为防止物料出现结壳等假干现象，干燥过程中的温度一般逐渐升高，以便物料内部水分扩散到物料的表面而蒸发。

1. **烘干干燥** 在常压下，将物料放置于烘箱（适用于小批量药料）、烘房（适用于较大批量药料）等干燥设备中利用经加热干燥的空气进行干燥的方法。

烘干干燥的应用特点：简便，应用广泛；药料干燥的时间长，药料中药物成分被破坏的可能性大；干燥的成品呈板块状，颜色较深；粉碎较难。适用于对热稳定的药物。干燥过程中物料不能太厚，升温速度不宜太快。

2. **滚筒式干燥** 将液体药物成薄膜状粘附在加热的不锈钢金属的转鼓表面上，使药料得以去除水分的方法。该设备又称鼓式薄膜干燥。设备有单滚筒式和双滚筒式薄膜干燥器。

滚筒式干燥的应用特点：一定浓度的药液呈薄膜状，蒸发面大，干燥时间短，能够减少药料中药物成分被破坏的可能；干燥的成品呈薄片状；容易粉碎。适用于具有一定黏度和稠度的浸膏干燥和采用涂膜法制备膜剂。

3. **带式干燥** 利用热气流、红外线、微波等方式使平铺在传送带上物料得以干燥的方法。有单带式干燥、复带式干燥和翻带式干燥。

带式干燥的特点：物料受热均匀；省工省力。适用于中药饮片、茶剂、颗粒剂等物料的干燥。

4. **吸湿干燥** 将物料放置于干燥器中，通过吸水性强的干燥剂的吸收作用而使物料干燥的方法。物料可以在常压和减压干燥器中干燥。常用的干燥剂有无水氯化钙、变色硅胶、五氧化二磷等。

吸湿干燥的特点：简便，易于操作；各种消耗少；每次干燥的样品量少。适用于样品量小、含水量不大、对热敏感的药品干燥。

（二）减压干燥

在密闭的容器中通过抽真空而进行干燥的方法。减压干燥器的组成一般包括干燥柜、冷凝器、真空泵（图 6-7）。

减压干燥的特点：物料可以在较低的温度下干燥，速度快，减少了药物成分被破坏的可能；由于减压而处于密封状态，防止了药物被污染和氧化的可能；干燥的成品呈海绵状、蓬松易于粉碎。适用于热敏性或高温下易氧化物料的干燥。干燥过程中应通过控制真空度、物料的装量、加热的温度等来避免物料过度起泡而溢盘，造成损失。

（三）流化干燥

流化干燥又称动态干燥法，可以使被干燥的物料的受热和传热及水分蒸发的速率大大增加，提高干燥效率。沸腾干燥、喷雾干燥就是采用了流态化技术，将干燥并经预热的气流通入到干燥室内，使物料沸腾、悬浮的同时降低干燥空间的相对湿度。

1. **沸腾干燥** 沸腾干燥法又称流床干燥。它是将干燥的热空气以一定的速度通入干燥

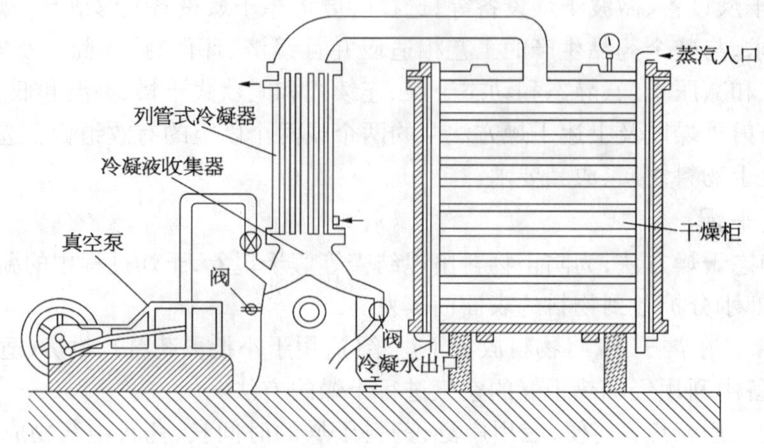

图 6-7　减压干燥示意图

室内将颗粒吹起悬浮在干燥室中,好像沸腾的开水呈现"沸腾状"的干燥方法。沸腾干燥设备的组成包括:沸腾干燥室、空气加热器、旋风分离器、细粉捕集器、排风机等。有单层流化床干燥器、卧式多室流化床干燥器等(图 6-8)。

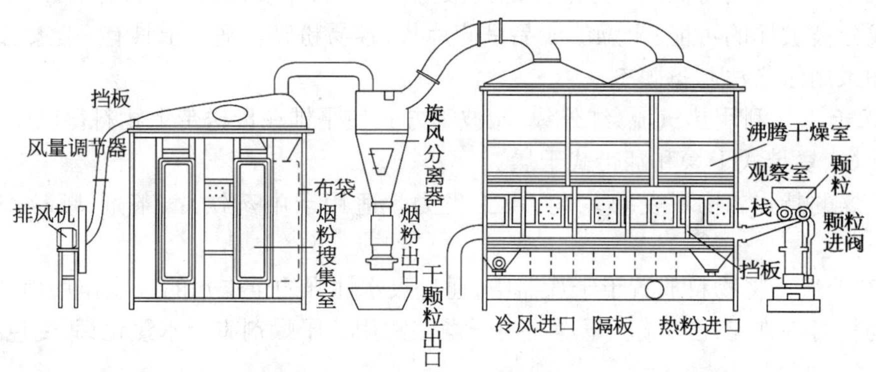

图 6-8　负压卧式沸腾干燥示意图

沸腾干燥的特点:药料沸腾使干燥时不需翻料,热利用率较高,药料干燥快;可以自动出料;能耗大,设备清洗困难。适用于大量颗粒状物料的干燥,如硬胶囊内容物、片剂、颗粒剂制备过程中湿粒的干燥和水丸的干燥。

2. **喷雾干燥**　喷雾干燥是流化技术在液态物料干燥中应用。它是将浓缩至一定相对密度的药液,通过喷雾器喷射成细雾状后与一定速度的干燥热气流碰撞并进行热交换,使物料中水分迅速蒸发而得以干燥的方法。主要结构:空气加热器、锥形塔身、旋风分离器、细粉捕集器、鼓风机等(图 6-9)。喷雾干燥的效率取决于喷雾的细度,喷雾的细度主要依赖于喷雾器,喷雾器是喷雾干燥的设备的主要部分,有离心式、压力式和气流式 3 种类型。

喷雾干燥的特点与应用:药液呈细雾状,表面积很大,在干燥热空气的冲击下水分蒸发的速度极快,干燥时间可以在几秒或几十秒中完成,因此喷雾干燥又有"瞬间干燥技术"之称;可以将含水量 70%以上的溶液、混悬液等直接干燥成为固体粉末或颗粒,属于液体药物粉末化技术,减少了干燥、粉碎、筛析等工艺;产品可以是粉状或颗粒状,质量好,能保持药物原有的气味和色泽,溶解性好;改变工艺参数可以得到不同粗细度和含水量的产品;操作流程管道化,符

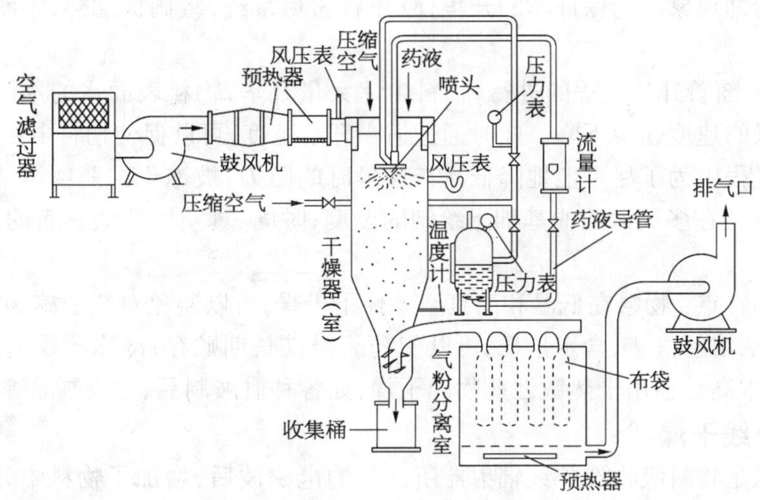

图 6-9 喷雾干燥示意图

合 GMP 要求;不足之处是进风的温度较低时,热效率低;设备庞大清洗困难。适用于液态物料的干燥,特别是用于含有热敏性物料的药液。干燥过程中应通过控制喷雾干燥器的进出风的温度、进药液的速度、药液的相对密度等来避免粘壁现象的发生。

(四)冷冻干燥

冷冻干燥系指利用低温减压条件下冰的升华作用使物料能够在低的温度下脱去水分而得以干燥的方法,又称升华干燥。冷冻干燥机组主要由干燥室(又称冻干室,物料可以被降温、升温、抽真空)、冷凝室(冻结物料和由干燥室升华出来的水蒸气)、冷冻机、真空泵和加热组合装置等组成(图 6-10)。冷冻干燥过程包括冻结、升华、再干燥 3 个阶段。

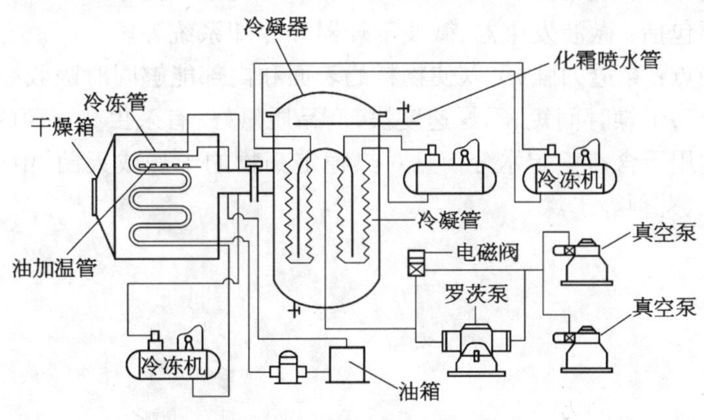

图 6-10 冷冻干燥示意图

1. **冻结** 物料采取适宜冷却设备和方法冷却(2℃左右)后,放置于干燥室内(真空度 13.33 Pa,温度约-40℃)。将制冷剂(氟利昂、氨)通入干燥室中,使物料迅速冷冻。为了克服药物溶液的过冷现象,使制品完全冻结,一般要维持该冷冻条件几小时(通常 2~3 h 或更长时间)。

2. **升华** 冻结过程结束后就可以进行升华操作。开动真空泵抽真空,逐渐降低干燥室内的压力,待干燥室内压力降至一定程度后(一般压力降到 1.33 Pa,温度为-60℃以下),冰即开始升华。升华了的水蒸气在冷凝室中冷凝。整个升华操作是在高度真空下进行的,因此应避免物料溢出容器的现象。为保证冰的升华,应开启加热系统,将搁板加热,不断供给冰升华所需的热量。

3. 再干燥　随着升华过程的进行,物料中冰大量升华,物料表面水的蒸汽压呈不同程度的降低而使干燥的速度逐步下降。此时通过适当升高温度,可以促使物料中结合水的去除,因此在实际操作过程中为了尽可能地降低冰在升华时的阻力,被冻干的药物溶液厚度一般不超过 12 mm。通常会在多次试验的基础上绘制的温度、时间、真空度曲线三者的冻干曲线,作为冻干操作的依据。

冷冻干燥的特点：物料在低温和高真空条件下干燥;可以避免对热敏感药物的破坏;干燥的成品疏松多孔,溶解快速,含水量低,可以使药品得以长期贮存;冷冻干燥需要特殊的设备,投资大,生产成本高。适用于热敏性药物的干燥,如各种血液制品、生物制品等。

(五) 红外线干燥

红外线干燥是物料吸收红外线辐射器所产生的电磁波后,增加了物料中分子热运动的能量而引起强烈振动,从而使温度快速提升,水分从物料中被去除的干燥方法。红外线干燥属于辐射加热干燥。通常采用的红外线波长范围为 0.76～1 000 μm。生产应用中有振动式和隧道式红外干燥机。红外线干燥机组主要由红外辐射能发生器、干燥室、机械传动和电气系统等组成。

红外线干燥的特点：热效率较高,干燥速率快;物料的表面和内部能够同时吸收红外线,使物料受热均匀,成品质量好。适于热敏性物料干燥,尤适用于低熔点或具有较强吸湿性的物料以及粉末、颗粒、小丸等物料表层的干燥。

(六) 微波干燥

微波干燥是物料中的水分在高频电磁场中吸收能量后,不断的快速转动、碰撞和摩擦,从而使物料被加热而干燥的方法。常用的微波加热干燥的频率为 915 MHz 和 2 450 MHz。微波干燥的设备主要包括：微波发生器、微波干燥器和冷却系统等。

微波干燥的特点：穿透力强,可以使物料的表面和内部能够同时吸收微波,使物料受热均匀,因而加热效率高,干燥时间短,干燥速度快,产品质量好;有杀虫和灭菌的作用;设备投资和运行的成本高。适用于含有一定水分而且对热稳定药物的干燥或灭菌,中药中较多应用于药材、饮片、药物粉末、丸剂等干燥。

第七章 浸出药剂

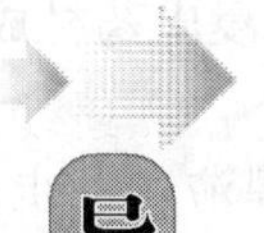

导学

1. 掌握汤剂、合剂、糖浆剂、煎膏剂、酒剂、酊剂、浸膏剂、茶剂的制备方法与注意事项。
2. 熟悉浸出药剂的含义、特点、质量要求及控制方法。
3. 了解浸出药剂产生质量问题的原因及解决途径。

第一节 概述

一、含义

浸出药剂系指以浸出工艺为主要过程，采用适宜的浸出溶剂和浸出方法浸提药材中有效成分，经纯化浓缩而制成的一类药剂。

商代首创使用的汤剂，是使用浸出方法制备制剂的开始，继汤剂后又有药酒、煎膏剂等浸出制剂，而后又出现了酊剂、流浸膏、浸膏等剂型。近几十年来，我国针对浸出制剂存在的一些问题进行了广泛的研究，在制备方法上不断采用新技术、新设备，不但使浸出制剂的品种不断增加、质量不断提高，同时在剂型改革方面也获得了较大的成功，以药材提取物为原料制备的颗粒剂、片剂、注射剂、气雾剂、滴丸、膜剂、软膏等剂型已广泛应用于临床。由于浸出药剂既保留中药传统的制备方式，又结合了现代提取纯化工艺，因此，浸出制剂是中药各类新剂型的基础，也是中药现代化的重要途径。

二、特点

(1) 能保持处方中药物各种成分的综合疗效和作用特点：浸出药剂最大限度地保留了汤剂的制备方式和用药特点。与同一药材中提取的单体化合物相比，通常浸出药剂疗效较好。例如杧果叶浸膏有较好的镇咳作用，若用其分离出较纯的杧果苷，则镇咳作用降低，甚至完全消失。

(2) 减少服用量：浸出药剂由于去除了部分无效成分和组织物质，相应地提高了有效成分的浓度，故与原方药相比，减少了服用量，便于服用。

(3) 部分浸出药剂可作其他制剂的原料：浸出药剂中，除酒剂、糖浆剂、合剂、茶剂等可直接用于临床外，流浸膏、浸膏等亦可作为原料，供进一步制备其他制剂。

(4) 水浸出剂型久贮后易被细菌污染，发霉变质；含醇浸出剂型中的乙醇易挥发损失，产生浑浊或沉淀；浸膏剂易吸潮、结块。

三、分类

浸出药剂按浸提过程和成品情况可分为以下几类：

1. *水浸出剂型* 水浸出剂型系指在一定的加热条件下，用水为溶剂浸出药材成分，制得的含水制剂。如汤剂、中药合剂等。

2. *含醇浸出剂型* 含醇浸出剂型系指在一定的条件下，用适宜浓度乙醇或酒为溶剂浸出药材成分，制得的含醇制剂。如药酒、酊剂、流浸膏等。有些流浸膏虽然是用水浸出药材成分，但成品中仍加有适量乙醇。

3. *含糖浸出剂型* 含糖浸出剂型一般系指在水浸出剂型的基础上，将水提液进一步浓缩处理，加入适量蔗糖(或蜂蜜)或其他辅料制成。如煎膏剂、糖浆剂等。

第二节 汤剂

一、概述

(一) 含义

汤剂系指将药材饮片或粗颗粒加水煎煮或浸泡，去渣取汁服用的液体剂型。

汤剂是我国应用最早、最广泛的一种剂型，至今已有数千年历史。现代中医临床汤剂处方数占整个中药处方数的50%左右，可见汤剂应用之普遍。

(二) 分类

按制备方法不同可分为下列几类：

1. *煮剂* 是用一般的温度和加热时间，将药物煎煮去渣所得的液体剂型。煮剂浓度适中，具有吸收快、奏效迅速、作用强的特点。

2. *煎剂* 是将经过煎煮去渣的药液，再经加热浓缩所得的液体剂型。煎剂加热的时间比较长，药液的浓度比较高，并使药物吸收变缓，延长药效。

3. *煮散* 以药材粗颗粒与水共煮，去渣取汁而制成的液体药剂。

4. *沸水泡药* 使药物经过沸水浸泡去渣所得的液体剂型。沸水泡药加热的时间短，温度比较低，药液味薄气轻，善于清泄上焦热邪。

汤剂主要供内服，也有煮汤供洗浴、熏蒸、含漱等外用者，分别称为浴剂、熏蒸剂及含漱剂等。

(三) 特点

(1) 能适应中医辨证施治需要，随证加减处方。

(2) 可充分发挥复方中多种成分的综合疗效和配伍作用。

(3) 为液体制剂,吸收快,奏效迅速。

(4) 制备方法简单易行。

(5) 需临用新制,久置易发霉变质;不便携带;服用容积大。

二、 制备方法

汤剂按煎煮法制备,一般先在药材饮片或粗粒中加适量的水浸泡适当时间,然后加热至沸,并维持微沸状态一定的时间,滤取煎出液,药渣再依法重复操作1～2次,合并各次煎液即得。汤剂制备时应注意以下问题:

1. 药材品质的选择 选择道地药材饮片入药是中医临床用药的特点之一。药材经炮制后可起到增效、减毒或改变药性等作用,只有按汤剂处方要求,对药材依法炮制,才能保证汤剂内在质量,使用药安全有效。例如,乌头经用干热或湿热炮制处理,毒性大减,但药效仍存。同时,饮片具有“细而不粉”的特点,煎煮时既易于溶出有效成分,又不致成糊烧焦,易于滤过。

2. 煎药器具 中药汤剂煎煮器具与药液质量有密切关系,历代医药学家对煎器均很重视。如陶弘景说:“温汤忌用铁器。”李时珍说:“煎药并忌用铜铁器,宜银器、瓦罐。”目前煎器有砂锅、铁锅、铜锅、铝锅、搪瓷杯、镀锡锅、不锈钢锅等。砂锅导热均匀,热力缓和,锅周保温性强,水分蒸发量小。但砂锅的孔隙和纹理多,易吸附各种药物成分而“串味”,且易破碎。一般认为铝、铁、铜、镀锡器具不宜供煎药应用。

近年来研制生产的煎药包装组合机,使煎药、滤过、煎液包装在一台机器上完成,即方便又卫生,适合医院、药店、煎药房选用。

3. 煎药火候 煎药火候与浸出效率及煎液质量亦有关。一般使用直火煎煮时,沸前用“武火”,沸后改用“文火”,保持微沸状态,使其减慢水分的蒸发,有利于有效成分的溶出。

4. 煎煮用水 煎煮用水最好采用经过纯化和软化的饮用水,以减少杂质混入,防止水中钙、镁等离子与药材成分发生沉淀反应。水的用量也应适当,一般为药材量的5～8倍,或加水浸过药面2～10 cm。

5. 煎煮次数 实践证明,一次煎煮比多次煎煮有效成分丢失多,一般煎煮2～3次,基本上能达到浸提要求。煎煮次数太多,不仅耗费工时和燃料,而且使煎出液中杂质增多。据报道,茵陈蒿汤以栀子苷为指标,第一煎为88.43%,第二煎为10.68%,两煎的总浸出率为99.11%。然而对组织致密及有效成分难于浸出的药材,也可酌情增加煎煮次数,或延长煎煮时间。

6. 煎煮时间 多数药材在煎煮前应加冷水浸泡适当时间,使药材组织润湿浸透,以利于有效成分的溶解和浸出。煎煮时间应根据药材成分的性质,药材质地等适当增减。一般药物头煎20～25 min,二煎15～20 min,解表药头煎10～15 min,二煎10 min,滋补药头煎30～40 min,二煎25～30 min,汤剂煎后,应趁热滤过,尽量减少药渣中煎液的残留量。

7. 特殊中药的处理 在汤剂处方中有些药材不能与方中群药同时入煎,应分别情况,区别对待。

(1) 先煎:① 质地坚硬,有效成分不易煎出的矿石类、贝壳类、角甲类中药,如寒水石、自然铜、牡蛎、石决明、鳖甲、水牛角等,可打碎先煎30 min。② 有毒的中药,如乌头、附子、雪上一枝蒿、落地金钱、商陆等,要先煎1～2 h,先煎、久煎能达到减毒或去毒的目的。③ 有些植物药先煎才有效,如石斛、天竺黄、藏青果、火麻仁等。石斛含内酯类生物碱,只有久煎后的水解产物才能起治疗作用。

(2) 后下：① 气味芳香，含挥发油多的中药，如薄荷、藿香、木香、豆蔻、砂仁、红豆蔻、草豆蔻、檀香、降香、沉香、青蒿、玫瑰花、细辛等均应后下。一般在中药汤剂煎好前 5～10 min 入煎即可。② 不宜久煎的中药，如钩藤、杏仁、大黄、番泻叶等应后下。钩藤含钩藤碱，煎 20 min 以上，其含量降低，降压作用减弱。杏仁含苦杏仁苷，久煎能部分水解，产生氢氰酸而随水蒸气逸散，减弱止咳作用；对于炮制不透的杏仁，由于酶的作用，水解更迅速。大黄含大黄苷，其泻下效果比苷元强，故不宜久煎，一般在煎好前 10～15 min 入煎。

(3) 包煎：① 花粉类中药，如松花粉、蒲黄；细小种子果实类中药，如葶苈子、菟丝子、苏子；药物细粉，如六一散、黛蛤散等均应包煎。这些药物虽然体积小，但总表面积大，颗粒的疏水性强，浮于水面或沉于锅底，故需用纱布包好与其他药物同煎。② 含淀粉、黏液质较多的中药，如秫米、浮小麦、车前子等在煎煮过程中易粘糊锅底而焦化，故需包煎。③ 附绒毛中药，如旋覆花等，包煎可避免绒毛脱落，混入汤液中刺激咽喉，引起咳嗽。

(4) 烊化：一些胶类或糖类中药，如阿胶、龟甲胶、鹿角胶、龟鹿二仙胶、鸡血藤膏、蜂蜜、饴糖等，宜加适量开水溶化后，冲入汤液中或入汤液中烊化服用。如若与方中群药合煎，不但使煎液黏度增大，影响其他成分的扩散，而且其本身亦会被其他药渣吸附损失。芒硝、玄明粉等亦可溶化后，冲入汤剂中服用。

(5) 另煎：一些贵重中药，如人参、西洋参、鹿茸等，可以另煎取其汁液，兑入煎好的汤剂中服用。

(6) 冲服：一些难溶于水的贵重药物，如牛黄、三七、麝香、羚羊角、朱砂等宜研成极细粉加入汤剂中服用，或用汤剂冲服。

(7) 榨汁：一些需取鲜汁应用的药材，如鲜生地、生藕、梨、韭菜、鲜姜、鲜白茅根等榨汁后，兑入汤剂中服用。竹沥亦不宜入煎，可兑入汤剂中服用。

三、 煎煮过程对药效的影响

中药汤剂多为复方，不少实验研究证明，不同药味配伍，有时对某些化学成分的溶解度有影响，复方群药合煎液与方药单煎合并液所含的化学成分往往有差异，药效也不完全相同。群药合煎可使成分增溶而增效；成分挥发或产生沉淀而减效；消除或降低某些药物的毒副作用；产生新的化合物。

1. *成分增溶而增效* 中药方药在合煎时，药物与药物之间、成分与成分之间相互影响，使有效成分溶出量增大。如测定当归承气汤中不同磷脂含量对大黄总蒽醌溶出率的影响，结果表明，加大当归用量，汤液中磷脂含量随之升高，而大黄总蒽醌的溶出率亦随之增大，当磷脂浓度达 520 μg/ml 时，总蒽醌溶出率增大近 1 倍，达 197.3%。其原因与磷脂成分中既有极性的磷酰基，又有非极性的酯酰基，是天然表面活性剂有关。又如，1%的葛根淀粉可使芦丁在水中溶解度增加 3.8 倍，苍术中菊糖能增大芦丁溶解度 2.5 倍，特别是二甲基七叶内酯不易溶于水，而在茵陈蒿汤中竟能溶解 75%。

2. *成分挥发或沉淀而减效* 含有挥发油或其他挥发成分的药材，在煎煮过程中易挥发损失，煎煮浓缩时间愈长，损失愈大。柴胡桂枝汤中桂皮醛的煎出量通常为原药材含量的 5%以下，但若采用回流煎煮，则含量可达 54%，说明回流煎煮可以减少挥发性成分的损失。

煎煮过程中的沉淀，若为有效物质，与药渣一起滤除，则药效降低。如甘草与黄连共煎，可消除大部分苦味，同时产生沉淀，这是因为甘草酸和小檗碱都能产生沉淀反应。大黄中的鞣质也能与小檗碱生成沉淀。黄芩中的黄芩苷与麻黄生物碱结合也沉淀。

3. *消除或降低毒副作用* 附子含生物碱，单用附子强心升压作用不强，且可导致异位性心率失常，甘草、干姜无强心作用，但以附子、甘草、干姜组成的四逆汤，则强心升压作用显著，且能减慢窦性心律，避免单味附子产生的异位心律失常。四逆汤的毒性较单味附子降低3/4，而各单味药分煎合并液则不能降低其毒性。

4. *产生新的化合物* 汤剂群药合煎时，某些溶出成分能相互作用，产生新的化合物。如麻黄汤中的麻黄碱能与桂皮醛、氰基苯甲醛等醛类成分作用生成新化合物，现已分离出单体，且具有各原成分类似的药理作用。

在汤剂煎煮过程中，某些成分还能发生水解转化。如生脉散群药合煎液中，原来是微量成分的人参皂苷 Rg_3、Rh_1、Rh_2的含量明显增加，转化为主要成分，其量分别高出单味人参煎剂含量的54.83%、52.40%、113.64%。尽管合煎液中人参总皂苷含量低于分煎液，但前者的药理作用和疗效高于后者。

总之，汤剂在煎煮过程中可能会发生酸碱中和、取代、水解、聚合、缩合、氧化、变性等化学反应，汤剂群药合煎是一个复杂的过程，方药单煎合并使用不完全等效方药的群煎使用，这也是汤剂剂型改进的难点之一。

四、 汤剂剂型改进的研究进展

近些年来，随着中医临床实践和中西医结合救治危急重症等研究工作的发展，经典成方汤剂的剂型改革研究也取得了一定的成效。如小青龙汤、小建中汤改成合剂，五苓散改成颗粒剂，四逆汤改成口服液，养阴清肺汤改成糖浆剂，生脉饮改成注射剂等。20世纪50～60年代，合剂、糖浆剂在临床应用上曾占有一定的比重。20世纪80年代以来，口服液以其服用量小、服用方便等深受欢迎，品种发展迅速。颗粒剂(冲剂)于20世纪60年代末开始生产，70年代以来，品种达500余种。为了克服定型成药在中医辨证论治上的不足，有的还按证分型研制出系列产品，如治疗痹证的系列产品有寒湿痹颗粒、寒热痹颗粒及瘀血痹颗粒，方便了临床辨证选药。

由于饮片配方煎汤存在煎煮麻烦，药材利用效率低等问题，近10年来，在中药饮片改革中涌现出了许多新形式，2001年国家药品监督管理局给“中药配方颗粒”发了注册证，并颁布了“中药配方颗粒质量标准研究的技术要求”，从而使中药配方颗粒在临床配方的使用有了法律依据。

近年来还出现了另一种“颗粒饮片”，即将传统饮片由过去的切制规格，改变为粉碎成一定粒径的颗粒或粗末，经干燥灭菌，单剂量包装，供做汤剂调配的入药原料。目前国内已有数百味中药“颗粒饮片”在部分医疗单位试用。这种颗粒饮片有以下特点：利于药效成分溶出，减少药材用量；单剂量包装，有利于实现生产、包装机械化，规格化。但药材粉碎后缺乏外观鉴别特征；挥发成分易损失；含淀粉、黏液质多的药材煎煮时易糊化，或煎液浑浊，滤过困难；不同质地的药材煎煮率差异较大，其剂量折算、最佳粒径、贮存期、适用范围等均有待深入研究。

近年来中药袋泡剂发展很快，它是在中药煮散和饮片颗粒化的基础上发展起来的新剂型。既保持了汤剂的特色又不需煎煮，临用时连袋加入沸水中浸泡，取液应用。目前单味药和复方袋泡剂达百余种，如将麻黄汤、桂枝汤、香薷饮、四逆汤等制成半生药型袋泡剂；将山楂、决明子、菊花等制成全生药型袋泡剂。

综上所述，汤剂的剂型改革研究已取得一定成效，目前正向纵深发展，传统的“饮片煎煮”的单一形式，正在被多种变异形式部分取代。汤剂剂改研究必须坚持中医药理论特色，加强对中药复方群药合煎液与方药单煎合并液化学成分研究和药效考察,为汤剂剂改提供组方理论、制备原理及药效物质基础的现代科学依据,也有利于启迪和创制新药。

五、 举例

旋覆代赭汤

【处方】 旋覆花(布包煎)9 g 人参 12 g 代赭石(先煎)15 g 炙甘草 5 g 制半夏 9 g 生姜 12 g 大枣 4 枚

【制法】 先将代赭石置煎器内,加水 350 ml,煎 1 h。再将旋覆花布包,同其余五味药物置煎器内,共煎 30 min,滤取药液;再加水 250 ml,煎 20 min,滤取药液。将两次煎出液合并,即得。

【功能与主治】 降逆化痰,益气和胃。用于胃虚气逆,痰浊内阻所致的噫气频作,胃脘痞硬,反胃呕恶,口吐涎沫等症。

【用法与用量】 口服,分 2 次温服。

第三节 合　　剂

一、 概述

(一) 含义

合剂系指药材用水或其他溶剂,采用适宜方法提取制成的口服液体制剂(单剂量包装者也可称“口服液”)。

合剂是在汤剂的基础上改进和发展起来的中药剂型。一般是选用疗效可靠,应用广泛的方剂制备。

(二) 特点

(1) 能保留处方中药材的多种有效成分,保证制剂的综合疗效。

(2) 吸收快,奏效迅速。

(3) 较汤剂服用量小,口感好,应用方便,易为患者接受。

(4) 质量较汤剂稳定。

(三) 质量要求

(1) 除另有规定外,合剂应澄清。在储存期间不得有发霉、酸败、异物、变色、产生气体或其他变质现象,允许有少量的摇之易散的沉淀。

(2) 可加入适宜的附加剂,加入的品种与用量应符合国家标准的有关规定,不影响成品的稳定性,并应避免对检验产生干扰。必要时可加入适量的乙醇。

(3) 合剂若加蔗糖作为附加剂,除另有规定外,含蔗糖量应不高于 20%(g/ml)。

二、 制备方法

合剂一般制备工艺流程为:

浸提→纯化→浓缩→分装→灭菌→成品。

1. *浸提* 将药材净选后,适当加工成片、段或粗粉,多采用煎煮法提取,煎煮时间每次为

1～2 h,通常煎 2～3 次,滤过,合并滤液备用。除另有规定外,含有挥发性成分的药材宜先提取挥发性成分,再与余药共同煎煮。亦可根据药材有效成分的特性,先用不同浓度的乙醇或其他溶剂,采用渗漉法、回流法等方法提取。

2. **纯化** 通常采用水提醇沉法纯化处理。近年来采用其他方法进行纯化处理的工艺也有报道,例如在制备生脉饮口服液时用酶处理法澄清,代替原醇沉工艺,缩短了生产周期,降低了成本;还可采用明胶做絮凝剂进行纯化处理。明胶与丹宁可反应生成明胶丹宁酸盐的络合物,其沉淀时可将中药提取浓缩液中悬浮颗粒一起共沉除去,此外,浓缩液中的荷负电荷杂质,如树胶、果胶、纤维素等在酸性条件下与荷正电荷的明胶相互作用,絮凝沉淀。也可采用澄清剂进行纯化处理,如壳聚糖、101 果汁澄清剂等。

3. **浓缩** 纯化后的提取液应再进行适当浓缩。其浓缩程度,一般以每日服用量在 30～60 ml 为宜。经过醇沉纯化处理的合剂,应先回收乙醇,再浓缩,每日服用量控制在 20～40 ml。

合剂可根据需要合理选加矫味剂和防腐剂。常用的甜味剂有蜂蜜、单糖浆、甘草素和甜菊苷等;防腐剂有山梨酸、苯甲酸和丙酸等,其用量视药液 pH 和本身性质而定,常用量山梨酸为 0.05%～0.15%,苯甲酸为 0.1%～0.2%,丙酸为 0.1%。必要时亦可加少量天然香料以改善制剂的气味。浓缩时应考虑到这些附加剂的加入对药液总量的影响。

4. **分装** 浓缩液中加入矫味剂、防腐剂等附加剂后,搅匀,按制备工艺要求进行粗滤、精滤后,分装于无菌洁净干燥的容器中,或者按单剂量分装于指形管或适宜容器中,密封。

5. **灭菌** 一般采用煮沸灭菌法或流通蒸汽灭菌法或热压灭菌法进行灭菌。亦可在严格避菌操作条件下,灌装后不经灭菌,直接包装。

三、 举例

小青龙合剂

【**处方**】 麻黄 125 g 桂枝 125 g 白芍 125 g 干姜 125 g 细辛 62 g 甘草(蜜炙)125 g 法半夏 188 g 五味子 125 g

【**制法**】 以上八味,细辛、桂枝提取挥发油,蒸馏后的水溶液另器收集,药渣与白芍、麻黄、五味子、炙甘草加水煎煮二次,第一次 2 h,第二次 1.5 h,合并煎液,滤过,滤液和蒸馏后的水溶液合并,浓缩至约 1 000 ml。法半夏、干姜按照渗漉法,用 70% 乙醇作溶剂,浸渍 24 h 后进行渗漉,渗漉液浓缩,与上述药液合并,静置,滤过,滤液浓缩到 1 000 ml,加入苯甲酸钠 3 g 与细辛、桂枝挥发油,搅匀,即得。

【**功能与主治**】 解表化饮,止咳平喘。用于风寒水饮,恶寒发热,无汗,喘咳痰稀。

【**用法与用量**】 口服,一次 10～20 ml,一日 3 次。用时摇匀。

注:本品为棕黑色的液体;气微香,味甜、微辛。

第四节 糖浆剂

一、 概述

(一) 含义

糖浆剂系指含有药材提取物的浓蔗糖水溶液。中药糖浆剂含蔗糖量应不低于 45%(g/ml)。

(二) 分类

1. **单糖浆** 为蔗糖的近饱和水溶液,其浓度为 85%(g/ml)或 64.72%(g/g)。不含任何药物,除供制备含药糖浆外,一般供矫味用及作为不溶性成分的助悬剂,或片剂、丸剂等的黏合剂应用。

2. **药用糖浆** 为含药材提取物的浓蔗糖水溶液,具有相应的治疗作用,如复方百部止咳糖浆等。

3. **芳香糖浆** 为含芳香性物质或果汁的浓蔗糖水溶液。主要用作液体药剂的矫味剂,如橙皮糖浆等。

(三) 特点

(1) 可掩盖某些药物的不良气味,改善口感。

(2) 易霉败变质。

(四) 质量要求

除另有规定外,糖浆剂应澄清。在储存期间不得有酸败、异臭、产生气体或其他变质现象,允许有少量轻摇易散的沉淀。所加附加剂应符合国家标准的有关规定,应不影响制品的稳定性,不干扰检验。应检查相对密度及 pH。微生物限度及装量差异限度应符合《中国药典》附录规定。

二、 制备方法

糖浆剂的制备工艺流程为:

浸提→纯化→浓缩→配制→滤过→分装→成品。

糖浆剂中药材的浸提、提取液的纯化及浓缩详见本章第三节“合剂”项下。

配制过程主要包括蔗糖、附加剂的溶解及药材提取物与蔗糖、附加剂的混合。

1. **蔗糖** 制备糖浆所用的蔗糖应符合《中国药典》规定。蔗糖在加热时特别是在酸性条件下加热时,易水解转化为葡萄糖和果糖,此两种单糖的等分子混合物俗称转化糖,其甜度比蔗糖高,具还原性,可以延缓某些容易氧化药物的变质。较高浓度的转化糖还能防止糖浆在低温时析出蔗糖结晶。

2. **附加剂** 糖浆剂中可加入对羟基苯甲酸酯类(用量不得超过 0.05%)、苯甲酸或山梨酸(用量不得超过 0.3%)作为防腐剂。通常防腐剂的防腐效果在药液 pH 低时较好。几种防腐剂联合使用能增强防腐作用,对羟基苯甲酸甲酯、乙酯混合物在一些含枸橼酸的糖浆剂中对霉菌和酵母菌的抑制作用较强。此外,适当浓度的乙醇、甘油也有一定的防腐作用;某些挥发油在糖浆剂中除具有矫味作用外,尚有一定的防腐作用:如桂皮醛 0.01%浓度时能抑制长霉、0.1%浓度时能抑制发酵;橘子油和八角茴香油单独使用(0.3%)都能抑制长霉和发酵。几种挥发油混合使用时作用更强,如在 40%(g/ml)糖浆中仅使用橘子油 0.04%,八角茴香油 0.01%和乙醇 5%的混合物,可以达到抑制长霉、发酵的要求。

3. **配制方法** 根据药物性质的不同,一般有 3 种:

(1) 热溶法:将蔗糖加入沸蒸馏水或中药浸提浓缩液中,加热使溶解,再加入可溶性药物,混合溶解后,滤过,从滤器上加适量蒸馏水至规定容量即得。

此法的优点是蔗糖易于溶解,糖浆易于滤过澄清,蔗糖中所含的少量蛋白质可被加热凝固而滤除，同时，可杀灭微生物，使糖浆利于保存。但加热时间不宜太长(一般沸后 5 min)，温度不宜超过 100℃，否则，转化糖的含量过高，制品的颜色容易变深。故最好在水浴或蒸汽浴上进行，溶后即趁热保温滤过。

此法适用于单糖浆、不含挥发性成分的糖浆、受热较稳定的药用糖浆和有色糖浆的制备。

(2) 冷溶法：在室温下将蔗糖溶解于蒸馏水或含药材提取物的溶液中，待完全溶解后，滤过，即得。

此法制得的糖浆色泽较浅，转化糖较少，但蔗糖溶解时间较长，生产过程中容易受微生物污染。

此法适用于不宜用热溶法制备的糖浆剂，如含挥发油或挥发性药物的糖浆的制备，也适用于单糖浆的制备。

(3) 混合法：系将药物与单糖浆直接混合而制得。根据药物状态和性质有如下几种混合方式：① 药物为水溶性固体，可先用少量蒸馏水制成浓溶液后再与计算量单糖浆混匀。在水中溶解度较小者，可酌加适宜辅助溶剂使溶解后再与计算量单糖浆混合。② 药物为可溶性液体，可直接与计算量单糖浆混匀，必要时滤过。如为挥发油时，可先溶于少量乙醇等辅助溶剂或酌加适宜的增溶剂，溶解后再与单糖浆混匀。③ 药物为含乙醇的制剂(如酊剂、流浸膏剂、醑剂等)，当其与单糖浆混合时往往发生混浊而不易澄清，可加适量甘油助溶，或加滑石粉等作助滤剂滤净。④ 药物为水浸出制剂，因含蛋白质、黏液质等易致发酵、长霉变质，可先加热至沸后 5 min 使其凝固滤除，滤液与单糖浆混匀。必要时浸出液的浓缩物用浓乙醇处理 1 次，回收乙醇后的母液加入单糖浆混匀。⑤ 药物为干浸膏，应先粉碎成细粉后加少量甘油或其他适宜稀释剂，在无菌研钵中研匀后，再与单糖浆混匀。

4. **滤过分装** 中药糖浆剂一般是从药材开始制备，经浸提、纯化、浓缩至适当程度，加入蔗糖或单糖浆、防腐剂、矫味剂、色素等混匀，加水至全量，静置 24 h 后，滤过，分装、即得。

三、 常见问题与解决办法

糖浆剂最容易出现长霉发酵和产生沉淀两个质量问题。长霉发酵的原因如前所述，故在糖浆剂生产中应注意原辅料、用具、环境及容器的清洁卫生，以免被微生物污染，必要时加入适宜的防腐剂。加防腐剂时一定要注意到糖浆 pH 对防腐剂防腐作用的影响。

糖浆剂产生沉淀的原因可能有以下几种：① 药材提取液中的细小颗粒或杂质，纯化处理不够。② 提取液中所含高分子物质，在贮存过程中胶态粒子“陈化”聚集沉出。③ 提取液中有些成分在加热时溶于水，但冷却后则逐渐沉淀析出。④ 糖浆剂的 pH 发生改变，某些物质沉淀析出。因此，对沉淀物要进行具体分析，对于杂质或药材细小颗粒，则应加强净化措施，予以去除；而对于提取液中的高分子物质和热溶冷沉类物质不能一概视为“杂质”。这也是《中国药典》规定“在贮藏期间允许有少量轻摇易散的沉淀”的原因。但糖浆剂中，应尽可能减少沉淀。可采取加入乙醇沉淀、热处理冷藏滤过、加表面活性剂增溶、离心分离、超滤等方法研究改进。

四、 举例

1. 单糖浆

【处方】 蔗糖 850 g　蒸馏水加至 1 000 ml

【制法】 取水 450 ml，煮沸，加入蔗糖，搅拌使溶解，继续加热至 100℃，用脱脂棉滤过，自滤器上添加适量的热水，使其冷至室温时为1 000 ml，搅匀，即得。

【用途】 本品常用作液体药剂的矫味剂，或用于制备其他含药糖浆。也用作片剂、丸剂的黏合剂。

注：1. 本品为无色至淡黄白色的稠厚液体，味甜，遇热易发酵变质；含蔗糖85%(g/ml)或64.7%(g/g)，相对密度不低于1.30。

2. 本品可用热溶法制备，也可用冷溶法制备。热溶法制得的成品因含较多的转化糖，长期贮存后，色泽易变深。制备时注意控制加热时间，以免色泽加深。

3. 盛装本品的容器，在装瓶前药瓶及瓶塞均应灭菌，以防染菌。盛满密封，置阴凉处。

4. 原料蔗糖，应选用洁净的无色或白色干燥结晶品。

2. 小儿百部止咳糖浆

【处方】 百部(蜜炙)100 g 黄芩100 g 苦杏仁50 g 桔梗50 g 桑白皮50 g 麦冬25 g 天南星(制)25 g 知母25 g 枳壳(炒)50 g 陈皮100 g 甘草25 g

【制法】 以上十一味，加水煎煮两次，第一次3 h，第二次2 h，合并煎液，滤过，滤液静置6 h以上，取上清液浓缩至适量。另取蔗糖650 g，加水煮沸制成糖浆，与上述浓缩液混匀，煮沸，放冷，加入苯甲酸钠2.5 g与香精适量，加水至1 000 ml，搅匀，静置，滤过，即得。

【功能与主治】 清肺，止咳，化痰。用于小儿痰热蕴肺所致的咳嗽、顿咳。症见咳嗽、痰多、痰黄黏稠、咯吐不爽，或痰咳不已、痰稠难出；百日咳见上述证候者。

【用法与用量】 口服，2岁以上一次10 ml，2岁以内一次5 ml，一日3次。

注：本品为棕褐色的黏稠液体；味甜。pH应为4.0～5.0。相对密度应为1.26～1.28。TLC鉴别黄芩、橙皮；高效液相色谱法测定黄芩苷(每1 ml不得少于3.7 mg)。

第五节 煎膏剂(膏滋)

一、概述

(一) 含义

煎膏剂系指药材加水煎煮，取煎煮液浓缩，加炼蜜或糖(或转化糖)制成的半流体制剂。煎膏剂的效用以滋补为主，兼有缓和的治疗作用，药性滋润，故又称膏滋。也有的将加糖的称糖膏，加蜂蜜的称蜜膏。

(二) 特点

(1) 煎膏剂经浓缩制成，药物浓度高，体积小。

(2) 稳定性好。

(3) 便于服用。

(4) 受热易变质，以挥发性成分为主的中药不宜制成煎膏剂。

(5) 多用于慢性疾病。

二、制备方法

(一) 辅料的选择与处理

1. **蜂蜜** 制备煎膏剂所用的蜂蜜须经炼制处理，蜂蜜的选择与炼制见第十五章第三节蜜丸。

2. **糖** 制备煎膏剂所用的糖，除另有规定外，应使用《中国药典》收载的蔗糖，由于糖的品质不同,制成的煎膏剂质量及效用也有差异。

常用的糖有冰糖、白糖、红糖、饴糖等。冰糖系结晶型的蔗糖,质量优于白砂糖;白糖又有白砂糖与绵白糖之分,后者由于含有部分的果糖,故味较甜,但有一定的吸湿性。白糖味甘,性寒,有润肺生津、和中益肺、舒缓肝气的功效。红糖又称红砂糖、黄糖,是一种未经提纯的糖,其营养价值比白糖高,每 100 g 红糖中,含钙 90 mg,铁 4 mg,为白糖的 3 倍。此外,尚含有维生素 A、B_1、B_2 等多种维生素及锰、锌、铬等微量元素。红糖具有补血、破瘀、舒肝、祛寒等功效,尤其适于产妇、儿童及贫血者食用,具有矫味、营养和辅助治疗作用。饴糖也称麦芽糖,系由淀粉或谷物经大麦芽浆作催化剂,使淀粉水解、转化,然后浓缩而制成的一种稠厚液态糖。各种糖在有水分存在时,都有不同程度的发酵变质特性,其中尤以饴糖为甚,在使用前应加以炼制。

炼糖的目的在于使糖的晶粒熔融,去除水分,净化杂质和杀死微生物。炼糖时,使糖部分转化,控制糖的适宜转化率,还可防止煎膏剂产生"返砂"现象。

炼糖的方法视糖的种类及质量而定。如白砂糖可加水 50%左右,用高压蒸汽或直火加热熬炼,并不断搅拌至糖液开始显金黄色,泡发亮光及微有青烟发生时,停止加热,以免烧焦。各种糖的水分含量不相同,炼糖时应随实际情况掌握时间和温度。一般冰糖含水分较少,炼制时间宜短,且应在开始炼制时加适量水,以免烧焦;饴糖含水量较多,炼制时可不加水,且炼制时间较长。为促使糖转化,可加入适量枸橼酸或酒石酸(一般为糖量的 0.1%~0.3%),至糖转化率达 40%~50%时,取出,冷至 70℃时,加碳酸氢钠中和后备用。红糖含杂质较多,转化后一般加糖量 2 倍的水稀释,静置适当时间,除去沉淀。

(二) 煎膏剂的制法

煎膏剂的制备,除炼糖外,其一般工艺流程为:

煎煮→浓缩→收膏→分装→成品。

1. **煎煮** 根据方中药材性质,将其切成片、段,或粉碎成粗末,加水煎煮 2~3 次,每次 2~3 h,滤取煎液,药渣压榨,压榨液与滤液合并,静置,若为新鲜果类,则宜洗净后榨取果汁,果汁加水煮,滤汁合并备用。

2. **浓缩** 将上述滤液加热浓缩至规定的相对密度,或以搅拌棒趁热蘸取浓缩液滴于桑皮纸上,以液滴的周围无渗出水迹时为度,即得"清膏"。

3. **收膏** 取清膏,加入规定量的炼糖或炼蜜。除另有规定外,一般加入糖或蜜的量不超过清膏量的 3 倍。收膏时随着稠度的增加,加热温度可相应降低,并需不断搅拌和掠去液面上的浮沫。收膏稠度视品种而定,一般相对密度在 1.4 左右。生产中,通常用波美计测定正在加热的清膏或成品膏"收膏"时的相对密度。

煎膏剂如需加入药粉,除另有规定外,一般应加入药物细粉。

4. **分装** 由于煎膏剂较黏稠,为便于取用,应选用大口容器盛装。容器洗净,干燥,灭菌后使用。

分装时应待煎膏充分放冷后再装入容器,然后加盖,切勿在热时加盖,以免水蒸气冷凝回入煎膏中,久贮后易产生霉变现象。

三、 质量检查与讨论

(1) 成品应无焦臭味、异味;无糖的结晶析出;稠度适宜。

(2) 相对密度：按《中国药典》附录 IF 煎膏剂项下检查，应符合规定。

(3) 不溶物：煎膏剂 5 g，加热水 200 ml，搅拌使溶化，在放置 3 min 后观察，不得有焦屑等异物（微量细小纤维、颗粒不在此限）。加药物细粉的煎膏剂，应在未加入药粉前检查，符合规定后，方可加入药粉，加入药粉后不再检查不溶物。

(4) 微生物限度：按《中国药典》附录 XIII 微生物限度检查法检查，应符合规定。

(5) 返砂问题讨论：有些煎膏剂在贮藏一定的时间后，常有糖的结晶析出，俗称“返砂”。返砂的原因与煎膏剂所含总糖量和转化糖量有关，一般控制总糖含量在 85%以下为宜。糖的转化程度并非愈高愈好，以等量的葡萄糖和果糖作为转化糖的糖液，转化率在 10%～35%范围内，有蔗糖晶体析出；转化率在 60%～90%范围内，显微镜或肉眼可见葡萄糖晶体；而转化率在 40%～50%时未检出有蔗糖和葡萄糖结晶。蔗糖在酸性或高温条件下转化时，果糖的损失较葡萄糖大，为防止在收膏时蔗糖的进一步转化和果糖的损失，应尽量缩短加热时间，降低加热温度，还可适当调高 pH。此外，有采用在转化糖液中加入饴糖或用高果糖浆代替转化糖液生产煎膏剂的做法。上述方法有待进一步在煎膏剂生产实践中验证。

如果煎膏剂已出现大量结晶，可将下面层析出的糖分离出来，经重新溶解后再与煎膏相混匀。

四、举例

养阴清肺膏

【处方】 地黄 100 g 麦冬 60 g 玄参 80 g 川贝母 40 g 白芍 40 g 牡丹皮 40 g 薄荷 25 g 甘草 20 g

【制法】 以上八味，川贝母用渗漉法，以 70%乙醇作溶剂，浸渍 18 h 后，以 1～3 ml/min 的速度缓缓渗漉，待可溶性成分完全漉出，收集渗漉液，回收乙醇；牡丹皮与薄荷分别用水蒸气蒸馏，收集蒸馏液，分取挥发性成分，另器保存；药渣与其余地黄等五味加水煎煮两次，每次 2 h，合并煎液，静置，滤过，滤液与川贝提取液合并，浓缩至适量，加炼蜜 500 g，混匀，滤过，滤液浓缩至规定的相对密度，放冷，加入上述牡丹皮等挥发性成分，混匀，即得。

【功能与主治】 养阴润肺，清肺利咽。用于阴虚肺燥，咽喉干痛，干咳少痰，或痰中带血。

【用法与用量】 口服，一次 10～20 ml，一日 2～3 次。

注：本品为棕黑色稠厚的半流体；有薄荷及牡丹皮的香气，味甜，有清凉感。相对密度应不低于 1.37。TLC 鉴别牡丹皮、白芍。

第六节 酒剂与酊剂

一、概述

(一) 酒剂

酒剂又名药酒，系指药材用蒸馏酒提取制成的澄清液体制剂。酒剂多供内服，加糖或蜂蜜矫味和着色。

我国最早的医药典籍《黄帝内经》中有《汤液醪醴论篇》，专论了汤液醪醴的制法和作用等内容。"醪醴"就是指治病的药酒。由此可见,药酒历史悠久,是一种传统的剂型。

酒甘辛大热,能通血脉,行药势,散寒,含微量酯类、酸类、醛类等成分,气味醇香特异,是一种良好的提取溶剂,药材的多种成分皆易溶解于白酒中,酒剂适用于治疗风寒湿痹,有祛风活血、散瘀止痛的功效,但儿童、孕妇、心脏病及高血压患者不宜服用。

酒剂应密封,置阴凉处贮藏。在贮藏期间允许有少量轻摇易散的沉淀。

(二)酊剂

酊剂系指药材用规定浓度的乙醇提取或溶解而制成的澄清液体药剂,也可用流浸膏稀释制成。酊剂多数供内服,少数供外用。除另有规定外,含有毒性药品的酊剂,每 100 ml 应相当于原药材 10 g,其有效成分明确者,应根据半成品的有效成分含量加以调整,使符合该酊剂的规定标准;其他药物的酊剂,一般每 100 ml 相当于原药材 20 g。

酊剂应置遮光容器内密封,在阴凉处贮藏;久置产生沉淀时,在乙醇和有效成分含量符合该药品有关质量标准规定的情况下,可滤过除去沉淀。

二、 制备方法

(一)酒剂的制备方法

酒剂可用浸渍法、渗漉法或回流法等提取方法制备,所用蒸馏酒的浓度和用量、浸渍温度和时间、渗漉速度以及成品含醇量等,均因品种而异。

1. *冷浸法* 将药材加工炮制后,置瓷坛或其他适宜容器中,加规定量白酒,密闭浸渍,每日搅拌 1～2 次,1 星期后,每周搅拌 1 次;共浸渍 30 d,取上清液,压榨药渣,榨出液与上清液合并,加适量糖或蜂蜜,搅拌溶解,密封,静置至少 14 d 以上,滤过,灌装即得。如人参天麻药酒。

2. *热浸法* 是一种传统的药酒制备方法。系将药材切碎或粉碎后,置于有盖容器中,加入处方规定量的白酒,用水浴或蒸汽加热,待酒微沸后,立即取下,倾入另一有盖容器中,浸泡 30 d 以上,每日搅拌 1～2 次,滤过,压榨药渣,榨出液与滤液合并,加入糖或炼蜜,搅拌溶解,静置数天,滤过,即得,如枸杞药酒。

3. *渗漉法* 以蒸馏酒为溶剂,按第六章第二节"渗漉法"操作,收集渗漉液。若处方中需加糖或炼蜜矫味者,可加于渗漉完毕的药液中,摇匀密闭,静置适当时间,滤过,即得。如蕲蛇药酒等。

4. *回流热浸法* 以蒸馏酒为溶剂,按第六章第二节"回流热浸法"操作,连续操作 2～3 次,合并回流液,加入蔗糖或炼蜜,搅拌溶解后,密闭静置一定时间,滤过,分装,即得。如参茸多鞭酒等。

(二)酊剂的制备方法

酊剂除可用浸渍法、渗漉法、回流法等浸提方法制备外,还可用溶解法和稀释法制备。

1. *溶解法* 将处方中药物直接加入规定浓度的乙醇溶解至需要量,即得。此法适用于中药有效部位或提纯品酊剂的制备。如复方樟脑酊等。

2. *稀释法* 以药物的流浸膏或浸膏为原料,加入规定浓度的乙醇稀释至需要量,混合后,静置至澄清,虹吸上清液,残渣滤过,合并上清液及滤液,即得。如远志酊等。

3. *浸渍法* 以规定浓度的乙醇为溶剂,按第六章第二节"冷浸渍法"操作,收集渗漉液,静置 24 h,滤过,自滤器上添加浸渍时所用乙醇至规定量,即得。

4. 渗漉法 此法是制备酊剂较常用的方法。在多数情况下，收集渗漉液达到酊剂全量的3/4，停止渗漉，压榨药渣，压榨液与滤液合并，添加适量溶剂至所需量，静置一定时间，分取上清液，下层液滤过，合并上清液与滤过液，即得。若原料为毒性药物时，收集渗漉液后应测定其有效成分的含量，再加适量溶剂使符合规定的含量标准。如十滴水等。

三、 质量检查

(一) 酒剂的质量检查

酒剂生产所用的蒸馏酒应符合卫生部关于蒸馏酒质量标准的规定；内服酒剂以谷类酒为原料；酒剂应澄清，但在贮藏期间允许有少量轻摇易散的沉淀；甲醇、乙醇、总固体的含量依照《中国药典》附录测定，应符合该品种项下的各项有关规定。

按照《中国药典》附录微生物限度检查法检查，细菌数每1 ml不得超过500个。霉菌和酵母菌数每1 ml不得超过100个，大肠埃希菌每1 ml不得检出。

酒剂的总固体含量测定有2种方法。

1. 测定含糖、蜂蜜的酒剂 精密量取供试品上清液50 ml，置蒸发皿中，水浴上蒸至稠膏状，除另有规定外，加无水乙醇搅拌提取4次，每次10 ml，滤过，合并滤液，置已干燥至恒重的蒸发皿中，蒸至近干，精密加入硅藻土1 g(经105℃干燥3 h，移置干燥器中冷却30 min)，搅匀，105℃干燥3 h，移置干燥器中，冷却30 min，迅速精密称定重量，扣除加入的硅藻土量，遗留残渣应符合该品种项下的有关规定。

2. 测定不含糖、蜂蜜的酒剂 精密量取供试品上清液50 ml，置已干燥至恒重的蒸发皿中，水浴上蒸干，在105℃干燥3 h，移置干燥器中，冷却30 min，迅速精密称定重量，遗留残渣应符合该品种项下的有关规定。

(二) 酊剂的质量检查

酊剂应有含量标准和测定方法，以确保其质量。对于已知药材有效成分的和毒性药品的酊剂，应按《中国药典》或有关标准规定进行含量测定；但对药材有效成分尚不清楚，《中国药典》或有关标准未作含量规定的酊剂，应按规定的原料质量要求及用量、溶剂、制法、含醇量、含药物浓度等严格控制。此外，生产上尚可拟定一些物理性的数据，如不挥发残渣、相对密度等，借以控制产品的质量。

酊剂应为澄清液体。久贮后如产生沉淀，先测定乙醇含量，并调整至规定浓度，若仍有沉淀，可将沉淀滤除，再测定有效成分，并调整至规定浓度。

药典对各种酊剂含乙醇量均有规定，应照乙醇量《中国药典》附录测定。

四、 举例

1. 三两半药酒

【处方】 当归100 g 炙黄芪100 g 牛膝100 g 防风50 g

【制法】 以上四味，粉碎成粗粉，照渗漉法用白酒2 400 ml与黄酒8 000 ml的混合液作溶剂，浸渍48 h后，缓缓渗漉，在漉液中加入840 g蔗糖搅拌溶解后，静置，滤过，即得。

【功能与主治】 益气活血，祛风通络。用于气血不和，感受风寒湿所致的痹病。症见四肢疼痛，筋脉拘挛。

【用法与用量】 口服，一次30～60 ml，一日3次。

【注意】 高血压患者慎服，孕妇忌服。

注：本品为棕黄色的澄清液体；气香，味微甜，微辛。TLC鉴别当归、牛膝。乙醇量应为20%～25%。

2. 十滴水

【**处方**】 樟脑 25 g 干姜 25 g 大黄 20 g 小茴香 10 g 肉桂 10 g 辣椒 5 g 桉油 12.5 ml

【**制法**】 以上七味，除樟脑和桉油外，其余干姜等五味混合粉碎成粗粉，照渗漉法用 70%乙醇作溶剂，浸渍 24 h 后，进行渗漉，收集渗漉液约 750 ml，加入樟脑及桉油，搅拌，使完全溶解，再继续收集漉液，使成 1 000 ml，搅匀，即得。

【**功能与主治**】 健胃，驱风。用于因中暑引起的头晕，恶心，腹痛，胃肠不适。

【**用法与用量**】 口服，一次 2～5 ml，儿童酌减。

【**注意**】 孕妇忌服。

注：1. 本品为棕红色至棕褐色的澄清液体，气芳香，味辛辣。TCL 鉴别大黄。

2. 乙醇量：应为 60%～70%。

3. 总固体：每 10 ml 不得少于 1.2 g。

4. 相对密度：应为 0.87～0.92。

第七节 流浸膏剂与浸膏剂

一、 概述

流浸膏剂或浸膏剂系指药材用适宜的溶剂提取，蒸去部分或全部溶剂，调整至规定浓度而制成的制剂。除另有规定外，流浸膏剂每 1 ml 相当于原药材 1 g；浸膏剂每 1 g 相当于原药材 2～5 g。含有生物碱或有效成分明确的流浸膏剂、浸膏剂，皆需经过含量测定后，用溶剂或稀释剂调整至规定的规格标准。稠浸膏可用甘油、液状葡萄糖调整含量；干浸膏可用淀粉、乳糖、蔗糖、氧化镁、磷酸钙、药渣细粉等调整含量。

流浸膏一般至少含 20%以上的乙醇，以水为溶剂的流浸膏，其成品中通常需要加 20%～25%的乙醇作防腐剂，以利贮存。浸膏剂不含或含极少量溶剂，有效成分较稳定，可久贮。

流浸膏剂与浸膏剂除极少数品种可直接供临床应用外，大多作为配制其他制剂的原料。流浸膏一般多用于配制酊剂、合剂、糖浆剂等；浸膏剂一般多用于配制片剂、散剂、胶囊剂、颗粒剂、丸剂。

二、 制备方法

(一) 流浸膏剂的制备方法

除另有规定外，流浸膏剂多用渗漉法制备，其制备工艺流程为：

浸渍→渗漉→浓缩→调整含量→成品。

渗漉时应先收集药材量 85%的初漉液，另器保存；续漉液低温浓缩成稠浸膏状与初漉液合并，搅匀。若有效成分已明确者，需作含量测定及含乙醇量测定，然后按测定结果将浸出浓缩液加适量溶剂稀释，或低温浓缩使其符合规定标准，静置 24 h 以上，滤过，即得。

制备流浸膏时所用溶剂量一般为药材的 4～8 倍。若原料中含有油脂者应先脱脂，再进行浸提。

若渗漉溶剂为水，且有效成分又耐热者，可不必收集初漉液，将全部漉液常压或减压浓缩后，加适量乙醇作防腐剂。

此外，某些以水为溶剂的中药流浸膏，也可用煎煮法制备，如益母草流浸膏、贝母花流浸膏等；也有的是用浸膏按溶解法制成的，如甘草流浸膏等。

（二）浸膏剂的制备方法

浸膏剂的制备方法，一般多采用渗漉法、煎煮法，有的也采用回流法或浸渍法。在设计生产时，应根据具体设备条件和品种，选用浸出率高、耗能少、成本低、质量佳的方法。

干浸膏制备过程，可将浸膏摊铺在涂油或撒布一层药粉的烘盘内，在80℃以下干燥，制成薄片状物，也可在浸膏中掺入适量原药细粉或药渣粉、淀粉稀释后再干燥。采用喷雾干燥法制备干浸膏粉，既能缩短时间，又能防止药物的分解或失效。

三、质量要求

（一）流浸膏剂的质量要求

流浸膏剂应符合各该制剂含药量规定；成品中至少含20%以上的乙醇；应装于棕色避光容器内，贮存过程中，若产生沉淀分层现象，可按下列方法处理：

(1) 可以滤过或倾泻除去沉淀，测定含量，适当调整后，使符合规定标准，仍可使用。

(2) 乙醇含量应符合规定限度。如果发生沉淀的原因是由于乙醇含量降低引起的，应先调整乙醇含量，然后再按上述处理沉淀方法处理。

（二）浸膏剂的质量要求

浸膏剂应符合各该制剂含药量规定；应在避光容器中密闭贮藏，特别是干浸膏剂极易吸湿，更应密闭，置阴凉处保存。

四、举例

1. 当归流浸膏

【处方】 当归(粗粉)1 000 g　70%乙醇适量

【制法】 取当归按渗漉法，用70%乙醇作溶剂，浸渍48 h，缓缓渗漉，收集初漉液850 ml，另器保存；继续渗漉，至漉液无色或微黄色为止。收集续漉液，在60℃以下浓缩至稠膏状，加入初漉液850 ml，混匀，用70%乙醇稀释至1 000 ml，静置数日，滤过，即得。

【功能与主治】 养血调经。用于血虚血瘀所致的月经不调，痛经。

【用法与用量】 口服，一次3～5 ml，一日9～15 ml。

注：1. 本品为棕褐色的液体；气特异，味先微甜后转苦麻。

2. 乙醇量：应为45%～50%。

3. 总固体：每10 ml不得少于3.6 g。

2. 刺五加浸膏

【处方】 刺五加(粗粉)1 000 g　75%乙醇适量

【制法】 取刺五加粗粉，加水煎煮2次，每次3 h，合并煎液，滤过，滤液浓缩成浸膏50 g；或加75%乙醇，回流提取12 h，滤过，滤液回收乙醇，浓缩成浸膏40 g，即得。

【功能与主治】 益气健脾，补肾安神。用于脾肾阳虚，体虚乏力，食欲不振，腰膝酸痛，失眠多梦。

【用法与用量】 口服，一次0.30～0.45 g，一日3次。

注：1. 本品为黑褐色的稠膏状物；气香，味微苦、涩。TLC鉴别刺五加。

2. 浸出物：水浸膏不得少于40.0%；醇浸膏不得少于60.0%。

3. 水分：水浸膏不得过30.0%；醇浸膏不得过20.0%。

4. 灰分：不得过6.0%。

5. 刺五加含苷类和黄酮类有效成分，采用水煎煮提取时，长时间煎煮和加热浓缩对其成分的稳定性有影响。用回流提取工艺，保持乙醇浓度不变，不仅能保证醇浸膏中总有效成分的含量，而且控制了油脂、树脂的含量，可以解决刺五加片剂松片、透油及崩解迟缓问题。

第八节 茶 剂

一、 概述

茶剂系指药材或药材提取物(液)与茶叶或其他辅料混合制成的内服制剂，可分为块状茶剂、袋装茶剂和煎煮茶剂。

茶剂是一种传统的剂型，近代在制备方法和包装材料上有所改进和提高。传统的茶剂多应用于治疗食积停滞、感冒咳嗽等症，如午时茶、神曲茶、六和茶、消滞茶、利胆茶等。近年来新研制的茶剂多为袋装茶，药茶装入耐温的滤纸袋中，其外再加塑料袋封严。用时以沸水冲泡，可避免药茶漂浮，故习称“袋泡茶”。其体积小，利于贮藏，便于携带，使用方便，适用于体质较轻，质地疏松，有效成分易于浸出的药材，特别对于含挥发性成分的药材，能较多地保留药效，多供内服，亦有外用者。

茶剂质量优劣的关键在于药物的溶出度和溶出速率。因此，药材颗粒粒径，烘烤温度、时间及成品含水量等因素的选择至关重要。不同的药材及不同的处方性质各异，制成茶剂的工艺亦各有不同，并非所有方剂皆可制成茶剂。

二、 制备方法

茶剂根据其外观形态和使用方法的不同可分为茶块、袋装茶、煎煮茶3种类型。其制备方法大同小异。

1. 茶块　系指将处方中的药物粉碎成粗末、碎片，以面粉糊做黏合剂；也可将部分药材提取制成稠膏作黏合剂，与其余药物粗末混匀，制成适宜的软材或颗粒，以模具或压茶机压制成一定形状，低温干燥，即得。

2. 袋装茶　一般可分为全生药型和半生药型两种袋装茶。全生药型系将方中药材(或含茶叶)粉碎成粗末，经干燥、灭菌后，分装入滤袋中即得。半生药型系将部分药材粉碎成粗末，部分药材(或含茶叶)煎汁，浓缩成浸膏后吸收到药材粗末中，经干燥、灭菌后，分装入滤袋中即得。

3. 煎煮茶　一般系将方中药材加工制成片、块、段、丝或粗末，分装入袋(包)，供煎煮后取汁当茶饮。

茶剂生产中，若以部分药材吸取药液的茶剂，药液喷洒要均匀，若混合药材粗末、片、块、段、丝等的茶剂要混合均匀。除另有规定外，茶剂应在80℃以下进行干燥，含挥发性成分较多的应在60℃以下进行干燥,不宜加温干燥的应阴干或用其他适宜方法干燥。茶剂应密闭贮藏;含挥发性、易吸潮药物的茶剂应密封贮藏,防止发霉变质。

三、质量检查

茶剂除了茶叶和茶袋应符合饮用茶有关标准的要求外,还有以下几个方面的质量要求。

1. **外观性状** 应洁净,色泽一致,气清香,味纯正。袋装茶颗粒粒径可确定为过一号~四号筛(14~60目筛)之间。

2. **水分** 除另有规定外,各种茶剂的含水量另有规定。

3. **定性与定量** 应有制剂组分的定性检查。可用显微镜检查、TLC检查、化学鉴别检查等。

含挥发性成分的茶剂,应对药材中挥发油的含量和水浸液中挥发性成分的浸出量作含量测定或定性检查。通常采用"减量法"测定浸出量,即浸出前样品经恒重处理,浸出后将样品与未经浸出的(空白对照)样品,置于同一恒温箱中,以105℃干燥3 h,称重,用样品失重率减去空白失重率,即得该茶剂的浸出率。

4. **装量差异** 取茶剂10份,除去包装,分别称定重量,每块(袋、包)内容物重量与标示量比较,装量差异限度应符合表7-1规定。超出装量差异限度的不得多于2块(袋、包),并不得有1块超出装量差异限度1倍。

表7-1 茶剂装量差异限度

每块(袋、包)的标示量	重量差异限度	每块(袋、包)的标示量	重量差异限度
2.0 g或2.0 g以下	±15%	10 g以上至20 g	±6%
2.0 g以上至5.0 g	±12%	20 g以上至40 g	±5%
5.0 g以上至10 g	±10%	40 g以上	±4%

四、举例

小儿感冒茶

【处方】 广藿香75 g 菊花75 g 连翘75 g 大青叶125 g 板蓝根75 g 地黄75 g 地骨皮75 g 白薇75 g 薄荷50 g 石膏125 g

【制法】 以上十味,取石膏25 g、板蓝根粉碎成细粉,菊花、大青叶、地黄、白薇、地骨皮、石膏100 g加水煎煮二次,第一次3 h,第二次1 h,合并煎液、滤过;广藿香、薄荷、连翘提取挥发油,其水溶液滤过,滤液与上述药液合并,浓缩至相对密度为1.30~1.35(50℃)的清膏;取清膏1份、蔗糖粉2分、糊精1份,与上述细粉混匀,制成颗粒,干燥,加入挥发油,混匀,压块,即得。

【功能与主治】 疏风解表,清热解毒。用于小儿风热感冒,症见发热重、头胀痛、咳嗽痰黏、咽喉肿痛;流感见上述证候者。

【用法与用量】 开水冲服,一岁以内一次6 g,一岁至三岁一次6~12 g,三岁至七岁一次12~18 g,八岁至十二岁一次24 g,一日2次。

注:本品为浅棕色的块状茶剂;味甜、微苦。TLC鉴别大青叶。

第八章

液体药剂

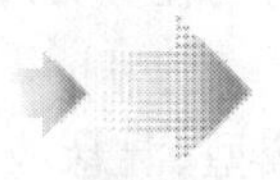

导学

1. 掌握液体药剂的含义、分类、应用特点；表面活性剂的基本性质；药剂中提高药物溶解度的方法；真溶液型药剂、胶体溶液型药剂、乳浊液型药剂、混悬液型药剂的特点及其制法。

2. 熟悉溶解、增溶、助溶、潜溶、乳化、混悬的概念；增溶机制；胶体溶液的稳定性及其影响因素；乳剂形成理论及其稳定性；乳化剂的选用；混悬剂的稳定性；真溶液、胶体溶液、乳浊液、混悬液的质量评定。

3. 了解按给药途径分类的各种液体剂型的概念及特点；液体药剂的色、香、味及包装贮存方法。

第一节 概 述

一、含义

液体药剂指呈固体、液体或气体形态的药物，在一定条件下分别以颗粒、液滴、胶粒、分子或离子状态分散于液体介质(溶剂)中制成的供内服或外用的液态剂型。如分散相以分子或离子状态分散于液体分散介质中的体系称为溶液(真溶液)，其中溶质分子量小的体系称为低分子溶液；溶质分子量大的(如蛋白质类)体系则称为高分子溶液。胶体溶液除了高分子溶液以外，还包括溶胶，它由多分子聚集体作为分散相的质点，分散在液体介质中。如果以固体颗粒或液滴分散于液体介质中，颗粒或液滴与液体介质之间有相界面，前者称为混悬液，后者称为乳浊液。

液体药剂中的分散介质统称为分散媒，被分散的药物称为内相或分散相。其中溶液型和胶体溶液型药剂的分散媒亦称为溶剂；乳浊液型药剂的分散媒又称为外相或连续相。

二、特点

液体药剂是目前临床上广泛使用的一类制剂，具有以下优点：① 比相应的固体制剂的分散度大,吸收快,作用迅速。② 易控制浓度以减少对胃肠道的刺激性。③ 便于分剂量,易于服用,尤其适用于婴幼儿和老年患者。④ 给药途径广泛,流动性大,能深入腔道,可供内服或外用,如外用于皮肤、黏膜和人体腔道等。⑤ 某些固体药物制成液体制剂后,可提高原有剂型的生物利用度。

液体药剂也存在一些缺点:① 药物分散度大,易引起药物的化学降解,使得药效降低。② 非均相液体药剂,药物分散度大,具有较大的界面能,其物理稳定性差。③ 水性液体制剂容易霉变,需加入防腐剂,而非水性溶剂具有一定不良的药理作用。④ 液体药剂携带、运输、贮存不方便。

三、 分类

1. 按分散体系分类 液体药剂的分散相可以是固体、液体或气体药物。药物在一定条件下分别以颗粒、液滴、胶粒、分子、离子或其混合形式存在于分散介质中。

根据分散相粒子大小及分散情况的不同,将液体药剂分为溶液型、胶体溶液型、混悬液型、乳浊液型四类。分散体系的分类见表 8-1。

表 8-1 分散体系的分类

液体类型		粒径(nm)	特征
均相液体制剂	低分子溶液剂 高分子溶液剂	<1	分子或离子分散,为澄明液体,体系稳定,溶解法制备
非均相液体制剂	溶胶剂	1~100	胶态分散形成多相体系,有聚结不稳定性,胶溶法制备
	混悬剂	>500	固态微粒分散形成多相体系,聚结、重力不稳定性,分散法、凝聚法制备
	乳剂	>100	液体微粒分散形成多相体系,聚结、重力不稳定性,分散法制备

2. 按给药途径分类

(1) 内服液体制剂:合剂、糖浆剂、乳剂、混悬剂、滴剂。

(2) 外用液体制剂:皮肤用液体制剂(洗剂、搽剂);五官科用液体制剂(洗耳剂、滴耳剂、洗鼻剂、滴鼻剂、含漱剂、滴牙剂、涂剂);直肠、阴道、尿道用液体制剂(灌肠剂、灌洗剂)。

四、 质量要求

通常,均相液体药剂外观应澄明;非均相液体制剂药物粒子应分散均匀;口服液体制剂应外观良好,口感适宜,外用液体制剂应无刺激性;液体制剂剂量应准确;液体制剂应有一定的防腐能力;包装应便于患者用药和携带。更重要的是,根据实际情况,不同的液体药剂又有不同的质量要求,常用液体药剂的质量在生产、贮藏期间均应符合下列有关规定。

(一) 口服溶液剂、混悬剂、乳剂、滴剂

(1) 溶液型液体药剂应澄明,乳浊液型和混悬型液体药剂应保持分散相粒径小而均匀,且在振摇时易于分散均匀。

(2) 分散介质优先选择水,其次是稀乙醇或乙醇,最后再考虑其他毒性较小的有机分散介质。

(3) 口服溶液剂、混悬剂、乳剂可加入适宜的附加剂,如防腐剂、矫味剂等,其种类与用量应不影响产品的稳定性,并注意避免对检验产生干扰。

(4) 口服溶液剂、混悬剂、乳剂不得有发霉、酸败、变色、异臭、异物、产生气体或其他变质

现象。

(5) 口服混悬剂中的混悬物应分散均匀,如有沉淀物经振摇应易再次分散,并应检查沉降体积比,在标签上应注明"服前摇匀"。为安全起见,毒、剧药不应制成口服混悬液。

(6) 不同类型的滴剂应分别符合口服溶液剂、混悬剂、乳剂的有关规定,包装内均应附有滴管和吸球。

(二) 滴鼻剂

滴鼻剂一般应在半无菌环境下配制,各种配制器具均需用适当方法清洗干净,必要时进行灭菌。滴鼻剂应无刺激性,对鼻黏膜及其纤毛的功能不应产生副作用。多剂量包装,除另有规定外,每瓶应不超过 10 ml。

(三) 滴耳剂

滴耳剂的辅料不应降低制剂的药效,应无毒性或局部刺激性。用于耳部伤口,尤其耳膜穿孔或手术前的滴耳剂,应灭菌,并不得加抑菌剂,且密封于单剂量容器中。滴耳剂如为混悬液,其颗粒应易于摇匀并有足够稳定性,其最大颗粒不得超过 50 μm。滴耳剂的容器应无毒并清洗干净,不应与药物或辅料发生理化作用,容器的壁要有一定的厚度且均匀。

(四) 洗剂

涂敷用洗剂中可含有助悬剂,其目的是在用于皮肤时有利于形成一层保护膜,所用的辅料不应降低制剂的药效,应无毒性或局部刺激性。洗剂的容器应无毒并清洗干净,不应与药物或辅料发生理化作用,容器的壁要有一定的厚度且均匀。除另有规定外,应密闭贮存。

(五) 搽剂

由于搽剂中所含药物某些成分被表皮所吸收,因此使用时须加在绒布或其他柔软物料上,轻轻涂抹患处,所用的绒布或其他柔软物料须洁净,不得引入污染物及病原微生物。搽剂的容器应洁净并进行灭菌,且须与内服制剂有显著的区别,容器外应贴"不可内服"的标签。搽剂常用的分散剂有水、乙醇、液状石蜡、甘油或植物油等。搽剂应无酸败、异臭、变色等现象,必要时可加适量防腐剂或抗氧剂。

五、 常用溶剂

溶剂应该具备化学性质稳定、毒性小、成本低、无臭味且具防腐性、不影响主药的药效及其含量测定等特点。然而,能够同时符合这些条件的溶剂却很少,因此根据药物的性质与用途等因素来选择溶剂。

1. 水与乙醇　水的极性大,溶解范围广,作为溶剂价格低廉且易获得。药材中的生物碱盐类、苷类、苦味质、有机酸盐、鞣质、蛋白质、糖、树胶、色素、多糖类(果胶、黏液质、菊糖、淀粉等),以及酶和少量的挥发油都能被水浸出。其缺点是浸出范围广,选择性差,容易浸出大量无效成分,给制剂滤过带来困难,制剂色泽欠佳、易于霉变,不易贮存,而且也能引起某些有效成分发生化学变化。

乙醇为半极性溶剂,溶解性能介于极性与非极性溶剂之间。可以溶解水溶性的某些成分,如生物碱及其盐类、苷类、糖、苦味质等;又能溶解非极性溶剂所能溶解的一些成分,如树脂、挥发油、内酯、芳烃类化合物等,少量脂肪也可被乙醇溶解。乙醇能与水以任意比例混溶,可经常利用不同浓度的乙醇有选择性地浸提药材有效成分。一般乙醇含量在 90%以上时,适于浸提挥发油、有机酸、树脂、叶绿素等；乙醇含量在50%～70%时，适于浸提生物碱、苷类等；乙醇含量在50%以下时，适于浸提苦味质、蒽醌类化合物等；乙醇含量大于40%时，能延缓许多药物，如酯类、苷类等成分的水解，增加制剂的稳定性；乙醇含量达20%以上时具有防腐作用。

乙醇的比热小，沸点78.2℃，气化潜热比水小，故蒸发浓缩等工艺过程耗用的热量较水少。但乙醇具挥发性、易燃性，生产中应注意安全防护。此外，乙醇还具有一定的药理作用，价格较贵，故使用时乙醇的浓度以能浸出有效成分、稳定制备过程为确定目标。

2. **甘油** 本品为黏稠性液体，味甜(甜度为蔗糖的60%)，毒性小，能与水、乙醇、丙二醇混溶，但不能与三氯甲烷、乙醚及脂肪油混溶。有些药物如酚、硼酸、鞣酸在甘油中的溶解度比在水中的大。甘油的吸水性很强，其无水物对皮肤有脱水作用和刺激性，与水相比甘油的黏滞度较大而化学活性较小，且有防腐作用，故常将一些外用药物制成甘油剂。在内服溶液中含甘油达12%(*W*/*V*)以上时，不仅使制剂有甜味，且能防止鞣质的析出。

3. **丙二醇** 本品的性质与甘油相似，但黏度较小，能与水、乙醇混溶而不与脂肪油相混溶，但能溶解于乙醚或三氯甲烷中。丙二醇的刺激性与毒性均较小，能溶解多种有机药物，在液体药剂中可代替甘油。丙二醇与水等量混合液能延缓某些药物的水解，增加其稳定性。

4. **脂肪油** 《中国药典》2005年版收载有茶油、麻油。液体药剂中也常用花生油、豆油、棉籽油及玉米油等。脂肪油为常用的一类非极性溶剂，能溶解生物碱、挥发油及许多芳香族化合物，多用于外用制剂，如洗剂、擦剂、滴鼻剂等。

5. **液状石蜡** 本品为无色透明油状液体，无味，加热后有石油臭，在水或乙醇中均不溶，在醚、三氯甲烷或挥发油中能溶解，与多数脂肪油能任意混合。液体石蜡有轻质和重质两种，前者密度0.818～0.880 g/ml，40℃时黏度3.35 cPa·s，多用于外用液体药剂，后者密度0.845～0.905 g/ml，黏度3.45 cPa·s以上，多用于软膏剂、糊剂中。

6. **二甲基亚砜** 本品为澄明液体，密度1.1 g/ml，能与水、乙醇、丙酮相混溶。本品溶解范围广，能溶解多种水溶性或脂溶性药物，以及某些难溶于水、甘油、乙醇、丙二醇的药物。由于其具有强吸湿性，可大大提高角质层的水合作用，能将角质层的可溶性成分浸出形成沟隙而有利于药物的穿透；还可引起蛋白结构可逆的构型变化，使组织膨胀疏松，是一种常用的穿透促进剂。主要用于皮肤科药剂中。

第二节 真溶液型药剂

一、 提高药物溶解度的方法与原理

(一) 药物的溶解度与提高溶解度的意义

1. **溶解度** 药物的溶解度是指在一定温度和压力下的饱和真溶液中的药物浓度，称为某药物在某溶剂中的溶解度。溶解度可以用多种方式表示。《中国药典》规定，对药品的近似溶解度以下列名词表示：

极易溶解：系指溶质1 g(ml)能在溶剂不到1 ml中溶解；

易溶：系指溶质1 g(ml)能在溶剂1～不到10 ml中溶解；

溶解：系指溶质1 g(ml)能在溶剂10～不到30 ml中溶解；

略溶：系指溶质1 g(ml)能在溶剂30～不到100 ml中溶解；

微溶：系指溶质1 g(ml)能在溶剂100～不到1 000 ml中溶解；

极微溶解：系指溶质1 g(ml)能在溶剂1 000～不到10 000 ml中溶解；

几乎不溶或不溶：系指溶质1 g(ml)在溶剂10 000 ml中不能完全溶解。

2. *提高药物溶解度的意义* 中药中不少成分，如丹参酮ⅡA、大黄素、喜树碱、桉叶油、鱼腥草素等，在水中的溶解度远远低于治疗作用所需浓度，因此，增加难溶性药物的溶解度满足治疗需要，是中药制剂的重要问题。增加药物溶解度可通过增溶、助溶、制成盐类、应用混合溶剂及改变部分化学结构等方法达到目的。

药物疗效除受溶解度的影响外，与药物在单位时间内的溶解量即溶出速度亦有关系，尤其对难溶性固体药物，其显效的快慢基本上取决于药物的溶出速度，因此，可通过固体分散法等使药物的粒子变小，比表面积增加，从而加快溶出速度，提高药物的疗效。

（二）增溶作用

当表面活性剂形成胶束后，能增大某些难溶性药物在水中的溶解度并形成澄清溶液的过程称为增溶(Solubilization)，具有增溶能力的表面活性剂称为增溶剂(Solubilizers)，被增溶的物质称为增溶质(Solubilizates)，每克增溶剂能增溶药物的克数称为增溶量。表面活性剂在水中形成胶束，增溶质根据其化学结构不同，以不同的方式进入胶束中，从而使难溶性药物在水中的溶解度增大，即增溶作用发生在表面活性剂胶束形成的溶液中。

1. *胶束与临界胶束浓度* 当表面活性剂的浓度在水溶液界面上达到饱和时，继续加入表面活性剂，其分子开始转入溶液内部，由于表面活性剂分子疏水部分与水的亲合力小于分子疏水部分之间的吸引力，因此其分子的疏水部分相互吸引、缔合在一起，形成疏水部分向内、亲水部分向外、在水中稳定分散、大小在胶体粒径范围内。表面活性剂分子缔合在一起形成的这种粒子，称为胶团或胶束(Micelles)。在一定温度和浓度的范围内的缔合粒子，表面活性剂胶束有一定的分子缔合数，不同表面活性剂胶束的分子缔合数各不相同。表面活性剂分子缔合形成胶束的最低浓度称为临界胶束浓度(Critical Micelle Concentration，CMC)。

不同表面活性剂有不同的CMC，它与物质的结构、组成有关。不同类型的表面活性剂所形成的胶束形状也不同，对于离子型表面活性剂，在一定浓度范围内，胶束呈球形结构，其碳氢链无序缠绕构成内核，具非极性液态性质；当浓度继续增大时，胶束为棒状；浓度再增大，胶束呈棒状胶束的六边束结构；浓度更大时，则胶束合并成层状或板状结构。在高浓度的表面活性剂水溶液中，如有大量的非极性溶剂存在，则可能形成反向胶束。

如非极性物质(如苯和甲苯)可完全进入胶束油滴中而被增溶；带极性基团的分子，则以其非极性基插入胶束的油液中，极性基则伸入球形胶束外层的聚氧乙烯链中(如水杨酸)；而由于分子两端都有极性基团(如对羟基苯甲酸)，则可完全被球形胶束外缘聚氧乙烯链的偶极所吸引从而得到增溶。

油溶性表面活性剂如钙肥皂、丁二酸二辛基磺酸钠和司盘类，在溶于碳氢化合物、氯化烷烃及其低极性非水溶液中时，形成的胶束与水溶性表面活性剂胶束相反，碳氢链朝外(油相)，而极性基则形成可被水化的内核。

2. *影响增溶的因素* 凡能影响胶束形成的因素都影响增溶剂的增溶效果。

(1) 增溶剂的性质：增溶剂的种类与分子量的差异都会影响增溶效果，同系物的碳链愈长或CMC值越低，其增溶量也愈大。

(2) 增溶质的性质：同系物药物的分子量愈大，增溶量通常愈小。因增溶剂所形成的胶团体积大体是一定的，在增溶剂浓度一定时，而药物的分子量愈大，则摩尔体积也愈大，能溶解药物的量必然愈少。

(3) 增溶剂HLB值的影响：增溶剂HLB值和增溶效果的关系还没有统一规律，目前认为，对强极性或非极性药物而言，非离子型增溶剂的HLB值愈大，其增溶效果愈好，但对极性低的药物，则结果恰好相反。例如吐温类对非极性的维生素A的增溶作用随HLB值增大而变强，但对弱极性的维生素A棕榈酸酯却相反。

(4) 其他因素：如温度、电解质、pH及非电解质等均能影响增溶剂的增溶效果。另外，组分的加入顺序不同也可影响增溶效果，一般应先将增溶剂与增溶质混合，再加水稀释，增溶效果较好；若先将增溶剂与水混合，再逐步加入增溶质，则增溶效果较差。

3. **使用增溶剂注意事项** ① 应注意表面活性剂的毒副作用。② 应注意增溶剂对药物作用的影响。

（三）助溶作用

在一些难溶性药物的水溶液中加入第三种物质时，能增加该药物在水中的溶解度而不降低其活性的现象，称为助溶或助溶性，该第三种物质是低分子化合物时（而不是胶体物质或表面活性剂），称为助溶剂。助溶的机制较为复杂，通常认为是由于形成了可溶性络盐和形成有机分子复合物、缔合物，以及通过复分解而形成可溶性盐等四种类型。例如碘和碘化钾可形成络合物KI_3而使碘的溶解度增加；咖啡因用苯甲酸钠助溶，可形成分子复合物苯甲酸钠咖啡因，溶解度由1∶50增大到1∶1.2；乙酰水杨酸与枸橼酸钠经复分解，可生成溶解度大的乙酰水杨酸钠和枸橼酸等。常用的助溶剂主要有两类，一类是有机酸及其钠盐，如苯甲酸钠、水杨酸钠、对氨基水杨酸钠等；另一类是酰胺化合物，如乌拉坦、尿素、烟酰胺、乙酰胺等。有研究表明，助溶剂的用量，助溶剂的浓度（摩尔浓度）与溶质的溶解度（摩尔浓度）之间呈线性关系。

（四）制成盐类

一些难溶性弱酸、弱碱类药物，可将其制成盐而增加其溶解度。含羧基、磺酰胺基、亚胺基等酸性基团的药物可用碱（氢氧化钠、碳酸氢钠、氢氧化钾、氨水、乙二胺、二乙胺、二乙醇胺等）与其作用生成溶解度较大的盐。含碱性基团的药物一般都可用盐酸、硫酸、硝酸、氢溴酸、枸橼酸、水杨酸、马来酸、酒石酸或醋酸等将其制成盐类来提高溶解度。选用的盐类除考虑到溶解度满足临床要求外，还需考虑到溶液的pH、稳定性、吸湿性、毒性、刺激性及疗效等变化。

（五）应用混合溶剂

某些药物难溶于水，不能制成盐类，或虽能制成盐类但在水中不稳定，这时常采用混合溶剂增加其溶解度，如硝酸纤维素在乙醇或乙醚中均只能略溶，但在一定比例的乙醇-乙醚的混合溶剂中则易溶，这种现象称为潜溶。可认为这是由于两种溶剂对溶质分子作用的部位不同所造成。两种溶剂以一定比例混合使用，形成比单一溶剂更易溶解药物的混合溶剂，称为潜溶剂。常用于组成潜溶剂的有：乙醇、丙二醇、甘油、聚乙二醇300或聚乙二醇400与水组成混合溶剂等。

（六）改变部分化学结构

某些难溶性药物常在其分子结构中引入亲水性基团，可增加它在水中的溶解度。如磺酸基、羧酸基、羟基、氨基以及多元醇或糖基等，例如维生素 K_3 分子中引入—SO_3HNa，则成为维生素 K_3 亚硫酸氢钠，其溶解度显著增加。但要注意，有些药物引入亲水性基团后，水溶性增大，其药理作用也有可能改变。

二、 真溶液型药剂

真溶液型液体药剂系指药物以分子或离子(直径在 1 nm 以下)状态溶解在液体分散介质中，所制成的单相溶液型药剂。供内服或外用。其分散度最大，溶液呈均匀分布状态，澄明并能通过半透膜，服后与机体接触面大，吸收迅速、完全，作用、疗效显效快。此外，液体的均匀性，有利于剂量的灵活增减，有助于分剂量的准确。属于真溶液的剂型有溶液剂、芳香水剂与药露、糖浆剂、甘油剂、醑剂等。

（一）溶液剂

1. **概念与特点** 溶液剂系指药物制成的澄明液体剂型，供内服或外用。常用的溶剂为水、乙醇、脂肪油或水与乙醇等的混合物。

可以以量取代替称取，剂量准确，服用方便；有些药物目前最好的供应方式还只能是溶液剂，有利于贮存和安全；由于其分散度最大，故吸收迅速，起效快；物理稳定性较混悬剂、乳剂和胶体溶液好；主药的化学活性高，但化学稳定性和生物学稳定性较差。

2. **溶液剂的制法** 主要有溶解法、稀释法和化学反应法。

(1) 溶解法：系指将固体药物直接溶于溶剂的制备方法。一般适用于稳定的化学药物，例如碱金属或碱土金属的卤化物，多数有机酸的金属及某些生物碱盐等，此法操作较简便，质量也易控制，因而应用广。

(2) 稀释法：系指将高浓度溶液或易溶性药物的浓贮备液稀释到治疗浓度范围内供临床应用的方法。稀释法操作时，须注意浓溶液的性质和浓度，以及所需稀释液的浓度，例如挥发性与侵蚀性较大的浓氨溶液稀释时的操作要迅速，量取后立即倒入已备好的水中，密封、轻微振动，以免过多的挥散。

(3) 化学反应法：将两种或两种以上的药物，通过化学反应而制成新的药物溶液的制备方法，待化学反应完成后，滤过，自滤器上添加蒸馏水至全量即得。适用于原料药物缺乏或质量不符合要求的情况。

3. **举例**

复方碘溶液

【**处方**】 碘 50 g 碘化钾 100 g 蒸馏水适量 共制成 1 000 ml

【**制法**】 取碘化钾，加蒸馏水 100 ml 溶解后，加碘搅拌使溶解，再加适量的蒸馏水至 1 000 ml 即得。

【**作用与用途**】 调节甲状腺功能，用于甲状腺功能亢进的辅助治疗。外用作黏膜消毒剂。

【**用法与用量**】 口服，一次 1.0～0.5 ml，一日 0.3～0.8 ml。极量，一次 1 ml，一日 3 ml。

注：本品俗称卢戈氏溶液，碘化钾为助溶剂，溶解碘化钾时尽量少用水，以使其浓度大，再加碘才容易形成络合物而溶解。本品内服时可用水稀释 5～10 倍，以减少其对黏膜的刺激性。

（二）芳香水剂与露剂

1. **概念与特点** 芳香水剂系指芳香挥发性药物（多为挥发油）的饱和或近饱和水溶液。水与乙醇的混合溶剂制成的含有大量挥发油的溶液则称为浓芳香水剂。含挥发性成分的药材用水蒸气蒸馏法制得的芳香水剂称为露剂或药露。芳香水剂与露剂应澄明,具有与原药材相同的气味,不得有异臭、沉淀或杂质等。主要用于矫味、矫嗅,有的也有祛痰止咳、平喘和解热镇痛等治疗作用。芳香水剂中挥发性成分多半容易分解或变质,且易霉变,故不宜大量配制和久贮。

2. *芳香水剂与露剂的制法*　本类药剂的制备方法因原料不同而异。纯净的挥发油或挥发性物质可用溶解法和稀释法制备,而含挥发性成分的中药材则多用水蒸气蒸馏法制备。也可制成浓芳香水剂,临用时加以稀释。

(1) 溶解法:A 法:一般取挥发油 2 ml(或挥发性物质细粉 2 g)置大玻瓶中,加蒸馏水 1 000 ml,用力振摇约 15 min 配成饱和溶液后放置,用蒸馏水润湿的滤纸滤过,自滤纸上添加适量蒸馏水至 1 000 ml,即得。

B 法:取挥发油 2 ml(或挥发性物质的细粉 2 g),加精制滑石粉 15 g(或适量滤纸浆),混匀,移至大玻瓶中,加蒸馏水 1 000 ml,振摇约 10 min;用润湿的滤纸滤过。初滤液如显浑浊,应重滤至澄明,再自滤器上添加蒸馏水至 1 000 ml,即得。

滑石粉为分散剂,可增加挥发油或挥发性物质的分散度,以加速其溶解,并可吸附剩余的挥发油或挥发性物质及杂质,以利溶液的澄明。但所用的滑石粉不宜过细,以免滤液浑浊。其他惰性分散剂如磷酸钙等也能应用,但能使溶液呈微碱性,并能与已溶的挥发油起反应而使制品在贮存中变黄色。滤纸浆在吸附杂质方面不够理想。

C 法:用非离子型表面活性剂增溶挥发油而制备芳香水剂。即取表面活性剂如吐温类适量与挥发油混合,加约 1/3 的蒸馏水混合搅拌,最后加至全量。该法制成的芳香水剂,实为增溶的胶体溶液。

(2) 稀释法:取浓芳香水剂 1 份,加蒸馏水若干份稀释而成。

浓芳香水剂除可用增溶法制备外,亦可取挥发油 20 ml,加乙醇 600 ml 溶解后,分次加入蒸馏水使成 1 000 ml,剧烈振摇,再加入滑石粉 50 g 振摇,放置数小时,滤过即得。此法因加入了乙醇,故能久贮不变质,但气味比新鲜配制者稍差。

(3) 水蒸气蒸馏法:取含挥发性成分的中药材适量,洗净,适当粉碎,置蒸馏器中,加适量蒸馏水浸泡一定时间,进行蒸馏或通入蒸气蒸馏,一般约收集药材重量的 6～10 倍馏液,除去过量的挥发性物质或重蒸馏一次。必要时以润湿的滤纸滤过,使成澄明溶液,即得。药露常以此法制备。

3. *举例*

1. 浓薄荷水

【处方】 薄荷油 20 ml　滑石粉 50 g　95%乙醇 600 ml　蒸馏水适量　共制成 1 000 ml

【制法】 先将薄荷油溶于乙醇,以小量分次加入蒸馏水至足量(每次加后用力振摇),再加滑石粉 50 g,振摇,放置数小时,并经常振摇,滤过,自滤器上添加适量蒸馏水至全量,即得。

【作用与用途】 芳香矫味与驱风药。用于胃肠胀气,亦可用于药剂的溶剂。

【用法与用量】 口服,一次 10～15 ml,一日 3 次。

注:本品为薄荷水的 40 倍浓溶液,薄荷油在水中的溶解度为 0.05%(ml/ml),在 90%乙醇中的溶解度为 25%(ml/ml)。滑石粉为分散剂,与挥发油均匀分布于水中,以增加其溶解速度,同时滑石粉还具有吸附的作用,过多的挥发油在滤过时吸附于滑石粉表面而除去,起到助滤作用。所用滑石粉表面不宜太细,否则能通过滤纸,使溶液浑浊。本品临用时再稀释。

2. 金银花露

【处方】 金银花 250 g

【制法】 将金银花拣去杂质，清水冲洗，浸透，进行水蒸气蒸馏，收集馏液 1 000 ml，放冷，滤过，分装，密塞，蜡封，即得。

【功能与主治】 清热解毒。用于感染性疾病及小儿胎毒或疮毒病。

【用法与用量】 口服，一次 60～120 ml，一日 2～5 次。

注：1. 本品为无色澄明或几乎澄明液体，具金银花香气。本品可添加适量防腐剂。

2. 金银花露中含有绿原酸、异绿原酸和芳樟醇等。在残留液中含有绿原酸、黄酮苷(木樨草苷)。

(三) 甘油剂

1. 概念与特点　甘油剂系指药物的甘油溶液。

甘油具有黏稠性、防腐性和吸湿性，对皮肤黏膜有柔润和保护作用，附着于皮肤黏膜能使药物滞留患处而起延效作用。常用于口腔、鼻腔、耳腔与咽喉患处。

甘油对一些药物如碘、酚、硼酸、鞣酸等有较好的溶解能力，制成的溶液也较稳定。鱼石脂(10%)、干燥硫酸镁(45%)常制成甘油剂外用于脓毒性疮疖。

甘油剂的引湿性较大，故应密闭保存。

2. 甘油剂的制法　制备甘油剂常用溶解法与化学反应法。甘油剂的浓度一般都用重量百分比表示。

3. 举例

硼酸甘油

本品一般系以硼酸与甘油为原料制成，含硼酸甘油酯为 47.5%～52.5%(g/g)。

【处方】 硼酸 310 g　甘油加至 1 000 g

【制法】 取甘油 460 g，置已知重量的蒸发皿中，在砂浴上加热至 140～150℃。将硼酸分次加入，随加随搅拌；待硼酸溶解，重量减至 520 g 再加甘油至 1 000 g，趁热倾入干燥容器中。

【功能与主治】 消炎，杀菌。用于慢性中耳炎等。

【用法与用量】 滴耳，一日 2～3 次。

注：1. 本品按化学反应法制备，反应中产生的水应加热除去，在较高温度下搅拌除水，能使反应顺利进行。但加热超过 150℃，甘油则分解成丙烯酸，使产品呈黄色或黄棕色，并具刺激性。

2. 本品吸潮或用水稀释后能析出硼酸，必要时须用甘油稀释。

(四) 醑剂

1. 概念与特点　醑剂系指挥发性药物的浓乙醇溶液。挥发性药物多数为挥发油。凡用以制备芳香水剂的药物一般都可以制成醑剂。挥发性药物在乙醇中的溶解度往往比在水中大，所以醑剂中挥发性药物的浓度比芳香水剂大。醑剂含乙醇量一般为 60%～90%，当醑剂与水性药剂混合时往往会发生浑浊。

醑剂按其用途分为两类，一类为芳香剂，如复方橙皮醑、薄荷醑；另一类用于治疗，如亚硝酸乙酯醑、芳香氨醑等。醑剂应贮于密闭容器中置冷暗处。醑剂常因挥发油的氧化、酯化、聚合等作用而变成黄色或黄棕色，甚至出现黏性树脂物，故不宜长期贮存。

2. 醑剂的制法　醑剂常用溶解法制备，即将挥发性药物直接与乙醇混合，溶解，滤过制成。但也有用蒸馏法制备的，这取决于原料的性状。由于醑剂是高浓度醇溶液，故使用器具宜干燥，滤过的滤纸或滤器宜先用醇润湿以防滤液浑浊。成品应规定含醇量。

3. 举例

芳香氨醑

本品含游离氨以 NH_3 计算应为 1.15%～1.45%(g/ml)；含碳酸铵以 $(NH_4)_2CO_3$ 计算应为 2.76%～3.24%(g/ml)，含乙醇应为 65%～70%。相对密度为 0.885～0.895。

【处方】 碳酸铵 30 g　浓氨溶液 60 ml　枸橼油 5 ml　八角茴香油 3 ml　乙醇(90%)750 ml　蒸馏水加

至1 000 ml

【制法】 取枸橼油、八角茴香油与乙醇同置蒸馏瓶中，加蒸馏水 375 ml 后开始蒸馏，待馏液达 875 ml 后更换接收器继续馏取 55 ml，置 150 ml 具塞玻瓶中，加碳酸铵与浓氨溶液，密塞，置水浴中于 60℃加热，时时振摇溶解，放冷，滤过，滤液缓缓并入初馏液 875 ml 中，添加蒸馏水使成 1 000 ml，摇匀即得。

【功能与主治】 祛痰、驱风剂。用于祛痰驱风，吸入其蒸汽作为反射性中枢兴奋剂。外用中和酸毒。

【用法与用量】 口服，一次 1～2 ml，一日 3～6 ml；外用，涂擦于虫咬处。

注：1. 本品为几乎无色的澄明液，气味芳香，有氨的刺激性。

2. 碳酸铵〔$(NH_4)_2CO_3$〕在固体状态下不稳定，本品所用碳酸铵实为碳酸氢铵(NH_4HCO_3)与氨基甲酸铵(NH_2COONH_4)的混合物。该混合物的组成也不稳定，一般为白色半透明的固体块状物。碳酸氢铵难溶于90%乙醇中，故需置第二次馏出液中，加浓氨溶液，在水浴上加热，使作用变成碳酸铵；而氨基甲酸铵亦在加热时与水作用而成碳酸铵，则能全部溶解于醇。

3. 质量较差的枸橼油与八角茴香油往往含有少量树脂性杂质，乙醇也常含醛类(如糠醛)等杂质，这些杂质均能与氨起作用，作用物还可能进一步聚合，使制剂的色、味改变(一般呈黄色或黄棕色)，以及在瓶口生成黏稠性树脂物。先将挥发油与乙醇进行蒸馏，可减少其杂质而保证质量，但质量较好的挥发油可以不经蒸馏。枸橼油也可以用三倍浓的柠檬香精13.3 ml 代替。

第三节 胶体溶液型药剂

一、 概述

胶体溶液型药剂系指具有胶体微粒的固体药物或高分子化合物分散在分散媒中所制成的液体药剂。一般说来，凡药物以粒径在 1～100 nm 范围的粒子分散在液体分散介质中形成的液体药剂属于胶体溶液型药剂。分散相质点以多分子聚集体(胶体微粒)分散成多相不均匀的分散体系称为溶胶剂，又称疏水胶体。高分子化合物以单分子形式分散于溶剂中构成单相均匀的分散体系称高分子溶液剂，又称亲水胶体溶液。

胶体型液体药剂分散媒大多为水、少数为非水溶剂，如乙醇、丙酮、乙醚等。

(一) 胶体溶液的种类

1. *亲水胶体溶液* 胶体化合物的分子结构中含有许多亲水基团(极性基团)，如—OH、—COOH、—NH_2、—COONa 等，能与水发生水化作用，水化后以分子状态分散于水中，形成亲水性胶体溶液，如明胶、白蛋白、胃蛋白酶、碳水化合物的聚合物等。亲水胶体一般多为高分子化合物，所以又称高分子溶液。

胶体化合物分子结构中，还可能含有非极性基团，如—CH_3、—C_6H_5、—$(CH_2CH_2O)_2$ 等，随着非极性基团数目的增加，胶体的亲水性能降低，而对半极性溶剂及非极性溶剂的亲和力增加，胶体分散在这些溶剂中，形成的溶液称为亲液胶体或高分子非水溶液，例如玉米朊的乙醇溶液。

2. *疏水胶体溶液* 系指多分子聚集的微粒分散于水中形成的分散体系，微粒与水之间水化作用很弱，它们之间存在物理相界面，所以疏水胶体溶液是一个多相分散系统，具有聚集不稳定性，属热力学不稳定系统。

3. *保护胶体溶液*　向疏水胶体溶液中加入一定量亲水胶体溶液，胶粒表面吸附了亲水胶体，阻碍胶粒间的相互接触，增加了疏水胶体的稳定性。这种作用称为胶体的保护作用，这类胶体称为保护胶体。

4. *触变胶体溶液*　有些胶体溶液，如硬脂酸铝分散于植物油中形成的胶体溶液，在一定温度下静置时，逐渐变为半固体状溶液，当振摇时，又变成可流动的胶体溶液。胶体溶液的这种性质称为触变性，这种胶体称为触变胶。

5. *凝胶*　有些亲水胶体溶液，如明胶水溶液、琼脂水溶液等，在温热条件下为黏稠性流动的液体，但在温度降低时，呈链状分散的高分子形成网状结构，分散介质水被全部包含在网状结构中，形成了不流动的半固体状物，称为凝胶。形成凝胶的过程称为胶凝。凝胶失去网状结构内部的水分就形成干胶。

(二) 胶体溶液的性质

1. *亲水胶体溶液的性质*

(1) 带电性：溶液中高分子化合物结构的某些基团因解离而带电，有的带正电，有的带负电。某些高分子化合物所带电荷受溶液 pH 的影响，在不同 pH 条件下可带正电或负电，如蛋白质分子中含有羧基和氨基，当溶液的 pH＞等电点时，蛋白质带负电荷；反之，则带正电荷。

高分子化合物在溶液中荷电，所以有电泳现象，可用电泳法测定高分子化合物所带电荷的种类。高分子化合物中含有大量的亲水基团，能与水形成牢固的水化膜，可阻碍高分子化合物分子之间的相互凝聚，这种性质对高分子化合物的稳定性起重要作用。

(2) 渗透压：亲水性高分子溶液与溶胶不同，有较高的渗透压，渗透压的大小与高分子溶液浓度有关。

(3) 黏度：高分子溶液是黏稠性流动液体，黏稠性大小用黏度表示。根据黏度与分子量的关系式，通过测定高分子溶液的黏度，可以确定高分子化合物的分子量。

(4) 亲水胶体溶液的稳定性：

亲水胶体中高分子的水化和水化膜的形成：亲水胶粒的稳定性主要由于其水化作用，高分子周围形成较坚固的水化膜，以及亲水胶粒带有电荷，其中以水化膜的作用更为重要，水化膜可阻碍质点相互聚集。① 加入脱水剂(如乙醇)除去水化膜形成疏水胶粒后，再加入少量的电解质即发生凝结而析出沉淀。② 在亲水胶中，加入大量电解质时，由于电解质强烈的水化作用，夺去了高分子质点水化膜的水分而使其凝结与沉淀，这种现象通称为盐析(图 8-1)。电解质离子的价数对凝结作用有显著的影响。阳离子的离子价越高，凝结作用越强。阴离子引起胶体的凝结能力：枸橼酸＞酒石酸＞硫酸＞醋酸＞氯化物＞硝酸＞溴化物＞碘化物。

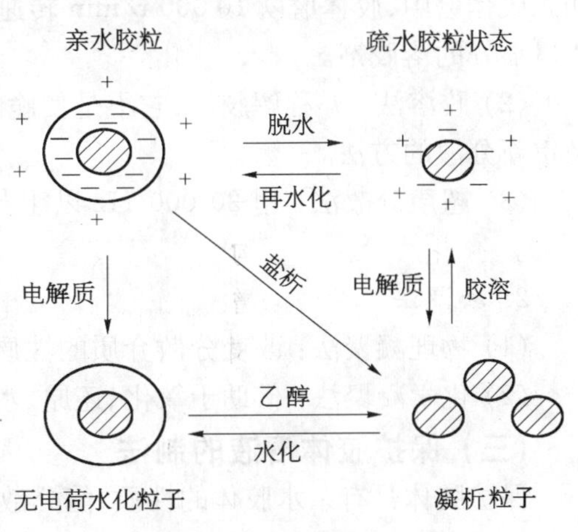

图 8-1　胶粒稳定示意图

高分子溶液的陈化现象：高分子溶液在放置过程中也会自发地聚集而沉淀，称为陈化现象。陈化现象受光线、空气、盐类、pH、絮凝剂(如枸橼酸钠)、射线等因素的影响，高分子的质点聚集成大粒子而产生沉淀的现象，称为絮凝现象，这在含药材提取物的制剂的放置过程中以及处方调配中，经常发生。带相反电荷的两种高分子的溶液混合时，可因电荷中和发生凝聚，如明胶和阿拉伯胶。这时两种高分子均失去它们原有的一些性质，如表面活性、水化性等。

2. *溶胶的性质*

(1) 光学性质：当强光线通过溶胶时从侧面可见到圆锥形光束称为丁达尔效应。这是由于胶粒粒度小于自然光波长引起光散射所产生的。溶胶剂的混浊程度用浊度表示，浊度越大表示散射光越强。

(2) 电学性质：溶胶剂由于双电层结构而荷电，可以荷正电，也可以荷负电。在电场的作用下胶粒或分散介质产生移动，在移动过程中产生电位差，这种现象称为界面动电现象。溶胶的电泳现象就是由界面动电现象所引起。

(3) 动力学性质：溶胶剂中的胶粒在分散介质中有不规则的运动，这种运动称为布朗运动，是由于胶粒受到溶剂水分子不规则的撞击产生的。胶粒越小运动速度越大。溶胶粒子的扩散速度、沉降速度及分散介质的黏度等都与溶胶的动力学性质有关。

二、 制法

胶体溶液的种类不同，制备方法也不同。

(一) 亲水胶体溶液的制法

制备亲水胶体溶液，首先要经过溶胀过程。溶胀是指水分子进入亲水胶体分子间的空隙中去，与亲水胶体分子中的亲水基团发生水化作用而使体积胀大，胶体分子空隙间充满了水分子，这个过程称为有限溶胀。由于胶体空隙间水分子的存在，降低了胶体分子间的作用力，溶胀过程不断进行，最后使胶体分子完全分散在水中而形成亲水胶体溶液，此过程称为无限溶胀。无限溶胀过程一般进行缓慢，需要搅拌或加热才能完成。例如制备明胶溶液，先将明胶碎成小块，加水浸泡 3～4 h，明胶吸水经有限溶胀后，加热并搅拌使形成明胶溶液。甲基纤维素则需溶于冷水中才能完成这一制备过程。淀粉遇水立即膨胀，但无限溶胀过程必须加热至60～70℃才能完成。

(二) 疏水胶体溶液的制法

1. *分散法*

(1) 机械分散法：常采用胶体磨进行制备。分散药物、分散介质以及稳定剂从加料口处加入胶体磨中，胶体磨以 10 000 r/min 转速高速旋转将药物粉碎成胶体粒子范围。可以制成质量很好的溶胶剂。

(2) 胶溶法：亦称解胶法，它不是使脆的粗粒分散成溶液，而是使刚刚聚集起来的分散相又重新分散的方法。

(3) 超声分散法：用 20 000 Hz 以上超声波所产生的能量使分散粒子分散成溶胶剂的方法。

2. *凝聚法*

(1) 物理凝聚法：改变分散介质的性质使溶解的药物聚集成为溶胶。

(2) 化学凝聚法：借助于氧化、还原、水解、复分解等化学反应制备溶胶的方法。

(三) 保护胶体溶液的制法

保护胶体具有亲水胶体的性质，能分散在水中形成保护胶体溶液。制备时只需洒于水面，与水接触的胶体分子被水化并分散到水中，不断进行，很快形成保护胶体溶液。

三、 举例

阿拉伯胶浆

【处方】 阿拉伯胶 350 g 苯甲酸 2 g 蒸馏水加至 1 000 ml

【制法】 阿拉伯胶如为小块状，可置广口瓶中加蒸馏水，振荡洗净，弃去洗液，加苯甲酸及适量热蒸馏水，使成1 000 ml，放置，待全部胶溶后，用纱布滤过，即得。

阿拉伯胶如为细粉，可将胶粉置于布袋中，悬于液面，生成胶液不断下沉，胶不断溶于新溶剂中，可加快胶溶。或将阿拉伯胶粉置于研钵中，一次加足量水研磨，可加速溶解。

【作用与用途】 用于各种剂型。作为助悬剂、乳化剂、黏合剂等。

注：1. 阿拉伯胶中含有氧化酶，胶液久贮其黏性降低，并易霉坏，宜新鲜配制，并加 0.2%苯甲酸防腐。阿拉伯胶能被 20%以上乙醇沉淀，不能与铁、铋等金属接触。

2. 胶浆中尚有西黄蓍胶浆、白及胶浆等，在制剂生产中亦为常用的赋形剂。

第四节 乳浊液型药剂

一、 概述

乳浊液型药剂也称乳剂，是两种互不相溶的液体组成的非均相分散体系，其中一种液体往往是水或水溶液，另一种则是与水不相溶的有机液体，统称为“油”。分散的液滴称为分散相、内相或不连续相，包在液滴外面的液体称为分散介质、外相或连续相。一般分散相液滴直径在 0.1～100 μm 范围内。由于其表面积大，表面自由能大，因而具有热力学不稳定性，故乳剂中除上述两相外，还须加入另一种物质——乳化剂才能使乳剂稳定。

乳剂可供内服，也可外用。口服后药物比较容易吸收，且可掩盖药的臭味，有些口服制剂、搽剂、洗剂、滴眼剂、注射剂、软膏剂、眼膏剂以及部分气雾剂均属乳剂型制剂。

乳剂的种类，按分散系统来分，可分为两种类型：油形成的液滴分散在水中，称为水包油型(即 O/W 型)乳剂；若水为分散相，油为分散介质，称为油包水型(即 W/O 型)乳剂。乳剂的类型主要取决于乳化剂的种类及两相体积的比例。理论上，乳剂中分散相的最大体积分数为 75%，实际上一般仅占 25%～50%。若分散相的体积过大或过小，乳剂均不稳定。

O/W 型和 W/O 型乳剂的区别方法见表 8-2：

表 8-2 O/W 型和 W/O 型乳剂的区别

区别的方法	O/W 型乳剂	W/O 型乳剂
颜色	通常为乳白色	接近油的颜色
皮肤上的感觉	开始无油腻感	有油腻感
稀释	可用水稀释	可用油稀释
导电性	导电	几乎不导电
染色的效果		
油溶性染料	分散相染色	分散介质染色
水溶性染料	分散介质染色	分散相染色
滴在滤纸上的现象	水能很快扩散	水不能扩散、油扩散慢

二、 乳浊液形成的理论

乳剂是由水相、油相和乳化剂经乳化后制成。至今已提出许多关于乳剂作用机制的学说，每一种学说都难概括乳剂形成原理的全貌，但各学说间具有一定的联系并相互补充。

1. *界面张力学说* 油水两相振摇形成的乳剂，表面能的增加相当于表面张力与增加的表面积的乘积($\Delta F = \gamma \Delta A$)，降低表面张力 γ 也就减小了表面能，使乳剂体系处于较稳定状态。乳化剂是一种表面活性剂，它能被吸附于油水界面，使两相间的界面张力大大降低，从而降低液滴的表面能，使分散的液滴不至重新聚集合并，形成的乳剂就比较稳定。用界面活性较强的肥皂进行实验，证实了降低油水两相界面张力时，可将油相分散为液滴而形成较稳定的 O/W 型乳剂。

2. *吸附膜层学说* 乳剂中加入乳化剂后，乳化剂分子吸附在油水界面上形成一层大分子吸附膜。吸附层中的分子按一定规律排列，极性基团朝向水，非极性基团朝向油，形成油水界面上分子定向排列，并具有一定机械强度，能形成阻止液滴聚结的乳化剂分子吸附膜层，从而使乳剂变得稳定。而乳剂的类型取决于膜两侧界面张力的大小。若乳化剂的亲水性大于亲油性，在界面上能更多的伸向水相，能更多的降低水侧的界面张力，膜层向油相的一面弯曲，油就形成小油滴，分散在水中，即成 O/W 型乳剂。反之，则为 W/O 型乳剂。

3. *分子定向排列学说* 许多乳化剂是极性物质，在其分子中既有亲油基又有亲水基。分子中并存的这两种基团定向排列在两相界面从而起乳化作用。

4. *多分子膜学说* 用亲水胶做乳化剂时，所形成的界面膜是多分子膜。亲水胶不能明显地降低界面张力，但能形成机械强度较大的多分子界面膜，成为油水界面的坚固屏障，有效地阻止液滴的聚结。此外，亲水胶还可以增加外相黏度，也有利于乳剂的稳定。

5. *固体微粒膜学说* 用极其细微的固体粉末作乳化剂，所形成的界面膜为固体微粒膜。作为乳化剂的固体是对油、水两相都具有一定程度润湿性的细微粒子，固体微粒亲水性大，降低水的表面张力大，粒子体积大部分保持在水相，形成的是 O/W 型乳剂；反之，则形成 W/O 型乳剂。

综上所述，乳剂的形成与乳剂的稳定，要有两个基本条件：首先必须提供足够的外部能量使分散相能够分散成微小的乳滴，其次是提供使乳滴稳定的必要条件。

三、 乳化剂

理想的乳化剂除无毒、刺激性小且易获得外，还应具备下列特性：① 具有明显的表面活性，能使界面张力降低至 10^{-4} N/cm 以下。② 迅速吸附在液滴的周围，能形成稠厚的界面膜，阻止液滴的聚结。③ 使液滴带电荷，形成双电层，且具有适当的电位使液滴相互排斥。④ 增加乳剂的黏度。⑤ 有效浓度不应太高，不妨碍药物的吸收。⑥ 制成乳剂的分散度大，对酸、碱、盐稳定，贮存时不易受温度变化的影响。

(一) 乳化剂的种类

常用的乳化剂有以下 3 类：天然乳化剂、合成乳化剂、固体粉末。

1. *天然乳化剂* 这类乳化剂种类繁多，包括来自植物、动物及纤维素的衍生物等。它们主要形成多分子膜，其水溶液的界面张力比表面活性剂溶液高，因此制备乳剂时要作较多的功才能形成 O/W 型乳剂。由于分子量大，扩散到界面慢，因此制备初乳时，需用高浓度才易形成乳剂。常用的有以下几种。

(1) 阿拉伯胶：阿拉伯胶主要含阿拉伯酸的钾、钙、镁盐。在O/W界面形成多分子膜，具有黏弹性质。因阿拉伯胶羧基解离，使膜带负电，可形成物理障碍和静电斥力而阻止聚集。阿拉伯胶所含阿拉伯酸本身极易溶于水，可作为有效乳化剂。含阿拉伯胶的乳剂在pH 2～10均稳定。其二价金属(钙和镁)盐也在水中溶解形成O/W型乳剂。阿拉伯胶内含有氧化酶，易使胶腐败或与一些药物有配伍禁忌，故应在80℃加热30 min加以破坏。作为乳化剂常用浓度为10%～15%，常与西黄蓍胶、果胶、琼脂等合用以避免分层。阿拉伯胶适用于乳化植物油或挥发油，广泛应用于内服乳剂，但用作外用时会在皮肤上存留一层膜，有不适感。

(2) 明胶：明胶在油水界面也产生有黏弹性质的分子膜，应用时浓度超过5%(W/V)可形成凝胶。它是蛋白质，形成的膜可随pH不同而带正电或负电，在等电点时所得的乳剂最不稳定。用量为油的1%～2%时，可形成O/W型乳剂。若与阿拉伯胶合用，当pH在明胶的等电点以下时可产生聚集而影响乳化作用。

(3) 磷脂：卵磷脂或豆磷脂能显著降低液相间的界面张力，乳化作用较强，可形成O/W型乳剂，一般用量为1%～3%，可供内服或外用，纯品可用作注射剂用。

(4) 胆固醇：胆固醇系由羊毛脂皂化分离而得。主要含有羊毛醇，具吸水性，能形成W/O型乳剂。

(5) 西黄蓍胶：西黄蓍胶含有巴索林与西黄蓍胶素等，水溶液的黏度较高。西黄蓍胶乳化力较差，通常与阿拉伯胶合用以增加乳剂的黏度。

(6) 其他天然乳化剂：如蛋黄、白及胶、果胶、琼脂、海藻酸盐及酪蛋白等。

2. **合成乳化剂** 主要是指表面活性剂。这类物质单独使用作乳化剂时，仅在界面形成单分子膜，故制成的乳剂是不稳定的。通常与油溶性极性化合物(如高分子固态醇、甘油-酸酯)混合使用，可形成复合凝聚膜，增加乳剂的稳定性。常用的有：

(1) 阴离子型表面活性剂：如肥皂、十二烷基硫酸钠等。

(2) 阳离子型表面活性剂：许多含有高分子烃链或稠合环的胺和季铵化合物均是有效的表面活性剂，若与鲸蜡醇合用可作为有效乳化剂，如溴化十六烷基三甲铵等。

(3) 非离子型表面活性剂：如吐温类、司盘类等，这类物质在水溶液中不解离，不易受电解质和溶液pH的影响，能与大多数药物配伍。其品种不同，HLB值亦不同，而HLB值可决定乳剂的类型：HLB值为8～16者，可形成O/W型乳剂；HLB值为3～8者，可形成W/O型乳剂。

3. **固体粉末乳化剂** 不溶性的固体粉末可用作乳化剂。由于这类固体粉末能被油、水两相润湿到一定程度，因而聚集在两相间形成膜，防止分散相液滴彼此接触合并，且不受电解质的影响。氢氧化镁、氢氧化铝、二氧化硅、硅藻土、白陶土等亲水性固体粉末，乳化时可形成O/W型乳剂；而氢氧化钙、氢氧化锌、硬脂酸镁、炭黑等为亲油性固体粉末，乳化时可形成W/O型乳剂。

(二) 乳化剂的选用

乳化剂的选择应根据乳剂的使用目的、药物的性质、处方的组成、欲制备乳剂的类型、乳化方法等综合考虑，适当选择。

1. **根据乳剂的类型选择** 在乳剂的处方设计时应先确定乳剂的类型，根据乳剂类型选择所需的乳化剂。O/W 型乳剂应选择 O/W 型乳化剂,W/O 型乳剂应选择 W/O 型乳化剂。乳化剂的 HLB 值为这种选择提供了重要的依据。

表面活性剂分子中亲水和亲油基团对油和水的综合亲合力称为亲水亲油平衡值,简称为 HLB 值,用于表示表面活性剂亲水亲油性的强弱。表面活性剂的 HLB 值愈高,其亲水性愈强;HLB 值愈低,其亲油性愈强,例如司盘类是亲油的,具有较低的 HLB 值(1.8~8.6),吐温类是亲水的,具有较高的 HLB 值(9.6~16.7)。亲油性或亲水性很大的表面活性剂易溶于油或易溶于水,在溶液界面的正吸附量较少,故降低表面张力的作用较弱。

表面活性剂的 HLB 值与其应用性质有密切关系,不同 HLB 值的表面活性剂适合于不同的用途,如增溶剂 HLB 值的最适范围为 15~18;去污剂为 13~16;O/W 乳化剂为 8~16;润湿剂与铺展剂为 7~9;W/O 乳化剂为 3~8;大部分消泡剂为 0.8~3 等。

2. **根据乳剂给药途径选择** 口服乳剂应选择无毒的天然乳化剂或某些亲水性高分子乳化剂等。外用乳剂应选择对局部无刺激性、长期使用无毒性的乳化剂。注射用乳剂应选择磷脂、泊洛沙姆等乳化剂。

3. **根据乳化剂性能选择** 乳化剂的种类很多,其性能各不相同,应选择乳化性能强、性质稳定、受外界因素(如酸碱、盐、pH 等)影响小、无毒无刺激性的乳化剂。

4. **复合乳化剂的选择** 有时为了更合理地调节 HLB 值,提高界面膜的强度,增加乳剂的稳定性,以及调节乳剂的稠度等,常使用混合乳化剂。非离子型表面活性剂的 HLB 值具有加和性,例如简单的二组分非离子表面活性剂混合使用,混合后的 HLB 值可按下式计算:

$$\mathrm{HLB_{ab}} = (\mathrm{HLB_a} \times W_a + \mathrm{HLB_b} \times W_b)/(W_a + W_b) \tag{8-1}$$

式中:W_a 与 W_b 是表面活性剂 A 与 B 占总乳化剂重量的百分比。

乳化剂的混合使用应注意相互间的配伍关系。一般原则是:① 类型相反的离子型表面活性剂不能混合使用。② 阳离子型和阴离子型表面活性剂不能混合使用。③ 非离子型表面活性剂可与其他乳化剂合用。④ 天然的乳化剂也可混合使用。

四、 制法

根据乳化剂加入的方式不同,乳剂的制备可分为以下几种:水相加至含乳化剂的油相中,油相加至含乳化剂的水相中,油相、水相经混合后加至乳化剂中,新生皂法、乳剂中添加其他药物的方法。

(一) 以胶类作乳化剂的制法

1. **水相加至含乳化剂的油相中** 此法又称干胶法。是先将乳化剂胶粉与油混合,加入一定量的水乳化成初乳,再逐渐加水至全量。在初乳中,油、水、胶应有一定的比例。若是植物油类,其比例一般为 4∶2∶1;若是挥发油,其比例一般为 2∶2∶1;若是液体石蜡,其比例一般为 3∶2∶1。所用胶粉通常是阿拉伯胶或阿拉伯胶与西黄蓍胶的混合胶。若用其他胶作乳化剂则其比例应有所改变。

在制初乳时若添加的水量不足或加水过慢,极易形成 W/O 型初乳,使在其后的加水研磨稀释中,不但难以转变为 O/W 型,而且极易破裂。若在初乳中添加水量过多,则因外相水液的黏度降低过甚,以致不能把油很好地分散成球粒。一般胶油混合液加水后研磨不到 1 min

就能形成良好的初乳。此时在研磨过程中能听到在黏稠液中油相被撕裂成油球而乳化的劈裂声。初乳至少需研磨 1 min 以上,以完成乳化剂的乳化与稳定的作用。

2. **油相加至含乳化剂的水相中** 此种乳化方法因将胶溶于水形成水溶液,故又称湿胶法,制备时将油(内相)逐渐加到含乳化剂的水溶液(外相)中,研磨制成初乳,再加水至全量。由于水过量,故有利于形成 O/W 型乳剂。湿胶法制备乳剂时,油相、水相及胶的比例与干胶法相同。

干胶法较湿胶法容易形成乳剂,干胶法制成的乳剂,液滴小而均匀。而湿胶法适于制备黏稠树脂类药物的乳浊液。

在进行干胶法或湿胶法操作时须注意:① 量取油的容器不得沾有水分,量取水的容器也不得带油腻,以保证乳化顺利进行。② 两相的混合次序应严格遵守。

3. **油相、水相混合加至乳化剂中** 此法为将油相、水相混合后加至乳化剂中,迅速研磨而形成初乳,再加水稀释,如阿拉伯胶作乳化剂时,其初乳的油、水、胶的比例为 4∶3∶1。

此三种方法均适用于天然乳化剂,以表面活性剂为乳化剂时,则操作未必如此严格。

(二) 以非胶类作乳化剂的制法

用肥皂及其他合成乳化剂制备乳剂,一般比较容易,可不考虑混合顺序,将油、水、乳化剂混合,用振摇法或其他乳化设备制成。

1. **新生皂法** 所谓新生皂法是将植物油(一般含有少量的游离脂肪酸,也可将脂肪酸溶于不含游离脂肪酸的油相中)与含有碱如氢氧化钠或氢氧化钙等的水相分别加热至一定温度后,混合搅拌使发生皂化反应,生成的新生皂乳化剂随即进行乳化而得到稳定的乳剂。此法按新生皂性质可制得 O/W 型或 W/O 型的乳剂。一般说,加氢氧化钙后由于生成二价皂得 W/O 型的乳剂,而加氢氧化钾、氢氧化钠或三乙醇胺者因生成一价皂而得 O/W 型乳剂。在配制时,一般原则是以内相加入外相中,但在生产中即使是 O/W 型乳剂也往往将水相加入油相,以免因油相黏度较大,不易倒净而造成较大损失,再则 O/W 型乳剂由于具电屏障的作用而比 W/O 型乳剂稳定。因此即使将水相加入油相中也不致影响 O/W 型乳剂的形成与稳定。

2. **机械法** 将油相、水相、乳化剂混合后用乳化机械制备乳剂的方法。机械法制备乳剂时可不用考虑混合顺序,借助于机械提供的强大能量,很容易制成乳剂。

(三) 乳浊液中添加药物的方法

乳浊液中添加其他药物,则须根据药物的溶解性能采用不同的方法加入。如药物能溶于内相,可先加于内相液体中,然后制成乳剂;若药物溶于外相,则将药物先溶于外相液体中再制成乳剂;若需制成初乳,可将溶于外相的药物溶解后再用于稀释初乳;若药物既不溶于内相又不溶于外相,可用亲和性大的液相研磨,再制成乳剂;也可以在制成的乳剂中研磨药物,使药物混悬均匀。有的成分(如浓醇或大量电解质)可使胶类脱水,影响乳剂形成,应先将这些成分稀释,然后逐渐加入。

(1) 乳剂中分散相应在 25%~50%之间。

(2) 根据乳剂类型的不同,选用具有所需 HLB 值的乳化剂或混合乳化剂。

(3) 根据需要调节乳剂的黏度和流变性增加连续相的黏度,可提高乳剂的黏度从而调整其流变性,对 W/O 型乳剂可在油相中加入增稠剂如蜡类,对 O/W 型乳剂可在水相中加入西黄芪胶、甲基纤维素或其衍生物,还可以在拟定的处方中加入触变胶,使乳剂具有触变性。

(4) 选择适当的抗氧剂。乳剂中有时需要加入抗氧剂,水相的抗氧剂常选用焦亚硫酸钠、抗坏血酸、盐酸半胱氨酸等;油相中的抗氧剂常选用卵磷脂、没食子酸丙酯、抗坏血酸棕榈酸酯、二叔丁对甲酚等。

五、 稳定性

(一) 乳剂的不稳定现象

乳剂属热力学不稳定的非均相分散体系,乳剂常发生分层、絮凝、转相、合并与破裂、酸败等不稳定现象。

1. *分层* 乳剂在放置过程中出现的分散相液滴集中上浮或下沉的现象,称为分层,又称乳析。分层主要是由于分散相与分散介质的密度差造成的。分层现象一般是可逆的,因乳剂并未完全破坏,经振摇后,还可以恢复成乳剂原来的状态。乳剂的分层速度受多种因素影响,根据 Stoke's 定律,减小乳滴的直径、增加分散介质的黏度、降低分散相与分散介质之间的密度差等均能降低分层速度。乳剂分层与分散相的相容积有关,通常分层速度与相容积比成反比,当相容积比低于 25% 时,乳剂易于分层,达 50%时就能明显减小分层速度。

2. *絮凝* 乳剂中分散相液滴发生可逆的凝聚现象称为絮凝。ζ电位的降低会促使粒子的聚集而产生絮凝,絮凝时由于分散相液滴界面电荷和界面膜的存在,阻止了聚集的液滴发生合并,保持了各乳滴的完整性,所以絮凝时乳剂的聚集和分散是可逆的。絮凝状态进一步变化也会引起乳滴的合并。

3. *转相* 乳剂由一种类型(如 W/O 型或 O/W 型)转变成另一种类型(如 O/W 型或 W/O 型)的现象称为转相。造成转相的主要原因是乳化剂性质的改变,如油酸钠是 O/W 型乳化剂,但加入足量的氯化钙溶液后,生成的油酸钙为 W/O 型乳化剂,乳剂由 O/W 型变为 W/O 型。这种转型与氯化钙的用量有关,只有氯化钙的用量足够多时乳剂才会发生转相。此外,相容积比的变化也可引起转相。

4. *合并和破裂* 乳剂中乳滴周围的乳化膜破坏则导致乳滴变大,称为合并,合并进一步发展可使乳剂分为油水两层,称为破裂。乳剂的破裂是不可逆的,虽经振摇也不能恢复到原来的分散状态。乳剂破裂的原因较多,主要有:向乳剂中加入能与界面膜发生反应的物质,使界面膜的稳定性降低;加入油水两相均能溶解的溶剂(如丙酮);添加大量电解质,使乳化剂脱水沉淀;高温可引起乳化剂水解、凝聚,温度过低可使乳化剂失去水化作用,使界面膜破裂;微生物的污染等均可使乳剂破裂。

5. *酸败* 乳剂受外界因素(如光、热、空气等)及微生物等的影响,使乳剂中的油、乳化剂等发生变质的现象,称为酸败。如油相的酸败,水相的发霉,乳化剂及药物的水解、氧化等均可引起酸败。可通过加入抗氧剂、防腐剂及采用适宜的包装等方法来延缓酸败。

(二) 影响乳剂稳定性的因素

1. *温度* 乳剂的黏度愈大,所需的乳化功也愈大,升高温度不仅能降低黏度而且能降低界面张力,因此,温度升高易于乳化。但属于胶体物质的乳化剂在过高温度下其网状结构易破坏,所以适宜的乳化温度为 70℃左右。若是非离子型表面活性剂为乳化剂时,乳化温度不应超过该表面活性剂的昙点。

2. *乳化时间* 乳化时间对乳化过程的影响是复杂的,在乳化开始阶段,搅拌可促使小液滴的形成;小液滴形成后,继续搅拌研磨可增加小液滴之间的碰撞机会,因此,搅拌研磨时间不宜过久,过久会使分散的液滴合并增大,甚至完全破裂。一般说来,乳化剂的乳化能力愈大,乳化所需的时间愈短;乳剂量大,所需时间就长;分散度高的乳剂所需的乳化时间长;乳化器械的效率高,所需的乳化时间短。总之最适宜的乳化时间一般需凭经验确定。

3. **乳化剂的用量** 乳化剂用量一般为乳剂的0.5%～10%。如果用量过少,乳化剂吸附在分散相小液滴表面所形成的界面膜的密度就很小,甚至不够包裹小液滴,这样的乳剂必然很不稳定。乳化剂用量愈多,界面张力降低得愈多,界面膜的密度愈大,并且乳剂的黏度也愈大,因此乳剂易成形且稳定。但乳化剂用量过大也能引起乳化剂的不全溶解,或外相过于黏稠而不易倾倒等问题。因此最佳用量需通过小量试制确定。

4. **水质** 制备乳剂所用的水应采用蒸馏水或其他纯净的水如去离子水、反渗透水等,而不能使用硬水。因为硬水中的Ca^{2+}、Mg^{2+}对乳剂的稳定性可产生不良的影响,当用脂肪酸皂作为乳化剂时尤其是这样。

六、复合型乳剂

复合型乳剂简称复乳,是一种具有两种乳剂类型(O/W型及W/O型)的复合多相液体制剂。复乳的分散相不是单一的相,而是以O/W型或W/O型的简单乳剂(亦称一级乳剂)为分散相,再进一步分散在油或水的连续相中而形成的乳剂(亦称二级乳),以O/W/O型或W/O/W型表示。目前复乳研究较多的是W/O/W型二级乳,各相依次叫内水相、油相和外水相,乳滴直径通常在10 μm以下。复乳由于具有液膜的结构,可控制药物的渗透和扩散速度,因此药物可以缓释或控制释放;复乳在体内对淋巴系统具有定向性,可选择性地分布于肝、肺、肾、脾等器官组织中;可作为一些蛋白多肽类药物的载体,避免药物在胃肠道被破坏;可增加药物的稳定性,提高药效。因此,复乳是一种具有重要发展前景的剂型。

七、举例

1. 石灰搽剂

【处方】 氢氧化钙溶液500 ml 花生油500 ml

【制法】 将氢氧化钙溶液与花生油(先加热至160℃灭菌,冷却)混合,经振摇后制成W/O型乳油液。

【功能与主治】 收敛、消炎。用于治疗烫伤。

【用法与用量】 外用。以消毒棉蘸取,涂布于患处。

注:本法为新生皂法。花生油中含游离脂肪酸,与氢氧化钙生成脂肪酸钙,为W/O型乳化剂。也可加无水羊毛脂作乳化剂,以克服分层现象。

2. 松节油搽剂

【处方】 松节油65 ml 樟脑5 g 软皂7.5 g 蒸馏水加至100 ml

【制法】 先将软皂与樟脑共研至均匀,缓缓加入松节油,继续研匀,分次注入贮有水25 ml的玻璃瓶中,用力振摇,待乳化完全,加蒸馏水至100 ml。

【功能与主治】 能刺激皮肤,可使局部充血、发赤。用于扭伤、关节痛等。

【用法与用量】 外用。以消毒棉蘸取,涂布于患处。

注:处方中软皂为乳化剂。因松节油相对密度(0.852～0.870)较脂肪油相对密度(0.912～0.935)为小,流动性又大,故配制的乳剂易分层。处方中油量相对大,也是本品不稳定的原因。

第五节 混悬液型药剂

一、概述

混悬液型药剂(简称混悬剂)系指难溶性固体药物以微粒分散在液体介质中形成的非均相分散体系。凡要求的剂量在给定的溶剂体积内不能全部溶解的难溶性药物,两种溶液混合时溶解度降低的药物,以及为起长效作用或为提高在水溶液中稳定性的药物,都可以设计制成混悬剂。但为了均匀和安全起见,剂量小的药物和毒性大的药物不应制成混悬剂。混悬液型药剂在发给患者时应注明“用时振摇均匀”。

二、稳定性

混悬剂的分散相(药物)微粒大于胶体粒子,因此微粒的布朗运动不显著,易受重力作用而沉降,属动力学不稳定体系,又因其微粒仍有较大的界面能,容易聚集,还属热力学不稳定体系。影响混悬剂稳定性的因素有微粒间的斥力与引力、混悬液中微粒的布朗运动与沉降、微粒成长和晶型的转变、温度的影响、流变性等。

(一)润湿

固体药物能否润湿与混悬液制备的难易、质量好坏及稳定性关系极大。不润湿的药物不易均匀地分散在分散介质中,微粒会漂浮或下沉。加入表面活剂(润湿剂)可改变固体药物的润湿特性,降低固液间的界面张力,去除固体微粒表面的气膜,使制成的混悬液稳定。如硫黄粉末分散于水中则全部漂浮,加入助润湿剂甘油或软肥皂,就可制成硫黄洗剂。亲水性物质如硅皂土、硅酸镁铝、胶体硅等,也能增加固体的润湿比和混悬液的黏度,使混悬液稳定。

(二)混悬粒子的沉降

混悬液中微粒与分散介质间存在密度差,因重力作用,静置时会发生沉降。微粒沉降速度符合 Stoke's 定律:

$$V = \frac{2r^2(\rho_1 - \rho_2)g}{9\eta} \tag{8-2}$$

式中:V 为微粒沉降速度(cm/s),r 为微粒半径(cm),ρ_1 为微粒密度(g/ml),ρ_2 为分散介质密度(g/ml),η 为分散介质的黏度(g/cm·s),g 为重力加速度常数(cm/s^2)。

由公式看出,微粒沉降速度与 r^2、$(\rho_1-\rho_2)$成正比,与 η 成反比。沉降速度愈大,动力学稳定性愈小。增加混悬液的动力学稳定性的方法是:减小微粒半径,将药物适当粉碎;加入助悬剂,增加分散介质的黏度。

混悬液微粒沉降有两种情况:一是自由沉降,即大的微粒先沉降,小的微粒后沉降,小微粒填于大粒子之间,结成相当牢固的振摇不易再分散的块状物。自由沉降没有明显的沉降面。另一种是絮凝沉降,即数个微粒聚结在一起沉降,沉降物比较疏松,经振摇可恢复为均匀的混悬液。絮凝沉降有明显的沉降面。

（三）混悬微粒的电荷

与胶体微粒相似，混悬微粒可因本身电离、吸附分散媒中杂质或表面活性剂离子而带有电荷。微粒表面电荷与分散媒中相反离子之间可构成双电层，即有 ξ 电位。由于微粒表面存在电荷，水分子在微粒周围定向排列成水化膜，这种水化作用随双电层的厚薄而改变。微粒的电荷与水化增加了混悬液的聚结稳定性，因微粒相遇时受电荷和水化膜的排斥而阻止微粒合并。加入少量电解质改变双电层的厚度和结构，增加了混悬液的聚结不稳定性或产生絮凝。当 ξ 电位很大时，虽然增加了混悬液聚结稳定性，但微粒沉降后，易形成紧密的结块而难以再分散。疏水性药物微粒主要靠微粒带电而水化，这种水化作用对电解质较敏感。但亲水性药物微粒的水化作用很强，水化作用受电解质的影响小。

（四）絮凝作用

混悬液中微粒的分散度比较大，因而具有较大的表面自由能，系统处于不稳定状态。表面自由能与表面积有如下关系：

$$\Delta F = \sigma_{S.L} \cdot \Delta A \qquad (8-3)$$

式中：ΔF 为微粒总表面自由能的改变数值，ΔA 为微粒总表面积的改变数值，$\sigma_{S.L}$为固液间界面张力。

由上式可见，ΔF 的降低，决定于 $\sigma_{S.L}$及 ΔA 的降低。加入表面活性剂可被选择性吸附于固一液界面使 $\sigma_{S.L}$降低。一些润湿剂、助悬剂也有降低 $\sigma_{S.L}$的作用。表面活性剂加入的量应适宜，否则会使微粒下沉后结成饼块，不易摇匀。降低 ΔA 可使 ΔF 降低，也能增加混悬液的稳定性。ΔA 降低只有在微粒发生聚结时才有可能，但微粒聚结受微粒电荷的排斥而阻止。向混悬液中加入适当电解质，可降低 ξ 电位，当 ξ 电位降低到零时，微粒因吸附作用而紧密结合成大粒子而沉降，形成饼块，不易再分散。若加入适当量电解质，使 ξ 电位降低到一定程度，微粒就发生絮凝结合而沉淀。这个过程称为絮凝，加入的电解质称为絮凝剂。在絮凝沉淀中，微粒先絮凝成锁链状，再与其他絮凝粒子或单个粒子连接，形成网状结构而徐徐下沉。絮凝沉淀物体积较大，振摇后容易再分散。所以混悬液加入适量絮凝剂，使产生絮凝沉淀，可以保持混悬液的相对稳定。加入电解质时，离子的化合价，离子的浓度对絮凝的影响很大，絮凝作用一般三价离子＞二价离子＞一价离子。

（五）晶型的转变与结晶增长

结晶性药物可能有几种晶型，称为同质多晶型。巴比妥、黄体酮、氯霉素、可的松、无味氯霉素等都有同质多晶型。同一药物的多晶型中只有一种晶型是最稳定的，其他晶型都会经一定时间后转变为稳定型，这种热力学不稳定晶型均称为亚稳定型。亚稳定晶型常有较高的溶解度和较大的溶解速度，在体内吸收也较快。亚稳定晶型要向稳定晶型转变。

结晶性药物制成混悬液，微粒大小往往不一致。微粒大小的不一致性，不仅表现沉降速度不同，还会发生结晶增长现象，影响混悬液的稳定性。微粒的溶解度与粒子半径有关，在体系中微粒的半径相差愈多，溶解度相差愈大。小粒子溶解度大于大粒子的溶解度，混悬液中的小粒子逐渐溶解变得愈来愈小，而大粒子就变得愈来愈大，结果大粒子数目不断增多，使沉降速度加快，致使混悬液稳定性降低，微粒沉降到底部易紧密排列成饼块。因此，制备混悬液时，不仅要考虑微粒大小，还应考虑粒子大小的一致性。

（六）分散相的浓度与温度

在同一分散介质中，分散相的浓度增加，易使微粒碰撞结合而沉降，混悬液的稳定性降低。温度对混悬液的影响更大，温度变化不仅改变药物的溶解度和分解速度，还能改变微粒的沉降速度、絮凝速度、沉降容积，从而改变混悬液的稳定性。冷冻可破坏混悬液的网状结构，也使稳定性降低。

三、稳定剂

混悬剂属于不稳定的分散体系，根据其不稳定的特点，可加入不同的稳定剂。稳定剂在体系中可起润湿、助悬、絮凝或反絮凝的作用，使混悬剂保持一定的稳定性。稳定剂的种类有：

（一）助悬剂

助悬剂的作用是增加混悬剂中分散介质的黏度，从而降低药物微粒的沉降速度，它又能被药物微粒表面吸附形成机械性或电性的保护膜，从而防止微粒间互相聚集或结晶的转型，或者使混悬剂具有触变性，这些均能使混悬剂稳定性增加。通常可根据混悬剂中药物微粒的性质与含量，选择不同的助悬剂。目前常用的助悬剂有以下 5 种。

(1) 低分子助悬剂：如甘油、糖浆等。内服混悬剂使用糖浆时兼有矫味作用，在使用甘油时，对疏水性药物应酌情多加。这类助悬剂目前少用。

(2) 高分子助悬剂：有天然的与合成的两类。天然高分子助悬剂常用的有：阿拉伯胶（或胶浆），一般用量为 5%～15%；西黄芪胶，用量 0.2%～1%；琼脂，用量 0.3%～0.5%；有时也用 3%～4%淀粉浆；海藻酸钠、白及胶或果胶亦可使用。在使用天然高分子助悬剂时应加入防腐剂（如苯甲酸类、尼泊金类或酚类）。合成类高分子助悬剂常用的有：甲基纤维素、羧甲基纤维素钠、羟乙基纤维素、羟丙基甲基纤维素、聚乙烯吡咯烷酮、聚乙烯酸等。它们的水溶液均透明，一般用量为 0.1%～1%，性质稳定，受 pH 影响小，但与某些药物有配伍变化，如甲基纤维素与鞣质或盐酸有配伍变化，羧甲基纤维素钠与三氯化铁或硫酸铝也有配伍变化，另外应注意，若高分子为电解质分子，作助悬剂时有时会起絮凝剂的作用；而聚乙二醇 400 既有塑性流体性质，又有触变性。

(3) 硅酸类：如胶体二氧化硅、硅酸铝、硅藻土等。硅藻土是胶体水合硅酸铝，无臭，有泥味，在水中带负电荷，可吸附大量的水形成高黏度液，能阻碍微粒聚集，它的配伍禁忌少，不需加防腐剂，但酸或酸式盐能降低其水化作用，故通常配成的混悬剂在 pH 7 以上更稳定。硅藻土还具有润湿性、可塑性与触变性。当混悬剂中含有 5%以上的硅藻土时，有显著的触变性，更有利于混悬剂的稳定。硅藻土与 CMC－Na(1∶1)混合物，既具有假塑性流体性质，又有触变性。

(4) 触变胶：触变胶具有触变性，可看作是凝胶的等温互变体系；只用机械力（振摇等），不需加热就可使其从凝胶变成溶胶；不需冷却，只需静置一定时间，又可使其由溶胶变为凝胶。触变胶可使混悬剂中微粒稳定地分散于介质中而不易聚集沉降。2%硬脂酸铝在植物油中可形成触变胶，六偏磷酸钠与枸橼酸钠以适当比例(1∶0.8～1.2)配制成的溶液也可得触变胶。

（二）润湿剂

润湿剂的作用主要是增加疏水性药物微粒与分散介质间的润湿性，以产生较高的分散效果。润湿剂应具有表面活性，HLB 值一般在 7～9 之间，且有合适的溶解度。

常用的润湿剂有：吐温类、司盘类以及长链烃基或烷烃芳基的硫酸盐和磺酸盐。

（三）絮凝剂与反絮凝剂

混悬剂中如果加入适量的电解质，可使 ξ 电位只降低到一定程度，即微粒间的排斥力稍低于吸引力，此时微粒成疏松的絮状聚集体，经振摇又可恢复成均匀的混悬剂，这个现象叫絮凝，所加入的电解质称为絮凝剂。为保证混悬剂的稳定性，一般可控制 ξ 电位在 20～25 mV，使其恰能发生絮凝，如加入电解质后使 ξ 电位升高，阻碍微粒之间的碰撞聚集，这个过程称为反絮凝。能起反絮凝作用的电解质称为反絮凝剂。同一电解质因用量不同可以是絮凝剂也可以是反絮凝剂。

在制剂中，常用的絮凝剂和反絮凝剂有枸橼酸盐、酒石酸盐、酸性酒石酸盐、磷酸盐、氯化铝等。一般而言，pH 对电解质的絮凝与反絮凝作用没有明显影响。电解质的离子价对絮凝和反絮凝作用有较大影响，离子价越高，絮凝效率也越高，三价离子、二价离子和一价离子的絮凝（或反絮凝）作用大小之比大致为 1 000∶10∶1。

四、制法

混悬液的制法有分散法和凝聚法。

（一）分散法

将粗颗粒的药物粉碎成符合混悬剂微粒分散度要求，再分散于分散介质中制成混悬剂的方法，称为分散法。采用分散法制备混悬剂时：① 亲水性物质，如氧化锌、炉甘石等，一般先将药物粉碎到一定细度，再加处方中的液体适量，研磨到适宜的分散度，最后加入处方中的剩余液体至全量。② 疏水性药物不易被水润湿，必须先加一定量的润湿剂与药物研匀后再加液体研磨混匀。③ 对于质重、硬度大的药物，可采用“水飞法”，即在药物中加适量的水研磨至细，再加入较多的水，搅拌。稍加静置，倾出上层液体，研细的悬浮微粒随上清液被倾倒出去，余下的粗粒再进行研磨。如此反复直至完全研细，达到要求的分散度。“水飞法”可使药物粉碎到极细的程度。

小量制备可用乳钵，大量生产可用乳匀机、胶体磨等机械。加液研磨可使粉碎过程容易进行，并能使微粒大小达 0.1～0.5 μm。加入液体的量对研磨效果有很大的影响，通常 1 份药物加 0.4～0.6 份液体即能产生最大的分散效果。

（二）凝聚法

1. **物理凝聚法** 系将分子或离子状态分散的药物溶液加入于另一分散介质中凝聚成混悬液的方法。一般将药物制成饱和溶液，在搅拌下加入至另一种不同性质的液体中，使药物快速结晶，可制得 10 μm 以下（占 80%～90%）微粒，再将微粒分散于适宜介质中制成混悬剂。如醋酸可的松滴眼剂。

2. **化学反应法** 系用化学反应使两种药物生成难溶性药物微粒，再混悬于分散介质中制成混悬剂的方法。为使微粒细小均匀，化学反应在稀溶液中进行并应急速搅拌。如氢氧化铝凝胶的制备。

五、举例

1. 白色合剂

【处方】 硫酸镁 350 g　碳酸镁 60 g　薄荷水加至 1 000 ml

【制法】 将硫酸镁溶于750 ml薄荷水中，用棉花滤过。取硫酸镁溶液30～40 ml与碳酸镁粉置研钵中研磨，逐渐加入其余溶液及薄荷水至1 000 ml。

【功能与主治】 轻泻剂。

注：1. 本品为白色均匀混悬液，有薄荷气味。

2. 碳酸镁为亲水性药物，如制成品能很快用完，可不加助悬剂，但在标签上应注明"服时振摇"。

3. 薄荷水为分散媒，且有矫味作用。

2. 紫锌油

【处方】 紫草油100 g 氧化锌65 g

【制法】 将氧化锌研细，过筛，分次加至紫草油中，研匀即得。

【功能与主治】 用于湿疹、皮炎、烫伤等。

注：紫草油系取植物油适量，置锅内加热至沸，离火，加紫草8 g，当归6 g(将两者装于布袋中)浸入油中，放置过夜，次日压榨布袋，再将油浸液用纱布滤过，共制100 g。

第六节 混合分散体系的液体药剂

一、概述

1. 定义 混合分散体系系指溶质或分散相在分散介质中形成包括真溶液、胶体溶液、混悬液和乳浊液中两种以上体系共存的分散系统。中药复方液体药剂例如汤剂、合剂、口服液、药酒等，多为混合分散体系的液体药剂。中药复方用水或其他溶剂提取时，由于受提取时温度、压力、pH等影响，体系中形成复杂的化学环境，在有效成分溶出的同时，还溶出了其他无效成分，其间还可能发生络合、水解、氧化、还原等反应，生成某些新的物质，从而使分散质在分散介质中形成包括胶体溶液、混悬液和乳浊液等在内的复杂分散系统，也称为复合流体，或具有混合分散体系的液体药剂。

2. 特点 在混合分散体系中，药物可能以分子、离子、胶粒、微粒或微滴分散。而中药的药效物质基础在于中药组合成分，即两种以上的中药组方，产生一种或几种原单味药所不具备的效能，这是混合分散体系液体药剂的最大特点。但由于成分的多样性和复杂性，不稳定性也同时存在。

二、形成原理

中药复方经适宜的提取和纯化工艺制得的粗提物(稠浸膏或浸膏)、有效部位(如总生物碱、总黄酮、总蒽醌或总氨基酸等)、有效部位群(即两个或两个以上有效部位的总和)或有效成分，当以溶质或分散相在分散介质中成为液体药剂存在时，则有可能出现多种分散体系共存的情况。混合分散体系的液体药剂其形成原理实际是复方多成分、多系统在提取、纯化等制备过程或贮存、使用时发生的变化或反应。

药物以分子形式分散于溶剂中，构成单相均匀分散体系。当分散相的质点大于100 nm成为胶粒时，则形成胶体溶液；当药物微粒以多分子聚集体分散于溶剂中时，形成混悬液；当药物为挥发油或脂肪油，同时有表面活性物质存在时，则呈微滴分散，形成乳浊液。按中药材普遍存在的成分其组成大致可分为以下三类：① 小分子物质，包括生物碱、黄酮、蒽醌类或氨基酸等有效成分，以及溶于水和稀醇的单糖类、低聚糖等无效成分。② 高分子物质，包括黏多糖、鞣质和蛋白质、肽类等，以及植物体存在的淀粉、菊糖、树胶、黏液质、纤维素等。③ 油类物质，包括挥发油或脂肪油等。

混合分散体系的液体药剂其药物或杂质的分散状态和形成过程如下：

1. 小分子或低分子物质呈分子或离子状态分散 生物碱、黄酮、蒽醌类或氨基酸等有效成分在适宜的环境中，生成盐或以苷的形式溶于水，单糖、低聚糖类溶于水和稀醇，因此均可以呈分子或离子状态分散于介质中。

2. 高分子物质呈胶粒或微粒分散 植物体存在的淀粉、菊糖、树胶、黏液质、纤维素、鞣质和蛋白质高分子物质，由于分子量较大，难溶于冷水，加热可形成糊状或胶体溶液。多糖类水解后可生成单糖或低聚糖，蛋白质的分解产物为氨基酸和多肽，多肽的存在是形成悬浮物和沉淀物的前驱物质。这些固体颗粒以多分子聚集体分散于介质中时，则可构成高分子溶液或多相不均匀分散体系。以固体微粒状态存在的胶体溶液，是同时包容了溶液、胶体溶液和混悬液的混合分散体系。除少数黏液质、鞣质和蛋白质具有医疗作用外，大多数固体微粒均应作为杂质除去。但是中药汤剂中凡含有胶剂者，当将胶剂烊化于汤液中后，便可产生保护胶体作用，使水溶性较差的成分分散于汤液中。固体微粒可能是有效成分也可能为无效成分或可能为新生成物质而产生药效，因此具有复杂性。

3. 油类物质呈微滴分散 当体系中存在挥发油、脂肪油和水，以及具有表面活性物质时则可产生乳化作用，形成乳浊液型非均相分散系统。例如植物中存在的阿拉伯胶、西黄蓍胶，油中存在的磷脂等，均可在油水两相界面降低油与水之间的界面张力。如磷脂从油脂中分离出来，尤其在 pH>8 呈微碱性的热水中，易吸水膨胀产生乳化剂的特性，从而使油类成分呈微滴分散于体系中。例如含甘草的中药复方同煎时，由于甘草中含有皂苷类成分，则可与同处方中油类物质起到乳化作用；人参白虎汤含粳米，汤液中淀粉粒可吸附于 O/W 界面，起到界面活性和增加稳定性的作用；加之汤剂中的树胶如阿拉伯胶、果胶、桃胶等，均有可能在 O/W 界面形成单分子膜、多分子膜或复合凝聚膜，起到界面活性或乳化作用，阻止乳滴的聚集合并。

三、纯化工艺

当制剂过程形成了混合分散体系的液体，不符合所选用剂型的要求，则需纯化除去杂质，可选用的方法有：重力沉降法、机械滤过法、离心分离法、絮凝沉淀法、吸附法、膜分离法等。

四、制剂稳定性

中药材成分复杂，受不同炮制、制剂工艺的影响，形成混合分散体系的液体药剂，热力学和动力学方面均存在着产生聚集、沉降、转相等不稳定性因素。其稳定性与温度、光线、电解质、重力等因素有关。因此在制剂的制备、包装、运输和贮藏等环节，必须尽量减少或避免不稳定因素对制剂质量的影响。

第七节 不同给药途径用液体制剂

本节介绍按给药途径分类的液体制剂。由于给药途径的不同,对液体制剂有特殊要求。同一给药途径的液体制剂中又包括不同分散体系的制剂。

一、 洗剂

系指药材经适宜的方法提取制成的供皮肤或腔道涂抹或清洗用的液体制剂。洗剂一般轻轻涂于皮肤或用纱布蘸取敷于皮肤上应用。分散介质为水和乙醇。洗剂有消毒、消炎、止痒、收敛、保护等局部作用,包括溶液型、混悬型、乳剂型的制品。混悬型洗剂中常加入甘油和助悬剂,分散介质蒸发后形成一层保护膜,保护皮肤免受刺激。如复方硫黄洗剂等。

二、 搽剂

系指药材用乙醇、油或其他适宜的溶剂制成的供无破损患处揉擦用的液体制剂。有镇痛、收敛、保护、引赤和对抗刺激等作用。起镇痛、抗刺激作用的搽剂,多用乙醇为分散剂,使用时用力揉搽,可增加药物的渗透性。起保护作用的搽剂多用油、液体石蜡为分散剂,搽用时有润滑作用,无刺激性。搽剂可为溶液型、混悬型、乳剂型液体制剂。乳剂型搽剂用肥皂为乳化剂,有润滑、促渗透作用。

三、 滴耳剂

系指由药物与适宜辅料制成的水溶液,或由甘油或其他适宜溶剂和分散介质制成的澄明溶液、混悬液或乳状液,供滴入外耳道用的液体制剂。以水、乙醇、甘油为溶剂,也可用丙二醇、聚乙二醇等。乙醇为溶剂虽然有渗透性和杀菌作用,但有刺激性。以甘油为溶剂作用缓和,药效持久,有吸湿性,但渗透性较差;以水为溶剂作用缓和,同样渗透性差。所以滴耳剂常用混合溶剂。滴耳剂有消毒、止痒、收敛、消炎、润滑等作用。慢性中耳炎患者,由于黏稠分泌物存在,使药物很难达到中耳部。制剂中加入溶菌酶、透明质酸酶等,能淡化分泌物,促进药物分散,加速肉芽组织再生。外耳道有炎症时,pH 在 7.1～7.8 之间,所以外耳道用滴耳剂最好为弱酸性。滴耳剂有氯霉素滴耳液等。

四、 滴鼻剂

系指由药物与适宜辅料制成的澄明溶液、混悬液或乳状液,供滴入鼻腔用的鼻用液体制剂,也可将药物以粉末、颗粒、块状或片状形式包装,另备溶剂,在临用前配成澄明溶液或混悬液。以水、丙二醇、液体石蜡、植物油为溶剂,多制成溶液剂。鼻用水溶液容易与鼻腔内分泌液混合,分布于鼻腔黏膜表面,但维持时间短。为促进吸收、防止黏膜水肿,应适当调节渗透压、pH 和黏度。油溶液刺激性小,作用持久,但不与鼻腔黏液混合。滴鼻剂 pH 一般为 5.5～

7.5,应与鼻黏液等渗,不改变鼻黏液的正常黏度,不影响纤毛运动和分泌液离子组成。如盐酸麻黄碱滴鼻剂等。

五、 漱口剂

系指用于咽喉、口腔清洗的液体制剂。用于口腔的清洗、去臭、防腐、收敛和消炎。一般用药物的水溶液,也可含少量甘油和乙醇。溶液中常加适量着色剂,以示外用漱口,不可咽下。有时发药量较大,可制成浓溶液发出,用时稀释,也可制成固体粉末,用时溶解。含漱剂要求微碱性,有利于除去口腔的微酸性分泌物、溶解黏液蛋白。

六、 灌洗剂

系指灌洗阴道、尿道、膀胱等用的液体药剂。灌洗剂以水为溶剂,一般临用时配制或将浓溶液稀释,温热至体温使用。

七、 灌肠剂

系指灌注于直肠的水性、油性溶液或混悬剂,以治疗、诊断或营养为目的的液体制剂。大多以水为溶剂。按其用途分为清除灌肠剂和保留灌肠剂。

第八节 液体药剂的矫嗅、矫味与着色

一、 矫味剂和矫嗅剂

能够改善味觉,掩盖和矫正药物制剂不良味道的物质称为矫味剂。有些矫味剂还能够矫嗅。常用矫味剂如下:

(一) 甜味剂

蔗糖和单糖浆应用最为广泛(如橙皮糖浆、桂皮糖浆等)不但能矫味,也能矫嗅。在应用单糖浆时,往往加入山梨醇、甘油等多元醇,以防止蔗糖结晶析出。

甜菊素为微黄白色粉末,无嗅、有清凉甜味,甜度比蔗糖大约 300 倍,常用量为 0.025%～0.05%,本品甜味持久且易被吸收,但甜中带苦,故常与蔗糖和糖精钠合用。糖精钠甜度为蔗糖的 200～700 倍,常用量为 0.03%,其水溶液长时间放置后,甜味可降低。本品在体内不被吸收,无营养价值,可用于糖尿病患者,常与单糖浆或甜菊苷合用,作为咸味的矫味剂。阿斯帕坦又称蛋白糖或天冬甜精,为二肽类甜味剂,甜度比蔗糖高 150～200 倍,无后苦味,不致龋齿,可有效地降低热量,适用于糖尿病、肥胖症患者。

(二) 芳香剂

常用天然芳香性挥发油(如薄荷油、橙皮油、桂皮油等)或其制剂(如桂皮水、复方橙皮酊等),由人工合成制得的芳香性物质一般叫做香精,如香蕉香精、苹果香精等,通常一种香精是由很多种成分组成的。

(三) 胶浆剂

因胶浆的黏稠可以干扰味蕾的味觉而达到矫味作用。常用的胶浆剂有海藻酸钠、阿拉伯胶、明胶、羧甲基纤维素钠、甲基纤维素等。在胶浆中加入糖精钠和甜菊苷可增加其矫味效果。

(四) 泡腾剂

在制剂中加有碳酸氢钠和有机酸(如酒石酸或枸橼酸),遇水后由于产生大量二氧化碳,能麻痹味蕾而起矫味作用。可以改善盐类的苦味、涩味、咸味。

二、 着色剂

着色剂能改善制剂的外观颜色,用于识别制剂的浓度及给药方法,改善制剂的外观,减少患者对服药的厌恶感等。着色剂分为天然色素和人工合成色素。

(一) 天然色素

植物性色素,如红色的有苏木、紫草根、甜菜红、胭脂红等,黄色的有姜黄、山栀子、胡萝卜素等,蓝色的有松叶蓝等,绿色的有叶绿酸铜钠盐,棕色的有焦糖等;矿物性色素,如棕红色的氧化铁。

(二) 人工合成色素

特点是色泽鲜艳,价格低廉,但大多数毒性比较大,用量不宜过多。我国批准的内服合成色素有苋菜红、胭脂红、柠檬黄、日落黄、靛蓝、姜黄及亮蓝,一般用量为0.000 5%～0.001%,通常配成1%贮备液使用,用量不得超过万分之一。外用色素有伊红、品红、美蓝等。有时也可根据需要将红、黄、蓝三种原色按适当比例混合,得到不同的色谱。

第九节 液体制剂的包装与贮存

液体制剂的包装关系到产品的质量、运输和贮存,液体制剂体积大,稳定性较其他制剂差。液体制剂如果包装不当,在运输和贮存过程中会发生变质。因此包装容器的材料选择,容器的种类、形状以及封闭的严密性等都极为重要。

液体制剂的包装材料包括:容器(如玻璃瓶、塑料瓶等)、瓶塞(如软木塞、橡胶塞、塑料塞)、瓶盖(如塑料盖、金属盖)、标签、说明书、纸盒、纸箱、木箱等,液体制剂包装瓶上应贴有标签。医院液体制剂的投药瓶上应贴不同颜色的标签,习惯上内服液体制剂的标签为白底蓝字或黑字,外用液体制剂的标签为白底红字或黄字。液体制剂特别是以水为溶剂的液体制剂在贮存期间极易水解和染菌,应注意采取有效的防腐措施,应密闭贮存于阴凉干燥处。医院液体制剂应尽量减小生产批量,缩短存放时间,有利于保证液体制剂的质量。

第九章

注射剂(附滴眼剂)

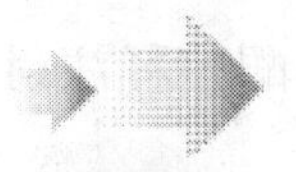

导学

1. 掌握中药注射剂、输液剂的含义、特点、分类和质量要求；中药注射剂的工艺流程；热原的性质、污染途径及除去方法，热原的检查方法。

2. 熟悉注射剂的给药途径；注射剂常用溶剂的种类；注射用水的质量要求及蒸馏法制备注射用水；注射用油的质量要求；注射剂常用附加剂的种类、性质、选用和质量要求；中药注射剂的质量控制与存在的问题及解决途径；中药注射剂指纹图谱的意义和要求。

3. 了解中药注射剂的发展概况；制药用水的质量要求及用途；注射剂容器的种类；血浆代用液、注射用无菌粉末、注射用混悬液及乳状液的质量要求和制备要点；注射剂容器的处理及分装。

第一节　概　述

一、含义

注射剂俗称针剂。中药注射剂系指药材经提取、纯化后制成的供注入体内的溶液、乳状液及供临用前配制成溶液的粉末或浓溶液的无菌制剂。注射剂由药物、附加剂、溶剂和特制的容器组成，并需要在配制过程中经过灭菌处理或采用无菌操作等工艺，以防止变质或被微生物、热原污染的一种剂型。

第一个中药注射剂是在20世纪30年代末试制成功的用于治疗感冒发热的柴胡注射液。此后，20世纪50年代末至60年代初期，又研制成功“抗601注射液”、茵栀黄注射液、板蓝根注射液等20多个品种应用于临床。据统计，目前适用于中医急症治疗的中成药中，注射剂已经占有相当大的比重。如治疗休克的生脉注射液、参麦注射液、参附注射液，治疗心脑血管疾病的灯盏细辛注射液、冠宁注射液、血塞通注射液、脉络宁注射液，镇静、开窍的醒脑静注射液、清开灵注射液、痰热清注射液，抗菌、抗病毒、消炎的注射用双黄连(冻干)、茵栀黄注射液、野菊花注射液等。

二、 特点

注射剂可以从皮内、皮下、肌内、穴位、静脉和脊椎腔等部位注射给药，为临床诊断、预防、急救和治疗开辟了新途径，具有其独特的优点。

(1) 起效迅速，作用可靠：因药液直接注入组织、器官或血管内，故吸收快，作用迅速。尤其是静脉注射，药液直接进入血液循环，不需经过吸收阶段，特别适宜于抢救危重患者或给患者提供能量。

(2) 适用于不宜口服的制剂：某些药物受其本身理化性质的影响，不易被胃肠道吸收，或易被消化液所破坏，或对胃肠道具有刺激性。采用注射给药途径可避免上述问题。

(3) 适用于不能口服给药的患者：临床上某些昏迷、抽搐、惊厥、不能吞咽，或有其他消化系统障碍不能口服给药的患者，注射方式给药是有效的给药途径之一。

(4) 可使某些药物发挥定时、定位、定向的作用：如用于长效避孕的炔诺酮控释注射剂，用于痔核局部定位枯痔的消痔灵注射液以及抗癌脂质体靶向给药注射剂。

(5) 某些注射剂可用于过敏性试验或疾病诊断：如青霉素皮试液。

注射剂也存在一些不足，如使用不便，注射疼痛；质量要求比其他剂型严格，使用不当危险性大；制造过程复杂，生产设备和环境要求较高，成本较高。

三、 分类

注射剂可分为注射液、注射用无菌粉末和注射用浓溶液。

1. **注射液** 系指注射入体内用的无菌溶液型、混悬液型、乳状液型注射液。可用于肌内注射、静脉注射或静脉滴注等。其中，供静脉滴注用的大体积(除另有规定外，一般不小于100 ml)注射液也称静脉输液。

注射液按分散系统又可分为溶液型注射剂、混悬液型注射剂和乳状液型注射剂。

(1) 溶液型注射剂：根据溶剂种类不同分为水溶性和油溶性两类，以水溶性的注射剂最为常用。如复方氯化钠注射液、香菇多糖注射液、生脉注射液、参附注射液、清开灵注射液等。有些在水中难溶或注射后希望延长药效的药物可制成油溶性注射液。如维生素 E 注射液、已烷雌酚注射液等。但油溶性注射液一般仅供肌内注射用。

(2) 混悬液型注射剂：对某些水难溶性药物，或因在水溶液中不稳定而制成水不溶性衍生物的药物，固体微粒可定向分布的药物或者需要延长药物疗效的药物，适宜制成水或油的混悬液。一般仅供肌内或关节腔内注射用，供静脉注射者，含 2 μm 以下的微粒不得少于 99%。如醋酸氢化可的松注射液、喜树碱混悬注射液等。

(3) 乳状液型注射剂：水不溶性的液体药物如挥发油、脂肪油等，在乳化剂和机械力的共同作用下分散在注射用水中制成的乳状液。一般分散相微粒大小在 1～10 μm 范围内，供静脉注射的乳剂，微粒大小应控制在 1 μm 左右。如莪术油注射液、静脉注射用脂肪乳剂等。

2. **注射用无菌粉末** 亦称粉针剂，系指供临用前用适宜的无菌溶液配制成溶液的灭菌粉状或无菌块状物。可用适宜的注射用溶剂配制后注射，也可用静脉输液配制后静脉滴注。注射用无菌粉末适用于稳定性差或制成溶液后不稳定、易变质的药物。如注射用双黄连等。有些蛋白质、多肽或酶制剂及生物制品为保持稳定亦常在无菌操作条件下，经冷冻干燥后制成注射用无菌粉末，如注射用天花粉蛋白、注射用蚓激酶、注射用 α-糜蛋白酶、注射用胎盘白蛋白等。

3. **注射用浓溶液**　系指临用前稀释供静脉滴注用的无菌浓溶液。

四、质量要求

由于注射剂直接注入体内,故在其生产、贮藏以及使用过程中均应符合有关质量要求。按照《中国药典》要求,注射剂的质量要求一般有:

(1) 无菌:注射剂成品中不应含有任何活的微生物,必须符合《中国药典》无菌检查的要求。

(2) 无热原或无细菌内毒素:无热原是注射剂的重要质量指标,对注射量大的,特别是供静脉及脊椎腔注射的注射剂,尤其是注射用水,均需符合《中国药典》无热原或无细菌内毒素的要求。

(3) 可见异物:注射液不得有肉眼可见的混浊或异物。

(4) 不溶性微粒:静脉滴注用注射液(装量 100 ml 以上者),均应符合《中国药典》不溶性微粒检查的要求。

(5) pH:注射剂的 pH 要求与血液相等或相近,因血液的 pH 为 7.4,故注射剂一般应控制在 pH 4～9 范围内,且同一品种的 pH 允许差异范围不超过 1.0。偏酸偏碱都会产生疼痛或组织坏死等副作用。

(6) 渗透压和等张性:注射剂的渗透压,要求与血浆的渗透压相等或接近。供静脉注射量大的注射剂,则要求具有与血液相同的等张性。

(7) 安全性:注射剂必须进行局部刺激性试验、血管刺激性试验、过敏试验、溶血试验、一般药理学试验、急性毒性试验、长期毒性试验等,对安全性进行综合评价,符合规定后方可应用于临床。

(8) 稳定性:注射剂多系水溶液,而且从生产到使用需要经过一段时间,稳定性问题比其他剂型更为突出,故要求注射剂必须具有必要的物理稳定性、化学稳定性和生物学稳定性,确保产品在贮存期间安全有效。

五、给药途径

根据医疗需要,注射剂的给药途径可分为静脉注射、肌内注射、皮下注射、皮内注射、脊椎腔注射、穴位注射和局部病灶注射等。给药途径和给药部位不同,药物的吸收方式和作用特点也不一样。

1. **静脉注射**　静脉注射分为静脉推注和静脉滴注,前者用量小,一般 5～50 ml,后者用量大,可多至数千毫升。静脉注射剂多为水溶液、O/W 乳剂或粒径较小的混悬型注射液,而一般混悬型注射液和油溶液不能采用静脉注射方式。静脉注射的药液应调节 pH 及渗透压,凡能导致红细胞溶解或使蛋白质沉淀的药物,均不宜静脉给药。静脉注射剂一般不得添加抑菌剂。

2. **肌内注射**　注射于肌肉组织中,注射部位大都在臀肌或上臂三角肌。一次剂量一般为 1～5 ml。肌内注射除水溶液外,尚可注射油溶液、混悬液及乳状液。肌注后,药物从注射部位的扩散以及向血流的转运是吸收的限速过程。药物水溶液肌注后可在 10～30 min 内吸收,而油性溶剂对组织的亲和力比水性溶剂小,所以油注射液在给药部位的扩散分布慢而少,可形成贮库延缓药物的吸收,起延效作用。

3. **皮下注射** 注射于真皮与肌肉之间的松软组织内,注射部位大多在上臂外侧。一次剂量一般为1～2 ml。皮下注射剂主要是水溶液,但药物的吸收速度稍慢于肌内注射。人的皮下感觉比肌肉敏感,故具有刺激性的药物及油溶液或水的混悬液,一般不宜作皮下注射。

4. **皮内注射** 注射于表皮与真皮之间,一般注射部位在前臂,一次注射剂量在0.2 ml以下。常用作过敏性试验或疾病诊断,如白喉诊断毒素等。

5. **脊椎腔注射** 注入脊椎四周蛛网膜下腔内。由于脊椎间神经分布比较稠密,且脊椎液缓冲容量小、循环较慢,故注入剂量一次不得超过10 ml,注入时应缓慢。脊椎腔注射的药液必须是最纯净的水溶液,pH应与脊椎液相一致,在5.0～8.0之间,渗透压亦应与脊椎液相等渗,且不得含有微粒。对脊椎腔注射剂的制备须严格要求,应用需慎重,否则很快会使被注射者出现头痛、呕吐等症状,甚至危及生命。

6. **穴位注射** 中药注射液小剂量的穴位注射,兼有针灸的基本特点。如复方当归注射液小剂量注射,对各种急慢性劳损、关节疼痛等均有一定的疗效。

7. **局部病灶注射** 将注射液直接注射于肿瘤、痔核等部位,使病灶局部药物浓度升高,疗效增强。如莪术注射液注入病灶组织或基底层,治疗宫颈癌。

第二节 热 原

一、 热原的含义与组成

热原是一种能引起恒温动物体温异常升高的致热物质,是微生物的代谢产物。含有热原的注射液,特别是输液,注入体内后,大约半小时就能使被注入者产生发冷、寒战、体温升高、出汗、恶心呕吐等不良反应,有时体温可升高至40℃以上,严重者出现昏迷、虚脱,甚至有生命危险。临床上称这种现象为"热原反应"。热原反应的温度变化,因菌种、注射途径不同而有差异。

大多数细菌都能产生热原,革兰阴性杆菌产生的热原致热作用最强,革兰阳性杆菌产生的热原致热作用次之,革兰阳性球菌产生的热原致热作用最弱,甚至病毒也能产生热原。

热原是微生物的一种内毒素,是由磷脂、脂多糖和蛋白质组成的高分子复合物。其中脂多糖是内毒素的主要成分,具有强烈的热原活性,因而大致可认为"热原＝内毒素＝脂多糖"。脂多糖组成因菌种不同而有差异,是非均一性的物质,但基本组成是相同的。活的细菌并不将热原排出体外,当细菌死亡,细胞膜破裂时,才释放出热原。热原的分子量一般为1×10^6左右,相对分子质量越大,致热作用越强。

二、 热原的基本性质

1. **水溶性** 热原水溶性极强,含有脂多糖的浓缩水溶液通常带有乳光,所以含有乳光的水或药液提示有可能热原检查不合格。

2. **不挥发性**　热原本身不挥发，但因具有水溶性，在蒸馏时，可随水蒸气中的雾滴夹带入蒸馏水中，因此蒸馏水器上必须具有隔沫装置。

3. **耐热性**　热原的耐热性因热原的种类不同而有差异。一般来说，热原在60℃加热1 h不受影响，100℃加热大多也不热解，但在180℃ 3～4 h、200℃ 1 h、250℃ 30～45 min或650℃ 1 min可彻底破坏热原。但必须注意，在通常采用的注射剂灭菌条件下，热原不能被破坏。

4. **滤过性**　热原体积小，为1～5 nm，一般的滤器均可通过，即使微孔滤膜也不能截留，但采用适宜的超滤膜进行超滤可以截除热原。

5. **其他**　热原能被强酸强碱、强氧化剂如高锰酸钾、过氧化氢等所破坏，被某些离子交换树脂所吸附。超声波、某些表面活性剂(如去氧胆酸钠)也能使其失活。活性炭可以吸附热原。石棉板、纸浆等滤材对热原也有一定的吸附作用。

三、　注射剂污染热原的途径

1. **由溶剂带入**　是注射剂污染热原的主要途径。在制备注射用水时，要求蒸馏水器质量要好，环境洁净，注射用水以边蒸馏边使用为好。另外注射用油以及其他注射用溶剂(如乙醇、丙二醇、甘油等)也有可能带入热原，应加以避免。

2. **由原辅料带入**　配制注射剂的原辅料本身质量不佳，贮存时间过长，包装不符合要求，甚至损坏等均易被热原污染。特别是一些带有较多杂菌的中药材或用生物方法制造的药物和辅料易滋生微生物，易被热原污染。

3. **由容器、用具、管道和设备带入**　使用前如不严格按GMP要求认真清洗处理或灭菌，常易导致热原污染，用前应严格处理，合格后方可使用，用后必须立即清洗。

4. **由制备过程带入**　制备过程中操作时间过长，产品灭菌不及时，以及因灭菌器内装量过多、蒸汽压不足，灭菌时间不够或操作不规范等原因，使注射剂灭菌不彻底，也可能产生热原。

5. **由包装不严带入**　注射剂包装不严，小针因封口不严又未检出，大输液因瓶口边缘不圆整、薄膜与橡胶塞质量不佳或使用过久，都会使注射液有漏气现象，在贮存期间又进入细菌而产生热原。

6. **由生产环境污染带入**　制备过程中室内卫生差，操作人员个人卫生以及空气洁净度等生产环境达不到GMP要求，均可增加微生物污染的机会，从而可能产生热原。特别是注射液的配液和灌封工序、无菌粉末的干燥与分装工序的生产环境不合格，最容易导致成品污染微生物。

7. **由使用过程带入**　注射液尤其是大输液，临床使用时通常由于注射器、输液瓶、玻璃管、乳胶管、针头、针筒及其他用具被污染而引起热原反应。因此，注射器具的处理应做到无菌、无热原，使用操作必须规范。

四、　注射剂中除去热原的方法

(一) 除去溶剂或药液中热原的方法

1. **吸附法**　注射液常用优质针用活性炭处理，用量为0.05%～0.5%(*W*/*V*)。使用时，将一定量的针用活性炭加入溶液中，煮沸、搅拌15 min即能除去液体中大部分热原。活性炭的吸附作用强，除了吸附热原外，还有脱色、助滤作用。但活性炭在吸附热原的同时，也会吸附溶液中的一些药物成分，如生物碱、黄酮、香豆素等，因此，应注意控制用量和操作条件。

2. *离子交换法* 用离子交换树脂吸附可除去水中的热原，且强碱性阴离子交换树脂对热原的交换吸附效果比强酸性阳离子交换树脂好。这是因为热原分子上含有带负电荷的磷酸根和羧酸根的原因。

3. *超滤法* 超滤作为除去注射剂热原的新工艺，已经广泛应用于注射剂的研制和生产中。选用适宜孔径的超滤薄膜，不但可以达到除去溶液中热原的目的，而且可以截留注射液中的大分子色素杂质以提高澄明度，具有很好的助滤脱色效果。

4. *凝胶过滤法* 也称分子筛滤过法，系利用凝胶物质作为滤过介质，当溶液通过凝胶柱时，分子量较小的成分渗入到凝胶颗粒内部而被阻滞，分子量较大的成分则沿凝胶颗粒间隙而随溶剂流出。如将二乙氨基乙基葡聚糖凝胶 A－25(分子筛)700～800 g 装入交换柱，以80L/h 的流速通过，可制得 5 000～8 000 kg 无热原去离子水。

5. *反渗透法* 系利用反渗透法的机械过筛原理除去热原。如将药液通过三醋酸纤维膜或聚酰胺膜可除去热原。

6. *其他方法* 采用二次以上湿热灭菌法或适当提高灭菌温度和时间；处理含有热原的葡萄糖或甘露醇注射液亦能得到热原合格的产品；微波也可破坏热原。对于注射用水中的热原，还可以采用蒸馏法。

实际生产上通常是在不同阶段多种方法联合应用以除去热原，才能获得更好的效果。

(二) 除去容器上热原的方法

1. *高温法* 对于耐高温的容器与用具，如针头、针筒或其他玻璃器皿，在洗净后，于 180℃ 加热 2 h 以上，或 250℃ 加热 30 min 以上，可破坏热原。

2. *酸碱法* 对于耐酸碱的玻璃容器、瓷器及其他用具可用重铬酸钾硫酸清洗液或稀氢氧化钠溶液处理，可将热原破坏。但应注意，碱法长时间处理会损坏玻璃的透明性。

五、 热原与细菌内毒素的检查方法

1. *热原检查法* 热原常因菌种不同而使蛋白质与磷脂多糖组成比例有差异，致使分子量不恒定，至今尚无满意的用于热原检查的化学检查法。目前，各国检测热原仍是用生物学测定方法。

采用家兔致热试验法检查热原系各国药典法定的方法，其原理是基于家兔对热原的反应与人体相同。本法系将一定剂量的供试品溶液静脉注入家兔体内，在规定时间内，观察家兔体温升高的情况，以判定供试品中所含热原的限度是否符合规定。若家兔体温升高超过规定限度，即认为有热原反应。具体试验方法和结果判断按《中国药典》附录热原检查法规定进行。

试验结果的准确性与家兔的来源、动物饲养条件及规范的操作等密切有关，为使试验结果准确，对供试用家兔的选择、实验室和饲养室的条件，以及规范的操作等方面均应严格要求。试验用的注射器、针头及一切和供试品溶液接触的器皿，应置烘箱中用 250℃ 加热 30 min 或 180℃ 加热 2 h，也可用其他适宜的方法除去热原。检查注射用水的热原时，调整渗透压的氯化钠亦应用 250℃ 加热 1 h 以上，或用其他适宜的方法除去热原。

2. *细菌内毒素的检查方法* 本法系利用鲎试剂与细菌内毒素产生凝集反应的机制，来判断供试品中细菌内毒素的限量是否符合规定。鲎试剂为鲎科动物东方鲎的血液变形细胞溶解物的无菌冷冻干燥品。鲎试剂中含有能被微量细菌内毒素激活的凝固酶原和凝固蛋白原，前者经内毒素(脂多糖)激活而转化成具有活性的凝固酶,进而使凝固蛋白原转变为凝固蛋白而形成凝胶,其形成速度与内毒素浓度成正比。上述反应极度敏感和专一,即使是极微量的内毒素(低至 ng/ml 的水平),亦可使鲎试剂形成牢固凝胶。因此,本试剂为检测内毒素提供一种简易、快速、灵敏的方法,特别适用于生产过程中的热原控制。但由于其对革兰阴性杆菌以外的内毒素不够敏感,故不能代替家兔热原试验法。

第三节　注射剂的溶剂

一、　注射用水

(一) 制药用水

制药用水是制剂生产、使用过程中用作药材的净制、提取或制剂配制、使用时的溶剂、稀释剂及制药器具的洗涤清洁用水。《中国药典》收载的制药用水包括饮用水、纯化水、注射用水和灭菌注射用水。一般应根据各生产工序或使用目的与要求选用适宜的制药用水。天然水不得用作制药用水。

1. 饮用水　为天然水经净化处理所得的水,其质量应符合现行国家生活饮用水卫生标准。

饮用水可作为药材净制时的漂洗、制药器具的粗洗用水,除另有规定外,也可作为普通制剂所用药材的提取溶剂。但中药注射剂、滴眼剂等灭菌制剂用药材的提取不得用饮用水。

2. 纯化水　为饮用水经蒸馏法、离子交换法、反渗透法或其他适宜方法制备的水,不含任何附加剂,其质量应符合《中国药典》纯化水项下的规定。

纯化水可作为配制普通药物制剂用溶剂或试验用水;可作为中药注射剂、滴眼剂等灭菌制剂所用药材的提取溶剂;用于注射用容器的初洗;口服、外用制剂配制用溶剂或稀释剂;非灭菌制剂用器具的精洗用水;必要时也可用作非灭菌制剂所用药材的提取溶剂。纯化水不能用于注射剂的配制与稀释。

纯化水制备过程中应防止微生物污染。用作溶剂、稀释剂或精洗用水,一般应临用前制备。

3. 注射用水　为纯化水经蒸馏所得的水。其质量应符合《中国药典》注射用水项下的规定。

注射用水可作为配制注射剂和滴眼剂的溶剂或稀释剂,静脉用乳状液型注射剂的水相,注射用容器的精洗,无菌原料药的精制,直接接触无菌原料药包装材料的最后洗涤。

为保证注射用水的质量,必须随时监控蒸馏法制备注射用水的各生产环节,定期清洗与消毒注射用水的制造与输送设备。经检验合格的注射用水方可收集,一般应在无菌条件下保存,并在制备后 12 h 内使用。

4. 灭菌注射用水　为注射用水按照注射剂生产工艺制备所得的水。经灭菌所得的制药用水,其质量应符合《中国药典》的灭菌注射用水项下的规定。

灭菌注射用水主要作为注射用灭菌粉末的溶剂或注射液的稀释剂。因此,灭菌注射用水灌装规格应适应临床需要,避免大规格、多次使用造成的污染。

(二) 注射用水的质量要求

注射用水是制备注射剂最常用的溶剂,其质量要求在《中国药典》中有严格规定。除一般蒸馏水的检查项目,如酸碱度、氯化物、硫酸盐、钙盐、硝酸盐、亚硝酸盐,氨、二氧化碳、易氧化物、不挥发物及重金属等均应符合规定外,还必须热原检查合格。

(三) 注射用水的制备

注射用水是以纯化水做原水,多采用蒸馏法制备,也有采用反渗透法制备的。无论采用何种方法制备注射用水,都必须选择适当的水源,并作必要的处理。

1. **原水的净化处理** 一般水中含有悬浮物、气体、无机物、有机物、细菌及热原等。因此,需将此种污染严重的原水经过预处理,使成有一定澄清度的常水,再经净化处理,成为有相当洁净度的纯化水,以用作制备注射用水的水源。

预处理常用滤过吸附澄清法、凝聚澄清法、石灰一高锰酸钾澄清法等。

净化处理常用离子交换法、反渗透法、超滤法等非热处理纯化水。

(1) 离子交换法:本法是原水处理的基本方法之一,主要特点是水质化学纯度高、设备简单、耗能小、成本低,所制备的水称为离子交换水,亦称纯水、去离子水。

生产中一般采用树脂联合床的串联组合形式,即阳离子交换树脂床→阴离子交换树脂床→阴、阳离子交换树脂混合床。在各种离子交换树脂床组合中,必须先让水经过阳离子交换树脂床以防止对阴离子交换树脂床的污染。

一般常水(如自来水)通过上述离子交换系统,可除去绝大部分阴、阳离子,对于热原、细菌也有一定的吸附清除作用,但不如蒸馏法可靠。因此,经离子交换树脂制得的纯化水可作为普通制剂的溶剂和容器洗涤用水,或供蒸馏法制备注射用水使用,或用于注射剂包装容器的中间洗涤,但不得用来配制注射液。

(2) 电渗析法:电渗析净化是一种制备初级纯水的技术。电渗析法对原水的净化处理较离子交换法经济,节约酸碱,特别是当原水中含盐量较高(≥300 mg/L)时,离子交换法已不适用,而电渗析法仍然有效。但本法制得的水比电阻较低,一般在5万~10万 Ω·cm,因此常与离子交换法联用,以提高净化处理原水的效率。

电渗析是在外加电场作用下,使水中的离子发生定向迁移,通过具有选择性和良好导电性的离子交换膜,使水净化的技术。电渗析主要是除去带电荷的杂质,对不带电荷的杂质净化能力很弱,故一般原水应经预处理为常水后,方可进入电渗析器。

2. **注射用水的制备** 注射用水的制备一般有反渗透法、蒸馏法以及多种方法的综合应用。

(1) 反渗透法:反渗透法制备注射用水,具有耗能低、水质好、设备使用与保养方便等优点,它为制备注射用水开辟了新途径。国内目前采用反渗透法主要用于原水的纯化,而《美国药典》收载为制备注射用水的法定方法之一。

反渗透膜是一种只允许水通过而不允许溶质透过的半透膜。主要有醋酸纤维素膜和芳香族聚酰胺膜两大类,前者比较经济,透水量大,除盐率高,但不耐微生物侵蚀。后者价格较高,机械强度好,特别适合于制成中空纤维,制成的反渗透器体积较小。

用反渗透法制备注射用水,除盐及除热原的效率高,完全能达到注射用水的要求。一般情况下,一级反渗透装置能除去一价离子 90%～95%,二价离子 98%～99%,同时能除去微生物和病毒,但除去氯离子的能力达不到药典要求。二级反渗透装置能较彻底地除去氯离子。有机物的排除率与其分子量有关,分子量大于 300 的化合物几乎全部除尽,故可除去热原。反渗透法除去有机物微粒、胶体物质和微生物的原理,一般认为是机械过筛作用。

反渗透法制备注射用水的工艺流程为:

$$\text{原料水}\rightarrow\text{预处理}\rightarrow\text{一级高压泵}\xrightarrow[\text{反渗透装置}]{\text{第一级}}\text{离子交换树脂}\rightarrow\text{二级高压泵}\xrightarrow[\text{反渗透装置}]{\text{第二级}}\text{高纯水。}$$

原料水预处理可用石英砂石、活性炭及 5 μm 精细滤器等处理装置。反渗透装置适宜于连续运转,要注意进料水的水质、pH 及水温,并定期清洗和消毒。

(2) 蒸馏法制备注射用水:蒸馏法仍是目前制备注射用水的常用方法,质量可靠,但耗能较多,设备不便移动,用蒸馏法制备注射用水应用的蒸馏设备式样很多,构造各异。现在使用的主要为气压式蒸馏水器和多效蒸馏水器,而塔式蒸馏水器和亭式蒸馏水器,因水质不稳定、出水量低,目前已较少使用。

气压式蒸馏水器,又称热压式蒸馏水器,其生产蒸馏水的优点:不需要冷凝水,通过换热器可回收余热原水,从而降低了能耗,节约了能源开支;二次蒸汽经过压缩、净化、冷凝等过程后,在高温下已停留了约 45 min,可以保证蒸馏水无菌、无热原,所生产的蒸馏水一次就能达到药品生产质量管理规范的要求;气压式蒸馏水器运转正常后即可实现自动控制,产水量大,能满足各种类型的制药生产的需要。

多效蒸馏水器的最大特点是节能效果显著、热损失少、热效率高,能耗仅为国内现有单蒸馏水器的三分之一;出水快、水质稳定、纯度高、辅机配套合理,并有自动控制系统等优点。是目前制备注射用水的主要设备。

(3) 综合法制备注射用水:取各法之长,联合应用于注射用水的制备,可有效地保证和提高注射用水的质量,称为综合法。为了有效地制备纯水,应根据原水水质情况,合理地选用不同方法及其配套设备装置。如反渗透法与离子交换法相结合就为一种。另一种是将离子交换法与蒸馏法相结合。也有组合电渗析—离子交换器—超滤器的制水装置,制得合格的注射用水。《中国药典》规定,注射用水必须是蒸馏法制备,其主要目的是保证注射用水无菌、无热原,但随着膜分离技术的发展,采用反渗透、微滤及超滤等设备制备注射用水已成为可能。

注射用水收集器应采用密闭收集系统。收集前需检查氯化物、重金属、pH、铵盐及热原是否合格,并在生产中定期检查。

(四) 注射用水的贮存

注射用水不论以什么方法制取,配制注射液的注射用水,以 12 h 内新鲜制备为好。若注射用水从制备到使用需超过 12 h,必须采用 80℃以上保温、65℃以上循环或 2～10℃冷藏及其他适宜方法无菌贮存。灭菌后贮放一般不宜超过 24 h。

注射用水宜用优质不锈钢容器密闭贮存,排气口应安装不脱落纤维的疏水性除菌过滤器。注射用水贮槽、管件、管道等应无毒、耐腐蚀,宜采用内壁抛光的优质低碳不锈钢管或其他不污染注射用水的材料,不得采用聚氯乙烯材料。

二、 注射用油

某些油溶性药物和需在体内缓慢释放而呈现长效作用的药物,需要制成注射剂时,可选用注射用大豆油、麻油、茶油等作溶剂。

《中国药典》收载的注射用油为大豆油(供注射用)。本品系豆科植物大豆(*Glycine soya* Bentham)的种子提炼制成的脂肪油。其质量规定为:① 淡黄色澄明液体,无臭或几乎无臭。② 相对密度为 0.916～0.922。③ 折光率为 1.472～1.476。④ 酸值不大于 0.1,皂化值为 188～195,碘值为 126～140。⑤ 照紫外—可见分光光度法,以水为空白,在 450 nm 的波长处测定,吸光度应不超过 0.045。⑥ 过氧化物、不皂化物、重金属、砷盐、棉籽油、脂肪酸组成及微生物限度的检查符合相应规定。

植物油是由各种脂肪油的甘油酯所组成。皂化值、碘值及酸值是评价注射用油质量的重要指标。皂化值表示油中游离的脂肪酸和结合成酯的脂肪酸总量,皂化值过低表示油脂中脂肪酸分子量较大或含不皂化物(如胆固醇等)杂质较多;过高则表示脂肪酸分子量较小,或游离脂肪酸数量较大。皂化值可用以估计油中脂肪酸的性质和游离脂肪酸的数量,以反映油的种类和纯度。故注射用油规定一定的皂化值,使油中脂肪酸控制在 C_{16}～C_{18} 范围内,以利吸收。碘值大小表示油中不饱和键的多少,碘值过高,则含不饱和键多,油易氧化酸败。酸值表示油中游离脂肪酸的多少,酸值越高表明油水解酸败的程度越严重。油酸败产生的小分子分解产物,如醛、酮类等,不仅影响药物稳定性,且有刺激作用。油在氧化过程中,有可能生成过氧化物,因此,最好对油中的过氧化物亦加以控制。另外,矿物油因不能被机体吸收代谢,故不能供注射用。

凡用于制备注射剂的植物油在配制前均须精制,以除去其中的醛、酮、脂肪酸、色素、植物蛋白等。

考虑稳定性,注射用油应贮存于避光洁净的密闭容器中,避免与日光、空气及铁、铜等金属的接触,以免加快油的氧化酸败;也可考虑加入没食子酸丙酯、维生素 E 等抗氧剂。

三、 其他注射用溶剂

1. **乙醇** 为无色易挥发的液体,与水、甘油、挥发油等可任意比例混溶,可供静脉或肌内注射。如氢化可的松注射液、乙酰毛花苷丙注射液中均含一定量的乙醇。小鼠静脉注射的 LD_{50} 为 1.973 g/kg,皮下注射为 8.285 g/kg。采用乙醇为注射溶剂浓度可达 50%,但乙醇浓度超过 10%时可能会有溶血作用或疼痛感。

2. **甘油** 为无色澄明黏稠液体,与水或醇可任意混合,由于黏度和刺激性较大,不单独做注射溶剂用,常与乙醇、丙二醇、水等组成复合溶剂。常用浓度为 15%～20%,某些注射液可高达 55%,但大剂量注射会导致惊厥、麻痹、溶血。甘油本身具有一定的药理作用,如含 10%甘油的 0.9%氯化钠的复方甘油注射液,临床上作为高渗性脱水剂,能降低颅内压及眼压。小鼠皮下注射的 LD_{50} 为 10 ml/kg,肌内注射为 6 ml/kg;大鼠静脉注射的 LD_{50} 为 5～6 g/kg。

3. **丙二醇** 为无色澄明黏性液体,与水、乙醇、甘油可混溶,能溶解多种挥发油,但不能与脂肪混溶。已广泛用做注射溶剂,可供静注或肌注,用做皮下或肌注时有局部刺激性。常用浓度为 10%～60%,如苯妥英钠注射液中含 40%丙二醇。丙二醇用量适当,可使制成品具有长效作用。不同浓度的丙二醇水溶液有使冰点下降的特点,可用以制备各种防冻注射剂。小鼠静脉注射的 LD_{50} 为 5～8 g/kg,腹腔注射为 9.7 g/kg,皮下注射为 18.5 g/kg。体外发现多种浓度的丙二醇对人与家兔的红细胞有溶血作用,但氯化钠、葡萄糖、甘露醇、枸橼酸钠及苯甲酸钠等对丙二醇的溶血有一定的阻抑性。

4. **聚乙二醇(PEG)** 为环氧乙烷的聚合物,其中分子量在200～600范围的PEG为中等黏度,无色略有微臭的液体。能与水、乙醇、甘油或丙二醇相混合,化学性质稳定,PEG300、PEG400(此数字表示平均分子量)均可用做注射用溶剂。有报道PEG300的降解产物可能会导致肾病变,因此PEG400更常用。如塞替派注射液以PEG400为注射溶剂。PEG400对小鼠的LD_{50}腹腔注射为4.2 g/kg,皮下注射为10 g/kg。PEG400在注射液中的最大浓度为30%,超过40%可见溶血作用,但氯化钠对PEG的溶血有一定的阻抑作用。

5. **其他** 也有采用油酸乙酯、乳酸乙酯、苯甲酸苄酯、肉豆蔻酸异丙基酯、二甲基乙酰胺、乳酰胺等作为注射用溶剂,但对其毒性、体内过程等尚需进一步研究评价。

第四节 注射剂的附加剂

为确保注射剂的安全性、有效性和稳定性,除主药和溶剂外还可根据药物理化性质和治疗要求添加其他物质,这些物质统称为“附加剂”。各国药典对注射剂中所有的附加剂类型和用量通常有明确的规定。附加剂在注射剂中的主要作用是:① 增加药物的理化稳定性。② 增加主药的溶解度。③ 抑制微生物生长。④ 减轻疼痛或对组织的刺激性等。

在选用注射剂的附加剂时,应注意必须与主药无配伍禁忌,不干扰药物的检验,在有效浓度范围内对机体无害,以及不影响主药的性质、疗效。因此,确有需要加入附加剂时,应谨慎选择其种类和数量,并应有充分的实验依据。同时,在注射剂的成品说明书中也应注明附加剂的名称和含量,以便临床医生用药时参考。

注射剂常用的附加剂主要有:增溶剂、抗氧剂、pH调节剂、等渗调节剂、局麻剂、抑菌剂等。

一、 增加主药溶解度的附加剂

1. **聚山梨酯80** 本品又称吐温80,为中药注射液中常用的增溶剂,常用于肌内注射剂,因有降压与轻微溶血作用,静脉注射剂应慎用。其常用浓度为0.5%～1.0%。加有聚山梨酯80的注射液在灭菌后会出现浑浊(即“起昙”现象),振摇可使澄清。聚山梨酯80能使尼泊金类、山梨酸、三氯叔丁醇等防腐剂的作用减弱,使用时应注意。

2. **胆酸盐** 从动物胆汁(牛胆汁、猪胆汁或羊胆汁)中提取的胆酸盐,具较强的界面活性作用,是一种天然的增溶剂。胆酸盐适用于pH在6以上的某些中药注射剂,pH在6以下时,胆酸易析出。故在使用胆酸盐作增溶剂时,应注意药液的pH。如痰热清注射液就采用猪去氧胆酸钠盐作增溶剂,但同时也是解热的有效成分之一。

3. **其他** 水难溶性药物,可加入助溶剂以增大其溶解度。如治疗重症肝炎的茵栀黄注射液中含黄芩、栀子等中药的提取物,选用葡甲胺和葡萄糖的混合助溶剂,助溶效果明显增强。

二、 帮助主药混悬或乳化的附加剂

为了制备性质稳定、通针性良好的混悬剂或乳剂注射液，须分别加入助悬剂或乳化剂。注射用助悬剂、乳化剂应无抗原性，无毒性，无热原，无刺激性，不溶血，使用剂量小，耐热，在灭菌温度条件下不失效，有高度的分散性和稳定性，粒子一般应小于 1 μm。

常用于注射剂的助悬剂有羧甲基纤维素钠、海藻酸钠、聚乙烯吡咯烷酮、明胶(无抗原性)、甘露醇、甲基纤维素等。常用于静脉注射剂的乳化剂有卵磷脂、豆磷脂、普流罗尼克(pluronic)F68、聚山梨醇酯 80 等。

三、 防止主药氧化的附加剂

有些药物配制成注射液后，会出现药液颜色逐渐变深，析出沉淀，甚至药效消失或产生毒性物质的现象，这通常是由于注射液中主药被氧化引起的。为延缓和防止注射液中药物的氧化变质，可适当加入一些防止主药氧化的附加剂。

(一) 抗氧剂

抗氧剂为一类易被氧化的还原剂。当抗氧剂与药物同时存在时，包装容器内的氧首先与抗氧剂发生氧化作用，从而保护主药不被氧化，保持注射液的稳定性。

选用抗氧剂主要根据主药的化学结构和理化性质、药液 pH；此外，还应考虑容器类型(玻璃安瓿、橡皮塞封口瓶)、容器空间大小、有效期长短等因素来选用，并通过实验研究确定。注射剂中常用抗氧剂见表 9－1。

表 9－1　注射液中常用抗氧剂

名　　称	使用浓度(%)	适　用　情　况
焦亚硫酸钠	0.05～0.5	水溶液弱酸性，适用于偏酸性药液
亚硫酸氢钠	0.05～0.2	水溶液弱酸性，适用于偏酸性药液
亚硫酸钠	0.1～0.3	水溶液弱碱性，适用于偏碱性药液
硫代硫酸钠	0.1～0.3	水溶液中性或弱碱性，适用于偏碱性药液
硫脲	0.05～0.1	水溶液中性，适用于中性或酸性药液
维生素 C (抗坏血酸)	0.05～0.2	水溶液酸性，适用于偏酸性或偏碱性药液
维生素 E (α－生育酚)	0.05～0.075	适用于油溶性药液，对热和碱稳定

(二) 惰性气体

为了避免水中溶解的氧和安瓿内剩余空间存在的氧对药物的氧化，除加入抗氧剂外，可将高纯度的惰性气体氮气或二氧化碳通入供配液的注射用水或已配好的药液中使之饱和，从而驱除其中溶解的氧气，并在药液灌入安瓿后立即通入惰性气体，以置换液面上空的氧气，然后再封口。氮气在酸性和碱性的溶液中都可使用，而二氧化碳在水中呈酸性，能生成碳酸盐而使药液的 pH 下降，且易使安瓿熔封时爆裂，使用时应注意。

通入注射液的惰性气体纯度一定要高，否则会污染药液而影响产品质量。含量在 99.5% 以上的氮气，通过蒸馏水或注射用水洗涤后即可应用；含量在 99.5%以下的氮气，常含有氧、二氧化碳、水分和细菌等杂质，需通过浓硫酸、碱式焦性没食子酸、1%高锰酸钾和注射用水等洗涤处理后方可应用。工业用的二氧化碳含有硫化物、水分、氧和细菌等杂质，须通过浓硫酸、硫酸铜、高锰酸钾等除去各种杂质后方可使用。

(三) 金属离子络合剂

某些注射液的氧化降解作用可因微量金属离子的存在而加速,因此除应在生产工艺上采取一些必要的措施以避免带入金属离子外,对于已污染了金属离子的药液可加入金属络合剂,与溶液中微量金属离子生成稳定的络合物,从而避免金属离子对药物的催化作用和氧化作用。最常用的金属络合剂为依地酸、依地酸二钠或依地酸钠钙,常用浓度为0.01%～0.05%。

四、 抑制微生物增殖的附加剂

为了防止注射剂在制备和使用过程中被微生物污染,特别是采用低温灭菌、过滤除菌或无菌操作法制备的注射液,应加入适当的抑菌剂,以杀灭或抑制微生物的生长,确保用药安全。剂量超过 5 ml 的注射剂在添加抑菌剂时应特别慎重。除另有规定外,一次注射量超过 15 ml 的注射液不得加抑菌剂。加有抑菌剂的注射剂一般用于肌内或皮下注射,而静脉、脊椎腔、脑池内、硬膜外、椎管内用的注射液均不得加抑菌剂。加有抑菌剂的注射液仍应采用适宜方法灭菌。常用的抑菌剂有苯酚、甲酚、三氯叔丁醇等。

抑菌剂应符合以下要求:① 抑菌效果可靠。② 对人体无毒害。③ 与主药无配伍禁忌,不影响疗效与质量检查。④ 化学性质稳定,不易受温度、pH 等因素影响而降低抑菌效果。⑤ 不与直接接触的包装材料发生作用。

注射剂中常用的抑菌剂见表 9-2。

表 9-2 注射剂中常用的抑菌剂

名 称	溶 解 性	常用浓度(%)	适 用 情 况
苯 酚	室温时稍溶于水,65℃以上时能与水混溶	0.5	适用于偏酸性药液
甲 酚	难溶于水,易溶于脂肪油	0.25～0.3	对铁及生物碱有配伍禁忌
氯甲酚	极微溶于水	0.05～0.2	对少数生物碱及甲基纤维素有配伍禁忌
三氯叔丁醇	微溶于水	0.25～0.5	适用于微酸性药液
苯甲醇	溶于水	1～3	对热稳定,适用于偏碱性药液;肌注有局部止痛作用,有一定的溶血作用,不能用于大容量注射液中
苯乙醇	溶于水	0.25～0.5	适用于偏酸性药液,与氧化剂或蛋白质有配伍禁忌

五、 调整 pH 的附加剂

一般注射液的 pH 允许在 4～9 之间,大量输入的注射液 pH 应近中性。常用调节 pH 的附加剂有盐酸、硫酸、枸橼酸及其盐、氢氧化钠、氢氧化钾、碳酸氢钠、磷酸氢二钠、磷酸二氢钠等。

正常人体的 pH 在 7.35～7.45,若血液中 pH 突然改变,对细胞的代谢有极大危险,可引起局部组织的刺激与坏死,大容量注射可能引起酸中毒或碱中毒,甚至危及生命。正常人体的 pH 能基本保持恒定,主要是通过血液缓冲体系等一系列调节来维持。因此,注射液的 pH 只要不超过血液的缓冲极限,即能自行调整。一般要求注射液的 pH 在 4～9 之间,大剂量的静脉注射液要尽可能接近人体正常的 pH。

六、 减轻疼痛的附加剂

有些注射剂,尤其是中药注射剂,由于药液 pH 或杂质等原因,用于皮下或肌内注射时,对组织产生刺激或引起疼痛,除根据产生疼痛的原因采取相应措施外,应酌加局部止痛剂。需要注意的是加入止痛剂容易掩盖注射剂本身的内在质量问题,必须慎用。出现疼痛问题,应从注射剂组方、工艺、主药或主成分的理化性质等多方面分析,找出合适的解决方法。常用的有以下几种:

1. **苯甲醇** 常用浓度为1%,本品连续注射或2%以上浓度注射可使肌肉产生局部硬结,影响注射液吸收。有些中药注射液加苯甲醇后澄明度不好,应用时必须注意。

2. **盐酸普鲁卡因** 常用浓度为0.5%～2.0%,本品止痛时间较短,一般维持1～2 h。个别患者有过敏反应,在碱性溶液中易析出沉淀。

3. **盐酸利多卡因** 常用浓度为0.2%～1.0%,止痛作用比普鲁卡因强,过敏反应发生率低。

4. **三氯叔丁醇** 常用浓度为0.3%～0.5%,既有止痛作用又有抑菌作用。

七、 调整渗透压的附加剂与方法

正常人体的血浆、泪液均具有一定的渗透压。凡与血浆、泪液具有相同渗透压的溶液称为等渗溶液,如0.9%氯化钠注射液和5%葡萄糖注射液。高于或低于血浆、泪液渗透压的溶液相应地分别称为高渗溶液或低渗溶液。如果血液中注入大量的低渗溶液,就有大量水分子透过血细胞膜进入血细胞内,造成血细胞膨胀甚至破裂,引起溶血现象,患者感到头胀、胸闷,尿中有血红蛋白等。如果血液中注入大量高渗溶液时,血细胞就会因水分大量渗出而萎缩。因机体对渗透压具有一定的调节功能,只要输入量不太大,速度不太快,就不致产生不良影响,故临床上静脉注入50%葡萄糖等高渗溶液是无害的。一般临床上静脉注射液须调成等渗溶液或高渗溶液。皮下或肌内注射时人体可耐受的渗透压范围相当于0.45%～2.7%氯化钠溶液所产生的渗透压(即0.5～3个等渗浓度),但为了减少疼痛、不损害组织并利于吸收,最好能调整成等渗或接近等渗。脊椎腔注射,由于脊髓液量少,循环缓慢,渗透压的紊乱很快会引起头痛呕吐,所以必须等渗。

常用的等渗调节剂有葡萄糖、氯化钠、磷酸盐或枸橼酸盐等。调节等渗的计算方法很多,最常用的是冰点降低数据法和氯化钠等渗当量法。

(一) 冰点降低数据法

冰点相同的稀溶液具有相等的渗透压。人的血浆或泪液的冰点均为－0.52℃,因此,任何溶液只要将其冰点调整为－0.52℃,即与血液或泪液等渗。从表9－3所列一些药物1%水溶液的冰点降低数据,可以计算该药物配成等渗溶液的浓度。

1. **配制单一药物等渗溶液的计算法**

$$\omega = \frac{0.52 - a}{b} \tag{9-1}$$

式中:ω 为配制等渗溶液100 ml所需加入药物的量,a 为未经调整的药物溶液冰点下降度数,b 为1%(g/ml)药物溶液的冰点下降值(表9－3)。

表 9-3　常用药物水溶液冰点下降度与氯化钠等渗当量表

名　称	1%(g/ml)水溶液冰点降低(℃)	每 1 g 药物氯化钠等渗当量(g)
硼酸	0.28	0.47
硼砂	0.25	0.35
氯化钠	0.58	1.00
氯化钾	0.44	0.76
碳酸氢钠	0.65	0.65
葡萄糖(H_2O)	0.091	0.16
无水葡萄糖	0.10	0.18
依地酸二钠	0.132	0.23
枸橼酸钠	0.18	0.31
亚硫酸氢钠	0.35	0.61
无水亚硫酸氢钠	0.375	0.65
焦亚硫酸钠	0.389	0.67
磷酸氢二钠($2H_2O$)	0.24	0.42
磷酸二氢钠($2H_2O$)	0.202	0.36
乳酸钠	0.318	0.52
碳酸氢钠	0.375	0.65
聚山梨酯-80	0.01	0.02
甘油	0.20	0.35
硫酸锌	0.085	0.12
硫酸锌($7H_2O$)	0.090	0.12
荧光素钠	0.182	0.31
硝酸银	0.190	0.33
盐酸麻黄碱	0.16	0.28
盐酸吗啡	0.086	0.15
盐酸乙基吗啡	0.19	0.15
盐酸毛果芸香碱	0.14	0.24
硝酸毛果芸香碱	0.131	0.23
盐酸普鲁卡因	0.122	0.21
盐酸狄卡因	0.109	0.18
盐酸丁卡因	0.10	0.18
盐酸可卡因	0.091	0.16
氢溴酸东莨菪碱	0.07	0.12
氢溴酸后马托品	0.097	0.17
溴甲基后马托品	0.106	0.19
水杨酸毒扁豆碱	0.090	0.16
硫酸毒扁豆碱	0.08	0.13
硫酸阿托品	0.073	0.13
青霉素 G 钾	0.101	0.16
氯霉素	0.06	/
盐酸土霉素	0.061	0.14
盐酸四环素	0.078	0.14
甘露醇	0.099	0.17

例 1　用无水葡萄糖配制 100 ml 等渗溶液，需用多少克无水葡萄糖？

解：查表 9-3 知，1%无水葡萄糖的冰点降低度 $b=0.1$℃，水溶液的冰点下降度数为 0℃，代入公式(9-1)得：

$$\omega=\frac{0.52-0}{0.1}=5.2(\text{g})$$

所以配 100 ml 葡萄糖等渗液需用无水葡萄糖 5.2 g。

2. 配制两种以上药物等渗溶液的计算法

$$\omega = \frac{0.52 - (a_1 + a_2 + a_3)}{b} \tag{9-2}$$

式中：ω 为配制等渗溶液 100 ml 所需加入药物的量，a_1、a_2、a_3 为未经调整的药物溶液冰点下降度数，b 为 1%(g/ml)药物溶液的冰点下降值(表 9-3)。

例 2 今欲配制 2%(g/ml)盐酸普鲁卡因溶液 100 ml，需加多少克氯化钠才能成为等渗溶液？

解：查表 9-3，知 1%盐酸普鲁卡因溶液冰点下降度为 0.12℃。2%盐酸普鲁卡因溶液冰点下降度为：

$$2 \times 0.12℃ = 0.24℃ (\text{即 } a \text{ 值})$$

查表 9-3，知 1%氯化钠溶液冰点下降度为 0.58℃(即 b 值)，将 a、b 值代入公式(9-2)得：

$$\omega = \frac{0.52 - 0.24}{0.58} = 0.48(\mathrm{g})$$

所以应加入 0.48 g 氯化钠才能使其成为等渗溶液。

对于成分不明或查不到冰点降低数据的注射液，可测定药液的冰点降低数据后再按上式计算。

例 3 配制 50%金银花注射液 100 ml，问需加多少克氯化钠才能调整为等渗溶液？

解：经测定 50%金银花注射液的冰点下降度为 0.05℃，代入公式(9-2)

$$\omega = \frac{0.52 - 0.05}{0.58} = 0.81(\mathrm{g})$$

即需要加入 0.81 g 氯化钠，才能将 50%金银花注射液 100 ml 调整为等渗溶液。

(二) 氯化钠等渗当量法

氯化钠等渗当量(E)系指 1 g 药物相当于具有同等渗透效应氯化钠的克数。

例如 1%葡萄糖所具有的渗透压与 0.18%氯化钠溶液所具有的渗透压相等，故 1 g 无水葡萄糖相当于 0.18 g 氯化钠，即无水葡萄糖的氯化钠等渗当量为 0.18。又如硼酸的氯化钠等渗当量为 0.47，即表示 1 g 硼酸相当于 0.47 g 氯化钠所具有的渗透压。计算时先从表 9-3 中查得数值，再求出使成为等渗溶液时所需添加等渗调节剂的量。

例 1 欲配制 1%依地酸二钠溶液 200 ml，应加入氯化钠多少克才能成为等渗溶液？

解：查表 9-3，知依地酸二钠的氯化钠等渗当量 $E=0.23$，1%溶液 200 ml 含依地酸二钠为 2 g，相当于氯化钠 $0.23 \times 2 = 0.46$(g)；而 200 ml 若为氯化钠等渗溶液时，应含氯化钠 $0.9 \times 2 = 1.8$(g)，所以应加氯化钠为 $1.8 - 0.46 = 1.34$(g)。

例 2 硫酸阿托品 2.0 g，盐酸吗啡 4.0 g，氯化钠适量，注射用水加至 200 ml，问将此注射液配制成等渗溶液，应加多少氯化钠？

解：查表 9-3，知硫酸阿托品 $E=0.13$，盐酸吗啡 $E=0.15$。

处方中：① 硫酸阿托品相当于氯化钠的量：2.0 g×0.13＝0.26 g。② 盐酸吗啡相当于氯化钠的量：4.0 g×0.15＝0.60 g。③ 硫酸阿托品与盐酸吗啡共相当于氯化钠的量：0.26 g＋0.60 g＝0.86 g。④ 200 ml 0.9%氯化钠溶液应含氯化钠为 1.8 g。⑤ 使 200 ml 上述注射液成为等渗溶液时所需添加氯化钠的量为 1.8 g－0.86 g＝0.94 g。

上述计算可归纳成下列公式：

$$x = 0.009v - G_1E_1 - G_2E_2 - \cdots \tag{9-3}$$

式中：x 为 v ml 溶液中所加氯化钠的量，G_1、G_2 为 v ml 溶液中溶质的克数，E_1、E_2 为溶质的氯化钠等渗当量数。

(三) 等渗溶液与等张溶液

凡与血浆、泪液具有相同渗透压的溶液称为等渗溶液,但大量注入等渗溶液,也可出现不同程度的溶血现象,说明不同药物的等渗溶液不一定都能使红细胞的体积和形态保持正常,因而提出等张的概念。等张溶液系指与红细胞张力相等的溶液,也就是能使在其中的红细胞保持正常体积和形态的溶液。"张力"实际上是指溶液中不能透过红细胞膜的颗粒(溶质)所造成的渗透压。由此可见,等张与等渗既有联系又有区别,前者是生物学概念,后者是物理化学概念。多数药物的等渗溶液通常就是或近似等张溶液,如0.9%氯化钠溶液既是等渗又是等张溶液。但也有一些药物的等渗溶液并不等张,如2.6%甘油溶液、2%丙二醇溶液、1.63%尿素溶液、1.9%硼酸溶液等,均与0.9%氯化钠溶液等渗,但施于机体时在一定的pH下可引起100%的溶血,加入适量葡萄糖或氯化钠后可避免溶血。

机体对药物溶液特别是对注射剂和滴眼剂的要求应该是等张而不是等渗。在实际工作中,凡皮下注射、肌内注射以及滴眼液因用量小不一定要求等张;静脉注射一般要求等张,鞘内注射则严格要求等张。

等张溶液通常采用溶血试验法测定,但实验条件要求较高。溶血测定法是将人的红细胞放在各种不同浓度的氯化钠溶液中,将会出现不同程度的溶血;同样,将人的红细胞也放入某种待测药物的不同浓度溶液中,也将会出现不同程度的溶血。将两种溶液的溶血情况进行比较,凡溶血情况相同者则认为两者的渗透压也相同。

在注射剂新产品研制时,即使所配溶液为等渗,为确保用药安全,亦应进行溶血试验。特别是对多组分的中药注射剂,若大剂量静脉给药,更须重视测定等张浓度。

第五节　注射剂的制备

一、注射剂制备的工艺流程与环境区域划分

注射剂生产过程包括原辅料的准备、配制、灌封、灭菌、质量检查、包装等步骤。注射剂生产的一般工艺流程与环境区域划分如图9-1所示。

注射剂生产车间按生产工艺及产品质量要求可分一般生产区、控制区、洁净区。一般生产区指无空气洁净度要求的生产或辅助房间。控制区指对空气洁净度或菌落数有一定要求的生产或辅助房间,一般定为10万级。洁净区指有较高洁净度或菌落数要求的生产房间,一般规定为1万级或100级。控制区要求温度为18～28℃,相对湿度为50%～65%。洁净区要求温度为18～24℃,相对湿度为45%～65%。亮度不应低于3 000 lx,噪声不得超过80 dB。

按生产要求,一般将注射容器的清洗、烘干、贮存以及中药提取物的精制等工序划分为控制区,要求空气净化10万级,进入控制区的人员必须更衣后经缓冲室进入生产车间。而药液配制、滤过、灌封要求空气净化1万级。对无菌原料结晶、干燥、过筛、混合、分装和冻干等操作工序划为洁净区,要求空气净化1万级,局部100级,进入洁净区的人员应先经淋浴、更衣、风淋。灭菌、检漏、灯检、包装等工序划为一般生产区,无洁净度的要求。

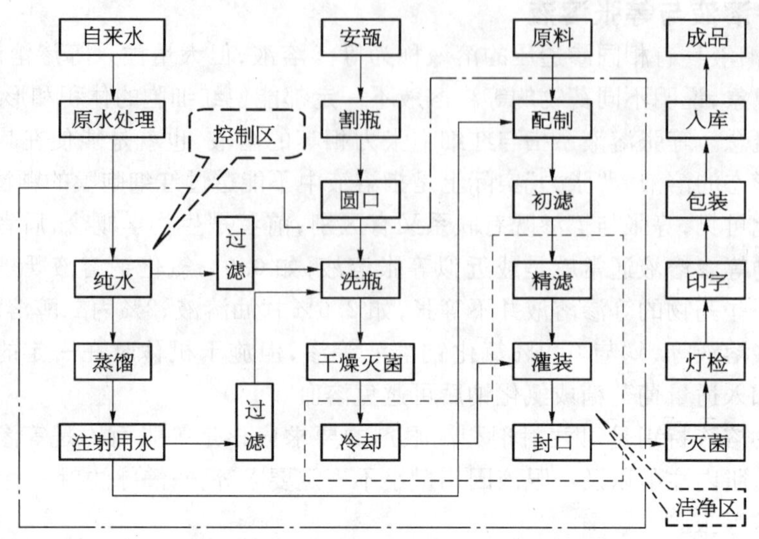

图 9-1　注射剂生产工艺流程与环境区域划分

二、注射剂容器的种类、要求与处理

（一）注射剂容器的种类

按原材料分为玻璃容器和塑料容器,以前者为主。就盛装剂量来分,有单剂量装、多剂量装和大剂量装容器。

单剂量装小容器,俗称安瓿,以硬质中性玻璃制成为主。安瓿的式样目前采用有颈安瓿与粉末安瓿两种,其容积通常为 1、2、5、10、20 ml 等几种规格。目前国内规定用易折安瓿,即在安瓿上有一环或刻痕,用时不用锉刀就很易折断,损坏率低,使用方便。此种安瓿又叫刻痕色点曲颈易折安瓿。

多剂量容器系指橡胶塞玻璃瓶,瓶口胶塞上另加铝盖密封。常用的有 5、10、20、30 及 50 ml等几种规格。

大剂量容器常见的为输液瓶,俗称"盐水瓶",一般有 50、100、250 及 500 ml 规格。目前,连接一次性注射针头和输液管的软聚乙烯袋(瓶)已用作静脉输液容器。

（二）注射剂容器的质量要求

由于药液分装于安瓿中,不仅在常温常压下与药液接触,而且在生产中还要受到高温高压的灭菌处理,如果安瓿质量差,则可使药液发生变色、浑浊、沉淀或失效。故玻璃容器应达到下面的要求：① 应无色透明,以便于检查澄清度、杂质以及变质情况。② 具有低的膨胀系数、优良的耐热性,以耐受洗涤和灭菌过程中所产生的热冲击,使之在生产过程中不易冷爆破裂。③ 要有足够的物理强度以耐受当热压灭菌时所产生的较高压力差,并避免在生产、装运和保存过程中所造成的破损。④ 应具有高度的化学稳定性,不改变溶液的 pH,不易被注射液所侵蚀。⑤ 熔点较低,易于熔封。⑥ 不得有气泡、麻点及砂粒。

安瓿在应用前必须进行物理检查(外观、尺寸、应力、清洁度、热稳定性等)、化学检查(耐酸性、耐碱性检查和中性检查)及装药试验(证明容器对注射剂的质量无影响),视结果再决定可用与否。输液瓶及玻璃小瓶要求瓶口内径大小一致,光滑圆整。

(三) 安瓿的切割、圆口与洗涤

安瓿的处理工序为:

切割→圆口→灌水蒸煮→洗涤→干燥与灭菌。

空安瓿需先经切割,使安瓿瓶颈有一定的长度,便于灌药与包装。目前国内使用的易折安瓿,生产时已将瓿口处理好,无须切割与圆口。

经割圆处理的安瓿,一般均需经过热处理(灌水蒸煮),即将已圆口的安瓿灌满蒸馏水、去离子水或 0.5%～1%盐酸溶液,于 100℃蒸煮 30 min,使玻璃表面的硅酸盐水解,除去微量的碱和金属离子,以提高安瓿的化学稳定性。

热处理后的安瓿再进行洗涤,洗涤方法一般有甩水洗涤法和加压喷射气水洗涤法两种。

(四) 安瓿的干燥或灭菌

将洗涤合格的安瓿倒置或平放在铝盒内,置烘箱内用 120～140℃温度干燥 2 h 以上。盛装无菌操作或低温灭菌的安瓿则须 180℃干热灭菌 1.5 h,或 200℃干热灭菌 45 min,以破坏安瓿中可能污染的微生物或热原。

大量生产时,现多采用隧道式烘箱,此设备主要由红外线发射装置与安瓿自动传送装置两部分组成。隧道内平均温度在 200℃左右,有利于安瓿连续化生产。安瓿干燥后应及时使用,否则应密闭保存在有空气净化保护的空安瓿存放柜内,存放时间不应超过 24 h。

三、 注射用半成品的制备

中药注射剂的处方组成可以是单方或复方。处方中的组分可以是有效成分、有效部位或净药材。有效成分含量应当占总提取物的 90%以上。有效部位含量应占提取物的 70%以上,静脉注射,含量应占提取物的 80%以上。以净药材为处方组分的注射剂,配制时以从药材中提取的经精制纯化后的总提取物为原料。有效成分或有效部位注射剂,由于原料成分明确,理化性质比较清楚,只要选用合适的溶剂和附加剂就可直接配液,经灌封、灭菌等工序制成注射液,而且澄明度、稳定性均较好,质量标准亦易制定。对有效成分尚未清楚,或某一有效部位并不能代表或概括全方药效的组方,应根据组方中净药材含有成分的理化性质,结合中医药理论对该药的功能与主治要求,并需考虑在临床使用中的药效、用量及作用时间等因素,采用不同的提取和纯化方法,最大限度地除去杂质,保留有效成分,得到用以配制注射剂的半成品,最好制成相应的干燥品(其主要成分为液态者除外),制定其内控的质量标准,按此检查合格后投料,以确保注射剂的质量。

(一) 精制与纯化

中药有效成分、有效部位的提取、精制与纯化方法详见第六章相关内容。而对于中药复方(或单方)提取物注射剂来说,其半成品的常用精制与纯化方法有水醇法、醇水法、超滤法,尚有透析法、离子交换法和石硫法等制备注射用半成品的。

(二) 除去药液中鞣质的方法

中药水提液中所含鞣质用醇沉方法不易除尽,故通常在灭菌后会有沉淀产生,影响注射液澄明度。鞣质还能与蛋白质形成不溶性鞣酸蛋白,肌内注射后会使局部组织发生硬结、疼痛。因此,注射液中的鞣质必须除去。目前常用的除鞣质方法有以下几种:

1. **明胶沉淀法**　本法利用蛋白质可与鞣质在水溶液中形成不溶性鞣酸蛋白而沉淀除去

的方法。具体操作为：在中药水溶液中(在 pH 4.0～5.0 时蛋白质与鞣质的反应最灵敏，除鞣质较佳)，搅拌下加入 2%～5%的明胶溶液适量，至不再产生沉淀为止，静置，滤过，滤液适当浓缩后，加乙醇使含醇量达 75%以上，静置，沉淀，滤除过量明胶。在实际应用中常采用改良明胶法进行处理，即在水提浓缩液中加入明胶后，不过滤而直接加乙醇处理，可减少明胶对某些有效成分的吸附。

2. *醇溶液调 pH 法* 本法又称碱性醇沉法。利用鞣质可与碱成盐，在高浓度乙醇中难溶而沉淀除去的方法。具体操作为：在中药水提浓缩液中加入乙醇，使含醇量达 80%或更高，冷藏，静置，滤除沉淀后的醇液，用 40%氢氧化钠溶液调 pH 为 8，醇液中的鞣质生成钠盐不溶于乙醇而析出，滤除即可。此法除鞣质较彻底，同时还能除去有机酸类杂质，如树脂酸和芳香有机酸，使药液澄明度有所改善。但若有效成分也能与氢氧化钠成盐，可能同时沉淀而损失，故醇溶液调 pH 以不超过 8 为宜。

3. *聚酰胺吸附法* 本法是利用聚酰胺分子内存在的酰胺键，可以与酚类、酸类、醌类、硝基化合物等形成氢键，而有吸附作用的性质来达到除去鞣质的目的。具体操作为：在中药水提浓缩液中，加入乙醇沉淀除去蛋白质、多糖等杂质后，将此醇液通过聚酰胺柱，醇液中的鞣质因其分子中的羟基与酰胺键形成氢键而被牢固吸附，其他成分却不被吸附或吸附力弱，用醇冲洗后，就可被洗脱，而鞣质被吸附除去。应用本法除鞣质必须了解药液中主成分被聚酰胺吸附的能力，注意选用适当的乙醇浓度使之尽可能有效吸附鞣质而其他有效成分易洗脱，减少损失。

四、 注射剂的配液与滤过

(一) 注射液的配制

1. *原辅料的质量要求与投料量计算*

(1) 原辅料的质量要求：① 以有效成分或有效部位为组分配制注射剂时，所用原料应符合该有效成分或有效部位的质量标准，对溶解性、杂质检查、含量等指标要严格要求。② 以净药材为组分配制单方或复方注射液时，必须选用优质药材，规定含指标成分的量不低于总固体量的 20%(静脉用注射液不低于 25%)。③ 所用的各种附加剂均应符合药用标准，一般应采用“注射用”规格。

(2) 投料量计算：配液前应按处方规定量及原料含量计算用量，若注射剂在灭菌后含量有所下降，应酌情增加投料量。中药注射剂的浓度常用以下方法表示：① 以有效成分的具体质量或百分浓度表示，如丹皮酚注射液规定每毫升含丹皮酚 5 mg。② 按有效部位含量的限(幅)度或百分浓度表示，如雪上一枝蒿总碱注射液规定含总生物碱以雪上一枝蒿甲素计算，应为标示量的 90.0%～110.0%；鸦胆子油乳注射液规定本品含总酸量以油酸计算，应为 9.0%～12.0%(g/g)。③ 按提取物中代表性成分的限(幅)度或每毫升含总提取物的量表示，如注射用双黄连规定本品每支含金银花以绿原酸计为 8.5～11.5 mg，含黄芩以黄芩苷计为 128～173 mg，含连翘以连翘苷计为 1.4～2.1 mg；毛冬青注射液规定每毫升含毛冬青提取物以无水芦丁计为 18～22 mg。

2. *配液用具的选择与处理* 配液的用具均应由化学稳定性好的材料制成，玻璃、搪瓷、耐酸耐碱的陶瓷及无毒聚氯乙烯、聚乙烯塑料等均可，玻璃器皿应由中性硬质玻璃制成。不宜使用铝制品，因铝制品经肥皂刷洗后，能使液体中的小白点(脂肪酸与铝形成的络合物)增多。

3. *配液方法* 与一般溶解法相同,配液方法有两种。

(1) 浓配法:将全部原料药物加入部分溶媒中配成溶液,加热过滤,必要时冷却后再过滤,根据含量测定的结果,再用滤过的注射溶媒稀释至所需浓度。本法适用于易溶性药物,溶解度较小的杂质可在浓配时滤过除去。

(2) 稀配法:将原料加入所需的溶媒中直接配制成所需浓度。适用于溶解度不大的药物及小剂量注射剂的生产。

如处方中有两种或两种以上药物时,则难溶性药物先溶;如有易氧化药物需加抗氧剂时,应先加抗氧剂,后加药物;如需加入增溶剂或助溶剂时,最好将增溶剂与助溶剂与主药预先混合后再加溶媒稀释。

配制油性注射液,一般先将注射用油在150～160℃灭菌1～2 h,待冷却后进行配制。

(二) 注射液的滤过

滤过是保证注射液澄明的重要操作,一般分为两步完成,先初滤,后精滤。

初滤滤器包括砂滤棒、板框式压滤器、钛滤器;精滤滤器包括垂熔玻璃滤器、微孔膜滤器、超滤膜滤器。中药注射液配液时,特别是加过活性炭的溶液一般都含有较多的杂质或沉淀,须经初滤后方可精滤,以免沉淀堵塞滤孔而减慢滤过速度。可按不同的滤过要求,结合药液中沉淀的多少,以及沉淀物形成滤层的状态选择滤器与滤过装置。

注射液的滤过方式通常有高位静压滤过、减压滤过及加压滤过等方法。不论采用何种滤过装置,开始滤出的药液澄明度常不符合要求,因此过滤开始时常将最初的滤液反复回滤,待回滤药液的澄明度合格后,即可灌装。

五、灌封、灭菌、质检、印字与包装

(一) 注射液的灌封

灌封包括灌注药液和封口两步,灌封应在同一室内进行。灌注后立即封口,以免污染。灌封室是灭菌制剂制备的关键地区,其环境要严格控制,必须达到规定的洁净度要求。

药液灌封要求做到剂量准确,药液不沾瓶颈口,不受污染。注入容器的量要比标示量稍多,以抵偿在给药时由于瓶壁黏附和注射器及针头的吸留造成的损失,保证用药剂量。增加量须参照《中国药典》相应规定执行。

灌注基本要求:① 装量准确,每次灌注前必须先试灌若干支,符合装量规定后再灌注。② 灌注时应注意灌注针头尽量不与安瓿颈内壁碰撞,以免玻璃屑落入安瓿。③ 药液不可沾附安瓿颈壁,以免产生焦头或爆裂。

安瓿封口要严密不漏气,颈端圆整光滑,无尖头和小泡。封口方法分拉封和顶封两种。由于拉封封口严密,不会像顶封那样易出现毛细孔,故目前规定用拉封。粉末安瓿或具有广口的其他类型安瓿,都必须拉封。

灌封操作分手工灌封和机械灌封。手工灌封一般仅仅是在实验室研究阶段或小批量试制,而药厂则采用机械灌封,机械灌封主要由洗灌封联动机来完成。

灌封操作中可能出现的问题及其原因有:① 剂量不准确,可能是剂量调节螺丝松动。② 封口不严,出现毛细孔,多在顶封时出现,是由于火焰不够强所致。③ 出现大头(鼓泡),是因为火焰太强,位置太低,安瓿内空气突然膨胀所致。④ 出现瘪头,主要是因为安瓿不转动,火焰集中一点所致。⑤ 焦头，是药液沾颈所致，其原因可能是灌药太急，药液飞溅在瓶壁上，熔封时形成；或针头往安瓿中注药后，未能立即回药，尖端还带有药液，粘于瓶颈，或针头安装不正，压药与针头打药的行程配合不好，造成针头刚进瓶口就灌药或针头临出瓶口时才给完药；或针头升降轴不够润滑，针头起落缓慢等，应针对具体原因加以解决。

目前，我国已设计制成洗、灌、封联动机和割、洗、灌、封联动机，并配有层流装置，大大提高了生产效率，可以用于生产无菌产品，有利于提高产品质量。

(二) 注射液的灭菌与检漏

灌封后的注射剂应及时灭菌。灭菌与保持药物稳定性通常是矛盾的两个方面，要做到既要保证灭菌效果，又不能影响主药的有效成分。温度高、灭菌时间长，容易把微生物杀死，但却不利于药液的稳定。因此在选择灭菌方法时，必须注意这两个方面，根据具体品种中原辅料的性质，选择不同的灭菌方法和时间，必要时采用几种灭菌方法联合使用。一般中药注射剂，大多采用流通蒸汽或煮沸灭菌，1～5 ml 安瓿湿热灭菌用 100℃ 30 min；10～20 ml 安瓿用 100℃ 45 min。也可根据品种延长或缩短灭菌时间；凡对热稳定的产品，应采用热压灭菌。灭菌通常可与检漏结合起来。应注意相同品种、不同批号或相同色泽，不同品种的注射剂，不能在同一灭菌器内同时灭菌，以免混药。注射剂从配制到灭菌，必须在规定时间内完成(一般为 12 h)。灭菌操作按灭菌效果后 F_0 大于 8 进行验证。

对热敏感的产品，可采用滤过灭菌法，要求滤器(如纤维素酯膜滤器)的孔径大小必须小到足以阻止细菌和芽孢进入滤孔之内，一般要求孔径小于 0.2 μm。

某些药品加热灭菌后发生变质、变色或含量降低者还可采用无菌操作法进行生产。无菌操作是指在整个过程都控制在无菌条件下进行的一种操作方法。严格的无菌操作要求所用的一切用具、材料以及环境，均须采用适当方法灭菌，无菌操作在无菌操作室或无菌操作柜内进行。无菌操作室目前多采用层流空气洁净技术。操作人员进入操作室之前要洗澡并换上已经灭菌的工作服和清洁的鞋子，不使头发、内衣等露出来，以免造成污染机会。

检漏目的是将熔封不严，有毛细孔或微小裂缝的注射剂检出剔除。一般采用能灭菌检漏两用的灭菌器完成。

(三) 注射剂的质量检查

灌封灭菌的注射液经装量检查、pH、澄明度检查、杂质检查、鉴别试验、含量测定、溶血及安全性试验等项目检验合格后，方可进行印字与包装。

(四) 注射剂的印字与包装

每支注射剂应标明品名、规格及批号。一般用纸盒，内衬瓦楞纸分割成行包装。

六、 举例

1. 生脉注射液

【处方】 红参 100 g　麦冬 312 g　五味子 156 g

【制法】 以上三味，将红参粉碎成细粒，用乙醇回流提取 4～5 次，每次 2 h，用薄层色谱法控制提取终点，合并提取液，冷藏，滤过，滤液浓缩至稠膏状，加入注射用水至 400 ml，搅匀，冷藏，滤过，滤液供配液用；五味子用水蒸气蒸馏法收集馏液 150 ml，冷藏，供配液用，药渣加水煎煮 3 次，每次 40 min，合并煎液，滤过，滤液浓缩至稠膏状，加入乙醇进行两次醇沉，第一次使含醇量达 80%，第二次使含醇量达 85%，滤过，合并滤液，回收乙醇并浓缩至稠膏状，加入注射用水至 200 ml，搅匀，冷藏，滤过，滤液加适量活性炭煮沸 30 min，稍冷，过滤至澄明，供配液用；麦冬照五味子水液制备方法制成澄明的麦冬水溶液约 200 ml，供配液用。将上述红参水液、五味子蒸馏液、五味子水液和麦冬水液混合均匀,滤过,滤液加注射用水至1 000 ml,调节药液pH至7.5,滤过,灌封,灭菌,即得。

【功能与主治】 益气养阴,复脉固脱。用于气阴两亏,脉微欲脱的心悸、气短、四肢厥冷、汗出、脉欲绝及心肌梗死、心源性休克、感染性休克等具有上述证候者。

【用法与用量】 肌内注射:一次2~4 ml,一日1~2次。

静脉滴注:一次20~60 ml,用5%葡萄糖注射液250~500 ml稀释后使用,或遵医嘱。

注:1. 人参提取物的精制,若用LD601型大孔树脂吸附,水和20%乙醇洗涤吸附树脂,55%乙醇解吸,解吸后的人参提取液中人参总皂苷的含量明显高于乙醇回流提取法制得的提取液。

2. 因五味子含有挥发性成分,采用水蒸气蒸馏法提取芳香水入药;同时,还有木脂素类的五味子乙素等有效成分,因而,药渣又采用水醇法处理,提取有效成分。

3. 本品为静脉滴注药液,尽可能不加聚山梨酯为好。

4. 本品为淡黄色或淡黄棕色的澄明液体。

2. 清开灵注射液

【处方】 胆酸 珍珠母(粉) 猪去氧胆酸 栀子 水牛角(粉) 板蓝根 黄芩苷 金银花

【制法】 以上八味,板蓝根加水煎煮2次,每次1 h,合并煎液,滤过,滤液浓缩至200 ml,加乙醇使含醇量达60%,冷藏,滤过,滤液回收乙醇,加水,冷藏备用。栀子加水煎煮2次,第一次1 h,第二次0.5 h,合并煎液,滤过,滤液浓缩至25 ml,加乙醇使含醇量达60%,冷藏,滤过,滤液回收乙醇,加水,冷藏备用。金银花加水煎煮2次,每次0.5 h,合并煎液,滤过,滤液浓缩至60 ml,加乙醇使含醇量达75%,滤过,滤液调节pH至8.0,冷藏,回收乙醇,再加乙醇使含醇量达85%,冷藏,滤过,滤液回收乙醇,加水,冷藏备用。水牛角粉用氢氧化钠溶液、珍珠母粉用硫酸分别水解7~9 h,滤过,合并滤液,调节pH至3.5~4.0,滤过,滤液加乙醇使含醇量达60%,冷藏,滤过,滤液回收乙醇,加水,冷藏备用,将栀子液、板蓝根液和水牛角、珍珠母水解混合液合并后,加到胆酸、猪去氧胆酸的75%乙醇溶液中,混匀,加乙醇使含醇量达75%,调节pH至7.0,冷藏,滤过,滤液回收乙醇,加水,冷藏备用。黄芩苷用注射用水溶解,调pH至7.5,加入金银花提取液,混匀,与上述各备用液合并,混匀,并加注射用水至1 000 ml,再经活性炭处理后,冷藏,灌封,灭菌,即得。

【功能与主治】 清热解毒,化痰通络,醒神开窍。用于热病神昏,中风偏瘫,神志不清;急性肝炎、上呼吸道感染、肺炎、脑血栓形成、脑出血见上述证候者。

【用法与用量】 肌内注射。一日2~4 ml。重症患者静脉滴注。一日20~40 ml,以10%葡萄糖注射液200 ml或氯化钠注射液100 ml稀释后使用。

注:1. 本品为棕黄色或棕红色的澄明液体。

2. 有表证恶寒发热者慎用。

3. 本品如产生沉淀或混浊时不得使用。如经10%葡萄糖注射液或生理盐水注射液稀释后,出现混浊亦不得使用。

4. 不良反应 本品偶有过敏反应,可见皮疹、面红、局部疼痛等。

3. 血栓通注射液

本品为五加科植物三七 *Panax notoginseng* (Burk.)F. H. Chen主根提取的三七总皂苷的灭菌水溶液。

【处方】 三七总皂苷适量(相当于人参皂苷Rg_1 35 g) 氯化钠8.5 g

【制法】 取三七总皂苷、氯化钠,加注射用水500 ml,煮沸使溶解,放冷,静置过夜,加注射用水至1 000 ml,加适量活性炭,搅匀,静置30 min,滤过,用0.5 mol/L氢氧化钠溶液或0.5 mol/L盐酸溶液调pH至5.5~7.0,滤过,灌封,灭菌,即得。

【功能与主治】 活血祛瘀,扩张血管,改善血液循环。用于视网膜中央静脉阻塞,脑血管病后遗症,内眼病,眼前房出血等。

【用法与用量】 静脉注射一次2~5 ml,以氯化钠注射液20~40 ml稀释后使用,一日1~2次。

静脉滴注一次2~5 ml,用10%葡萄糖注射液250~500 ml稀释后使用,一日1~2次。

肌内注射一次2~5 ml,一日1~2次。

理疗一次2 ml,加注射用水3 ml,从负极导入。

注:1. 三七活血祛瘀,扩张血管,改善血液循环的有效成分,药理学试验已经确证是皂苷类成分,因此,血

栓通注射液只需直接提取总皂苷入药即可。

2. 三七总皂苷制法：取三七主根粗粉 1 000 g 照流浸膏剂与浸膏剂项下的渗漉法，用 95% 乙醇作溶剂，浸渍 40 h 后，以 1～2 ml/min 的速度进行渗漉，收集渗漉液至三七总皂苷完全漉出(用 Libermann 反应检查)，渗漉液经氧化铝脱色，滤过，回收乙醇并浓缩至稠膏状，经水沉后进行脱脂处理，将脱脂液过树脂柱吸附并洗脱，收集洗脱液，回收溶剂，浓缩至稠膏状，干燥，即得。

3. 三七总皂苷为淡黄色的无定型粉末，味苦、微甘。本品易溶于甲醇、乙醇和水，难溶于丙酮、乙醚和苯，易吸潮。

4. 本品为棕黄色或棕红色的澄明液体。

第六节 中药注射剂的质量检查

一、 中药注射剂的质量检查项目

中药注射剂的质量应符合一般注射剂的质量标准。但由于中药材存在来源、产地、采收季节、加工炮制等方面的差异，中药成分复杂以及受制备工艺的影响，对其纯度的确定、杂质的控制及保证质量和稳定性等方面的工作，都增加了复杂性和特殊性。因此，中药注射剂除要进行一般注射剂的质量检查外，还应根据中药注射剂的特点，制定有关控制质量的检查项目和检查方法。归纳如下：

(一) 性状

中药注射剂由于其原料的影响，允许有一定的色泽，但同一批号成品的色泽必须保持一致，在不同批号的成品间，应控制在一定的色差范围内，按照《中国药典》方法配制的比色对照液比较，色差应不超过规定色号±1 个色号。静脉注射剂的不宜过深，以便于澄明度检查。

(二) 鉴别

通过对注射剂内各药味的主要成分的鉴别试验研究，选定专属、灵敏、快速、简便、重现性好的方法作为鉴别项目，能鉴别处方药味的特征图谱也可选用。静脉注射剂各组分的鉴别，均应列为质量标准检查项目。

(三) 检查

1. 可见异物　按《中国药典》方法检查，除另有规定外，应符合规定。

2. 不溶性微粒　除另有规定外，溶液型静脉用注射液、溶液型静脉用无菌粉末及注射用浓溶液按《中国药典》方法检查，应符合规定。

3. pH　一般应在 pH 4～9 之间，但同一品种的 pH 允许差异范围不超过±1.0。

4. 蛋白质　按《中国药典》方法检查，除另有规定外，应符合规定。

5. 鞣质　按《中国药典》方法检查，除另有规定外，应符合规定。

6. 树脂　按《中国药典》方法检查，除另有规定外，应符合规定。

7. 草酸盐　按《中国药典》方法检查，除另有规定外，应符合规定。

8. 钾离子　按《中国药典》方法检查，除另有规定外，应符合规定。

9. **炽灼残渣** 按《中国药典》方法检查,除另有规定外,应在1.5%(g/ml)以下。

10. **重金属** 按《中国药典》方法检查,除另有规定外,应在10 ppm以下。

11. **砷盐** 按《中国药典》方法检查,除另有规定外,应在5 ppm以下。

12. **有机溶剂残留检测** 对于在生产工艺中使用了有机溶剂,或者原辅料可能带来残留的有机溶剂时,需要进行有机溶剂残留检测,并根据有关规定制定残留量的最低限度。

13. **无菌** 按《中国药典》方法检查,应符合规定。

14. **热原或细菌内毒素** 按《中国药典》方法检查,应符合规定。静脉注射剂除有特殊规定外,注射剂量一般可按1~5 ml/kg计,静脉滴注可按人体剂量(ml/kg)的3~5倍量计,应符合规定。

15. **异常毒性** 有可能产生异常毒性的品种,可按《中国药典》方法检查异常毒性,应符合规定。

16. **刺激性检查**

(1) 局部刺激性试验:取体重2 kg以上健康无伤的家兔2只(雌者无孕),分别在其左右两腿股四头肌内,以无菌操作法各注入供试品溶液1 ml,注射后48 h处死动物,解剖取出股四头肌,纵向切开,观察注射局部刺激反应(必要时作病理检查),并按表9-4算成相应的反应级。

表9-4 刺激反应的相应反应级

反应级	刺激反应	反应级	刺激反应
0	无明显变化	3	重度充血,伴有肌肉变性
1	轻度充血,其范围在0.5×1.0 cm以下	4	出现坏死,有褐色变性
2	中度充血,其范围在0.5×1.0 cm以下	5	出现广泛性坏死

然后计算出4块股四头肌反应级的总和。如各股四头肌反应级的最高与最低组之差大于2时,应另取2只家兔重新试验。在初试验或重试的2只家兔4块股四头肌反应级之和小于10时,则认为供试品的局部刺激性试验符合规定。

(2) 血管刺激性试验(静脉注射剂需检查项目):每日给家兔静脉注射一定量(按临床用药量折算),连续3次后,解剖动物血管作病理切片观察,应无组织变性或坏死等显著刺激性反应。

17. **过敏试验** 取体重250~350 g的健康豚鼠6只,连续3次,间日腹腔注射供试品溶液0.5 ml,然后分为两组,每组3只,分别在第一次注射后14日及21日静脉注射本品1 ml,在注射后15 min内,均不得出现过敏反应。如有竖毛、呼吸困难、喷嚏、干呕或咳嗽3声等现象中的两种或两种以上者,或有啰音、抽搐、虚脱或死亡现象之一者,应判为阳性。

18. **溶血与凝聚**

(1) 2%红细胞混悬液的制备:取兔或羊血数毫升,放入盛有玻璃珠的三角瓶中振摇10 min,或用玻璃棒搅动血液,除去纤维蛋白原,使成脱纤血液,加约10倍量的生理盐水,摇匀,离心,除去上清液,沉淀的红细胞再用生理盐水如法洗涤2~3次,至上清液不显红色为止。将所得红细胞用生理盐水配成2%的混悬液,供试验用。

(2) 试验方法:取试管6只,按表9-5配比量依次加入2%红细胞混悬液和生理盐水,混匀后,于37℃恒温箱放置0.5 h,然后分别加入不同量的药液(第六管为对照管)。摇匀后,置

37℃恒温箱中。开始每隔15 min观察1次,1 h后,每隔1 h观察1次,一般观察4 h,如溶液呈透明红色,即表示溶血。如溶液中有棕红色絮状沉淀,表示有红细胞凝聚作用。

表9-5 溶血试验各管配比表

试管编号	1	2	3	4	5	6
2%红细胞混悬液(ml)	2.5	2.5	2.5	2.5	2.5	2.5
生理盐水(ml)	2.0	2.1	2.2	2.3	2.4	2.5
药液(ml)	0.5	0.4	0.3	0.2	0.1	0

(3) 结果判断: ① 一般以0.3 ml注射剂(第三管),在2 h内不产生溶血作用者认为可供注射用。② 如有红细胞凝集现象,可按下法进一步判定是真凝聚还是假凝聚。若凝聚物在试管振荡后又能均匀分散,或将聚集物放在载玻片上,在盖玻片边缘滴加生理盐水2滴,在显微镜下观察。凝聚红细胞能被冲散者为假凝聚,供试品可供临床应用。若凝聚物不被摇散或在玻片上不被冲散者为真凝聚,供试品不宜供临床使用。

(四) 指纹图谱

国家食品药品监督管理局(SFDA)颁发的《中药注射剂指纹图谱研究的技术要求(暂行)》规定: 为了加强中药注射剂的质量管理,确保中药注射剂的质量稳定、可控,中药注射剂在固定中药材品种、产地和采收期的前提下,需制定中药材、有效部位或中间体、注射剂的指纹图谱。

1. **注射剂用中药材指纹图谱研究的技术要求** 中药材指纹图谱系指中药材经适当处理后,采用一定的分析手段,得到的能够标示该中药材特性的共有峰的图谱。如原药材需经过特殊炮制(如醋制、酒制、炒炭等),则应制定原药材和炮制品指纹图谱的检测标准。

指纹图谱的检测标准包括名称、汉语拼音、拉丁名、来源、供试品和参照物的制备、检测方法、指纹图谱及技术参数。

2. **中药注射剂及其有效部位或中间体指纹图谱的检测标准** 中药注射剂指纹图谱系指中药注射剂经适当处理后,采用一定的分析手段,得到的能够标示该注射剂特性的共有峰的图谱。以有效部位或中间体投料的中药注射剂,还需制定有效部位或中间体的指纹图谱。

指纹图谱的检测标准包括供试品和参照物的制备、检测方法、指纹图谱及技术参数。

应根据中药材、有效部位、中间体和注射剂的指纹图谱,标定各指纹图谱之间的相关性。

(五) 含量测定

中药注射剂中所含有效成分、有效部位或指标成分是制剂发挥疗效的物质基础,含量低,可能影响疗效,含量太高,又可能产生毒副作用。因此,对中药注射剂中的组分进行含量测定,并规定限量指标是非常必要的。

根据中药注射剂的特点,在国家药品监督管理部门颁发的《中药注射剂质量标准的内容及项目要求》中对含量测定项目作了相应规定,简述如下:

(1) 总固体量测定: 取注射液10 ml,置于恒重的蒸发皿中,于水浴上蒸干后,在105℃干燥3 h,移置干燥器中冷却30 min,迅速称定重量。计算出注射剂中含总固体的量(mg/ml)。

(2) 有效部位含量测定: 根据有效部位的理化性质,研究该有效部位的含量测定方法,选择重复性好的方法。所测定有效部位的含量应不低于总固体量的70%(静脉用不低于80%)。

调节渗透压等的附加剂应按实际加入量扣除,不应计算在内。如在测定有效部位时方法有干扰,也可选择其中某单一成分测定含量,按平均值比例折算成有效部位量,并将总固体量、有效部位量和某单一成分量均列为质量标准项目。

(3) 以净药材为组分配制的注射剂应研究测定代表性的指标成分,选择重复性好的方法。所测定指标成分的总含量应不低于总固体量的 20%(静脉用不低于 25%)。调节渗透压等的附加剂,按实际加入量扣除,不应计算在内。

(4) 含量测定均以标示量的上下限作为合格范围。

(5) 含有剧毒药味时,必须制定该有毒成分的限量。

(6) 对含量测定方法的研究除理化方法外,也可采用生物学测定法或其他方法。

(7) 组分中含有化学药品的,应单独测定该化学药品的含量,由总固体内扣除,不计算在含量测定的比例数内。

(8) 组分中的净药材及相当的半成品,其含测成分量均应控制在一定范围内,使与成品的含量测定相适应,用数据列出三者关系,必要时三者均应作为质量标准项目,以保证处方的准确性及成品的质量稳定。

(9) 生产用药品的含量限(幅)度指标,应根据实测数据(至少有 10 批样品,20 个数据)制定。

二、 中药注射剂的质量问题讨论

中药注射剂在中医临床治疗危急重症中是一种较好的速效制剂。近年来,在其制备技术及质量控制方面均有所发展与提高。但由于中药材原料品种、产地、成分本身的复杂性,中药注射剂的组分、剂量的特殊性及制备工艺、分析技术的限制等原因。目前,中药注射剂在生产、使用过程中尚存在一些问题,中药注射剂存在的主要问题有以下几方面。

(一) 澄明度问题

中药注射剂通常在灭菌后或在贮藏过程中产生浑浊、沉淀或乳光等现象。产生的原因及解决办法如下:

1. *去除杂质* 一般按有效成分或有效部位组方、投料的注射液、澄明度比较好,用净药材组方、总提取物投料的注射液常因鞣质、淀粉、树胶、果胶、黏液质、蛋白质、树脂、色素等高分子化合物未能最大限度地除去,而以胶体状态存在。当温度、pH 等因素改变后,胶体老化而呈现浑浊或沉淀。注射液乳光现象的产生可能是所含挥发油成分的水溶性较差及成分复杂或该成分含酚、醛活性基团,遇光及空气易被氧化聚合引起,同时尚可出现沉淀及药液色泽变深等,如莪术油、鱼腥草、柴胡注射液,生产中通常有乳光现象。因此,必须根据主成分性质,采取合适的提取纯化办法和操作工艺去除杂质,制备中药注射剂。

2. *热处理冷藏* 中药注射剂药液中所含高分子杂质呈胶体分散,具热不稳定性及动力学不稳定性,致使中药注射液在加热灭菌时的高温下及放置过程中,会因胶粒凝结而产生药液浑浊或沉淀。因此,在注射液灌封前,采用流通蒸气 100℃或热压处理 30 min,再冷藏放置一定时间,加速药液中胶体杂质凝结,滤过,除去沉淀后再灌封的热处理冷藏法,可提高注射液的澄明度。

3. *调节药液适宜的 pH* 药液的 pH 与注射液澄明度关系很大。因为中药中某些成分的溶解性与溶液的 pH 相关,若 pH 不适当,则易产生沉淀。

4. *合理选用增溶剂、助溶剂与助滤剂* 有些注射液由于其有效成分在水中溶解度不大，经灭菌和放置，也可能部分析出。加入合适的增溶剂或助溶剂等可使澄明度有所改善。加助滤剂（活性炭、滑石粉、滤纸浆等）亦可消除乳光。

5. *采用超滤技术* 超滤能够除去药液中大分子杂质，中药注射液中诸如黄酮类、生物碱类、苷类等成分，分子量均在 1 000 以下，因此，用1万～3万分子量的超滤膜超滤，注射液澄明度可显著改善，且有效成分较其他精制方法损失少。

（二）刺激性问题

中药注射剂的刺激性，究其原因大致有以下几种：

1. *有效成分本身具刺激性* 注射液中某些成分，如黄芩中的黄芩素、大蒜中的大蒜素及药材中的挥发油等都可产生局部刺激作用而引起疼痛。在不影响疗效的前提下，用降低药物浓度、调节 pH、添加止痛剂等方法来解决。对某些有刺激性的，临床又需要高浓度用药的，或刺激反应严重的有效成分则不宜制成注射剂。

2. *鞣质问题* 可使注射局部产生硬结、肿痛、压迫痛和牵引痛，且由于形成鞣酸蛋白，吸收困难，因此多次注射局部组织就有可能因硬结而坏死造成无菌性炎症。

3. *药液渗透压不适宜* 可引起局部疼痛，应注意调节。

4. *药液 pH 不适宜* pH 过高或过低都可引起局部疼痛，应注意调节。

（三）疗效问题

影响中药注射剂临床疗效的因素较多，主要有原辅料的来源与质量、处方组成、生产工艺、用药剂量等。

（四）复方配伍问题

复方注射剂中，通常各种中药所含的有效成分性质不同，如果按一种方法提取精制，就可能影响提取效果而使某些有效成分损失，或者由于配伍上的问题，使提取成分之间产生作用，而影响到成品的质量和疗效。如黄连、大黄用水共煎，导致小檗碱、大黄酸等有效成分的转移率偏低。

（五）质量标准问题

中药注射剂除有效成分明确可以通过定性定量控制其质量外，大多数中药注射剂缺乏明确的质量控制指标，所以存在着因药材质量、工艺生产条件的影响，产品质量不稳定，进而影响疗效和安全性。

第七节 输液剂与血浆代用液

一、 含义、特点与分类

（一）输液剂的含义

输液剂系指由静脉滴注输入体内的大剂量（一次给药在 100 ml 以上）注射液。输液剂通常包装在玻璃的输液瓶或塑料的输液袋中，不含抑菌剂。使用时通过输液器调整滴速持续而稳定地进入静脉。输液剂由于其用量大而且是直接进入血液的，故质量要求高，生产工艺与小容量注射剂亦有一定差异。

(二) 输液剂的特点

特点：① 纠正体内水和电解质代谢紊乱。② 恢复和维持血容量以防治休克。③ 在各种原因引起中毒时，用以扩充血容量、稀释毒素、促使毒物排泄。④ 调节体液酸碱平衡。⑤ 补充营养、热量和水分。此外，也常把输液剂作为载体，将抗生素类、强心药、升压药等通常加入输液剂中静脉滴注，可迅速起效，保持稳定的血药浓度，且避免高浓度药液静脉推注时对血管的刺激。

(三) 输液剂的分类

1. **电解质输液**　用以补充体内水分和电解质，纠正体内酸碱平衡等。如氯化钠注射液、乳酸钠注射液。

2. **营养输液**　用于不能口服吸收营养的患者，其品种有：

(1) 糖类及多元醇类输液：糖类输液用以供给机体热量和补充体液，常见的有葡萄糖注射液、转化糖注射液。多元醇类输液用于脑水肿降低颅内压及用于烧伤后产生的水肿，如山梨醇注射液、甘露醇注射液等。

(2) 氨基酸类输液：用于危重患者和不能口服进食的患者补充营养。常见的氨基酸输液多由异亮氨酸、亮氨酸、赖氨酸、甲硫氨酸、苯丙氨酸、苏氨酸、色氨酸、缬氨酸、精氨酸、组氨酸、甘氨酸等组成，如复方氨基酸注射液。

(3) 脂肪乳剂输液：是一种胃肠道外的高能输液剂。为不能口服进食、严重缺乏营养的患者提供全静脉营养，亦称完全胃肠外营养(TPN)。TPN 主要由复方氨基酸注射液、糖类与脂肪乳剂组成。脂肪乳剂必须单独输入。

3. **胶体类输液**　系指一种与血浆等渗及有近似黏度的胶体溶液，又称血浆代用液。用于维持血压和增加血容量，以防患者休克。但不能代替全血应用。必要时可与氨基酸输液合用，可克服代血浆只有扩张血容量作用而无营养功能的缺点。主要品种有右旋糖酐、淀粉衍生物(羧甲基淀粉钠、羟乙基淀粉等)、明胶、聚乙烯吡咯烷酮等。

二、 质量要求

输液剂的质量要求基本上与小容量注射剂是一致的，但由于其一次用量较大(一次常用量为500～2 000 ml)，故除应符合一般注射剂的要求外，还有下列质量要求：

(1) 适宜的 pH：在保证疗效和稳定性的基础上，输液剂的 pH 应力求接近人体血液的 pH，一般控制在 4～9 之间。若 pH 过高会引起碱中毒，过低则引起酸中毒。

(2) 适宜的渗透压：可为等渗或偏高渗，除个别特殊病例外，不得配成低渗溶液。因为大量输入低渗溶液会有引起溶血的危险。

(3) 无毒性：输入体内不应引起血象异常变化，不得有溶血、过敏和损害肝、肾功能等毒副作用。

(4) 澄明、无菌、无热原反应。

(5) 输液剂中不得添加任何抑菌剂。

三、 制备

（一）输液包装容器的质量要求与处理

输液剂的主要容器是玻璃制的输液瓶,20 世纪 60 年代国内外已开始用塑料袋盛装输液,我国目前生产输液剂虽仍以玻璃输液瓶为主,但塑料袋盛装输液逐渐增多。

1. **输液瓶** 应为无色透明中性硬质玻璃所制,应能耐酸、碱、水和药液的腐蚀。且要耐压,使在高压灭菌和运输过程中不易破碎。外观应光滑均匀、端正、无条纹、无气泡。瓶口内径应适度、无毛口,以利于密封。

输液瓶处理时,先用常水冲洗,除去表面灰尘,再洗内壁,倒置沥干,然后用清洁液荡涤整个瓶内壁,放置。临用前先用常水冲去清洁液,再用注射用水冲洗,灌注前用微孔薄膜滤过的注射用水倒冲,备用。药厂大规模生产多用冲瓶机,用 70℃左右的 2%氢氧化钠或 3%碳酸钠溶液冲洗 10 s 左右,再依次用自来水、注射用水、滤过的注射用水冲洗干净。由于碱对玻璃有腐蚀作用,故碱液与玻璃接触时间不宜过长,碱洗法操作方便,易于组织生产流水线,同时能消除细菌与热原,但其作用比酸洗法弱。

2. **塑料输液袋** 为无毒软性聚氯乙烯、聚丙烯等塑料压制而成。具有体积小、重量轻、便于运输等特点。塑料输液袋需经过热原试验、毒性试验、抗原试验、变形试验及透气试验,合格后方可使用。

新塑料输液袋处理时,应先用清水将表面洗净,然后灌入已滤过的注射用水 150 ml,用玻璃塞塞紧袋口,49.04 kPa 热压灭菌 30 min 备用。临用时放掉袋内注射用水,再用滤过的注射用水荡洗 3 次,即可灌装药液。

3. **橡胶塞** 目前我国常用的为卤化丁基橡胶塞,其质量符合《直接接触药品的包装材料和容器管理办法》和其他有关规定,使用前一般用滤过的注射用水进行多次漂洗即可。

4. **衬垫薄膜(又称隔离薄膜)** 橡胶塞虽经反复处理,仍难保证在灭菌时和贮存期,塞中的游离硫、钙、镁、锌等不脱落进入输液成品中,影响药液的澄明度。为此,需要在橡胶塞下衬垫一层隔离膜。目前,国内生产输液常用的衬垫薄膜是聚酯薄膜(涤纶)及聚丙烯薄膜。聚酯薄膜理化性质稳定,能耐热压灭菌,用稀酸煮洗或乙醇洗涤均无异物脱落或溶解。但由于分子中含有酯键,对碱的稳定性较差,因此仅适用于微酸性药液。聚丙烯薄膜适用于微酸或微碱性溶液。

（二）原辅料的质量要求

输液剂所用原辅料的质量要求很严格。如原辅料不纯,含有杂质,会使成品的澄明度不合格,且注射后会产生副作用,因而必须选用注射用的原辅料。通常应按《中国药典》规定项目进行质量检查。配制输液的原料其包装上必须注有“供注射用”字样才能应用。

每批原料使用前应检查是否包装严密,是否受潮、发霉、变质等现象。若原料已破损、受潮变质,则不可供注射用。制备代血浆用的右旋糖酐是利用微生物发酵制得,故需进行异性蛋白测定和安全性试验,以确保临床使用安全。

活性炭(767 型针用炭)是输液配制最常用的辅料,用以除去溶液中的热原、色素、胶体微粒等杂质及作助滤剂。市售药用活性炭因含硫化物及重金属较多,会影响产品质量,需经精制处理,符合针剂用活性炭要求后方能使用。若活性炭中铁和锌盐含量较高,会使输液与维生素 C 及含水杨酸盐注射液配伍时引起药液变色,此时可将活性炭加适量盐酸煮沸,抽干,洗至氯化物符合规定,在120℃烘干即可得到改善。

(三) 输液剂的制备

1. *配液* 国内外输液的配制,通常采用不锈钢制成的大型容器。配液器内装有搅拌桨、加热管和液位管。配制输液所用的设备和容器要认真洗涤,防止热原污染。

2. *滤过* 滤过是除去输液中的杂质,保证输液质量的重要操作步骤之一,所以必须选择适当的滤材、滤器和滤过方法。输液的滤过方法与滤过装置基本上与安瓿剂相同。

3. *灌封* 药液滤过至澄明度合格后,即可分装于输液瓶或塑料输液袋中。用输液瓶灌封的工序共分为4步:即灌注药液、加隔离薄膜、塞入橡胶塞和轧压铝盖。

灌装室要求达到无菌洁净,应采用空气净化技术,通常用垂直式空气层流净化装置。洁净区要求控制在100级,并应定期检查。

4. *灭菌* 输液灌封后必须及时灭菌,一般应在4 h之内完成。通常应采用热压灭菌115℃ 68.7 kPa 30 min。塑料袋输液的灭菌条件为109℃ 45 min或111℃ 30 min。

5. *质量检查与包装* 按《中国药典》规定,输液的质量检查项目有澄明度与微粒检查、热原与无菌检查、含量测定、pH及渗透压、检漏等。输液经质量检查合格后贴上标签,标签上须注明品名、规格、含量、用法与用量、注意事项、批号、生产单位等,贴好标签后即可进行包装。

(四) 举例

葡萄糖注射液

【处方】 注射用葡萄糖50 g或100 g 1%盐酸适量 注射用水均加至1 000 ml

【制法】 取葡萄糖投入煮沸的注射用水中,使成50%～70%的浓溶液,用盐酸调节pH为3.8～4.0,加活性炭0.1%～0.2%(g/ml)混匀,煮沸20～30 min,趁热滤除活性炭,滤液中加入热注射用水至1 000 ml,测pH、含量,合格后,微孔滤膜滤至澄明,灌装、封口,热压灭菌115℃ 68.7 kPa 30 min即得。

【作用与用途】 具有补充体液、营养、强心、利尿、解毒作用。用于大量失水、血糖过低等症。

【用法与用量】 静脉注射一次5～50 g,一日10～100 g。

注:1. 本品有时澄明度不合格(产生絮状物或小白点)通常与原料质量有关。因葡萄糖由淀粉经酸水解、糖化而成,故可能带入淀粉中的杂质如蛋白质等,也可含有未完全糖化的糊精等。若在溶液中加入适量盐酸,就能使胶粒凝聚成较大的粒子而滤去。同时盐酸可使糊精继续水解为葡萄糖,以改善输液的澄明度。此外,在操作中采用浓配、加热、使用活性炭等措施,使成品的澄明度合格。

2. 本品的不稳定性主要表现为颜色变黄和pH下降。本品的灭菌温度愈高、时间愈长,则使成品变色,尤其在pH不适合条件下,加热灭菌可引起显著变色。

葡萄糖溶液变色的原因,一般认为葡萄糖在弱碱性溶液中能脱水形成5-羟甲基糠醛(5-HMF),5-HMF再分解为乙酰丙酸和甲酸。同时形成一种有色物。颜色的深浅与5-HMF产生的量成正比。以pH 3.0时分解最少,故配液时用盐酸调节pH 3.8～4.0,同时严格控制灭菌温度和受热时间使药液稳定。

四、 质量问题

输液的质量要求较高,目前大生产中存在的主要质量问题为澄明度、染菌、热原和配伍使用问题。

1. *澄明度问题* 输液中不仅含有肉眼可见的异物(如纤维、白点、闪光点、色点、雾状物等),而且含有50 μm以下的细小微粒,常见的微粒有炭黑、氧化锌、碳酸钙、纤维素、纸屑、玻璃屑、黏土、细菌和结晶等。为保证用药安全,必须提高输液的澄明度,除去输液中的异物和微粒。应从以下几方面加以克服:

(1) 原料与附加剂:注射用葡萄糖有时可能含有少量蛋白质、水解不完全的糊精、钙盐等杂质；氯化钠、碳酸氢钠中常含有较高的钙盐、镁盐和硫酸盐；氯化钙中含有较多的碱性物质。这些杂质的存在，会使输液中产生乳光、小白点、浑浊等现象。某些含糖输液发现有雾状物，活性炭 X 射线散射证明是石墨晶格内的少量杂质能使活性炭带电形成胶体溶液的缘故。故杂质含量较多时，不仅影响输液的澄明度，还影响药液的稳定性。因此，应严格控制原辅料的质量，国内已制定了输液用原辅料的质量标准。

(2) 输液容器与附件：输液中的小白点主要是钙、镁、铁、硅酸盐等物质，这些物质主要来源于橡胶塞和玻璃输液瓶。因此，应选用优质的橡胶塞和输液瓶。有人对聚氯乙烯袋与玻璃瓶盛装输液后不断振摇 2 h，发现前者产生的微粒比后者多 5 倍，经过薄层色谱以及红外光谱分析，表明微粒为增塑剂二乙基邻苯二甲酸酯，这种物质对人体有害。

(3) 生产工艺及操作：车间洁净度差，容器及附件洗涤不净，滤器选择不当，过滤与灌封操作不符合要求，工序安排不合理等都可能会导致澄明度不合格，因此应严格遵循生产操作规程。

(4) 贮存过程：大输液在贮存过程中可能会出现异物，主要原因是封口不严，玻璃瓶质量不佳，药液侵蚀玻璃等因素。在氯化钠注射液中最常见因药液侵蚀玻璃所致白点。另外，输液应贮存冷暗处，并避免横卧或倒置，否则药液易透过隔离薄膜与橡胶塞接触，造成澄明度不合格。

(5) 医院输液操作及静脉滴注装置：一般用输液器静脉滴注药液时，应注意在倾入药液前，先用部分药液冲洗输液器、胶管、滴管和针头。国内外在使用输液过程中，为滤除药液中的异物与细菌，在输液管上加一终端滤器(平均孔径为 5 μm)，接在橡皮管末端靠近注射针头处使用，是解决使用过程中微粒污染的重要措施。

2. **染菌** 输液染菌后会出现霉菌、云雾状、浑浊、产气等现象，也有一些看不到的变化。如果使用了这些输液，将会导致脓毒症、败血症、内毒素中毒，甚至死亡。染菌的主要原因是生产过程污染严重、灭菌不彻底、瓶塞松动等，应特别注意防止。有些芽胞需 120℃ 热压灭菌 30～40 min，才能杀死，若输液为营养物质，细菌容易生长繁殖，即使经过灭菌，大量菌尸的存在也会引起致热反应。最根本的办法就是尽量减少制备生产过程的污染、严格灭菌条件、密闭包装。

3. **热原反应** 微生物污染越严重，热原反应越严重。产品经灭菌可杀灭微生物，但不能除去热原，故需尽量减少制备时的细菌污染。

4. **配伍变化** 由于治疗和抢救工作的需要，经常将几种药物注射液混合注射，特别是在输液中添加多种药物静脉滴注的机会是较多的。多种药物的配伍使用，可能产生物理或化学的配伍变化，出现浑浊或沉淀、结晶、产气和变色等现象，影响疗效和稳定性，甚至造成严重的不良反应。详见第二十三章“中药制剂的配伍变化和不良反应”第四节内容。

五、 血浆代用液

血浆代用液或称血浆扩张剂系指与血浆等渗而无毒的，用以代替来源受到限制的人血浆的胶体溶液。静脉注射代血浆只能暂时维持血压或增加血容量，可用于因出血、烫伤、外伤所引起的休克或失血之症，但不能代替全血。

(一) 血浆代用液的质量要求

(1) 溶液的渗透压应与血浆相近。

(2) 无毒性、无蓄积作用，不产生发热、抗原性、过敏性或其他反应。

(3) 在血中能维持较长时间，半衰期在 5～7 h，无利尿作用。

(4) 在血中停留期内对内脏和血液的功能无不良影响，不妨碍红细胞的携氧功能、血型分类和不干扰血液的凝固。

(5) 溶液的 pH 6～8，其中所含的电解质不得超过下列浓度：钾 6 mmol/L，钠 156 mmol/L，钙 3 mmol/L，镁 1.5 mmol/L，无机磷 1.4 mmol/L，氯离子 110 mmol/L。

(6) 必须无菌、无热原反应。

(7) 性质稳定，价廉，易得。

(二) 血浆代用液的种类

目前，在临床上常用的血浆代用液有下列几种：

(1) 多糖类：右旋糖酐、淀粉衍生物、缩合葡萄糖等。

(2) 蛋白质类：变性明胶、氧化明胶、聚明胶(Polygeline)等。

(3) 合成高分子化合物类：聚乙烯吡咯烷酮(PVP)、氧乙烯-聚丙烯二醇缩合物等。

(三) 举例

右旋糖酐注射液

【处方】 右旋糖酐 60 g　氯化钠 9 g　注射用水加至 1 000 ml

【制法】 将注射用水加热至沸腾，加入处方量右旋糖酐配成 12%～15% 的溶液，加 1.5% 活性炭，保持微沸 1～2 h，加压过滤脱炭，加注射用水至 1 000 ml，然后加入氯化钠，调整 pH 4.4～4.9，再加 0.05% 活性炭搅拌，加热至 70～80℃，过滤至药液澄明后灌装，热压灭菌 112℃ 30 min 即得。

【作用与用途】 本品为血管扩张药。能提高血浆胶体渗透压，增加血浆容量，维持血压。常用于治疗外伤性休克、大出血、烫伤及手术休克等，但不能代替全血。

【用法与用量】 本品专供静脉注射，不可作皮下滴入，注入人体后血容量增加的程度不可超过注射同容积的血浆。因本品有血液稀释作用，每次用量不可超过 1 500 ml，用量过多时易引起出血倾向和低蛋白血症，一般是 500 ml，每分钟注入 20～40 ml，在 15～30 min 注完全量。

注：1. 因右旋糖酐由生物合成法制成，易夹杂热原，故活性炭用量较大。同时因本品黏度较大，需在高温下过滤，本品灭菌一次，其分子量下降 3 000～5 000，灭菌后应尽早移出灭菌锅，以免色泽变黄，且要严格控制灭菌的温度和时间。

2. 本品在贮藏过程中易析出片状结晶，主要与贮存温度和分子量有关，在同一温度下，分子量越低越容易析出结晶。

第八节　注射用无菌粉末与其他注射剂

一、注射用无菌粉末

凡对热不稳定或在水溶液中易分解失效的药物，如某些抗生素、酶制剂及生化制品，不能制成一般的水溶性注射液或不适宜加热灭菌，均需制成注射用无菌粉末，即粉针剂。近年来，为提高中药注射剂的稳定性，已将某些中药注射液研制成注射用无菌粉末应用。例如注射用双黄连、注射用茵栀黄、注射用天花粉等。

根据生产工艺条件不同注射用无菌粉末可分为两种：一种是将原料药精制成无菌粉末直

接分装于洁净灭菌小瓶或安瓿中密封制成，成品为无菌分装制品；另一种是将药物配成无菌溶液或混悬液，无菌分装后，再进行冷冻干燥，得到冻干粉末(块)，该产品也称冷冻干燥制品。目前，中药注射用无菌粉末以冻干制品为多。

注射用无菌粉末的质量要求与注射用水溶液基本一致，应符合《中国药典》中关于注射用药物的各项规定及注射用无菌粉末的各项要求。

(一) 注射用无菌粉末的制法

1. *无菌粉末直接分装法*

(1) 药物的制备：无菌原料可用灭菌溶剂结晶法、喷雾干燥法或冷冻干燥法制备，若细度不符合要求，则需在无菌条件下粉碎、过筛以制得符合注射用的无菌粉末。

(2) 容器的处理：安瓿或小瓶及橡胶塞的质量要求及处理方法与注射剂相同，但均须进行灭菌处理。各种分装容器洗净后，需用干热灭菌或红外线灭菌后备用。已灭菌的空瓶存放柜中应有净化空气保护，存放时间不超过 24 h。

(3) 分装：分装必须在高度洁净的无菌室中按无菌操作法进行，分装室的相对湿度必须控制在分装产品的临界相对湿度以下。分装过程中应注意抽样检查装量差异，分装后小瓶立即加塞铝盖密封，安瓿熔封。药物的分装及安瓿的封口宜在局部层流下进行。目前使用的分装机械有螺旋自动分装机、插管式及真空吸粉式分装机等。

(4) 灭菌及异物检查：对于耐热品种，可选用适宜灭菌方法进行补充灭菌，以确保安全。对于不耐热品种，必须严格无菌操作，产品不再灭菌。异物检查一般在传送带上目检。

2. *无菌水溶液冷冻干燥法* 冷冻干燥法系将药物溶液预先冻结成固体，然后在低温低压条件下，将水分从冻结状态下升华除去的一种低温除水的干燥方法。

(1) 冷冻干燥法的特点与工艺：制备冻干无菌粉末前药液的配制基本与注射液相同，其冻干粉末的制备工艺流程如下：

分装好药液的安瓿或小瓶→预冻→升华干燥→再干燥。

(2) 冷冻干燥中可能出现的问题与处理办法：① 制品含水量偏高：装入容器的液层过厚(超过 10～15 mm)；干燥过程中热量供给不足，使蒸发量减少；真空度不够，冷凝器温度偏高等原因均可造成含水量偏高。② 喷瓶：主要是预冻温度过高，制品冻结不实；升华时供热过快，局部过热，部分制品液化，在真空条件下有少量液体从已干燥的固体界面下喷出造成。必须注意控制预冻温度在共熔点以下 10～20℃，加热升华时，温度不能超过共熔点。③ 产品外观萎缩或成团粒：原因可能是冻干时开始形成的已干外壳结构致密，升华的水蒸气穿过时受阻，在已干层停滞时间较长而使部分药品逐渐潮解，以致体积收缩，外形不饱满或成团粒。制品黏度较大者，更易出现此类现象。可从冷冻工艺及加入适量填充剂两方面考虑，以改善结晶状态和制品的通气性，使水蒸气顺利逸出，改善产品外观。

常用的填充剂(支架剂)有葡萄糖、甘露醇、氯化钠等。

(二) 举例

注射用双黄连

【处方】 连翘 金银花 黄芩

【制法】 以上三味，黄芩碎断，加水煎煮 2 次，每次 1 h，滤过，合并滤液，用 2 mol/L 盐酸溶液调节 pH 至 1.0～2.0，在 80℃保温 30 min，静置 12 h，滤过，沉淀加 8 倍量水，搅拌，用 40%氢氧化钠调节 pH 至 6.0～7.0，加入等量乙醇，搅拌使溶解，滤过，滤液用 2 mol/L 盐酸溶液调节 pH 至 2.0，在 80℃保温 30 min，静置 12 h，滤过，沉淀用乙醇洗至 pH 4.0，加适量水，搅拌，用 40%氢氧化钠调节 pH 至 6.0～7.0，加入适量活性炭，充分搅拌，在 50℃保温 30 min，加入 1～2 倍量乙醇，搅拌均匀，滤过，滤液用 2 mol/L 盐酸溶液调节 pH 至 2.0，在 80℃保温 30 min，静置 12 h，滤过，沉淀用少量乙醇洗涤，于 60℃以下干燥，备用；金银花、连翘加水温浸30 min，煎煮 2 次，每次 1 h，滤过，合并滤液，浓缩至相对密度 1.20～1.25(70～80℃)，放冷至 40℃，缓缓加入乙醇使含醇量达 75%，充分搅拌，静置12 h，滤取上清液，回收乙醇至无醇味，加入 3～4 倍量水，静置12 h，滤取上清液，浓缩至相对密度 1.10～1.25(70～ 80℃)，放冷至 40℃，加入乙醇使含醇量达 85%，静置 12 h 以上，滤取上清液，回收乙醇至无醇味，备用。取黄芩提取物，加入适量的水，加热，用 40%氢氧化钠调节 pH 至 7.0 使溶解，加入上述连翘、金银花提取物，加水至 1 000 ml，加入适量活性炭，调节 pH 至 7.0，加热至沸，并保持微沸 15 min，冷却，滤过，加注射用水至全量，灭菌，冷藏，滤过，浓缩，冻干，制成粉末，分装，即得。

【作用与用途】 清热解毒，疏风解表。用于外感风热所致的发热、咳嗽、咽痛；上呼吸道感染、急性支气管炎、轻型肺炎、扁桃体炎等见上述证候者。

【用法与用量】 静脉滴注。每次每千克体重 60 mg，一日一次；或遵医嘱。临用前，先以适量灭菌注射用水充分溶解，再用氯化钠注射液或 5%葡萄糖注射液 500 ml 稀释。

注：1. 本品为黄棕色无定形粉末或疏松固体状物，味苦、涩；有引湿性。

2. 本品与氨基糖苷类(庆大霉素、卡那霉素、链霉素)及大环内酯类(红霉素、白霉素)等配伍时易产生浑浊或沉淀，请勿配伍使用。

3. 应密闭，避光置阴凉处贮藏。

二、混悬液型注射剂

混悬液属于固液分散体系，是将不溶性固体药物分散于液体分散媒中制成的，可供肌内或静脉注射的药剂称为混悬液型注射剂。对于无适当溶剂可溶解的不溶性固体药物；因在水溶液中不稳定而制成的水不溶性衍生物；希望固体微粒在机体内定向分布及需要长效的药物可制成混悬液型注射剂。

(一) 混悬液型注射剂的质量要求

(1) 必须严格控制药物颗粒的大小。供一般注射者，颗粒应小于 15 μm，15～20 μm 颗粒应不超过 10%；供静脉注射者，2 μm 以下的颗粒应占 99%以上，否则会引起静脉栓塞。

(2) 颗粒大小应均匀，具有良好的再分散性和通针性，不能沉降太快。在贮存时一旦下沉，经振摇即可再分散而不产生结块现象。

(3) 应无菌、无热原。

(二) 混悬液型注射剂的制备

1. **分散媒、润湿剂与助悬剂的选择**　混悬液型注射剂可用注射用水或油作分散媒。润湿剂在制备水性混悬剂时需用，常用的是聚山梨酯-80，常用浓度为 0.1%～0.2%(g/ml)，可用以降低粒子与介质间的界面张力，减少粒子合并、凝聚，改善不溶性粒子的可湿性。助悬剂可以增加分散媒的黏度，达到延缓分散相粒子沉降的目的。常用的有羧甲基纤维素钠、甲基纤维素、低聚海藻酸钠等，用量为 0.5%～1%，不宜过多，否则溶液黏度过大将影响通针性。

2. **固体药物的分散方法**　药物粒子的大小与注射剂的流动性和疗效相关，如何把固体药物分散成微粒，得到大小、粒度分布及外形适宜的颗粒是制备混悬液型注射剂的关键工艺。目前常用的方法有微粒结晶法、机械粉碎法、溶剂化合物法。

3. **混悬液型注射剂的制法**　将药物微晶混悬于溶有分散稳定剂(润湿剂及助悬剂)的溶

液中，用超声波处理使分散均匀，滤过，调 pH、灌封、灭菌即得。

（三）举例

喜树碱混悬注射液

【处方】 喜树碱 2.5 g 聚山梨酯 80 10 ml 注射用水加至约 1 000 ml

【制法】 1. 称取喜树碱 2.5 g 置容器中，加蒸馏水 250 ml，在搅拌下缓缓加入 1 mol/L 氢氧化钠液15 ml，置水浴加热至 60～80℃，待全部溶解后，经 4 号垂熔玻璃漏斗滤过。滤液中加 10 ml 的聚山梨酯-80，控制温度在 25℃，搅拌下滴加1 mol/L盐酸液 15 ml，使喜树碱全部析出。此时药液的 pH 为 2 左右，用布氏漏斗滤过，以蒸馏水洗去沉淀中过量的酸，至洗液 pH 5.5 左右止，静置。

2. 收集沉淀物，加注射用水 500 ml，搅拌使沉淀物分散均匀，经超声波处理 5～10 min。

3. 取样进行含量测定及颗粒检查，根据测定结果，用注射用水稀释至每毫升含喜树碱 2.5 mg，搅匀后用 3 号垂熔玻璃漏斗滤过，通氮气下灌封，灭菌 80℃ 40 min 即得。

【作用与用途】 本品采用微粒结晶，使微粒能通过静脉进入体内，作为异物被潴留在单核吞噬细胞丰富的部位。在静脉注射本品后，喜树碱微粒(2 μm 以下)经肝脏吞噬，即贮存于肝组织内，然后缓慢释放，故药物作用时间较长。主要用于治疗原发性肝癌。

【用法与用量】 一次 5 mg，以生理盐水稀释后作静脉注射，1 星期 2 次，100 mg 为 1 疗程。

注：1. 喜树碱为珙桐科喜树(*Camptotheca acuminata* Decne.)提取的生物碱，具抗癌活性，对白血病、胃癌、肠癌、肝癌均具一定疗效。毒性大，安全范围小。

2. 喜树碱不溶于水，因具内酯结构，可被碱化开环，转为钠盐而溶于水，遇酸仍可环合析出，而精制喜树碱，经超声波处理，使粒子细而均匀。

3. 为降低喜树碱毒性，延长疗效，配制成混悬液型注射剂，用于肝癌时，不溶性固体微粒能富集于肝脏病变部位，增强疗效。机体其他部位分布相应减少，可降低毒性。

三、 乳状液型注射剂

乳状液型注射剂是以难溶于水的挥发油、植物油或溶于脂肪油中的脂溶性药物为原料，加入乳化剂和注射用水经乳化制成的 O/W 型、W/O 型或 W/O/W 型的可供注射给药的乳状液。其质量符合一般溶液型注射剂的要求，应无菌、无毒、无热原，具合适的 pH，分散相微粒大小应 1～10 μm 范围。W/O 型及普通的 O/W 型乳状液型注射剂可供肌内或组织(如瘤体组织)内注射用。外相为水的乳浊剂可作静脉注射，但微粒大小应≤1 μm，且均匀，注射剂能耐高压灭菌，化学和生物学稳定性好。此类供静脉注射用乳状液(简称静脉乳)，近年来在临床应用中有所增加，如蛋白质脂肪乳剂、氨基酸类脂肪乳剂、脂溶性维生素乳剂等静脉乳。除作为能量补给外，由于静脉乳的微小粒子注入体内后，具有对某些脏器的定向分布作用以及对淋巴系统的指向性，故亦有将抗癌剂(如鸦胆子油、莪术挥发油)制成静脉乳以增强药物与癌细胞亲和力，提高抗癌疗效。

（一）静脉乳剂原辅料的质量要求与选用

1. 脂肪油　供静脉乳剂用的脂肪油，要求成分较纯，形成的乳剂毒副作用小，化学性质稳定。常用的有麻油、棉籽油、豆油。

2. 乳化剂　乳化剂的质量优劣是影响乳状液型注射剂稳定性的重要因素。质量好的乳化剂应具有高效的乳化力(乳化后油滴在 1 μm 左右)，化学性质稳定，能耐受高压灭菌和长时间贮存不分解，无溶血和毒副作用，价廉易得等特性。常用的乳化剂有蛋黄磷脂、豆磷脂及普鲁朗尼克 F-68 等。

3. 等渗调整剂　常用的氯化钠、葡萄糖均能影响乳剂的分散度和外观，故多选用甘油、山梨醇、木糖醇等作为等渗调整剂。

(二) 静脉乳剂的制法

乳状液为热不稳定体系，在高温下更易聚合成大油滴，且乳化过程是外力向分散体系施以乳化功的过程，故要制得油滴大小适当、粒度均匀而体系稳定的乳状液，除根据处方组成选用合适的乳化剂外，尚需采用乳化器械。在实验室内可用高速组织捣碎机，大生产时可用二步高压乳匀机。

(三) 举例

静脉注射用脂肪乳剂

【处方】 大豆油 150 g　精制大豆磷脂 12 g　甘油(注射用)25 g　注射用水加至 1 000 ml

【制法】 称取精制大豆磷脂，置高速组织捣碎机内，加甘油与注射用水在氮气流下搅拌成均匀的磷脂分散液，倾入二步乳匀机的贮液瓶内，加精制大豆油，在氮气流下高压乳化至油粒直径达到 1 μm 以下时，经乳匀机出口输至盛器内，在液面有氮气流下，用 4 号垂熔玻璃漏斗减压滤过，分装于 250 ml 输液瓶中，充氮轧盖，先经预热至 90℃左右，再热压灭菌 121℃ 15 min，冷却，在 4～10℃下贮存，切不可结冰，否则油滴变大。

【作用与用途】 静脉乳用于外周静脉营养，供给必需脂肪酸。适用于手术前后特别是消化道手术后进食困难或不能进食者；大面积烧伤尤其为颈部烧伤；各种消耗性疾病；严重外伤及高度营养缺乏者。

【用法与用量】 静脉滴注。一日输入量以不超过 1.5 g/kg(体重)脂肪油为宜。

注：1. 成品经显微镜检查观察测定油滴分散度，并进行溶血试验、热原检查、降压试验、无菌检查、油及甘油含量、过氧化值、酸值、pH 及稳定性等质量检查。

2. 输入静脉乳后可产生急性或慢性副作用，出现发热、寒战、胸背痛、心悸、呼吸急促、胸部压迫感、发绀、恶心等症状。应注意观察，一旦发现上述症状应立即减低输入速度，症状仍不改善者应停止输液。

3. 乳剂短时间内可与等渗糖液、氨基酸液配伍，但在滴注过程中不能任意添加其他药物，尤其禁忌与电解质溶液和血浆代用液等配伍，以免破坏乳剂，造成危害。

第九节　滴眼剂

一、概述

滴眼剂系指直接用于眼部的外用液体药剂。以澄明的水溶液为主，也有少数为胶体溶液和水性混悬液。

滴眼剂用于眼黏膜，每次用量一般 1～2 滴，常起眼部的杀菌、消炎、收敛、缩瞳、麻醉等作用。有的在眼球外部发挥作用，有的则要求主药透入眼球内才能产生治疗效果。近年来，为了增加药物与作用部位的接触时间，减少给药次数与提高药效，除了适当增加滴眼剂的黏度外，还研制了一些新型的眼用剂型，如眼用膜剂、接触眼镜等。

眼用液体药剂除滴眼剂外，在临床上常用的还有洗眼剂。洗眼剂系指药物配成一定浓度的灭菌水溶液，供眼部冲洗、清洁用。如 0.9%氯化钠溶液、2%硼酸溶液等。

二、质量要求

滴眼剂的质量要求类似于注射剂，在以下几个方面都有相应的要求：

1. pH　人体正常泪液的 pH 7.4，正常眼可耐受的 pH 5.0～9.0，pH 6.0～8.0 时眼球无

不舒适感，小于5.0或大于11.4时则有明显的不适感觉。由于pH不当而引起的刺激性，可增加泪液的分泌，导致药物迅速流失，甚至损伤角膜。眼对碱比较敏感，较酸更能使眼损伤。所以滴眼剂的pH应控制在适当范围，要考虑并兼顾到药物的疗效、稳定性及药剂的刺激性等多方面的情况。

2. *渗透压* 为减少刺激性，滴眼剂的渗透压应与泪液的渗透压相近。眼球能适应的渗透压范围相当于浓度为0.6%～1.5%的氯化钠溶液，超过2%就有明显的不适。低渗溶液应用合适的药物调整成等渗溶液，常用硼酸、氯化钠等。

3. *无菌* 滴眼剂是一种多剂量剂型，为了避免在多次使用后染菌，应添加适当的抑菌剂。眼部有无外伤是滴眼剂无菌要求严格程度的界限，对于一般用于无眼外伤的滴眼剂要求没有致病菌，尤其不得含有铜绿假单胞菌和金黄色葡萄球菌。正常人的泪液中含有溶菌酶，故有杀菌作用，同时泪液不断冲刷眼部，使眼部保持清洁无菌，角膜、巩膜等也能阻止细菌侵入眼球。但当眼有损伤时或眼手术后，这些保护机制就消失了，因此，对眼部损伤或眼手术后所用的眼用药剂，必须要求绝对无菌，成品要经过严格的灭菌，这类药剂中不允许加入抑菌制，一经打开使用后，不能放置再用，因此常采用单剂量包装。

4. *澄明度与混悬微粒细度* 滴眼剂应澄明无异物，特别是不得有玻璃碎屑。混悬液型滴眼剂的颗粒细度要求小于50 μm，其中含15 μm以下的颗粒不得少于90%，并且颗粒不得结块，易摇匀。

5. *黏度* 适当增加黏度，可延长药物在眼内的停留时间，有利于增强疗效，同时黏度增加后亦减少了刺激性。滴眼剂合适的黏度在4～5 cPa·s。

三、 作用机制

(一) 眼的药物吸收途径

滴眼剂滴入结膜囊内主要通过角膜和结膜两条途径吸收。一般认为，滴入眼中的药物首先进入角膜，通过角膜至前房再进入虹膜；药物经过结膜吸收时，通过巩膜可达眼球后部。

用于眼部的药物，多数情况下以局部作用为主。进入眼内的药物有90%是经角膜吸收的，而结膜因有许多血管，从结膜吸收的药物可经结膜血管网进入人体血液循环，致使不能在眼球内达到有效浓度，有些药效较强的药物还有可能引起全身性副作用。

此外，药物尚可通过眼以外部位给药经吸收分布到达眼睛，有些药物能透过血管与眼球间的血水屏障，但有些药物要达到有效的治疗浓度，通常需要加大药物剂量，甚至要达到中毒浓度后才能发挥治疗作用。因此，作用于眼部的药物，一般情况下仍以局部用药为宜。

(二) 影响滴眼剂药物吸收的因素

1. *药物从眼睑缝隙的流失* 人正常泪液的容量约7 μl，不眨眼最多也只能容纳30 μl左右的流体。一般的滴眼瓶一滴药液为50～75 μl，约70%的药液从眼溢出而造成损失，眨眼时药液的损失将达90%左右。因此滴眼剂应用时，若每次增加药液的用量，将使药液有较多的流失；同时由于泪液每分钟能补充总体的16%，角膜或结膜囊内存在的泪液和药液的容量越小，泪液稀释药液的比例越大。基于上述原因，若增加滴药的次数或每次多滴进一些药液，则有利于提高主药的利用率。

2. *药物的脂溶性与解离度* 角膜厚度为0.5～1 mm，由上皮细胞、实质层和内皮层构成，实质层主要为水化胶原，构成脂肪—水—脂肪的三层化学结构模式，因而角膜上皮和内皮对大多数亲水性药物构成限速屏障,而亲脂性很高的药物又难以透过角膜实质层。因此药物的脂溶性与解离度同药物透过角膜和结膜的吸收密切相关。药物必须具有适宜的亲水亲油性才能透过角膜,完全解离或完全不解离的药物则难以透过完整的角膜。而当角膜有某种程度的损伤时,药物的透过可发生很大的改变,通透性将大大增加。结膜下是巩膜,水溶性药物易通过,而脂溶性药物则不易渗入。

3. *药物经外周血管消除* 滴眼剂中药物进入眼睑和结膜囊的同时,也通过外周血管迅速从眼组织消除。结膜含有许多血管和淋巴管,当由外来物引起刺激时,血管处于扩张状态,透入结膜的药物有很大比例进入血液中。

4. *滴眼剂的黏度* 增加黏度可延长滴眼剂中药物与角膜的接触时间,例如0.5%甲基纤维素溶液对角膜接触时间可延长约3倍,从而有利于药物的透过吸收,亦能减少药物的刺激性。

5. *滴眼剂的表面张力* 滴眼剂的表面张力对其与泪液的混合及对角膜的透过均有较大影响。表面张力愈小,愈有利于泪液与滴眼剂的混合,也有利于药物与角膜上皮层的接触,使药物容易渗入。

6. *滴眼剂的刺激性* 滴眼剂的刺激性较大,能使结膜的血管和淋巴管扩张,增加了药物从外周血管的消除;同时由于泪液分泌增多,不仅将药物浓度稀释,而且增加了药物的流失,从而影响药物的吸收作用,降低药效。

四、 附加剂

为保证滴眼剂的安全、有效、稳定,适应临床用药的要求,除了主药之外,还要适当加入一些用于调节张力、黏度、渗透压、pH以及提高药物溶解度的附加剂。常用的有以下几种:

1. *pH调整剂* 一般应控制滴眼剂的pH 5.0~9.0之间。为了避免过强的刺激性和使药物稳定,常选用适当的缓冲液作溶剂,这样可使滴眼剂的pH稳定在一定范围内。缓冲溶液贮备液,应灭菌贮存,并添加适量的抑菌剂,以防微生物生长。常用的缓冲液如下:

(1) 硼酸缓冲溶液:为1.9%的硼酸溶液,pH为5,可直接作溶剂,适用于盐酸可卡因、盐酸普鲁卡因、盐酸丁卡因、苯福林、盐酸乙基吗啡、肾上腺素、水杨酸毒扁豆碱、硫酸锌等。

(2) 硼酸盐缓冲溶液:以1.24%硼酸溶液和1.91%硼砂溶液按不同比例配合后得到pH为6.7~9.1的缓冲液。硼酸盐缓冲液能使磺胺类药物的钠盐稳定而不析出结晶。

(3) 磷酸盐缓冲液:以无水磷酸二氢钠8 g配成溶液1 000 ml,无水磷酸氢二钠9.47 g配成溶液1 000 ml。临用时,二液按不同比例混合后得pH 5.9~8.0的缓冲液,以二液等量配合的pH为6.8的缓冲液最常用。适用于阿托品、麻黄碱、后马托品、毛果芸香碱、东莨菪碱等。

2. *渗透压调整剂* 眼球对渗透压有一定的耐受范围,因此滴眼剂渗透压的调节不必很精确,只要将渗透压调整在相当于0.8%~1.2%氯化钠浓度的范围即可,由于眼泪能使滴眼剂浓度下降,渗透压在此范围以外产生的刺激性也是暂时的。

滴眼剂是低渗溶液时应调成等渗,但因治疗需要也可采用高渗溶液,而洗眼剂则应力求等渗。作为调整渗透压附加剂的常用药物有氯化钠、硼酸、葡萄糖、硼砂等。

渗透压调节的计算方法与注射液相同,采用冰点降低数据法或氯化钠等渗当量法。

3. *抑菌剂* 一般滴眼剂为多剂量包装,虽在生产时采用无菌和灭菌措施,但在使用过程中无法始终保持无菌,因此必须添加适当的抑菌剂。被污染的药液不仅会变质、失效,而且还可能引起患者眼部的继发性感染,甚至丧失视力,因此添加适当的抑菌剂十分重要。用于滴眼剂的抑菌剂不但要求有效,无刺激性,本身性质稳定,而且还要求作用迅速。但用于眼部损伤或眼手术的滴眼剂不得添加抑菌剂,因为多数抑菌剂对眼前房产生刺激。因此,用于内眼的溶液宜采用无菌的单剂量包装,经热压灭菌后只供单次应用。

4. **黏度调整剂** 适当增加滴眼剂的黏度,既可以延长药物与作用部位的接触时间,又能降低药物对眼的刺激性,均有利于增强药物的疗效。常用的增黏剂为甲基纤维素、聚乙烯醇、聚乙二醇、聚乙烯吡咯烷酮、羟丙基乙基纤维索等。但增黏剂与某些抑菌剂有配伍禁忌,如甲基纤维素与对羟基苯甲酸酯类就不能配伍,选用时应加以注意。

5. **其他附加剂** 根据滴眼剂中主药的性质,也可酌情加入抗氧剂、增溶剂、助溶剂等。

五、 制法

(一) 滴眼剂的制备

1. **制备工艺流程** 滴眼剂的制备一般分为下列 3 种方法。

(1) 药品性质稳定的滴眼剂:

主 药 + 附加剂 →溶解→滤过→滤液→灭菌
滴眼瓶(塞)——→洗涤——→灭菌
(两者合并)→无菌操作分装→质量检查→印字包装。

(2) 药品不耐热的滴眼剂:药品溶解,垂熔玻璃滤器或微孔薄膜滤器滤过,分装,全部制备过程采用无菌操作法。

(3) 用于眼外伤或眼部手术的滴眼剂:制成单剂量包装药剂,灌装后用灭菌法进行灭菌处理。

2. **包装容器的处理** 滴眼瓶有玻璃制或塑料制两种,洗涤方法与注射剂容器相同,洗涤后应选用适当的灭菌方法进行灭菌,备用。与玻璃制配套用的橡胶帽,先用 0.5%~1.0% 碳酸钠煮沸 15 min,放冷,刷搓,再用常水冲洗干净,继用 0.3% 盐酸液煮沸 15 min,再用常水冲洗干净,最后用滤过的蒸馏水洗净,煮沸灭菌后备用。

3. **配液** 配制溶液型滴眼剂一般采用溶解法,将药物加适量灭菌溶剂溶解后,滤过至澄明,并从滤器上添加灭菌溶剂至全量,检验合格后分装。混悬液型滴眼剂一般先将主药在无菌研钵中研成极细粉末,另取助悬剂加灭菌蒸馏水先配成黏稠液,与主药一起研磨成均匀细腻的糊状,再添加灭菌蒸馏水至全量,研匀即得。大量配制时常用乳匀机搅匀。中药滴眼剂,先将中药按注射液的提取和纯化方法处理制得浓缩液后,再用适当方法配液。

4. **灌装** 配成的药液,应抽样经鉴别试验、含量测定合格后,方可分装于无菌的容器中。普通滴眼剂以每支 5~10 ml 为宜,供手术用的可装于 1~2 ml 的小瓶中,并用适当的灭菌方法灭菌。

目前生产上均采用减压灌装法进行分装。

(二) 滴眼剂举例

千里光眼药水

【处方】 千里光 500 g 对羟基苯甲酸乙酯 0.5 g 氯化钠 8.5 g 蒸馏水加至 1 000 ml

【制法】 取千里光500 g,净制,切成1 cm长小段,加入75%乙醇4 000 ml左右,加盖密闭浸渍52 h,取出上清液,然后将残渣压榨至干,将榨出液与上清液合并,滤过,滤液回收乙醇,并浓缩至约350 ml,趁热滤过,滤液放冷,置冰箱中过夜。取出浓缩液,加蒸馏水适量使成500 ml,再加入纯净白蜡15 g,同法再处理1次。将所得已除去白蜡的母液,置冰箱中冷却过夜后,取出滤过,得澄明千里光提取液500 ml,测定其pH并调整至7左右,备用。

取蒸馏水适量,溶解氯化钠、对羟基苯甲酸乙酯,再与千里光提取液混合,加蒸馏水至1 000 ml,加入活性炭5 g,水浴加热脱色,滤过,滤液用热压灭菌105℃ 30 min,再置冰箱中24 h以上,滤过,用无菌操作法将滤液分装于经灭菌的5 ml眼药水瓶中,即得。

【作用与用途】 清肝明目,凉血消肿,清热解毒,抑菌消炎。用于急性目赤肿痛、急慢性结膜炎、角膜溃疡、角膜炎、急性期沙眼等。

【用法用量】 滴眼。一次2～3滴,一日3～4次。

注:1. 千里光眼药水采用醇提法,同时用白蜡处理提取液去油脂,不仅可解决刺激性问题,而且提高了纯度。白蜡去油脂的方法,一般是在提取液中,加入适量(均为提取液体积的3%)的纯净白蜡,水浴加热搅拌至白蜡全部液化,继续搅拌混匀后,静置放冷,待白蜡完全凝结,将已凝结含有杂质的白蜡除去即可。本品也可采用水提法制备,但制得的成品刺激性较大。

2. 本品灭菌前pH可调至7.2～7.4,灭菌后pH略有下降,对溶液的澄明度影响较小,而且容易保存。

第十章 外用膏剂

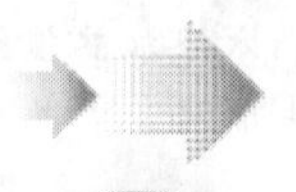

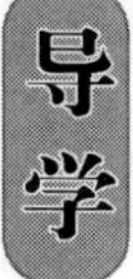

1. 掌握软膏剂、黑膏药、橡胶膏剂的含义、特点与制备。

2. 熟悉外用膏剂的透皮吸收机制及影响因素；软膏剂、黑膏药、橡胶膏剂的基质种类与性质；白膏药、巴布剂、贴剂、凝胶剂、糊剂及涂膜剂的含义、特点与制备。

3. 了解白膏药、巴布剂、贴剂、凝胶剂、糊剂及涂膜剂基质的种类；各类外用膏剂的质量检查。

第一节 概　　述

一、含义

外用膏剂系指采用适宜的基质将药物制成专供外用的半固体或近似固体的一类剂型，包括软膏剂以及膏药、橡胶膏剂、巴布剂、贴剂等硬膏剂。

软膏剂和膏药(铅硬膏)在我国应用甚早，橡胶膏剂则源于国外，贴剂近年来有了迅速的发展，巴布膏剂因能容纳多量中药提取物而受到重视，传统的铅硬膏通过穴位经络发挥药物通经走络、行滞祛瘀、开窍透骨、驱风散寒的作用。目前，《中国药典》收载了临床效果确切的外用膏剂品种 14 个。

二、特点

外用膏剂广泛应用于皮肤科与外科，易于涂布或粘贴于皮肤、黏膜或创面上，具有保护创面、润滑皮肤和局部治疗作用，或透过皮肤或黏膜起全身治疗作用。

三、分类

外用膏剂按基质及形态分为以下两类：

1. **软膏剂**　系指将药材提取物、药材细粉与适宜基质混匀制成的易于涂布于皮肤或黏膜上的半固体外用制剂。类似软膏的有糊剂、凝胶剂，与软膏应用类似的有涂膜剂。

2. *硬膏剂* 系指将药物溶解或混合于黏性基质中，摊涂于背衬材料上制成的供贴敷使用的近似固体的外用剂型，药物可透过皮肤起局部或全身治疗作用。按基质组成可分两类：

(1) 膏药：以高级脂肪酸铅盐(红丹或宫粉)为基质的硬膏剂，如黑膏药、白膏药等。

(2) 贴膏剂：以适宜的基质和基材制成的供皮肤贴敷的一类片状外用制剂。包括：① 橡胶硬膏：以橡胶为主要基质，涂布于背衬材料上制成。如胶布、伤湿止痛膏等。② 巴布膏剂：以亲水性材料为基质，涂布于背衬材料上制成。③ 贴剂：以适宜高分子材料为基质制成，如硝酸甘油贴剂。

四、 经皮吸收机制与影响因素

(一) 经皮吸收机制

外用膏剂的经皮吸收系指其中的药物通过皮肤进入血液的过程。包括释放、穿透及吸收进入血液循环三个阶段。释放系指药物从基质中脱离出来并扩散到皮肤或黏膜表面；穿透系指药物通过表皮进入真皮、皮下组织，对局部组织起治疗作用；吸收系指药物通过皮肤或黏膜进入血管或淋巴管，通过体循环而产生全身作用。清代名医徐洄溪对膏药"治里者"解释为"用膏贴之，闭塞其气，使药性从毛孔而入其腠理，通经贯络，或提而出之，或攻而散之，较之服药尤有力，此至妙之法也"。

1. *皮肤的构造* 皮肤与外界直接接触，有重要的屏障与保护作用。正常人皮肤的构造见图 10-1，由表皮、真皮两部分组成，皮下组织与皮肤关系很密切，故通常也在皮肤结构中叙述。表皮在皮肤的最外层，由外到内可分为角质层、透明层、颗粒层、棘层及基底层等 5 层。角质层由死亡的角质细胞形成层状紧密结构，角质层细胞中充满了蛋白质与类脂质，能防止水分蒸发，是抵御外来物质进入的第一道屏障。表皮内无血管，药物在其中不能吸收；真皮内有皮脂腺、毛囊及汗腺，并有丰富的毛细血管、淋巴管、神经等；皮脂腺多与毛发并存，开口于毛囊上部，汗腺导管贯穿于真皮中，开口至表皮；皮下脂肪组织在真皮之下，分布有许多血管、淋巴管及汗腺。真皮与皮下组织一般不是药物的吸收屏障。存在于角质层的两性氨基酸、乳酸和皮脂腺分泌物中的脂肪酸使皮肤呈酸性，pH 一般在 5.0～6.0 之间，形成"酸罩"，使皮肤具有中

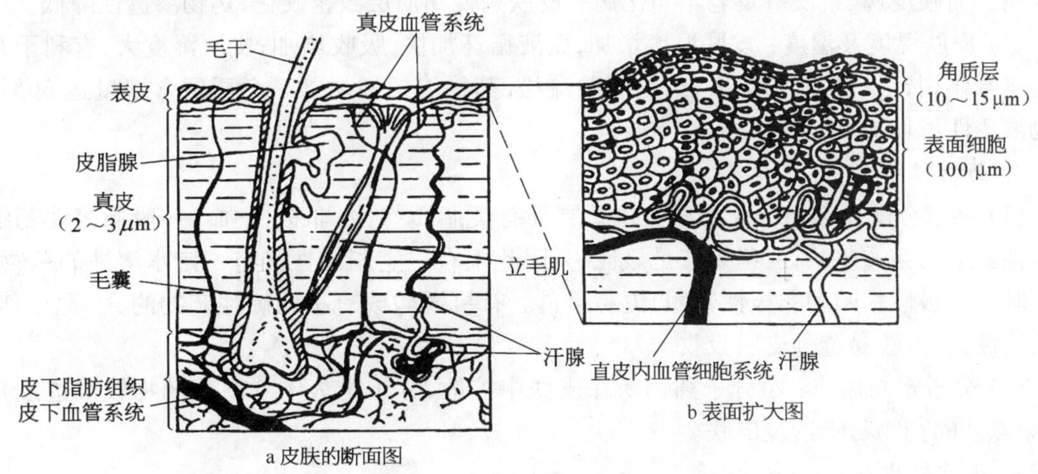

图 10-1 皮肤的构造

和酸碱的缓冲能力。

2. 经皮吸收途径　某些药物能透入皮肤产生全身作用,如由丹参、川芎、红花等制成的冠心膏(橡胶膏剂)治疗冠心病有一定的疗效。药物的经皮吸收主要有以下两个途径:

(1) 完整表皮途径:是药物经皮吸收的主要途径。完整表皮的角质层细胞及其细胞间隙具有类脂膜性质,有利于脂溶性药物以非解离型药物透过皮肤,而解离型药物较难透过。

(2) 皮肤附属器途径:即通过皮脂腺、毛囊及汗腺吸收。在吸收初期药物穿透皮肤附属器比完整表皮快,当吸收达稳态后,则附属器途径可忽略,且其所占面积只有皮肤总面积的1%左右,故不是主要的吸收途径。大分子和离子型药物可能主要通过这些途径转运。

(二) 影响因素

经皮吸收是一个复杂过程,式(10-1)可说明影响经皮吸收的因素。

$$\mathrm{d}Q/\mathrm{d}t = KCDA/T \qquad (10-1)$$

式中:$\mathrm{d}Q/\mathrm{d}t$ 为达到稳定时的药物透皮速率,K 为药物皮肤/基质分配系数,C 为溶于基质中的药物浓度,D 为药物在皮肤屏障中的扩散系数,A 为给药面积,T 为有效屏障厚度。分配系数 K 是药物在皮肤与基质中相对溶解度的指数。当 A、D、T 不变时,C 是透皮药物最重要的理化性质。K、C 的乘积可代表药物的热力学活性,即药物与基质亲和力越弱,在基质中浓度越高,透皮速率越大。影响药物经皮吸收的因素如下:

1. 生理因素

(1) 种属与个体差异:不同动物、动物与人之间皮肤的渗透性差异很大。渗透性也存在个体差异。一般婴儿、女性皮肤的渗透性较老人、男性的强。

(2) 皮肤部位:药物的穿透吸收速度与皮肤角质层厚度、附属器密度等有较大关系。一般角质层薄、毛孔多的部位药物较易透入。不同部位的皮肤渗透性一般按下例顺序依次递增:足底、手心、手臂内侧、脚背、头皮、腹股沟、腋窝、耳后、阴囊。对全身作用的经皮吸收制剂宜选择角质层薄、施药方便的部位。根据功能主治选用适当的经络穴位,可促进药效发挥。

(3) 皮肤健康状况:如湿疹、溃疡或切伤、烧伤时皮肤角质层屏障作用下降或丧失,药物易于穿透,吸收速度和程度大大增加(溃疡皮肤渗透性为正常皮肤的3~5倍),但可能产生毒副作用。而硬皮病、牛皮癣及老年角化病等皮肤病使角质层致密硬化,药物渗透性降低。

(4) 皮肤温度及湿度:皮肤温度增加,血液循环加快,吸收增加;皮肤湿度大,有利于角蛋白的水合作用,引起角质层肿胀,细胞间隙疏松,药物渗透性增加。角质层含水量达50%时,药物渗透性可增加5~10倍。

2. 药物性质

(1) 油水分配系数与分子形式:角质层具有类脂质特性,非极性强。一般脂溶性药物比水溶性药物易穿透皮肤,但组织液是极性的,因此既有一定脂溶性又有一定水溶性的药物(分子同时具有极性基团和非极性基团)更易穿透。有机弱酸或有机弱碱性药物的分子型比离子型脂溶性大,故较易透过皮肤吸收。

(2) 分子量与熔点:小分子药物易在皮肤中扩散,分子量大于600的药物较难透过角质层;熔点低的药物易于透过皮肤。

3. 基质性质

(1) 基质的种类与组成:直接影响药物在基质中的理化性质与贴敷处皮肤的生理功能。

一般药物在不同软膏基质中穿透与吸收速度由快到慢依次为：O/W 型基质、W/O 型基质、动物油脂、植物油、烃类基质、水溶性基质。油脂性强的基质封闭性强，如中药膏药能阻止皮肤内水分与汗液蒸发，有利于角质层的水合作用，从而降低药物穿透阻力，透皮吸收较好。而水溶性基质如聚乙二醇对药物释放虽快，但几乎不能阻止水分的蒸发，不利于药物穿透与透皮吸收。

(2) 基质的 pH：pH 影响弱酸性和弱碱性药物的分子形式，当基质的 pH 小于弱酸性药物的 pKa 或大于弱碱性药物的 pKa 时，这些药物的分子型(非解离型)增加，脂溶性加大有利于穿透。故可根据药物的 pKa 来调节基质的 pH，增加非离子型的比例，提高渗透性。

(3) 基质对药物的亲和力：若两者亲和力大，药物的皮肤/基质分配系数小，药物难以从基质向皮肤转移，不利于吸收。

4. **附加剂**

(1) 表面活性剂：可增加药物的吸水性、可洗性与润湿性，帮助药物分散，促进药物穿透。通常非离子表面活性剂的作用大于阴离子表面活性剂，且刺激性较小，但表面活性剂的用量与药物的穿透不一定成正比，一般以 1%～2% 为宜。用量高时，药物被增溶在胶团中，不易释放。

(2) 渗透促进剂：系指能加速药物穿透皮肤的一类物质。它们能可逆地降低皮肤的屏障性能，增加药物的渗透性而不损害皮肤的其他功能。促渗机制包括溶解角质层类脂、干扰脂质分子的有序排列、增加其流动性，或提高皮肤的水合作用等。

月桂氮酮，又称氮酮(Azone)，化学名为 1-十二烷基氮杂环庚烷-2-酮，是一种新型透皮促进剂。对皮肤、黏膜的刺激性、毒性小。本品对亲水性药物的促渗透作用强于亲脂性药物。处方中的乙醇、丙二醇、油酸等能加强其促渗透作用。氮酮的促渗透作用具有浓度依赖性，有效浓度常在 1%～6%，但促渗透作用常不随浓度提高而增加，最佳浓度应根据实验确定。

二甲基亚砜是应用较早的渗透促进剂，能提高皮肤的水合作用，较高浓度时促渗透作用显著，但对皮肤有刺激性，甚至可引起溶血、肝损坏和神经毒性，目前应用较少，多作对照。而其同系物癸基甲基亚砜具有较好的性能，在低浓度时即有促渗透作用，常用浓度是 1%～4%。毒性、刺激性与臭味均比二甲基亚砜小，对极性药物的促渗透效果大于非极性药物。

其他渗透促进剂尚有丙二醇、甘油、聚乙二醇等多元醇、角质保湿剂尿素、吡咯酮类等，一般单独应用效果较差，常配伍使用。中药挥发油经实验证明具有较强的透皮促进能力，在外用制剂中早有应用，如薄荷油、桉叶油、松节油等。

5. **其他** 药物浓度、用药面积、应用次数及应用时间等一般与药物的吸收量成正比。其他如气温、相对湿度、局部摩擦、脱脂及离子导入应用等均有助于药物的透皮吸收。

第二节 软膏剂

一、概述

软膏剂由药材提取物或药材细粉与基质组成，主要起润滑、保护和局部治疗作用，少数能经皮吸收产生全身治疗作用,多用于慢性皮肤病,禁用于急性皮肤损害部位。软膏剂按常用的基质类型分为油脂性基质软膏、水溶性基质软膏和乳剂型基质软膏。其中油脂性基质软膏常称为油膏,乳剂型基质软膏称为乳膏剂,可分为水包油型(O/W)和油包水型(W/O)两类。

二、基质

基质是软膏剂的赋形剂,也是药物的载体,对软膏剂的质量及药物的释放、吸收都有重要影响。理想的基质特点:应有适当稠度,润滑、无刺激性;性质稳定,能与多种药物配伍,不发生配伍禁忌;不妨碍皮肤的正常功能,有利于药物的释放吸收;有吸水性,能吸收伤口分泌物;易清洗,不污染衣物。但实际应用中,很少有基质能完全符合上述要求,应根据医疗用途及皮肤的生理病理状况,使用混合基质或添加附加剂,以保证制剂质量。

软膏基质的吸水能力常用水值表示,水值系指在规定温度下(20℃)100 g 基质能容纳的最大水量(以 g 表示)。如白凡士林的水值为 9.5,羊毛脂为 185。

(一) 油脂性基质

此类基质包括油脂类、类脂类及烃类等。共同点是润滑、无刺激性,对皮肤的保护及软化作用强;能防止水分蒸发,促进皮肤水合作用;能与多数药物配伍。但油腻性与疏水性大,不易用水洗除,不宜用于急性且有多量渗出液的皮肤疾病,对药物的释放穿透作用较差。

1. **油脂类** 系指从动物或植物得到的高级脂肪酸甘油酯及其混合物。受温度、光线、氧气或微生物等影响引起分解、氧化和酸败,可加抗氧剂和防腐剂改善。

(1) 动物油:常用豚脂,熔点 36～42℃,此外,羊脂(45～50℃)、牛脂(47～54℃)亦可作为软膏基质。动物油含少量胆固醇,可吸收一定水分、甘油和乙醇,释放药物也较快。但容易酸败,可加入 1%～2%苯甲酸或 0.1%没食子酸丙酯防止酸败。

(2) 植物油:常用麻油、花生油、菜籽油等。常温下多为液体,常与熔点较高的蜡类熔合成稠度适宜的基质,如花生油 670 ml 与蜂蜡 330 ml 加热熔合制成单软膏。中药油膏常以麻油与蜂蜡熔合为基质。植物油也可用作乳剂基质的油相。

(3) 氢化植物油:系植物油与氢发生加成反应而成的饱和或部分饱和的脂肪酸甘油酯。完全氢化的植物油呈蜡状,不易酸败,熔点较高。部分氢化的植物油呈半固体状,较植物油稳定,但仍能被氧化而酸败。

2. **类脂类** 系高级脂肪酸与高级醇化合而成的酯类,具有弱表面活性作用;其物理性质与油脂类似,化学性质较油脂稳定,常与油脂类基质合用。

(1) 羊毛脂:又称无水羊毛脂,由羊毛上的脂肪物质精制而得。因含胆甾醇、异胆甾醇及其酯类,有良好的吸水性,可吸水 150%、甘油 140%及 70%的乙醇 40%。羊毛脂与皮脂组成接近,故有利于药物渗透;但过于黏稠而不宜单用,常与凡士林合用,以提高凡士林的吸水性和渗透性。

(2) 蜂蜡:又称黄蜡,白(蜂)蜡由黄蜡精制而成,主要成分为棕榈酸蜂蜡醇酯,含少量游离的高级脂肪醇,可作为 W/O 型辅助乳化剂,调节软膏的稠度。

(3) 鲸蜡:主要为棕榈酸鲸蜡醇酯,并含少量高级脂肪酸酯有辅助乳化作用,熔点 42～50℃,不易酸败,有较好的润滑性,主要用于调节基质的稠度。

(4) 虫白蜡：为介壳虫科昆虫白蜡虫分泌的蜡精制而成，用于调节软膏的熔点或 W/O 型软膏基质的组成。

3. **烃类** 系石油分馏得到的各种烃的混合物，大部分为饱和烃类，很少与主药发生反应；不易被皮肤吸收，适用于保护性软膏；不溶于水，与多数植物油、挥发油混溶。

(1) 凡士林：为液体烃类与固体烃类形成的半固体混合物，能与大多数药物配伍，具有适宜的稠度和涂展性，无刺激性，能与蜂蜡、脂肪、植物油(除蓖麻油)熔合。本品油腻性大，吸水能力差，仅能吸收其重量 5%的水，故不适用于有多量渗出液的患处。凡士林中加入适量羊毛脂、某些高级醇类或表面活性剂可增加其吸水性和释药性。

(2) 固体石蜡：为各种固体烃的混合物。用于调节软膏剂的稠度。其优点是结构均匀，与其他基质熔合后不会析出，故优于蜂蜡。

(3) 液状石蜡：为液体烃的混合物，主要用于调节软膏的稠度，或用其研磨药粉使成糊状，有利于药物与基质混匀。

4. **硅酮类** 不同分子量的聚二甲基硅氧烷的总称，简称硅油。其通式为 $CH_3[Si(CH_3)_2 \cdot O]_n \cdot Si(CH_3)_3$，常用二甲聚硅与甲苯聚硅，黏度随分子量增大而增加。本品润滑作用好，易于涂布，无刺激性，疏水性强，与羊毛脂、硬脂酸、聚山梨酯、脂肪酸山梨坦等均能混合，用于乳膏剂；也常与油脂性基质合用制成防护性软膏。本品对眼有刺激性，不宜用作眼膏基质。

(二) 乳剂型基质

乳剂型基质是由水相、油相借乳化剂的作用在一定温度下乳化而成的半固体基质，可分为水包油型(O/W)和油包水型(W/O)两类。油相物质多为固体或半固体，如硬脂酸、蜂蜡、石蜡、高级醇等，为调节稠度加入液状石蜡、凡士林、植物油等。水相为蒸馏水或药物的水溶液及水溶性的附加剂。

由于所含乳化剂的表面活性作用，乳剂型基质对油、水均有一定亲和力，能与创面渗出液混合，对皮肤正常功能影响小；W/O 型乳剂油腻性比油脂性基质小，能吸收部分水分，水分从皮肤表面蒸发时有缓和冷却作用，习称冷霜。O/W 型乳剂，能与水混合，无油腻性，易洗除，习称雪花膏。O/W 型乳剂可促使药物与皮肤接触，药物释放、穿透较快，但也可促使病变处分泌物反向吸收而致炎症恶化，故湿疹等分泌物较多的病变部位不宜使用；易干燥、发霉，需加入保湿剂和防腐剂。遇水不稳定的药物不宜制成乳剂型软膏。通常 W/O 型乳剂基质 pH 不大于 8.5，O/W 型 pH 不大于 8.3。

乳剂型基质常用乳化剂及稳定剂如下：

1. **阴离子表面活性剂**

(1) 一价皂 O/W 型乳化剂：常用钠、钾、铵的氢氧化物或三乙醇胺等有机碱与脂肪酸(如硬脂酸)作用生成的新生皂配制软膏，为 O/W 型乳化剂。硬脂酸用量中仅一部分与碱反应生成肥皂，其余的硬脂酸与油相物质一起被乳化形成分散相，并可增加基质的稠度。用硬脂酸制成的 O/W 型乳剂基质光滑美观，水分蒸发后留有一层硬脂酸薄膜而具保护作用，常加入适量的凡士林、液状石蜡等油脂性基质调节其稠度和涂展性。

此类基质的缺点是易被酸、碱、钙离子、镁离子或电解质等破坏。制备用水宜用蒸馏水或离子交换水，制成的软膏在 pH 5～6 以下时不稳定。一价皂的乳膏基质举例：

【处方】 硬脂酸 120 g 单硬脂酸甘油酯 35 g 液状石蜡 60 g 凡士林 10 g

羊毛脂 50 g 三乙醇胺 4 g 尼泊金乙酯 1 g 蒸馏水加至 1 000 g

【制法】 取硬脂酸、单硬脂酸甘油酯、液状石蜡、凡士林、羊毛脂置容器内，水浴加热至熔化，继续加热至70～80℃；另取三乙醇胺、尼泊金乙酯及蒸馏水，加热至 70～80℃，缓缓倒入硬脂酸等油相中，边加边搅拌，至乳化完全，放冷即得。

处方中三乙醇胺与部分硬脂酸形成硬脂酸胺皂，为 O/W 型乳化剂。硬脂酸胺皂的碱性较弱，适于药用制剂；单硬脂酸甘油酯，乳化能力弱，是 W/O 型辅助乳化剂，能增加油相的吸水能力。在 O/W 型乳剂基质中作为稳定剂与增稠剂。

(2) 高级脂肪醇硫酸酯类 O/W 型乳化剂：常用十二烷基硫酸钠(月桂醇硫酸钠)，其水溶液呈中性，对皮肤刺激性小，pH 4～8 之内较稳定，不受硬水影响，能与肥皂、碱类、钙镁离子配伍，但与阳离子表面活性剂可形成沉淀而失效。

【处方】 鲸蜡醇 250 g 白凡士林 250 g 十二烷基硫酸钠 10 g 甘油 120 g 尼泊金乙酯 1 g 蒸馏水加至 1 000 g

【制法】 取十二烷基硫酸钠、甘油、尼泊金乙酯、蒸馏水，加热至 70～80℃，缓缓加入已加热至同温度的鲸蜡醇、白凡士林油相中，随加随向同一方向搅拌，至乳化凝结。

方中十二烷基硫酸钠为主要乳化剂，能形成 O/W 型乳剂基质。鲸蜡醇既是油相，又起辅助乳化、稳定及增加基质稠度的作用。甘油为保湿剂，并有助于防腐剂的溶解。

(3) 多价皂 W/O 型乳化剂：由二价、三价金属如钙、镁、锌、铝与脂肪酸作用形成的多价皂，在水中溶解度小，形成的 W/O 型基质较一价皂形成的 O/W 型基质更稳定。如硬脂酸铝，或氢氧化钙与处方中脂肪酸(如硬脂酸)作用生成的脂肪酸钙。

2. 非离子表面活性剂

(1) 聚山梨酯类：商品名为吐温类，O/W 型乳化剂。对黏膜和皮肤刺激性小，并能与电解质配伍。为调节制品的 HLB 值(亲水亲油平衡值)与稳定性常与其他乳化剂(如脂肪酸山梨坦、十二烷基硫酸钠)合用。

【处方】 硬脂酸 150 g 白凡士林 100 g 单硬脂酸甘油酯 100 g 聚山梨酯 80 50 g 硬脂酸山梨坦 60 20 g 尼泊金乙酯 1 g 蒸馏水 479 ml

【制法】 取硬脂酸、白凡士林、单硬脂酸甘油酯水浴上加热熔融，保温于 70℃左右，加入硬脂酸山梨坦 60 与尼泊金乙酯使溶解；另取蒸馏水加热至 80℃，加入聚山梨酯 80 溶解混匀，将上述油相缓缓加入水相，边加边搅拌至冷凝，即得。

处方中聚山梨酯 80 为主要乳化剂，硬脂酸山梨坦 60 为 W/O 型乳化剂，用以调节适宜的 HLB 值而形成稳定的 O/W 型乳剂型基质，硬脂酸、单硬脂酸甘油酯为增稠剂与稳定剂，并使制得的基质细腻光亮。

(2) 聚氧乙烯醚的衍生物类：① 平平加 O 为 O/W 型乳化剂，在冷水中溶解度比热水中大，溶液 pH 6～7，对皮肤无刺激性，有良好的乳化、分散性能。本品性质稳定。但不宜与苯酚、水杨酸等配伍。② 柔软剂 SG 为硬脂酸聚氧乙烯酯，O/W 型乳化剂，可溶于水，pH 近中性，渗透性较大，常与平平加 O 等混合应用。③ 乳化剂 OP 为烷基酚聚氧乙烯醚类，O/W 型乳化剂，可溶于水，用量一般为油相总量的 2%～10%。

(3) 脂肪酸山梨坦类：商品名为司盘类，W/O 型乳化剂。常与 O/W 型乳化剂如吐温类合用于 O/W 型基质中，用于调节 HLB 值并使之稳定；或与高级脂肪醇等合用于 W/O 型基质中，能吸收少量水分，对皮肤黏膜刺激性小。

【处方】 白凡士林 400 g 硬脂醇 180 g 倍半油酸山梨醇酯 5 g 尼泊金乙酯 1 g 尼泊金丙酯 1 g 蒸馏水加至 1 000 g

【制法】 取白凡士林、硬脂醇、倍半油酸山梨醇酯及尼泊金丙酯置蒸发皿，水浴上加热至 75℃熔化，保温备用。另取尼泊金乙酯加入适量蒸馏水，加热至 80℃，待溶解后，趁热加至上述油相中，不断搅拌至冷凝。

本品为W/O型乳剂基质,透皮性良好,涂展性亦佳,可吸收少量分泌液。

3. **高级脂肪醇类及其他弱W/O乳化剂** 主要作为W/O型乳化剂有一定吸水作用,也常作为O/W型乳剂基质的辅助乳化剂,以调整适当的HLB值达到油相所需范围,并有稳定与增稠作用。常用的品种有十六醇(鲸蜡醇)、十八醇(硬脂醇)、单硬脂酸甘油酯、蜂蜡、羊毛脂、胆甾醇等。如亲水凡士林:

【处方】 蜂蜡30 g 硬脂醇30 g 胆甾醇30 g 白凡士林加至1 000 g

【制法】 将以上4种基质在水浴上加热熔化混匀,搅拌至冷凝。

本品加等量水后仍稠度适中。与药物水溶液配伍,成为W/O型软膏,可吸收分泌液。可用于遇水不稳定的药物制备软膏。

(三)水溶性基质

此类基质由天然或合成的水溶性高分子物质组成,制成后具有凝胶特性的则属凝胶剂。常用水溶性软膏基质主要是聚乙二醇类按不同比例配合而成,能与水性组织液混合,一般释放药物较快;无油腻性,易涂展与洗除;对皮肤、黏膜无刺激性,可用于糜烂创面及腔道黏膜。其缺点是润滑作用较差,易失水干涸,需加保湿剂与防腐剂。

取不同平均分子量的聚乙二醇以适当比例相混合,可制成稠度适宜的基质。聚乙二醇化学性质稳定,可与多数药物配伍,耐高温,不易霉败。吸湿性强,可吸收分泌液。对皮肤有一定刺激性,长期使用可致皮肤脱水干燥。

【处方】 聚乙二醇4000 400 g(或500 g) 聚乙二醇400 600 g(或500 g)

【制法】 称取两种聚乙二醇,在水浴上加热至65℃熔化,搅拌均匀至冷凝。

聚乙二醇4000为蜡状固体,聚乙二醇400为黏稠液体,两者比例不同则软膏稠度不同。可用于调配较多量液体药物或药物水溶液,也可用于不溶性药物。

三、制备

软膏剂制备的一般工艺流程为:

基质的处理┐
　　　　　├→混合成型→质量检查→包装。
药物的处理┘

1. **基质的处理** 油脂性基质纯净者可直接取用,混有异物或大生产时应先加热熔融,趁热用数层细布或120目铜网滤过,除去杂质,再于150℃灭菌1 h并除去水分。忌用直火加热灭菌,蒸汽加热夹层中压力应达到490.35 kPa左右。

2. **药物的处理** 为了减少对用药部位的刺激性,软膏必须均匀细腻。制备时药物通常按以下方法处理:

(1) 不溶性药物或直接加入的药材:预先制成细粉,过六号筛。制备时取药粉先与少量基质或液体成分如液状石蜡、甘油、植物油等研成糊状,再不断递加其余基质;或将药物细粉在不断搅拌下加到熔融的基质中,继续搅拌至冷凝。

(2) 可溶于基质的药物:应溶解于基质或基质组分中。药材可用植物油加热提取,过滤后将油提取液与油相基质混合。脂溶性药物加入油相,或用少量有机溶剂溶解后再与油相混合。水溶性药物一般先用少量水溶解,以羊毛脂吸收,再与油脂性基质混匀;或直接溶解于水相,再与水溶性基质混合。遇水不稳定的药物不宜选用水溶性基质或O/W型乳剂。

(3) 半固体黏稠性药物、中药煎剂、浸膏等：可先浓缩至稠膏状，再与基质混合。固体浸膏可加少量溶剂如水、稀醇等使之软化或研成糊状，再与基质混匀。

(4) 共熔组分：应先共熔再与基质混合，如樟脑、薄荷脑、麝香草酚等并存时，可先研磨至共熔后，再与冷至40℃左右的基质混匀。

(5) 挥发性、易升华的药物，或遇热易结块的树脂类药物：应使基质降温至40℃左右，再与药物混合均匀。

3. 成型

(1) 研和法：指将药材细粉用少量基质研匀或用适宜液体研磨成细糊状，再递加其余基质研匀的制备方法。适用于软膏基质较软，在常温下通过研磨即可与药物均匀混合；或不宜加热、不溶性及量少的药物的制备。少量制备时在软膏板上用软膏刀将药物与基质分次递加调和而成，也可在乳钵中研匀；大量生产用电动研钵。

(2) 熔合法：指将基质加热熔化，再将药物分次加入，边加边搅拌直至冷凝的方法。适用于软膏处方中基质熔点不同，常温下不能混合均匀者；主药可溶于基质；或药材需用植物油加热浸提。熔合法常与研和法配合使用。熔融时熔点较高的固体基质先加热熔化，熔点较低的半固态或液态基质后加入。大量制备可用电动搅拌机混合，通过齿轮泵循环数次混匀。不溶性固体药物细粉加入熔化的基质，应搅拌至冷凝，防止药粉下沉。

含不溶性固体药物的软膏，可通过三滚筒软膏研磨机进一步研磨使均匀无颗粒感。三滚筒软膏研磨机主要构造是由三个水平方向平行的滚筒和传动装置组成(图10-2)。三个滚筒转动速度可调节，转动较慢的滚筒1上的软膏被速度较快的中间滚筒2传送，并传至速度更快的滚筒3，经刮板器转入接收器中，软膏受到滚辗与研磨更细腻均匀。

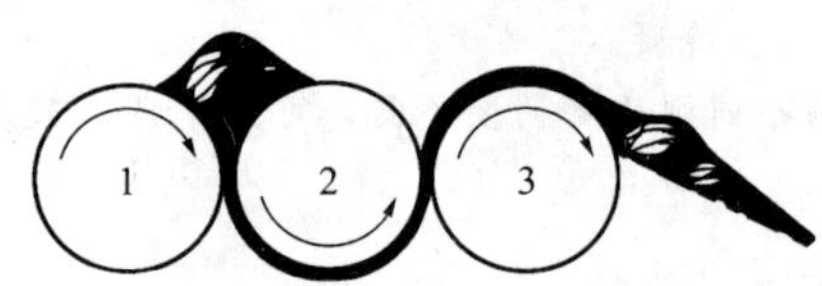

图10-2 滚筒旋转方向示意图

(3) 乳化法：适用于乳剂型基质。大生产在温度30℃时用乳匀机或胶体磨使产品更细腻均匀。乳化法中油、水两相有三种混合方法：① 两相同时掺和：适用于连续的或大批量的操作，需一定的设备如输送泵、连续混合装置等。② 分散相加到连续相中：适用于含小体积分散相的乳剂系统。③ 连续相加到分散相中：适用于多数乳剂系统。在混合过程中引起乳剂的转型，能产生更为细小的分散相粒子。

成型的软膏质量检查合格后，即可包装。

四、 质量检查、包装与贮藏

(一) 质量检查

1. 外观　软膏剂应均匀、细腻、具有适当的黏稠性，易涂布于皮肤或黏膜上并无刺激性。应无酸败、变色、变硬、融化、油水分离等变质现象。

2. 粒度　取药材细粉的软膏剂供试品适量，置于载玻片上，涂成薄层，覆以盖玻片，共涂3片，按《中国药典》附录Ⅺ B粒度测定法(第一法，即显微镜法)测定，均不得检出大于180 μm的粒子。

3. 装量　按《中国药典》附录Ⅻ C最低装量检查法(重量法)检查，求出每个容器内容物的装量与平均装量，均应符合表10-1规定。如有1个容器装量不符合规定，则另取5个(50 g以上者3个)复试，均应符合规定。

表 10－1　软膏剂(半固体)的最低装量限度

标示装量	平均装量	每个容器装量
20 g(ml)及 20 g(ml)以下	不少于标示装量	不少于标示量的 93%
20 g(ml)以上至 50 g(ml)	不少于标示装量	不少于标示量的 95%
50 g(ml)以上至 500 g(ml)	不少于标示装量	不少于标示量的 97%

4. **无菌**　用于烧伤或严重创伤的软膏剂，按《中国药典》附录Ⅻ B 无菌检查法检查，应符合规定。

5. **微生物限度**　按《中国药典》附录Ⅻ C 微生物限度检查法检查，应符合规定。

6. **其他**

(1) 稠度：一般软膏要求常温下插入度在 100～300 之间，乳膏为 200～300。

(2) 稳定性：将软膏分别置恒温箱(39±1℃)，室温(25±1℃)及冰箱(0±1℃)中 1～3 个月，进行加速试验，应符合有关规定。将乳膏剂分别放置于 55℃恒温 6 h 与－15℃恒温 24 h 进行耐热、耐寒检查，一般 O/W 型基质能耐热，但不耐寒，易发粗；而 W/O 型基质不耐热，常于 38～40℃即有油分离出。或将软膏 10 g 置于离心管中，以 2 500 r/min 离心 30 min，不应有分层现象。

(3) 刺激性：包括皮肤测定法(家兔)、贴敷实验与黏膜测定法(家兔眼黏膜)。

(4) 药物的释放、穿透与吸收：包括体外实验法(凝胶扩散法与离体皮肤法)与体内试验法(体液与组织器官药物含量的分析、生理反应法与放射性示踪原子法)等。

(二) 包装与贮藏

生产中多采用密封性好的锡制、铝制或塑料软膏管包装，医院制剂多采用塑料盒包装。软膏剂的容器应不与药物或基质发生理化作用。金属软管内可涂一薄层蜂蜡与凡士林(6∶4)的熔合物或环氧酚醛树脂隔离。软膏应密封包装，贮藏于阴凉干燥处。

五、贮藏过程中常见问题与解决措施

(1) 酸败或霉变：油脂性基质制成的软膏在贮藏过程中可能发生酸败，水溶性基质或乳剂型基质制成的软膏，易失水和霉变，应严密包装并加入适宜的抑菌剂。

(2) 分离或分层：软膏剂易受温度影响，温度过高或过低，基质可能分层或均匀性差。含有石蜡及馏油成分的软膏，在温热处贮存易分离。含不溶性药物的软膏温热时药物易沉于容器底部。水溶性基质的软膏久贮可能析水。量大时在应用前重新搅拌均匀。

(3) 氧化与还原：含重金属盐的软膏，久贮易被氧化或还原，改变外观，降低疗效甚至产生毒性，此类软膏应临时配制，不宜长期贮藏。

六、举例

1. 紫草膏

【处方】　紫草 500 g　当归 150 g　防风 150 g　地黄 150 g　白芷 150 g　乳香 150 g　没药 150 g　植物油 6 000 ml　蜂蜡适量(每 10 ml 植物油加蜂蜡 2～4 g)

【制法】　以上七味，除紫草外，乳香、没药粉碎成细粉，过筛；其余当归等四味酌予碎断，另取食用植物油 6 000 ml，锅内炸枯，去渣，将紫草用水湿润，置锅内炸至油呈紫红色，去渣，滤过。另加蜂蜡适量熔化，等温加入上述粉末，搅匀，即得。

【功能与主治】　化腐生肌，解毒止痛。用于热毒蕴结所致的溃疡，症见疮面疼痛、疮色鲜活、脓腐将尽。

【用法与用量】 外用，摊于纱布上贴患处，每隔1～2 d换药1次。

注：1. 本品为紫红色的油脂性基质软膏，具特殊的油腻气。

2. 处方中细料药乳香、没药粉碎成细粉加入，因属树脂类药材，宜用低温单独粉碎；紫草质薄松脆需用水润湿并后下以免炸焦，且须注意炸料时间，用微火炸枯，油呈紫红色即可；蜡用于调节植物油稠度使产品呈半固态膏状，含有的高级脂肪醇有一定弱乳化作用，有助于吸收少量组织渗出液。

3. 加药材细粉时，应在蜂蜡熔化与上述药油混匀后，待温度降至40～50℃时，将乳香、没药的细粉兑入，搅匀至冷凝。

2. 丹皮酚软膏(丹皮酚霜)

【处方】 丹皮酚50 g　丁香油7 ml　硬脂酸110 g　单硬脂酸甘油酯25 g　碳酸钾9 g　三乙醇胺3 ml　甘油100 g　水720 ml

【制法】 取按乳化法制成的基质，加热至70℃，加入丹皮酚与丁香油，混匀，即得。

【功能与主治】 抗过敏药，有消炎止痒作用。用于各种湿疹，皮炎，皮肤瘙痒，蚊虫叮咬红肿等各种皮肤疾患，对过敏性鼻炎和防治感冒也有一定效果。

【用法与用量】 外用，涂敷患处，每日2～3次；防治感冒可涂鼻下上唇处，鼻炎涂鼻腔内。

注：1. 本品为白色或微黄色的O/W型软膏；采用TLC鉴别丹皮酚；pH检查应为7.0～7.8。

2. 基质中部分硬脂酸与碳酸钾作用生成硬脂酸钾，与三乙醇胺作用生成硬脂酸三乙醇胺皂，两者共同作为O/W型乳化剂，三乙醇胺皂能使软膏细腻有光泽；剩余的硬脂酸作为油相并有调节软膏稠度的作用，涂于皮肤后水分蒸发形成薄膜保护作用；单硬脂酸甘油酯是弱W/O型乳化剂，作辅助乳化剂与稳定剂，并有调节稠度的作用，甘油作为保湿剂有润滑作用。

七、眼膏剂

(一) 概述

眼膏剂系指药物与适宜基质制成供眼用的灭菌软膏剂，是眼用制剂中的一种半固体制剂。除另有规定外，每一容器的装量应不超过5 g。眼膏剂较一般滴眼剂的疗效持久且能减轻对眼球的摩擦。眼膏剂应遮光密封，置阴凉处贮藏，防止微生物污染。

眼膏剂的药物与基质必须纯净。基质应均匀、细腻、无刺激性，并易涂布于眼部，便于药物分散和吸收。基质在配制前应滤过并灭菌。常用基质为凡士林、液状石蜡、羊毛脂(8∶1∶1)混合而成。羊毛脂具有较强的吸水性和黏附性，较单用凡士林更易与药液及泪液混合和附着在眼黏膜上，促进药物渗透。

(二) 制备

配制眼膏剂所用的器械如研钵、软膏板、软膏刀等，或大型生产所用的设备如搅拌机、研磨机、填充器等，洗净干燥后，用前须以70%乙醇擦洗，或洗净后以150℃干热灭菌1 h。软膏管等包装材料应先刷洗干净，用1%～2%苯酚浸泡，用时以灭菌蒸馏水冲洗干燥，也可用紫外线照射灭菌。

眼膏剂的制备应在清洁避菌条件下进行。基质用前必须加热滤过，并于150℃干热灭菌1 h灭菌，必要时可酌加适宜抑菌剂和抗氧剂等。基质与药物的混合方法基本同软膏剂。

药物的处理应注意：① 在水、液状石蜡或其他溶媒中溶解并稳定的药物可先溶于少量溶剂中，再逐渐加入其余基质混匀。② 不溶性药物应先粉碎成极细粉，用液状基质逐渐递增研匀。

(三) 举例

马应龙八宝眼膏

【处方】 炉甘石32.7 g　琥珀0.15 g　麝香0.38 g　牛黄0.38 g　珍珠0.38 g　冰片14.8 g　硼砂1.2 g

硇砂 0.05 g

【制法】 以上八味，炉甘石、琥珀、珍珠、硼砂、硇砂分别粉碎成极细粉；麝香、牛黄、冰片分别研细，与上述粉末配研，过筛，加入到经灭菌、滤过后放冷的液体石蜡 20 g 中，搅匀，再加入到已干热灭菌、滤过并冷至约 50℃的凡士林 890 g 和羊毛脂 40 g 中搅匀凝固，即得。

【功能与主治】 退赤，去翳。用于眼睛红肿痛痒，流泪，砂眼，眼睑红烂等。

【用法与用量】 点入眼睑内，一日 2～3 次。

注：1. 本品为浅土黄色的软膏，气香，有清凉感；理化鉴别冰片、炉甘石。

2. 麝香、牛黄、冰片等与处方中矿物类药材配研能达到更好的粉碎效果。

(四) 质量检查

1. **粒度** 取含药材原粉的眼用制剂 10 支，将内容物全部挤于合适的容器中，搅拌均匀，取适量，置于载玻片上，同软膏剂的粒度测定法检查，不得检出大于 90 μm 的粒子。

2. **金属性异物** 取眼用半固体制剂 10 支，按规定检视不小于 50 μm 具有光泽的金属性异物数，含金属性异物超过 8 粒者不得过 1 支，且其总数不得过 50 粒；如有超过，应复试 20 支；初试、复试结果合并计算，30 支中含金属性异物超过 8 粒者不得过 3 支，且其总数不得过 150 粒。

3. **装量** 检查方法及结果要求同软膏剂。

4. **无菌** 用于伤口的眼用制剂按《中国药典》附录现 XIII B 无菌检查法检查，应符合规定。

5. **微生物限度** 检查方法及结果要求同软膏剂。

第三节 膏　　药

一、 概述

硬膏剂分为膏药和贴膏剂。膏药系指药材、食用植物油与红丹（铅丹）或宫粉（铅粉）炼制成膏料，摊涂于裱背材料上制成的供皮肤贴敷的外用制剂，前者称为黑膏药，后者称为白膏药。膏药可发挥局部或全身治疗作用，外治可消肿、拔毒、生肌，主治肌肤红肿、痈疽、疮疡等症；内治可以活血通络、驱风止痛、消痞，主治跌打损伤、风湿痹痛等。其作用比软膏剂持久，并可随时中断给药，安全可靠。清代吴师机的《理瀹骈文》为膏药专著，开拓了内病外治新途径。

二、 黑膏药

(一) 概述

黑膏药的基质是食用植物油与红丹经高温炼制的铅硬膏，黑膏药一般为黑色坚韧固体，用前须烘热软化后贴于皮肤上。

(二) 制备

制备流程一般为：

药物的处理、植物油选择 —(粗料药)→ 炸料 → 炼油 —(红丹)→ 下丹 → 去“火毒” —(细料药)→ 摊涂 → 质量检查 → 包装。

1. 基质原料的选择

(1) 植物油：应选用质地纯净、沸点低、熬炼时泡沫少、制成品软化点及黏着力适当的植物油。以麻油最好，棉籽油、豆油、菜油、花生油等亦可应用，但炼制时易产生泡沫。

(2) 红丹：又称樟丹、黄丹、铅丹、陶丹，为橘红色粉末，质重，主要成分为四氧化三铅(Pb_3O_4)，含量应在95%以上。红丹含水分易聚成颗粒，下丹时沉于锅底，不易与油充分反应。为保证干燥，使用前应炒除水分，过五号筛。

2. 药物的处理　药材应依法加工：① 挥发性药物、矿物药、树脂类药或其他贵重药称为“细料药”，如可溶于基质的乳香、没药、冰片、樟脑或不溶性的朱砂、雄黄等可先研成细粉，在摊涂前投入熔化的膏料中混匀，贵重药如麝香等研成细粉，待摊涂后撒于膏药表面，温度不超过70℃。② “细料药”之外的药称“粗料药”，“粗料药”适当碎断后用铁锅或炼油器提取，见图10-3。按质地不同分先炸与后下。将质地坚硬的甲、角、根、茎或含水量高的肉质类、鲜药类药材置铁丝笼内移置炼油器中，加盖，用离心泵输入植物油，加热，油温控制在200～220℃提取20 min左右；质地轻泡不耐油炸的花、草、叶、皮类等药材宜在上述药料炸至枯黄时加入。炸好后待油温适当下降后将药渣连笼移出，以便炼油。提取时需防止泡沫溢出。

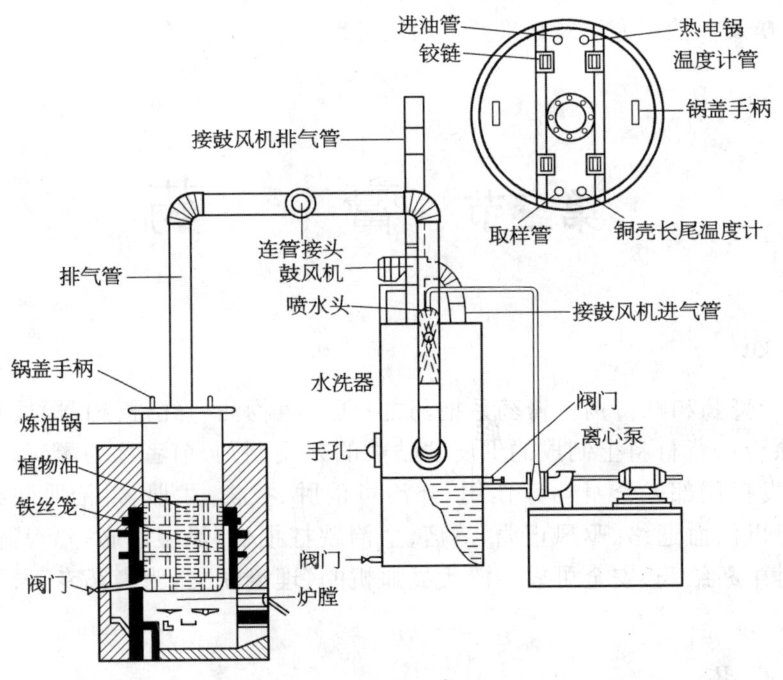

图 10-3　膏药提取与炼油器

3. 炼油　将去渣后的药油继续加热熬炼，使油脂在高温下氧化聚合、增稠。炼油温度控制在320℃左右，炼至“滴水成珠”。炼油程度的检查可取油少许滴于水中，以药油聚集成珠不散为度。炼油为制备膏药的关键，炼油过“老”则膏药质脆，黏着力小，贴于皮肤易脱落。炼油过“嫩”则膏药质软，贴于皮肤易移动。

4. 下丹　系指在炼成的油中加入红丹反应生成脂肪酸铅盐的过程。红丹投料量为植物油的1/3～1/2。下丹时将炼成的油送入下丹锅中，加热至近300℃时，在搅拌下缓慢加入红丹，保证油与红丹充分反应，至成为黑褐色稠厚状液体。为检查膏药老、嫩程度，可取少量样品滴入水中数秒钟后取出，若手指拉之有丝不断则太嫩，应继续熬炼。若拉之发脆则过老。膏不黏手，稠度适中，表示合格。亦可用软化点测定仪测定，以判断膏药老嫩程度。

5. 去"火毒" 油丹炼合而成的膏药若直接应用，常对皮肤局部产生刺激性，轻者出现红斑、瘙痒，重者出现发疱、溃疡，这种刺激的因素俗称"火毒"。传统视为经高温熬炼后膏药产生的"燥性"，在水中浸泡或久置阴凉处可除去。通常将炼成的膏药以细流倒入冷水中，不断强烈搅拌，待冷却凝结取出，反复搓揉，制成团块并浸于冷水中去尽"火毒"。

6. 摊涂药膏 将去"火毒"的膏药团块用微温熔化，如有挥发性的贵重药材细粉应在不超过70℃温度下加入，混合均匀。按规定量涂于皮革、布或多层韧皮纸制成的裱背材料上，膏面覆盖衬纸或折合包装，于干燥阴凉处密闭贮藏。

（三）举例

狗皮膏

【处方】 生川乌 80 g 生草乌 40 g 羌活 20 g 独活 20 g 青风藤 30 g 香加皮 30 g 防风 30 g 威灵仙 30 g 苍术 20 g 蛇床子 20 g 麻黄 30 g 高良姜 9 g 小茴香 20 g 官桂 10 g 当归 20 g 赤芍 30 g 木瓜 30 g 苏木 30 g 大黄 30 g 松节油 30 g 续断 40 g 川芎 30 g 白芷 30 g 乳香 34 g 没药 34 g 冰片 17 g 樟脑 34 g 肉桂 11 g 丁香 15 g

【制法】 以上二十九味，乳香、没药、丁香、肉桂分别粉碎成粉末，与樟脑、冰片粉末配研，过筛，混匀；其余生川乌等二十三味药，酌予碎断，与食用植物油 3 495 g 同置锅内炸枯，去渣，滤过，炼至滴水成珠。另取红丹 1 040～1 140 g，加入油内，搅匀，收膏，将膏浸泡于水中。取膏，用文火熔化，加入上述粉末，搅匀，分摊于兽皮或布上，即得。

【功能与主治】 祛风散寒，活血止痛。用于风寒湿邪，气滞血瘀引起的痹病，症见四肢麻木，腰腿疼痛，筋脉拘挛；或跌打损伤，闪腰岔气，局部肿痛；或寒湿瘀滞所致脘腹冷痛，行经腹痛，湿寒带下，积聚痞块。

【用法与用量】 外用，用生姜擦净患处皮肤，将膏药加温软化，贴于患处或穴位。

注：1. 本品为摊于兽皮或布上的黑膏药。

2. 含挥发性成分的丁香、肉桂、樟脑、冰片与树脂类药材乳香、没药等细料药，不"炸料"，而是去"火毒"后在较低温度下混合加入，以保留特殊气味和有效成分。其中乳香、没药、冰片与樟脑等可溶于膏药基质。

（四）制备常见问题及解决措施

1. 提取问题 药料与植物油高温加热，目的是提出有效成分。但植物油只能溶解部分非极性的成分，而水溶性成分多数不溶解于油，且部分有效成分经高温可能破坏或挥发。将"粗料药"采用适宜的溶剂和方法提取浓缩成膏或部分粉碎成粉加入可减少成分损失。实验表明油冷浸提不出成分，提示传统工艺将药材榨至"外枯内焦黄"的合理性。

2. 油的高温反应 高温炼制使油发生了热增稠与复杂的氧化、聚合反应，最后形成凝胶而失去脂溶性，并能与药材水煎膏均匀混合。现有用压缩空气炼油或强化器装置炼油，只需 45 min 或更短时间可达到滴水成珠的程度，且安全不易着火，成品中的丙烯醛也大为减少。倘若持续高温加热，油脂氧化聚合过度，则变成脆性固体，影响炼油质量。

3. 油与红丹的化合 油与红丹等共同高温熬炼过程生成脂肪酸铅盐，是膏药基质的主要成分，它使不溶性的铅氧化物成为可溶状态，产生表面活性作用，增加皮肤的通透性及药物的吸收；同时也是使植物油氧化分解、聚合的催化剂，使之生成树脂状物质，进而影响膏药的黏度和稠度。若反应过度，反应液老化焦枯，会致成品硬脆不合要求。将油丹反应温度控制 320℃ 左右可解决。

4. 去"火毒"问题 "火毒"很可能是油在高温时氧化分解产生的刺激性低分子产物，如醛、酮、低级脂肪酸等，其中一部分能溶于水，或有挥发性，故经水洗、水浸或长期放置于阴凉处可以除去。

5. **基质代用品的研究** 黑膏药易污染衣物，揭扯性差并有铅离子存在。现吸收橡胶硬膏基质的组成特点，将聚氯乙烯和苯二甲酸二丁酯（增塑剂）制成类似橡胶的弹性体，再加入松香（黏性体）、樟脑（软化剂）、氧化锌（填料）等制成新基质。从粘贴性能，防止污染及稳定性等看，具有一定的应用价值。

6. **安全防护** 膏药熬炼过程中，温度高至300℃以上，操作不当，油易溢锅、起火，同时油的分解、聚合等产生大量的浓烟及刺激性气体，需排入洗水池中，经水洗后排出。选择密闭容器内、郊区空旷场所，配备防火设备、排气管道、操作人员防护用具，可保证安全。

三、白膏药

1. **概述** 白膏药系指药材、食用植物油与宫粉[碱式碳酸铅 $2PbCO_3 \cdot Pb(OH)_2$]炼制成的膏料，摊涂于裱背材料上制成的供皮肤贴敷的外用制剂。

2. **制备** 白膏药的制法与黑膏药基本相同，唯下丹时油温要冷却到100℃左右，缓缓递加宫粉，以防止产生大量二氧化碳气体使药油溢出。宫粉的氧化作用不如红丹剧烈。宫粉用量较红丹多，与油的比例为1∶1或1.5∶1，允许有部分多余的宫粉存在。加入宫粉后需搅拌，在将要变黑时投入冷水中，成品为黄白色。

四、质量检查

1. **外观** 膏药的膏体应油润细腻，光亮，老嫩适宜，摊涂均匀，无飞边缺口。黑膏药应乌黑、无红斑；白膏药应无白点。

2. **软化点** 用于测定膏药在规定条件下受热软化时的温度情况以检测膏药的老嫩程度，并可间接反映膏药的黏性。按《中国药典》附录Ⅻ D膏药软化点测定法，测定膏药因受热下坠达25 mm时的温度的平均值，应符合规定。

表10-2 膏药重量差异限度

标示重量	量差异限度
3 g或3 g以下	±10%
3 g以上至12 g	±7%
12 g以上至30 g	±6%
30 g以上	±5%

3. **重量差异** 取供试品5张，分别称定总重量。剪取单位面积（cm²）的裱背，折算出裱背重量。膏药总重量减去裱背重量即为药膏重量，与标示量相比较不得超出表10-2中规定。

第四节 贴膏剂

一、概述

贴膏剂系指药材提取物、药材或/和化学药物与适宜的基质和基材制成的供皮肤贴敷，可产生局部或全身性作用的一类片状外用制剂。包括橡胶膏剂、巴布膏剂和贴剂等。

二、橡胶膏剂

(一) 概述

橡胶膏剂系指药材提取物或/和化学药物与橡胶等基质混匀后,涂布于背衬材料上制成的贴膏剂。包括不含药者(如橡皮膏即胶布)和含药者(如伤湿止痛膏)两类。

橡胶膏剂黏着力强,无需预热直接贴于皮肤,不污染衣物,携带使用均方便。含药者常用于治疗风湿痛、跌打损伤等;不含药者可保护伤口、防止皮肤皲裂。但膏层薄,容纳药物量少,维持时间较短。

(二) 组成

1. **背衬材料** 一般采用漂白细布。

2. **膏料层** 由药物和基质组成,为主要部分。基质主要有以下成分组成:① 溶剂常用汽油、正己烷。② 橡胶或热可塑性橡胶为主要基质,具有弹性、低传热性、不透气和不透水的性能。③ 增黏剂多系树脂类,常用松香及其衍生物。选软化点 70～75℃(最高不超过 77℃)、酸值 170～175 者,松香酸过多可加速橡胶膏剂的老化。国外普遍采用甘油松香酯、氢化松香、β-蒎烯等新型材料取代天然松香作增黏剂,具抗氧化、耐光、耐老化和抗过敏等性能。④ 软化剂可使生胶软化,增加胶浆的可塑性、柔软性,改善成品的耐寒性及黏性。常用软化剂有凡士林、羊毛脂、液状石蜡、植物油等。软化剂的用量应适当。挥发油及挥发性药物,如樟脑、冰片、薄荷脑等对橡胶也有一定的软化作用。此类药物在处方中较多时,软化剂的用量应酌情减少。但除治疗需要外,不宜过分增加挥发性药物,因其在贮存中易挥发,使膏面干燥而失黏。⑤ 填充剂常用氧化锌。氧化锌与松香酸生成松香酸锌盐能增加膏料黏性,具有系结牵拉膏料与背衬材料的性能,同时能减低松香酸对皮肤的刺激性。还有缓和的收敛作用。锌钡白(俗称立德粉)常用作热压法制备橡胶膏剂的填充剂,其特点是遮盖力强,胶料硬度大。

3. **膏面覆盖物** 多用硬质纱布、塑料薄膜或玻璃纸等,以避免膏片互相黏着及防止挥发性成分的挥散。

(三) 制备

橡胶膏剂常用制法有溶剂法与热压法。

溶剂法的制备工艺流程为:

药料的处理 ┐
生橡胶压胶 → 浸胶 ┘→打膏→涂膏 → 回收溶剂 → 切割、加衬 → 质量检查 → 包装。

1. **药料处理** 药料用适当的有机溶剂和方法提取、滤过、浓缩后备用。能溶于橡胶基质中的药物如薄荷脑、冰片、樟脑等可直接加入。

2. **制备胶浆** 胶浆由药物和基质混合制成,一般制法如下:

(1) 压胶:取生橡胶洗净,干燥后切成大小适宜的条块,在炼胶机中塑炼成网状胶片,摊开放冷、去静电。

(2) 浸胶:将网状胶片浸入适量汽油中,浸泡 18～24 h(冬季浸泡时间宜长,夏季宜短),至完全溶胀成凝胶状。浸泡时需密闭,以防汽油挥发引起火灾。

(3) 打膏:将胶浆移入打膏机中搅拌 3～4 h后,依次加入凡士林,羊毛脂,松香,氧化锌等制成基质，再加入药物浸膏或细粉，继续搅拌成均匀胶浆，在滤胶机上压过筛网，即得膏浆。

3. 涂膏　将膏料置于装好背衬材料的涂料机上，见图10-4，通过上下滚筒均匀涂布膏料，或调节两滚筒间的距离来控制涂膏厚度与涂膏量。

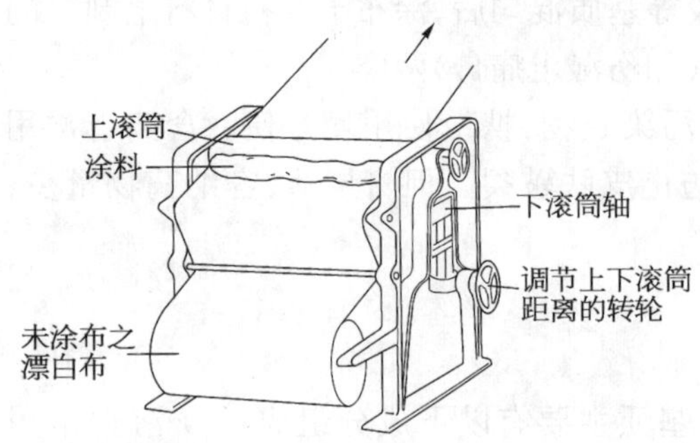

图10-4　橡胶膏涂料机的涂布部分

4. 回收溶剂　涂了膏料的胶布，以一定速度进入封闭的溶剂回收装置，见图10-5，经蒸汽加热管加热，溶剂(汽油)沿罩管及溶剂蒸气导管经鼓风机，送入冷凝系统吸收和排出。

5. 切割加衬与包装　将膏布在切割机上切成规定的宽度，再移至纱布卷筒装置上，见图10-6，使膏面覆上脱脂硬纱布或塑料薄膜等以避免黏合，最后切成小块后包装。

橡胶膏剂还可用热压法制备，将胶片用处方中的油脂性药物等浸泡，待溶胀后再加入其他药物和立德粉或氧化锌、松香等，炼压均匀，涂膏盖衬。此法不用汽油，无需回收装置，但成品欠光滑。

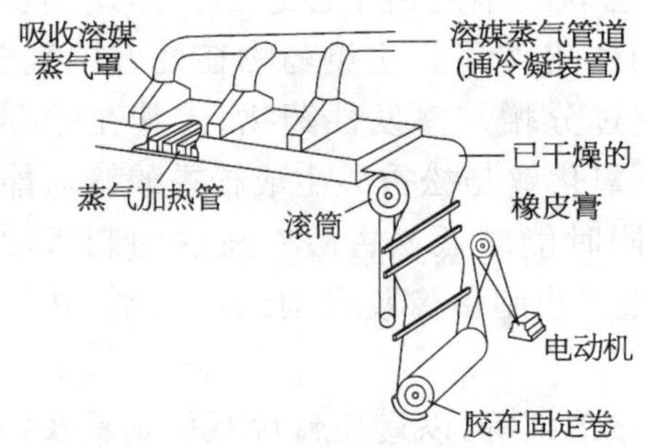

图10-5　橡胶膏涂料机的溶剂回收装置与拉布部分

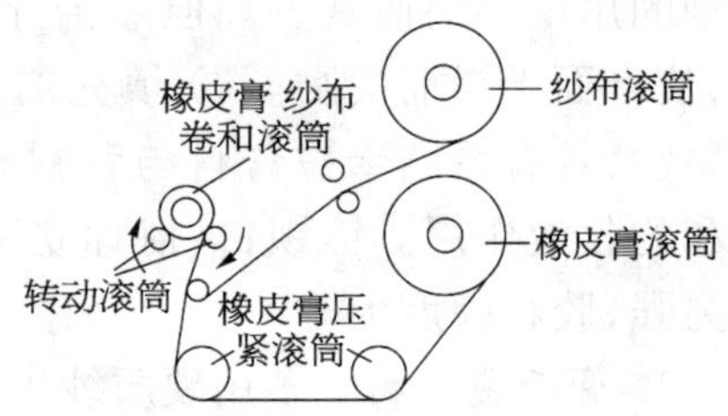

图10-6　橡胶膏纱布卷筒装置

(四) 举例

红药贴膏

【处方】　三七　白芷　土鳖虫　川芎　当归　红花　冰片　樟脑　水杨酸甲酯　薄荷脑　颠茄流浸膏　硫酸软骨素　盐酸苯海拉明

【制法】　以上十三味，将三七、白芷、土鳖虫、川芎、当归、红花破碎，用90%乙醇回流提取3次，第一次加乙醇4倍量，提取2 h，第二次、第三次加乙醇3倍量，各提取1 h，静置，滤过，合并滤液，回收乙醇，减压浓缩成相对密度为1.30～1.40(40℃)的稠膏。将橡胶、氧化锌等制成基质，加入上述清膏及其余冰片等七味，另加二甲基亚砜、香精、胭脂红适量，搅拌均匀，制成涂料，进行涂膏，盖衬，切片，即得。

【功能与主治】　祛瘀生新，活血止痛。用于跌打损伤，筋骨疼痛。

【用法与用量】　外用，洗净患处，贴敷，1～2日更换1次。

注：1. 本品为淡红色片状橡胶膏，气芳香；采用TLC鉴别川芎与当归；GC鉴别冰片、薄荷脑；含膏量检查，本品每100 cm^2 含膏量不得少于1.6 g。

2. 三七等十三味药多数含极性较小的脂溶性有效成分，故以高浓度乙醇提取，同时便于与用汽油等脂溶性溶剂溶解的橡胶混匀；冰片等七味药均系脂溶性提取物或化学药物，可直接溶于基质中；冰片、樟脑与薄荷脑以及制备中加的二甲基亚砜有促透皮作用，利于药物经皮渗透至关节腔发挥药效。

三、巴布膏剂

（一）概述

巴布膏剂简称巴布剂，系指药材提取物、药材或/和化学药物与适宜的亲水性基质混匀后，涂布于背衬材料上制成的贴膏剂。巴布剂由古老的泥罨剂发展而来，20 世纪 70 年代开始，日本、欧洲等对其不断改进，由泥状巴布剂发展成为定型巴布剂，由于该种剂型应用于中药贴膏剂的多种优点，在我国正在受到重视，是一种具有广阔发展前景的外用制剂。

巴布剂与传统中药黑膏药和橡胶膏剂相比，具有以下特点：① 与皮肤生物相容性好，亲水高分子基质具透气性、耐汗性、无致敏性、无刺激性。② 载药量大，尤其适于中药浸膏。③ 释药性能好、有利于药物透皮吸收，与皮肤亲和性强、提高角质层的水化作用。④ 采用透皮吸收控释技术，使血药浓度平稳，药效持久。⑤ 使用方便、不污染衣物、易洗除、反复揭贴仍能保持黏性。

（二）组成

1. *背衬层* 为基质的载体，常用无纺布、人造棉布等。

2. *防黏层* 起保护膏体的作用，常用聚丙烯、聚乙烯及聚酯薄膜及玻璃纸等。

3. *膏体* 由基质和药物构成。基质选用的条件是：不影响主药稳定性、无副作用；有适当的黏性和弹性；能保持膏体形状，不因汗水、温度作用而软化，也不残留在皮肤上；具有一定稳定性与保湿性，无刺激性与过敏性等。基质的原料主要有以下几个部分：

(1) 黏合剂：是基质骨架材料，也是持黏力与剥离强度的主要因素。包括天然、半合成或合成的高分子材料。如阿拉伯胶、海藻酸钠、西黄蓍胶、明胶、羟丙甲基纤维素、甲(乙)基纤维素、羧甲基纤维素及其钠盐、聚丙烯酸及其钠盐、聚乙烯醇、聚维酮等。

(2) 保湿剂：决定基质的柔韧性和初黏力。常用甘油、丙二醇、聚乙二醇、山梨醇以及它们的混合物。

(3) 填充剂：影响膏体成型性，常用微粉硅胶、二氧化钛、碳酸钙、高岭土及氧化锌。

(4) 促渗剂：提高药物经皮渗透性能。可用氮酮、二甲基亚砜、尿素等，氮酮与丙二醇合用能提高促渗透作用。中药挥发性物质如薄荷脑、冰片、桉叶油等也有促渗透作用。

根据药物的性质，还可加入表面活性剂、液状石蜡等其他附加剂。

（三）制备

巴布剂的制备工艺主要包括药材前处理、基质成型与制剂的成型三部分。基质原料类型及其比例，基质与药物的比例，配制程序等均影响巴布剂的成型。

一般工艺流程为：

药材的处理 ┐
基质原料筛选→混炼成型 ┘→保温混合 —背衬→ 涂布 —防黏层→ 压合→ 切割→ 质量检查→ 包装。

（四）举例

三七巴布剂

【处方】 三七提取物 2 g 薄荷脑 2 g 樟脑 3 g 卡波姆 2.4 g 甘油 7.7 g PVP 6 g 明胶 0.5 g 三乙醇胺适量 氮酮和丙二醇适量 蒸馏水至 100 g 制成 4 帖

【制法】 用 3 倍量甘油将卡波姆 C－934 充分浸润过夜，加入适量蒸馏水制成浓度为 3% 的卡波姆凝胶，以三乙醇胺调节此凝胶至pH为7.0±0.2,充分研匀(Ⅰ);常法制备甘油明胶(Ⅱ);以适量蒸馏水溶解PVP,制成50%PVP水溶液(Ⅲ)。将已过100目筛的三七提取物粉末与Ⅰ混合,研和均匀,加入事先制好的氮酮—丙二醇,充分研匀,然后加入到已在60℃水浴上预热混匀的Ⅱ、Ⅲ混合物中,用力研和,使成均一膏体。另取容器将薄荷脑、樟脑研磨形成低共熔物,将此共熔物与前述均一膏体迅速混合,快速研匀,铺涂于无纺布背衬上,适当加压,使成0.25 g/cm²,置45~50℃烘箱中干燥至膏体重量为0.10 g/cm²,取出,覆盖聚乙烯膜,裁成8 cm×12 cm大小,包装,密封保存。

【功能与主治】 散瘀活血,用于治疗跌打肿痛及急性软组织损伤。

【用法与用量】 外用,洗净患处,贴敷,2~3日更换1次。

注:1. 本品为类白色片状巴布膏剂。

2. 三七巴布剂是一个亲水凝胶型透皮系统。方中卡波姆C-934、PVP、明胶合用为黏合剂;甘油作为保湿剂;三乙醇胺用以调节pH使卡波姆成为稠厚的凝胶状,可增加膏体的赋形性与持黏力;氮酮—丙二醇为双相透皮促进剂。巴布膏剂中因膏体基质成分复杂,须按要求顺序分别处理、溶解与混合各组分才能制得均匀、具较好黏附性与赋形性的膏体。

四、贴剂

(一) 概述

1. 含义 贴剂系指药材提取物或/和化学药物与适宜的高分子材料制成的一种薄片状贴膏剂,也称经皮给药系统或称经皮治疗系统。主要由背衬层、药物贮库层、黏贴层以及防黏层组成。用于完整皮肤表面,将药物输送透过皮肤进入血液循环系统的贴剂,也称透皮贴剂。透皮贴剂中除药物、穿透促进剂外,还需要控制药物释放速率的高分子物质、固定贴剂的压敏胶、背衬材料与保护膜等。

2. 特点 ① 避免口服给药的肝脏首过作用及胃肠道降解,减少个体差异,提高疗效。② 使药物按设定的速率输入体内,维持恒定的血药浓度,避免峰谷现象,降低毒副反应。③ 缓释药物,减少用药次数,延长作用时间。④ 用药方便,可随时中断给药。特别适合于老人、不宜口服的患者及长期用药的患者。贴剂仅适合于药理作用强、剂量小(<50 mg/d)、分子量小(<600)、在水和油中溶解度均较大(>1 mg/ml)的药物。对皮肤有刺激性、过敏性的药物不宜制成贴剂。贴剂的制备比较复杂,成本较高。

3. 分类 按释药方式可分贮库型与骨架型两大类:前者是药物和吸收促进剂等被控释膜或其他控释材料包裹成为贮库,由控释膜或控释材料的性质控制药物的释放速率;后者是药物溶解或均匀分散在聚合物骨架中,由骨架的组成成分控制药物的释放。这两类贴剂又可按其结构特点分成膜控释型、黏胶分散型、骨架扩散型和微贮库型等类型。

(二) 制备

根据其类型与组成可分涂膜复合工艺、充填热合工艺、骨架粘合工艺等三种类型。

1. 涂膜复合工艺 是将药物分散在高分子材料如压敏胶溶液中,涂布于背衬膜上,加热烘干使溶解高分子材料的有机溶剂蒸发。可以进行第二层或多层膜的涂布,最后覆盖上保护膜,亦可以制成含药物的高分子材料膜,再与各层膜叠合或黏合。

2. 充填热合工艺 是在定型机械中,于背衬膜与控释膜之间定量充填药物储库材料,热合封闭,覆盖上涂有胶黏层的保护膜。

3. 骨架黏合工艺 是在骨架材料溶液中加入药物,浇铸冷却成型,切割成小圆片,黏贴于背衬膜上,加保护膜而成。

（三）举例

东莨菪碱贴剂

【处方】

组　成	药库层(份)	黏贴层(份)
聚异丁烯 MML-100	29.2	31.8
聚异丁烯 LM-MS	36.5	39.8
矿物油	58.4	63.6
东莨菪碱	15.7	4.6
三氯甲烷	860.2	360.2
全量	1 000	500

【制备】 按药库层处方和黏贴层处方量称取各成分，分别溶解，将药库层溶液涂布在 65 μm 厚的铝塑膜上，烘干或自然干燥，形成约 50 μm 厚的药库层；将黏贴层溶液涂布在 200 μm 厚的硅纸上，干燥，制成约 50 μm 厚的黏贴层；将 25 μm 厚的聚丙烯控释膜复合到药库层上，将黏贴层复合到控释膜的另一面，切成 1 cm^2 的圆形贴剂。所设计的释药量为初始量 150～250 μg/(m^2·h)，维持量 3～3.5 μg/(m^2·h)。

【功能与主治】 解除平滑肌痉挛、改善微循环、抑制腺体分泌、解除迷走神经对心脏的抑制、散大瞳孔和兴奋呼吸中枢等。用于防治晕动病及各类呕吐，减少胃酸分泌，辅助临床麻醉等。

【用法与用量】 外用，贴于耳后。

注：1. 本品为 1 cm^2 的圆形片状贴剂。

2. 本品为膜控型经皮给药系统。第一层为背衬层，由铝塑膜或其他非渗透性聚合物构成，能防止挥发性成分的逸出，也是该制剂的支持层；第二层为药库层，药物以一定浓度溶于或以极小粒子分散于矿物油及高分子材料(如聚丙烯、聚异丁烯)胶浆中；第三层为控释膜层，控制药物从药库层中的释放速率；第四层为黏贴层，含有少量的药物，分布在与贮库层相似的胶浆中，该层提供首剂量并能粘贴在皮肤上；第五层为覆盖层(保护层)，使用时揭去，常由防黏纸或玻璃纸等构成。

3. 东莨菪碱被认为是防治晕动病的最有效的药物，然而其常规口服及注射制剂存在较大的副作用，该药适宜制成经皮给药系统，因为其药理作用强(口服或肌注 200 mg 即可产生疗效)，分子量小(303.4)，有适宜的亲水性及亲脂性(pka 7.6)，半衰期短(小于 1 h)，对皮肤无刺激性，当以一定速率连续释放东莨菪碱，便可产生确切疗效并延长作用时间。

五、质量检查

1. **外观** 膏面应光洁，厚薄均匀，色泽一致，无脱膏、失黏现象。背衬面应平整、洁净、无漏膏现象。盖衬的长度和宽度应与背衬一致。

2. **含膏量** 橡胶膏剂和巴布膏剂分别按《中国药典》附录Ⅱ贴膏剂含膏量方法一与方法二检查，应符合规定。

3. **耐热性** 橡胶膏剂按《中国药典》附录Ⅱ贴膏剂耐热性试验方法检查，应符合规定。

4. **赋形性** 巴布膏剂按《中国药典》附录Ⅱ贴膏剂做赋形性试验方法检查，应符合规定。

5. **黏附性** 巴布膏剂按《中国药典》附录Ⅻ E 黏附力测定法第一法(初黏力的测定)、橡胶膏剂照黏附力测定法第二法(持粘力的测定)、贴剂照黏附性测定法第二、第三法(剥离强度的测定)测定，应符合规定。

6. **重量差异** 贴剂取 20 片按《中国药典》附录Ⅱ贴膏剂重量差异方法检查，每片重量与平均重量相比较，重量差异限度应在平均重量的±5%内，超出重量差异限度的不得多于 2 片，并不得有 1 片超出限度的 1 倍。

7. **微生物限度** 贴剂按《中国药典》附录ⅫC 微生物检查法检查，应符合规定。

第五节 凝胶剂、糊剂与涂膜剂

一、凝胶剂

（一）概述

凝胶剂系指药材提取物与适宜基质制成的、具凝胶特性的半固体或稠厚液体制剂。凝胶剂应避光，密闭贮存，并应防冻。按基质不同，凝胶剂可分为水性凝胶和油性凝胶。

（二）基质

水性凝胶基质一般由水、甘油或丙二醇与纤维素衍生物、卡波姆、海藻酸盐、西黄蓍胶、明胶、淀粉等构成。油性凝胶基质由液体石蜡与聚氧乙烯或脂肪油与胶体硅或铝皂、锌皂制成。水性凝胶基质较常见，其特性与水溶性软膏基质基本一致。必要时可加入保湿剂、防腐剂、抗氧剂、透皮促进剂等附加剂。

1. **卡波姆** 又称卡波沫，商品名为卡波普，系丙烯酸与丙烯基蔗糖共聚而成的高分子聚合物，按平均分子量不同有Cb－930、Cb－934、Cb－940等规格。1%水溶液pH为3.0，黏性较低，用氢氧化钠等碱性溶液中和后，则溶胀成高黏度半透明稳定水凝胶，在pH 6～11时最为黏稠且稳定性好。碱土金属离子及阳离子聚合物等可与之结合成不溶性盐，应避免配伍使用。pH<3或pH>12、强电解质、暴露于阳光下均会使其黏度下降，可加防腐剂与抗氧剂。

【处方】 卡波普940 10 g 乙醇50 g 甘油50 g 聚山梨酯80 2 g 尼泊金乙酯1 g 氢氧化钠4 g 蒸馏水加至1 000 ml

【制法】 将卡波普、聚山梨酯80及300 ml蒸馏水混合，氢氧化钠溶于100 ml水后加入上液搅匀，再将尼泊金乙酯溶于乙醇后逐渐加入搅匀，即得透明凝胶。

2. **纤维素衍生物** 为天然胶的合成代用品。调节适宜的稠度可形成水溶性软膏基质。常用的品种有甲基纤维素（MC）和羧甲基纤维素钠（CMC－Na），两者常用浓度为2%～6%。本类基质易失水干燥而有不适感，需加保湿剂与防腐剂。

【处方】 羧甲基纤维素钠60 g 甘油150 g 三氯叔丁醇1 g 蒸馏水加至1 000 ml

【制法】 取甘油与羧甲基纤维素钠研匀，加入热蒸馏水中，放置数小时后加三氯叔丁醇水溶液，再加水至1 000 ml，搅匀，即得。

3. **甘油明胶** 由甘油与明胶溶液混合制成，甘油10%～20%，明胶1%～3%，水70%～80%。制备时取明胶置已称重的蒸发皿中，加适量的水浸渍1 h后，沥去过剩的水，加入甘油，置水浴上加热至明胶溶解，滤过，放冷至成凝胶，即得。本品遇热后易涂布，涂后能形成一层保护膜。

（三）制备

药材需经适宜方法提取、纯化，以半成品投料制备。先按基质配制方法配成水凝胶基质，注意基质的有限溶胀与无限溶胀阶段；药物若溶于水，先溶于部分水或甘油中，必要时加热，制成溶液加于凝胶基质中；若不溶于水，可先用少量水或甘油研细，分散，再与基质搅拌混匀，最后加入保湿剂、防腐剂混匀即得。

(四) 举例

肿痛凝胶

【处方】 七叶莲 18 g 滇草乌 18 g 三七 18 g 雪上一枝蒿 18 g 金铁锁 18 g 金叶子 18 g 八角莲 18 g 葡萄根 18 g 白芷 18 g 灯盏细辛 18 g 披麻草 18 g 白芷 18 g 栀子 18 g 火把花根 18 g 重楼 18 g 薄荷脑 6 g 甘草 6 g 冰片 6 g 麝香 0.08 g 药膜树脂-40 188 g 甘油 47 g 制成 1 000 g

【制法】 以上十九味药材，麝香、冰片、薄荷脑加乙醇溶解，其余七叶莲等 16 味粉碎成粗粉，混匀，用 65%～70%的乙醇作溶剂渗漉，收集漉液 960 ml，冷藏 48 h，滤过，备用。取药膜树脂-40，加入上述备用药液，搅拌均匀，室温溶胀 24 h，水浴加热使溶解，冷至 4℃时，加入薄荷脑等乙醇溶液及甘油，搅拌均匀，分装，即得。

【功能主治】 消肿镇痛，活血化瘀，舒筋活络，化痞散结。用于跌打损伤，风湿关节痛，肩周炎，痛风，乳腺小叶增生。

【用法用量】 取本品适量，涂一薄层于患处，待药形成一层薄膜，约 12 h 后将药膜揭下，次日再涂上新药膜即可。

注：1. 本品为棕色黏稠液体；采用 TLC 鉴别薄荷脑；GC 测定薄荷脑含量，本品含薄荷脑($C_{10}H_{20}O$)不得少于 0.33%；pH 应为 4.5～6.5。

2. 本品为含醇凝胶剂，方中贵重药麝香与冰片、薄荷脑不用提取，宜单独处理；其余药味的 65%～70%乙醇渗漉液不经浓缩，过滤后直接作为药膜树脂-40 的分散媒制成凝胶；在低温量加入挥发性的薄荷脑等乙醇溶液；甘油作为保湿剂。

(五) 质量检查

1. 外观 凝胶剂应均匀、细腻，在常温时保持凝胶状，不干涸或液化。

2. 装量、微生物限度 同软膏剂检查，应符合规定。

3. pH 按规定方法检查，应符合规定。

二、糊剂

(一) 概述

1. 含义 糊剂系指多量药物细粉与适宜基质制成的糊状制剂，为含多量粉末与软膏剂类似的制剂，含固体粉末一般在 25%以上，有的高达 75%，具较高稠度、较大吸水能力和较低的油腻性，一般不影响皮肤的正常功能，具收敛、消毒、吸收分泌物作用，适用于亚急性皮炎、湿疹等渗出性慢性皮肤病。

2. 分类 根据基质的不同，糊剂可分为两类：

(1) 水溶性糊剂：系以甘油明胶、甘油或其他水溶性物质如药汁、酒、醋、蜂蜜等与淀粉等固体粉末调制而成。赋形剂本身具有辅助治疗作用，适于渗出液较多的创面。

(2) 脂肪性糊剂：系以凡士林、羊毛脂或其混合物为基质制成。粉末含量较高。

(二) 制备

药物需粉碎成细粉(过六号筛)，或采用适当方法提取制得干浸膏并粉碎成细粉，再与基质拌匀调成糊状。基质需加热时控制在 70℃以下，以免淀粉糊化。

(三) 举例

皮炎糊

【处方】 白屈菜 500 g 白鲜皮根 500 g 淀粉 100 g 冰片 1 g

【制法】 将白屈菜和白鲜皮根分别粉碎成粗末，用 pH 4.0 的醋酸水与 70%的乙醇渗漉，制成流浸膏，加入淀粉，加热搅拌成糊状。然后将冰片溶于少量乙醇中，加入搅匀，即得。

【功能与主治】 消炎，祛湿，止痒。用于稻田皮炎、脚气等。

【用法与用量】 涂患处，一日数次。

注：白屈菜和白鲜皮中含生物碱类成分，故调 pH 4.0 并用 70%的乙醇渗漉提取；淀粉作为糊剂中的固体粉末；冰片量少，直接加入水性基质中不易混均，故溶于少量乙醇后加入。

三、涂膜剂

（一）概述

涂膜剂系指药材经适宜溶剂和方法提取或溶解，与成膜材料制成的供外用涂抹，能形成薄膜的液体制剂。常以乙醇为溶剂，成膜材料常用聚乙烯醇、聚乙烯吡咯烷酮、丙烯酸树脂类、聚乙烯醇缩甲乙醛、聚乙烯醇缩丁醛等。增塑剂有甘油、丙二醇、邻苯二甲酸二丁酯等。必要时可加入适宜附加剂。涂膜剂用后形成的薄膜，可以保护创面，同时逐渐释放所含药物而起治疗作用。涂膜剂制备工艺简单，不用背衬材料，无需特殊设备，使用方便。对某些皮肤病有较好的防治作用。

（二）制备

先溶解膜材料，药物与附加剂若溶于溶剂，可直接加入。药材应先制成乙醇提取液或其提取物的乙醇、丙酮溶液，再加入成膜材料液中，混匀。涂膜剂因含有大量有机溶剂，应密封贮藏，并注意避热、防火。

（三）举例

伤湿涂膜剂

【处方】 雪上一枝蒿 60 g　白芷 90 g　生莪术 60 g　金果榄 60 g　桂枝 40 g　薄荷脑 50 g　徐长卿 90 g　合成樟脑 50 g　颠茄浸膏 0.6 g　邻苯二甲酸二丁酯 30 g　聚乙烯醇缩甲乙醛 13 g　丙酮 100 ml　70%乙醇加至 1 000 g

【制备】 将雪上一枝蒿等六味药粉碎成粗粉，用 85%～90%乙醇浸渍 36～48 h 后渗漉，收集渗漉液。减压浓缩至总量约为 500 g，加入薄荷脑、樟脑、颠茄浸膏、邻苯二甲酸二丁酯及丙酮，待溶解后，再加入聚乙烯醇缩甲乙醛，边加边搅拌，至全部溶解，再加 70%乙醇至 1 000 g，即得。分装于小瓶，密封即得。每瓶 5～20 g。

【作用与用途】 主治风湿疼痛、扭伤、挫伤。用时涂于患处。

【用法与用量】 外用，局部涂布。

注：方中细料药或提取物薄荷脑、樟脑与颠茄浸膏可直接溶于醇中，其他药材则用 85%～90%乙醇渗漉提取其醇溶性成分；聚乙烯醇缩甲乙醛为成膜材料，邻苯二甲酸二丁酯为增塑剂，乙醇与丙酮为溶剂。

（四）质量检查

1. 装量、微生物限度　同软膏剂检查，应符合规定。

2. 其他　以水或稀乙醇为溶剂的涂膜剂一般应检查相对密度、pH，以乙醇为溶剂的应检查乙醇量。

第十一章

栓 剂

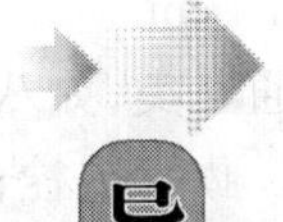

导学

1. 掌握栓剂的含义、特点与制备；药物吸收的途径和影响因素；置换价含义及其计算方法。

2. 熟悉栓剂常用基质的种类、特点和栓剂的质量检查。

3. 了解栓剂的发展、包装与贮藏。

第一节 概 述

一、含义

栓剂系指将药材提取物或药材细粉与适宜基质制成供腔道给药的固体制剂。

栓剂是历史悠久的传统剂型之一，古称坐药或塞药。受基质种类与性能的限制，栓剂一直作为局部治疗剂型使用。目前全身治疗的栓剂进展迅速，出现了双层栓、泡腾栓、骨架控释栓等新型栓剂，适应了临床和药物性质的需要。近年来栓剂品种明显增加，《中国药典》2005年版一部收载的品种有5个。

二、特点

栓剂常温下为固体，纳入人体腔道后，在体温下迅速软化、熔融或溶解于分泌液，逐渐释放药物而产生局部或全身作用。但栓剂在使用上略有不便。

1. *局部作用* 栓剂最初作为肛门、阴道等部位用药，主要以局部治疗为目的，起润滑、收敛、抗菌、杀虫、止痒等作用，临床多用于内痔及直肠炎、阴道炎的治疗。

2. *全身作用* 用于全身治疗的主要是肛门栓，适合于不能或不愿口服用药的患者，尤其是有呕吐症状的患者或婴幼儿患者；在一定条件下，可避免肝脏首过效应；不受胃肠道 pH、酶及胃肠道内容物的影响；可避免胃肠道刺激。

三、 分类

1. **按给药途径分类** 包括肛门栓、阴道栓、尿道栓、口腔栓、耳用栓和鼻用栓等，其中肛门栓和阴道栓最常用，其形状见图 11-1，其他栓剂已很少使用。

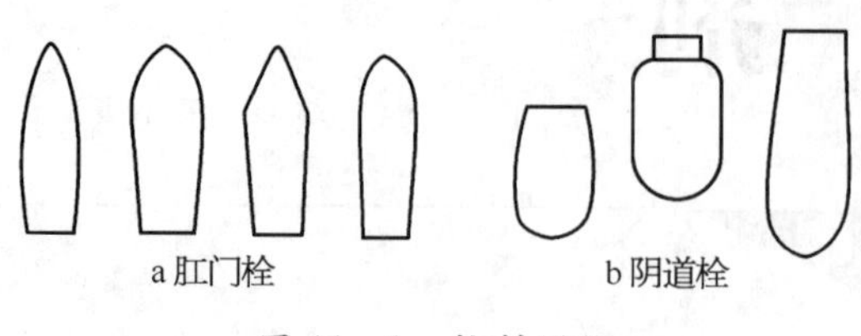

图 11-1 栓剂形状

(1) 肛门栓：有圆锥形、圆柱形、鱼雷形等(图 11-1a)，其中鱼雷形最易引入直肠而较为常用。一般每粒重约 2 g，长 3～4 cm，儿童用栓剂约 1 g，长度可酌减。

(2) 阴道栓：有球形、卵形、鸭嘴形等(图 11-1b)，其中以鸭嘴形比表面积最大而较常用。每粒重 2～5 g，直径 1.5～2.5 cm。

2. **按功效分类** 清热解毒类，如小儿解热栓；清热燥湿类，如苦参栓；活血通淋类，如八正清淋栓；止咳平喘类，如小儿清肺栓；回阳救逆类，如四逆汤栓；抗风湿类，如雷公藤双层栓；截疟类，如青蒿素栓；收敛止血类，如痔疮栓。

3. **按制备工艺和释药特点分类** 包括双层栓、中空栓、泡腾栓或缓控释栓等。

四、 药物吸收途径及其影响因素

1. **药物的吸收途径** 肛门栓起全身作用时药物的吸收途径主要有两条：① 通过直肠上静脉，经门静脉入肝脏代谢后进入大循环。② 通过直肠中、下静脉和肛门静脉，绕过肝脏进入下腔静脉而进入大循环，见图 11-2。一般情况下，有50%～70%的药物不经门静脉进入肝脏。药物吸收量与给药深度密切相关，当给药深度为距肛门 2 cm 时，主要通过第二条途径吸收，当给药深度为 6 cm 时，主要通过第一条途径吸收，大部分药物会经直肠上静脉进入门静脉入肝脏。另外淋巴系统对药物也有一定的吸收。

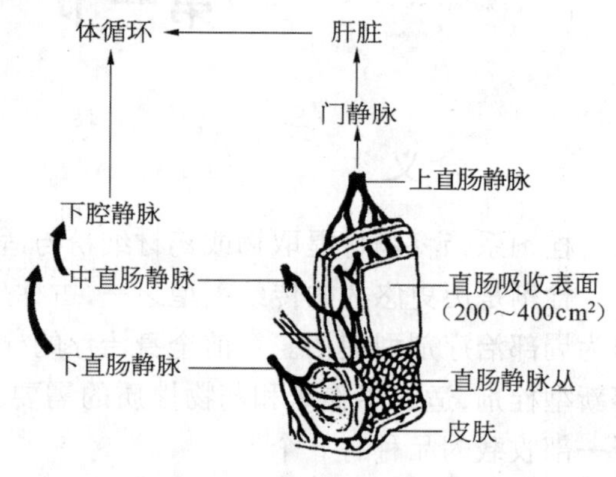

图 11-2 药物的吸收途径

2. **影响药物吸收的因素**

(1) 生理因素：直肠的 pH 对药物的吸收起重要作用，一般直肠液 pH 为 7.4，无缓冲能力，药物吸收的难易视环境 pH 对被溶解药物的影响而定。栓剂在直肠的存留时间越长，药物吸收更趋完全，充有粪便的直肠比空肠吸收少，因此使用栓剂前应排便。

(2) 药物因素：① 药物溶解度大，溶解量大，吸收多；反之则吸收少。溶解度小的药物可采用制成盐或可溶性衍生物等方法来提高溶解度，增加药物的吸收。② 当药物不溶于基质而处于混悬状态时，其粒径愈小，愈有利于溶解、吸收。③ 从基质中释放出的非解离型药物比解离型药物吸收快，因此可通过缓冲盐调节直肠 pH 改善药物的吸收。

(3) 基质因素：纳入腔道的栓剂中的药物要被吸收，必须先从基质中释放出来，分散或溶解于分泌液中。因此药物从基质中释放出来的速度越快，则直肠的吸收也越快。油脂性基质对水溶性药物的释放速度较快，对脂溶性药物释放速度迟缓。水溶性基质溶解后对分散其中的脂溶性药物很快释放,但溶解于其中的水溶性药物则不易吸收。表面活性剂可增加药物的亲水性而有助于药物的释放,但用量太大会形成胶团使药物吸收率下降。

第二节 栓剂的基质与附加剂

一、 基质的要求

栓剂基质不但赋予栓剂成型,而且是影响药物释放和吸收的重要因素,理想的栓剂基质应在室温时具有适宜的硬度和韧性,在体温下易软化、融化或溶于体液;无刺激性、毒性及过敏性;具有润湿或乳化能力,水值较高;化学性质稳定,不影响含量测定;油脂性基质的酸值在0.2以下,皂化值应在200～245间,碘值低于7;适用于冷压法及热熔法制备栓剂且易于脱模;用于局部作用要求释放缓慢而持久,全身作用要求引入腔道后能迅速释药。

二、 基质的种类

栓剂基质主要分油脂性基质和水溶性基质两大类。

(一) 油脂性基质

1. 天然脂肪酸酯类

(1) 可可豆脂:系从梧桐科植物可可树种仁中得到的一种固体脂肪,主要是含硬脂酸、棕榈酸、油酸等各种脂肪酸的三酸甘油酯。可可豆脂为同质多晶型,有α、β及γ三种晶型。在制备时通常缓缓升温加热待熔化至2/3时,停止加热,让余热使其全部熔化,以避免α、γ不稳晶型形成,造成基质凝固困难。每100 g可可豆脂可吸收20～30 ml水,若加入5%～10%聚山梨酯61可增加吸水量,且还有助于药物混悬在基质中。我国很少生产可可豆脂,多用乌桕脂、香果脂代替。

(2) 香果脂:系从樟科植物香果树的成熟种仁中得到的固体脂肪,或压榨提取香果树成熟种子的油脂再经氢化精制而成,可溶于极性有机溶剂,在水中不溶,与乌桕脂配用可克服易软化的缺点。

2. 半合成脂肪酸甘油酯　系将天然植物种子油经水解、分馏得到游离脂肪酸后,通过部分氢化再与甘油酯化而得。这类基质化学性质稳定,成形性能良好,具有保湿性和适宜的熔点,不易酸败,为取代天然油脂理想的栓剂基质。国内已生产的有半合成椰油酯、半合成山苍子油酯、半合成棕榈油酯、硬脂酸丙二醇酯等。

(1) 半合成椰油酯:系由椰油、硬脂酸与甘油酯化而成,为乳白色块状物,其规格有34、36、38、40 4种类型,熔点各不相同,以36型最常用。吸水能力大于20%,刺激性小。

(2) 半合成山苍子油酯:系由山苍子油水解分离得月桂酸,再加硬脂酸与甘油经酯化而得的油酯,也可直接用化学品合成。随三种单酯混合比例不同,产品的熔点也不同,其规格也有34、36、38、40型等,其中38型最常用,本品的理化性质与可可豆脂相似,为黄色或乳白色块状物,具油脂光泽。

(3) 半合成棕榈油酯：系将棕榈仁油用碱处理后形成的皂化物经酸化得棕榈油酸，再加入不同比例的硬脂酸、甘油经酯化而得的油酯，为乳白色固体，抗热能力强，酸价和碘价低，刺激性小，化学性质稳定，对直肠和阴道黏膜均无不良影响。

(4) 硬脂酸丙二醇酯：是硬脂酸丙二醇单酯与双酯的混合物，水中不溶，遇热水可膨胀，对腔道黏膜无明显的刺激性，安全，无毒。

3. 氢化植物油　系将花生油、棉籽油等植物油加压氢化制得的白色固体脂肪，部分氢化者熔点较低，稳定性较差，全部氢化者熔点较高，稳定性较好。本类基质释药性较差，加适量表面活性剂后可得到改善。

(二) 水溶性基质

1. 甘油明胶　系将明胶、甘油、水按一定的比例在水浴上加热融合，蒸去大部分水后放冷凝固而制得。本品弹性很好，不易折断，在体温下不融化，但可软化并缓慢溶于分泌液中。本品多用做阴道栓剂基质，明胶是胶原的水解产物，凡与蛋白质能产生配伍变化的药物，如鞣酸、重金属盐等均不能用甘油明胶作基质。

2. 聚乙二醇(PEG)类　为结晶性载体，易溶于水，熔点较低，多用熔融法制备成形，为难溶性药物的常用载体。在体温下不熔化，但能缓缓溶于体液中而释放药物。本品吸湿性较强，对黏膜有一定刺激性，加入约20%的水后可减轻刺激性。为避免刺激还可在纳入腔道前先用水湿润，也可在栓剂表面涂一层蜡醇或硬脂醇薄膜。PEG栓剂基质中含30%～50%的液体时其硬度为2～2.7 kg/cm^2，接近或等于可可豆脂的硬度，其硬度较为适宜。栓剂在水中的溶解度随基质中液体PEG比例的增多而加速，如PEG4000中加入PEG400时，一般含30% PEG400为最佳。

3. 聚氧乙烯(40)硬脂酸酯　为环氧乙烷与硬脂酸的加成聚合物，呈白色或微黄色，无臭或稍有脂肪臭味的蜡状固体。本品熔距为46～51℃；可溶于水、乙醇、丙酮等，不溶于液体石蜡；能与PEG混合使用，可制得崩解、释放性能较好的稳定的栓剂；商品名Myri52，商品代号为S-40。

4. 泊洛沙姆　为乙烯氧化物和丙烯氧化物的嵌段聚合物(聚醚)，也是一种表面活性剂。易溶于水。本品型号有多种，随聚合度增大，物态从液体、半固体至蜡状固体，易溶于水，可用做栓剂基质。本品能促进药物的吸收并起到缓释与延效的作用。

三、 基质的选用

栓剂给药后药物需经过从基质中释放这一过程才能分散于直肠黏膜中，通过与黏膜接触得以吸收。基质的种类和性质可直接影响药物的释放和吸收速率，因此在处方设计时基质的选用显得尤为重要，其选择原则大致如下：

1. 根据用药目的选用　在处方设计时首先要考虑用药目的，即确定是起局部作用还是全身作用，以及用于何种疾病的治疗。用于局部作用的栓剂要求释药缓慢持久，可选用释药速度慢的基质；用于全身作用的栓剂要求释药迅速，可选用释药速度快的基质。如治疗痔疮用的三黄栓要求释药速度慢而选用混合脂肪酸甘油酯作为基质。治疗上呼吸道感染的银翘双解栓要求释药速度快而选用半合成脂肪酸甘油酯、羊毛脂、聚山梨酯80等的混合基质。

2. 根据药物性质选用　在药物性质已知的情况下，应根据用药目的和药物性质共同来决定。如果需要药物迅速释放，可选用与药物溶解行为相反的基质，这样栓剂在体内溶解或融化后由于药物在基质中溶解度小而不会滞留于基质中，有利于药物吸收；如果需要药物缓慢持久的释放，可选用与药物溶解行为相同或相近的基质，药物会因滞留于基质中而延长释放时间。如缓解炎性疼痛的脂溶性药物吲哚美辛在分别以混合脂肪酸甘油酯和 PEG1000 为基质制成栓剂时，其体外溶出度后者是前者的 10 倍，体内达峰时间分别为 90 min 和 60 min。

3. **基质用量的计算** 通常情况下栓剂模型的容量是固定的，但由于不同情况下基质或药物密度的不同使其可容纳的重量也随之变化。为保持栓剂原有体积，同时在制备时能方便地计算出所需基质的用量，就要考虑引入置换价的概念。药物的重量与同体积基质重量的比值称为该药物对该种基质的置换价(f)。可以用下述方法和公式求得某药物对某基质的置换价：

$$f=\frac{W}{G-(M-W)} \tag{11-1}$$

式中：G 为纯基质栓平均重量，M 为含药栓的平均重量，W 为每个栓剂的平均含药重量。测定方法为取基质作空白栓，称得平均重量为 G，另取基质与药物定量混合做成含药栓，称得平均重量为 M，每粒栓剂中药物的平均重量为 W，将这些数据代入上式，即可求得某药物对某一新基质的置换价。

求出置换价后则制备每粒栓剂所需基质的理论用量(X)为：

$$X=G-\frac{W}{f} \tag{11-2}$$

例 已知用可可豆脂所做空白栓重量为 2.0 g，鞣酸对可可豆脂的置换价为 1.6，求制备每粒含鞣酸 0.2 g 的栓剂 50 粒时需要基质多少克，每栓的实际重量是多少克？

解：已知 $G=2.0\ \text{g}$　$W=0.2\ \text{g}$　$f=1.6$

由式 11-1 可得每粒含药栓的重量为

$$M=(G+W)-\frac{W}{f}=(2+0.2)-0.2/1.6=2.075\ \text{g}$$

因此 50 粒鞣酸栓所需基质重量为(2.075－0.2)×50＝93.75 g，实际生产中应考虑操作过程中的损耗。

四、附加剂

除基质之外附加剂对栓剂的成型及药物的释放也具有重要影响，在组成栓剂配方时应选择适宜的附加剂以改善栓剂外观、提高药物稳定性、调整药物的释放速度。常用品种主要有：

1. **吸收促进剂** 主要有 3 种：① 非离子型表面活性剂主要用于提高药物在基质中的分散程度以改善药物的吸收状况，如聚山梨酯 80 等。② 透皮吸收促进剂主要改变黏膜的通透性，如氮酮等。③ 发泡剂遇水可产生泡沫增加药物释放速度，如碳酸氢钠与已二酸等。

2. **吸收阻滞剂** 系溶解或熔融后黏度较大的一类物质，可延缓药物的释放，如海藻酸、羟丙基甲基纤维素、蜂蜡等。

3. **增塑剂** 系用于减小脂肪性基质栓剂脆性的一类物质，如甘油、丙二醇、蓖麻油、聚山梨酯 80 等。

4. **抗氧剂** 系防止栓剂中药物或基质氧化，提高栓剂稳定性的物质，如没食子酸、鞣酸、抗坏血酸等。

5. **防腐剂** 系防止水溶性基质腐败变质，常加苯甲酸、三氯叔丁醇等防腐剂。

第三节 栓剂的制备

一、制备

一般栓剂的制备工艺流程为：

栓模准备、药物的处理与混合→制栓→启模→推栓→除润滑剂→质量检查→包装。

(一) 栓模准备

1. **栓模选择与清洗干燥** 根据用药途径和制备工艺特点选择合适的模型，并清洗干燥，备用。如阴道栓一般选择鸭嘴形栓模，肛门栓一般选择鱼雷形等。

2. **润滑剂的选用** 为便于脱模，在制备时常需在栓孔内涂布润滑剂，常用润滑剂主要有两类：脂肪性基质的栓剂，常用软肥皂、甘油各 1 份与 90%乙醇 5 份混合制成的润滑剂；水溶性或亲水性基质的栓剂，则用油类润滑剂，如液状石蜡或植物油等。可可豆脂或聚乙二醇等基质，由于不粘模可不用润滑剂。

(二) 药物的处理与混合

在栓剂制备过程中药物与基质的混合不均匀将严重影响栓剂的内在品质和制剂外观，因此必须重视对混合方法及混合前药物的处理。

1. **不溶性药物** 如中药材原粉，应制成最细粉通过六号筛，再混悬于基质中。

2. **水溶性药物** 如中药材水提浓缩液，可直接与已熔化的水溶性基质混合；或加少量水溶解成浓溶液，用羊毛脂吸收后再与脂溶性基质混合。

3. **脂溶性药物** 如中药醇提物，可直接加入已熔化的脂溶性基质中混合。但在加入量太大时会出现栓剂过软现象，可加入适量增稠剂如石蜡等。挥发油量大时可加入乳化剂制成乳剂型基质。

(三) 制栓

1. **一般栓剂的制备** 基本方法有搓捏法、冷压法与热熔法 3 种，搓捏法除手工少量制备外，已基本淘汰，目前以热熔法应用最广泛，脂肪性基质及水溶性基质的栓剂均可采用此法，其形状可根据腔道和临床使用的需要选择合适的模具。

(1) 冷压法：是将药物与基质的锉末置于冷却的容器内混合均匀，然后装入制栓机内压成一定形状的栓剂。

(2) 热熔法：是将计算量的基质锉末用水浴或蒸汽浴加热熔化，温度不宜过高，然后按药物性质以不同方法加入，混合均匀，再将熔融态的含药基质倾入冷却并涂有润滑剂的模型中至稍为溢出模口为度。放冷，待完全凝固后，削去溢出部分，开模取出，其模具形状见图 11－3。热熔法目前工厂生产均已采用机械自动化操作来完成，自动化制栓机可完成填充、排出、清洁模具等操作，典型的旋转式制栓机见图 11－4。

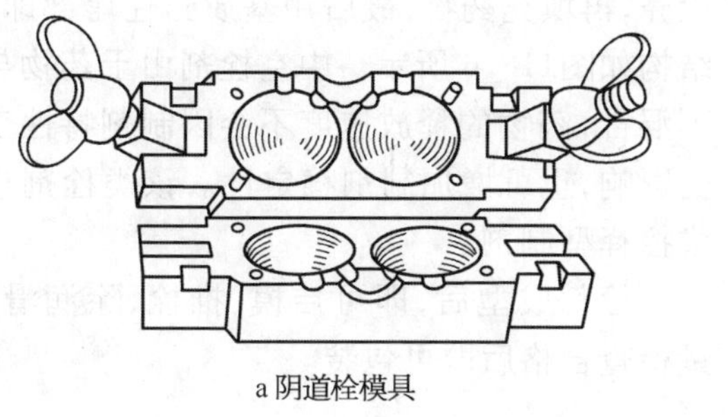

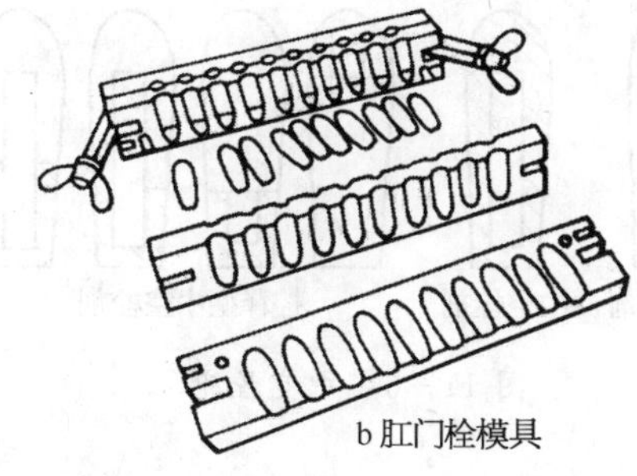

图 11-3 栓剂模具

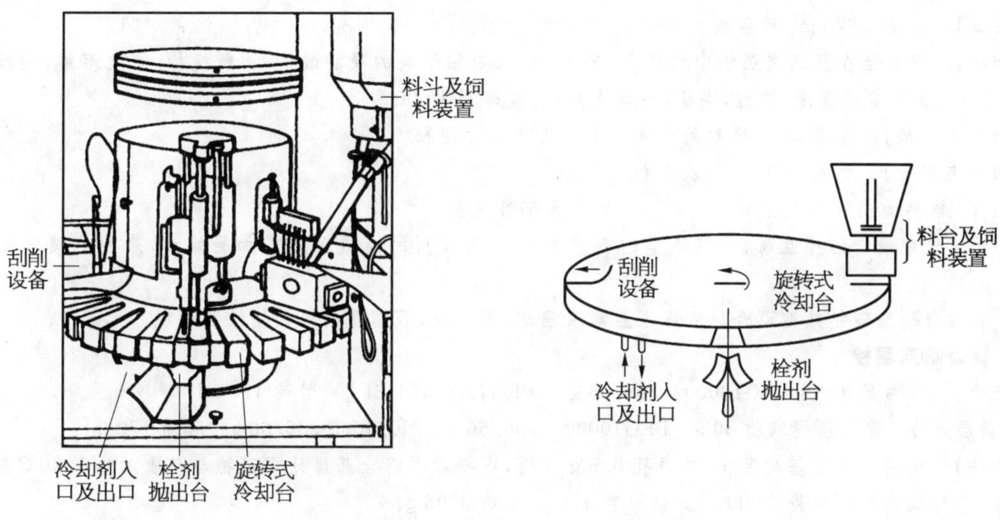

图 11-4 自动旋转式制栓机

2. 特殊栓剂的制备

(1) 双层栓剂：双层栓剂的结构分为两层，其外层较内层熔融快，每层含有不同的药物，给药后可依次发挥两种药物的作用，也可解决复方的配伍禁忌。实验室制备用栓模由内模与外模组成，制备时先将内模插入外模中心固定好，浇注已熔融的外层含药基质于内、外模之间，待凝固后取出内模，再将已熔融的内层含药基质浇注于空腔中熔封即得。双层栓模具见图 11-5。

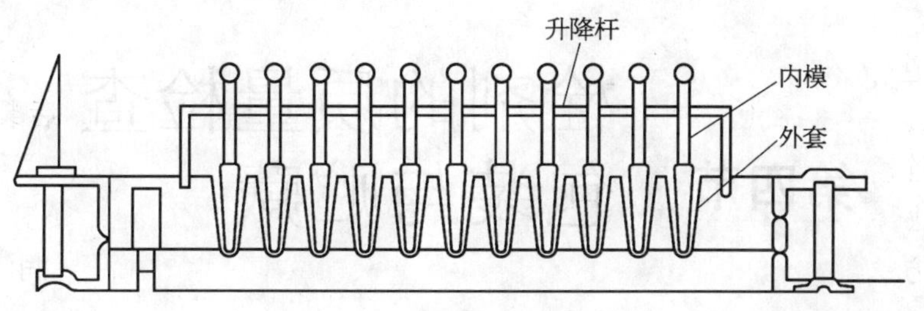

图 11-5 双层栓模具

(2) 中空栓剂：中空栓剂为中有空心的栓剂，空心部分用以填充药物。先将基质制备成

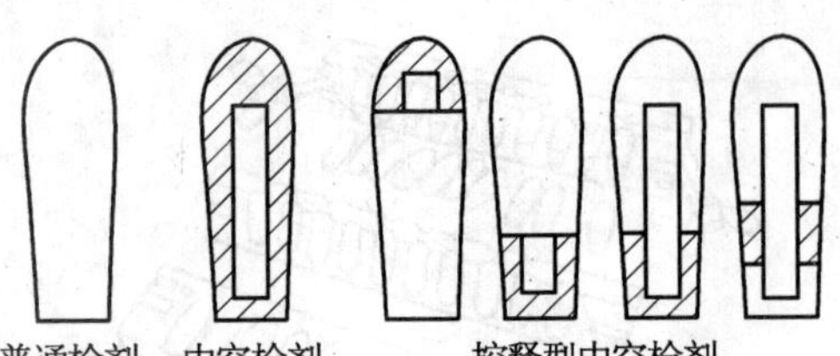

图 11-6 中空栓剂

栓壳，再填充药物，最后用基质封住尾部即可，其结构如图11-6所示。中空栓剂由于药物与基质不混合，药物的释放速度不会因制剂特性变化而受影响，也可增加制剂稳定性。该类栓剂也可制成控释型制剂。

栓剂成型后，即可启模、推栓、除润滑剂，质量检查合格后即可包装。

二、举例

1. 甘油栓

【处方】 甘油 1 820 g 硬脂酸钠 180 g

【制法】 取甘油在蒸汽夹层锅中加热至 120℃，加入研细干燥的硬脂酸钠，不断搅拌，使之溶解，继续保温在 85～95℃，直至溶液澄清，滤过，浇模，冷却成型，脱模即得 1 000 粒。

【功能与主治】 缓泻药，有缓和的通便作用。用于治疗便秘。

【用法与用量】 纳入肛门内，一次 1 粒。

注：1. 本品为淡黄色子弹形栓剂，透明，硬度及韧性适宜。

2. 甘油栓中没有治疗性药物，但肥皂的刺激性与甘油较高的渗透压能增加肠蠕动，表现为缓和的泻下作用。

3. 甘油与硬脂酸钠热熔混合后应保温至溶液澄清，再注模，否则影响栓剂韧性及外观。

2. 雷公藤双层栓

【处方】 空白层处方：PEG10000 356.66 g PEG4000 356.66 g 甘油 170 ml

含药层处方：雷公藤提取物 80 g PEG10000 356.66 g PEG4000 356.66 g 甘油 170 ml

【制法】 先将空白层基质融化，按每孔 0.5 g 注模，冷凝后再将含药层处方药物与基质加热至 90℃融化混匀，注模，冷却成型脱模即得 1 000 粒。每粒重 1.5 g，含药 0.08 g。

【功能与主治】 治疗风湿性关节炎。

【用法与用量】 纳入肛门内，一次 1 粒，一日 2 次。

注：1. 本品应硬度及韧性适宜，内外层无脱离现象。

2. 雷公藤制成栓剂后可减轻常见的恶心、胃痛、腹泻等消化系统副作用，同时用于栓剂独特的吸收途径可减少药物在肝脏的代谢及减轻肝功能损害。PEG10000 的使用在增加栓剂硬度的同时可延缓药物的释放速度。

3. 第二次注模时必须等第一次注入的空白基质充分冷凝后再取出内模，以防取内模时破坏外层基质完整性。

第四节 栓剂的质量检查、包装与贮藏

一、质量检查

1. 外观 外形应完整光滑，纳入腔道后应无刺激性，应能融化、软化或溶化，并能与分泌液混合,逐渐释放出药物,产生局部或全身作用,并应有适宜的硬度。经纵切面观察药物与基质应混和均匀,无裂缝、起霜或变色情况。

2. *重量差异* 取栓剂10粒,精密称定总重量,求得平均粒重后,再分别精密称定各粒的重量。每粒重量与标示粒重(无标示粒重的栓剂,与平均粒重相比较),超出重量差异限度的药粒不得多于1粒,并不得超出限度1倍。栓剂的重量差异应符合表11-1规定。

3. *融变时限* 分别取栓剂3粒按《中国药典》附录Ⅻ B融变时限检查法检查,脂肪性基质的栓剂均应在30 min内全部融化、软化或触压时无硬心;水溶性基质的栓剂在60 min内全部溶解;如有1粒不合格应另取3粒复试,均应符合规定。

表11-1 栓剂重量差异限度

平均重量	重量差异限度
1.0 g以下至1.0 g	±10%
1.0 g以上至3.0 g	±7.5%
3.0 g以上	±5%

4. *微生物限度* 按《中国药典》附录ⅫC微生物限度检查法检查,应符合规定。

必要时还可检查熔点范围、变形试验、刺激性试验、稳定性试验、药物的溶出速度与吸收试验等项目。

二、 包装与贮藏

栓剂所用包装材料应不与药物及基质发生理化作用,安全无毒。小量包装可分别用蜡纸或锡纸包裹后置于小硬纸盒或塑料盒内,以免互相粘连,避免受压。大剂量包装使用自动化机械包装设备,可采用泡罩式包装将栓剂密封于塑料泡眼与铝箔之间,也可用复合膜单个包装后装入内压容器。

栓剂应在干燥阴凉处30℃以下密闭贮藏,防止因受热、受潮而发霉、变质。甘油明胶栓及聚乙二醇栓可于室温阴凉处贮存,并宜密闭于容器中以免吸湿、变形、变质等。

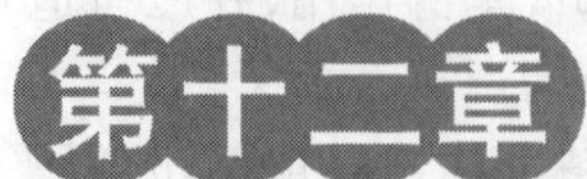

胶 剂

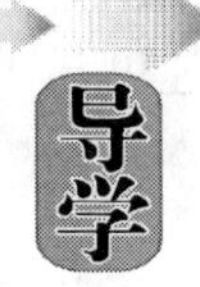

1. 掌握胶剂的含义、特点与制备。
2. 熟悉胶剂的分类和质量检查。

第一节 概 述

一、含义

胶剂系指动物的皮、骨、甲或角用水煎取胶质，浓缩成稠胶状，经干燥后制成的固体块状内服制剂。胶剂应用历史悠久，《五十二病方》中有以葵种汁煮胶治疗癃病之记载，《神农本草经》载有“白胶”(即鹿角胶)和“阿胶”。《中国药典》2005 年版收载有阿胶、龟甲胶和鹿角胶。

二、特点

胶剂主要成分为动物胶原蛋白及其水解产物，并含多种微量元素。制备时常加一定量的糖、油、黄酒等辅料。一般都切成长方块或小方块。在临床应用中胶剂既可单独使用又可配制复方，一般需烊化兑服。胶剂多供内服，有补血止血、祛风调经、滋补强壮等功能。不同胶功能各有侧重，阿胶补血止血、滋阴润燥，龟甲胶滋阴养血、益肾健骨，鳖甲胶滋阴潜阳、软坚散结，豹骨胶和狗骨胶祛风定痛、强筋健骨，鹿角胶温补肝肾、益精养血。

三、分类

胶剂按其原料来源不同，大致可分为以下几种：

1. **皮胶类** 系用动物皮为原料经提取浓缩制成。常用的有驴皮胶(阿胶)、牛皮胶(黄明胶)、猪皮胶(新阿胶)等。

2. **角胶类** 主要指鹿角胶，系以雄鹿骨化的角熬炼而成。

3. **骨胶类** 系用动物的骨骼为原料提取浓缩制成。有豹骨胶、狗骨胶及鱼骨胶等。

4. **甲胶类** 系用龟科动物乌龟的背甲及腹甲或鳖科动物鳖的背甲为原料，经提取浓缩制成，前者称龟甲胶，后者称鳖甲胶。

5. **其他胶类** 凡含有蛋白质的动物药材，经水煎提取浓缩，一般均可制成胶剂。如霞天胶是以牛肉制成；龟鹿二仙胶是以龟甲和鹿角为原料，经提取浓缩而成的混合胶剂。

第二节 胶剂的制备

一、 制备

胶剂种类虽多，但制法大致相似，在时间上以秋冬季节为宜，夏季湿热，原料极易腐败，胶汁也不易冷凝成胶，不利于胶剂制备。胶剂的制备工艺流程为：

原辅料的选择与处理→煎取胶汁（熬胶）→滤过澄清→浓缩收胶→凝胶与切胶→干燥→质量检查→包装。

（一）原辅料的选择与处理

1. **原料的选择** 原料的优劣直接影响产品的质量和出胶率，应严格选择，一般以取自健康强壮的动物为佳。

（1）皮类：驴皮以张大、毛色黑、质地肥厚、伤少无病为好，尤以冬季宰杀者为优，称“冬板”；春秋季剥取的驴皮质量次之，称“春秋板”；夏季剥取的驴皮质量最差，称“伏板”。黄明胶所用的黄牛皮以毛色黄、皮张厚大、无病的北方黄牛皮为佳。制新阿胶的猪皮，以质地肥厚、新鲜者为佳。

（2）角类：鹿角分砍角与脱角两种。“砍角”质重、表面呈灰黄色或灰褐色、质地坚硬、有光泽、角中含血质、角尖对光照视呈粉红色者为佳。春季鹿自脱之角称“脱角”，质轻、表面灰色、无光泽。砍角质优，脱角质次，野外自然脱落之角，经受风霜侵蚀，质白有裂纹者称“霜脱角”，其质最差，不宜采用。

（3）豹骨与狗骨：以骨骼粗大、质地坚实者为优。从外观看，一般以质润色黄之新品为佳，陈久者产胶量低。

（4）龟甲与鳖甲：龟甲为乌龟的背甲及腹甲，其腹甲习称“龟版”，板大质厚、颜色鲜明者称“血版”，其质佳；而以产于洞庭湖一带者最为著名，俗称“汉版”，对光照之微呈透明、色粉红，又称“血片”。鳖甲为鳖的背甲，也以个大质厚、未经水煮者为佳。

2. **原料的处理** 胶剂的原料，如动物的皮、骨、甲、角、肉等，必须去除附着的一些毛、脂肪、筋、膜、血及其他不洁之物等非药用部分，切成小块或锯成小段漂净，才能用于煎胶。

（1）动物皮类：须用水浸泡数日（夏季 3 d，冬季 6 d，春秋季 4～5 d），每日换水 1 次。待皮质柔软后，用刀刮去腐肉、脂肪、筋膜及毛。大生产时可用蛋白分解酶除毛。将皮切成20 cm左右的小方块，置滚筒洗皮机中，加水旋转洗涤适当时间，用清水冲洗去泥砂，再置蒸球中，加2%碳酸钠水溶液或2%皂角水，用量约为投皮量的 3 倍，加热至皮皱缩卷起，用水冲洗至中性,以除去脂肪及可能存在的腐败产物,如三甲胺、尸胺、酪胺、甲基吲哚、吲哚等小分子碱性含氮物质,降低挥发性盐基氮的含量,消除腥臭气味。

(2) 骨角类原料：用水浸洗,除去腐肉筋膜(夏季 20 d,冬季 45 d,春秋季 30 d),每日换水 1 次,取出后亦可用皂角水或碱水洗除油脂,再以水反复冲洗干净。对豹骨等,因附筋肉较多,可先将其放入沸水中稍煮捞出,用刀刮净筋肉。角中常有血质,应用水反复冲洗干净。

3. **辅料的选择** 胶剂制备过程中常加入糖、油、酒、明矾等辅料,目的是矫味矫臭、辅助成型,此外亦有一定的治疗作用。辅料质量的优劣,也直接关系到成品质量。

(1) 糖：多用冰糖,以色白洁净无杂质者为佳。加入冰糖可使胶剂的透明度和硬度增加,并有矫味作用。如无冰糖,可用白糖代替。

(2) 油类：常用花生油、豆油、麻油 3 种。质量以纯净新鲜者为佳。加油的目的是降低胶的黏度,便于切胶;且在浓缩收胶时,锅内气泡也易逸散。

(3) 酒类：以黄酒为主,又以绍兴酒为佳。无黄酒时,可用白酒代替。加酒的目的主要是矫味矫臭;同时,出胶前搅拌下喷入黄酒,利于气泡逸散。

(4) 明矾：以色白洁净者为佳。加明矾的目的主要是沉淀胶液中的泥砂杂质,以保证成品胶洁净,提高透明度。

(5) 阿胶：某些胶剂在浓缩收胶时,常加少量阿胶,使之黏度增加,易于凝固成型,并可协同发挥疗效。

(6) 水：熬胶用水有一定选择,阿胶以山东"东平郡"阿井之水制胶而得名。现在一般选用洁净、硬度较低的淡水或离子交换水来熬胶,并符合药典规定。

(二) 煎取胶汁(熬胶)

煎取胶汁有传统的直火煎煮和蒸球加压煎煮两种方法。前者工艺简单,劳动强度大,卫生条件差,周期长,目前应用较少。后者可提高工效约 30 倍,降低煤耗 40%,提高出胶率 15%,目前应用较多。

蒸球加压提取工艺,操作关键是控制适宜的压力、时间和水量,并定期减压排气。压力以 0.08 MPa 蒸汽压力(表压)、每隔 1 h 排气 1 次为佳。煎煮时间和加水量随原料种类而定,一般加水量应浸没原料,煎煮 8～48 h,3～7 次,至煎出液中胶质甚少或轻淡为度,最后一次可将原料残渣压榨,收集全部煎液。

(三) 滤过澄清

每次煎出的胶汁,应趁热用六号筛滤过,否则冷却后胶汁黏度增大而滤过困难。粗滤后的胶汁还含有不少杂质,应进一步沉淀处理。由于胶汁黏度较大,杂质不易沉降,一般在胶汁中加 0.05%～0.1%的明矾(先用水将其溶解后加入)助沉,搅拌后静置数小时,待细小杂质沉降后,分取上层澄清胶汁,再用板框压滤机滤过,滤液即可进行浓缩。目前也有采用自然沉降除杂方法的。

(四) 浓缩收胶

取澄清胶汁,加热浓缩并不断搅拌,以加速蒸发和防止焦化,如有泡沫产生应及时除去。当胶液浓缩至相对密度为 1.25 左右时,加入豆油,强力搅匀(防止出现小油泡),加糖,搅拌使全溶,继续浓缩至"挂旗"时,强力搅拌下加黄酒,此时锅底产生大气泡,俗称"发锅",待胶液无水蒸气逸出时即可出锅。胶汁浓缩的程度应根据胶剂品种不同而适当掌握,浓缩后的胶液应能在常温下凝固，过老则成品易碎，过嫩则易“塌顶”。

(五) 凝胶与切胶

胶液浓缩至适宜的程度，趁热倾入已涂有少量麻油的凝胶盘内，置空调室内，调至室温8～12℃，经12～24 h，胶液即凝固成胶块，此过程称为胶凝，所得固体胶称凝胶，俗称胶坨。大生产时用自动切胶机切胶，将凝胶切成一定规格和重量的小片，俗称“开片”。若用手工切胶，要求刀口平，一刀切过，以防出现刀口痕迹。

(六) 干燥与包装

胶片切成后要阴干，置于有空调防尘设备的晾胶室内，摊放在晾胶床上，也可分层摊放在竹帘上，使其在微风阴凉的条件下干燥。一般每隔48 h或3～5 d将胶片翻动1次，使两面水分均匀散发，以免成品发生弯曲。数日之后，待胶片干燥至一定程度，装入木箱内，密闭，使内部水分向胶片表面扩散，此操作称为“闷胶”，亦称“伏胶”。2～3 d后，将胶片取出，放到竹帘上晾之。数日后，又将胶片置木箱中闷胶2～3 d，如此反复操作2～3次，即可达到干燥的目的。为了缩短干燥时间，也可将胶片用纸包好，置于石灰干燥箱或烘房中通风干燥。但不可过分干燥，以免胶片碎裂。

胶片充分干燥，质量检查合格后即可包装。

二、 举例

1. 阿胶(驴皮胶)

【处方】 驴皮50.0 kg 冰糖3.3 kg 豆油1.7 kg 黄酒1.0 kg

【制法】 将驴皮浸泡去毛，切块洗净，分次水煎，滤过，合并滤液，浓缩(可分别加适量的黄酒、冰糖和豆油)至稠膏状，冷凝，切块，阴干，即得。

【功能与主治】 补血滋阴，润燥，止血。用于血虚萎黄，眩晕心悸，肌痿无力，心烦不眠，虚风内动，肺燥咳嗽，劳嗽咯血，吐血尿血，便血崩漏，妊娠胎漏。

【用法与用量】 烊化兑服，3～9 g。

注：1. 本品为长方形或方形块，黑褐色，有光泽，质硬而脆，断面光亮，碎片对光照视呈棕色半透明，气微，味微甘；TLC鉴别甘氨酸；按《中国药典》附录Ⅸ L(第一法)测定含总氮量，本品含氮不得少于13.0%。

2. 生产中除严格控制驴皮的质量、煎提时间和浓缩时间外，还应特别注意调整煎提时的蒸汽压力(温度)和加水量，并采取定期减压排气的方法，以除去挥发性盐基氮，防止临床使用时出现恶心、呕吐、头痛、头晕，甚至血压不稳定等症状。

2. 鹿角胶

【处方】 鹿角50.0 kg 冰糖2.5 kg 花生油0.75 kg 黄酒1.5 kg

【制法】 将鹿角锯段，漂泡洗净，分次水煎，滤过，合并滤液(可加入少许白矾细粉)，静置，滤取胶液，浓缩(可加适量的黄酒、冰糖和豆油)至稠膏状，冷凝，切块，晾干，即得。

【功能与主治】 温补肝肾，益精养血。用于阳痿滑精，腰膝酸冷，虚劳羸瘦，崩漏下血，便血尿血，阴疽肿痛。

【用法与用量】 烊化兑服，3～6 g。

注：1. 本品为黄棕色或红棕色扁方形块，半透明，有的上部有黄白色泡沫层，质脆，易碎，断面光亮，气微，味微甜；TLC鉴别甘氨酸；按《中国药典》附录Ⅸ L氮测定法第一法测定含总氮量，本品含氮不得少于10.0%。

2. 鹿角胶的制备中应严格控制煎提温度、时间、水质及胶剂含盐量，以便于凝固和保证凝胶的弹性。温度和时间根据试验筛选确定，水质应符合药典规定，含盐量应控制在1%以内。

第三节 胶剂的质量检查、包装与贮藏

一、质量检查

1. **外观** 应为色泽均匀,无异常臭味的半透明固体。无显著气泡、油泡及其他杂质,质地脆而坚实,平整,拍之即碎裂,碎裂面有光泽,不呈黯浊现象。

2. **水分** 取供试品 1 g,置扁形称量瓶中,精密称定,加水 2 ml,置水浴上加热使溶解后再干燥,使厚度不超过 2 mm,按《中国药典》附录Ⅸ H 水分测定法第一法测定,不得超过 15.0%。

3. **微生物限度** 按《中国药典》附录ⅩⅢ C 微生物限度检查法检查,应符合规定。

另外必要时可检查总灰分、重金属、砷盐、溶化性、挥发性碱性物质等项目。

二、包装与贮藏

胶剂现常用铝塑泡罩式包装,卫生美观,便于携带。胶剂包装在紫外线灭菌车间进行。胶片充分干燥后,用乙醇微湿的布或新沸过 60℃左右水微湿的布擦拭表面,使之有光泽,再晾至表面干燥,紫外线消毒后,用朱砂或金箔印上品名,装盒。

胶剂易受温度和湿度的影响,遇热发软熔化粘连,受湿则回软发霉,在干燥寒冷处易脆而碎,所以胶剂应贮藏于密闭容器内,置阴凉干燥处,防止受潮、受热、发霉、软化、粘结及变质等。

第十三章

散 剂

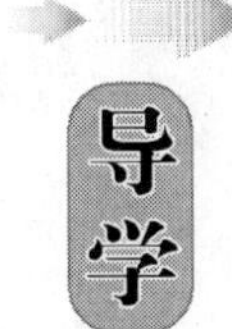

1. 掌握一般散剂和各类特殊散剂的制备原则和方法。
2. 熟悉散剂的含义、特点、分类和质量检查。
3. 了解散剂的贮藏和包装。

第一节 概 述

一、含义

散剂系指药材或药材提取物经粉碎、均匀混合而制成的粉末状制剂，分为内服散剂和外用散剂。

散剂作为传统剂型，迄今仍是常用剂型之一，最早记载于《五十二病方》，此后《黄帝内经》、《伤寒论》、《金匮要略》、《名医别录》等均记载了多种散剂，如五苓散、白术散等。《中国药典》2005年版一部收载品种近50个。古有“散者散也，去急病用之。”的评价，《本草纲目》中有“汤散荡涤之急方，下咽易散而行速也。”的论述，道出了散剂易分散、奏效快的特点；《名医别录》中“先切细曝燥乃捣，有各捣者，有合捣者。”的粉碎方法，沿用至今。

二、特点

散剂的特点主要有：① 分散度大，起效迅速。② 制法简便，运输、携带与贮藏方便。③ 剂量可随证加减，易于控制，尤其适用于婴幼儿、老人。④ 对溃疡、外伤等能起到收敛保护作用。

但散剂比表面积大，故其嗅味、刺激性、吸湿性以及化学活性相应增加，且挥发性成分易散失，因此腐蚀性强、易吸潮变质的药物一般不宜制成散剂。另外，散剂的口感不好，剂量较大的还会造成服用困难。

三、分类

1. **按医疗用途分类** 包括内服散剂、外用散剂和内服外用散剂。

2. **按药物组成分类** 包括单方散剂和复方散剂。

3. **按药物性质分类** 包括普通散剂和特殊散剂。其中,特殊散剂又分为含毒性药物散剂、含低共熔混合物散剂、含液体药物散剂和眼用散剂。

第二节 散剂的制备

一、一般散剂的制备

(一) 制备

一般散剂的工艺流程为:

粉碎→过筛→混合→分剂量→质量检查→包装。

个别散剂因某些特殊要求,某些操作可结合进行。

1. **粉碎与过筛** 应根据药物的性质、用药要求等,选择适当的方法和设备对药物进行粉碎、过筛。

2. **混合** 是制备散剂的关键操作之一,现主要介绍常用方法:

(1) 打底套色法:是中药散剂等剂型对药粉进行混合的一种经验方法,该法只侧重色泽,忽略了药粉等量容易混匀的机制。

(2) 等量递增法:习称"配研法",工时少,混合效果好,但忽略了色泽,易出现"咬色"现象,适用于含毒性药物、贵重药、剂量小药物的散剂。

3. **分剂量** 散剂混匀质量检查合格后,按剂量要求进行分装的过程称为分剂量,它是保证剂量准确的关键步骤之一。多剂量包装的散剂应附分剂量的用具,含毒性药物的内服散剂应单剂量包装。常用方法如下:

(1) 目测法:系指称取总量的散剂,根据目力分成所需剂量的若干等份,又称估分法。该法简便,但误差较大,仅适用于小量配制,含毒性药物散剂不用此法。

(2) 重量法:系指用戥秤或天平逐包称量。该法剂量准确,但操作繁琐,效率低,难以机械化。适用于含毒性药物、贵重细料药物的散剂。

(3) 容量法:系指用容量药匙或散剂自动分装机等进行分剂量。该法效率高,可机械化生产,适用于大多数散剂,但剂量准确度不如重量法。

目前,手工分量器多采用以牛角、金属、塑料或木制材料制成的容量药匙,操作简便,适用于小量散剂的分剂量。大生产设备多按容量法的分剂量原理设计,常用的有散剂定量分包机(图 13-1),散剂自动包装机等。散剂定量分包机抄粉匙工作过程见图 13-2。药粉的密度、吸湿性、流动性、黏附性以及分剂量的速度等对分剂量准确性均有影响,应注意及时检查并加以调整。国内研制的散剂自动包装机多以螺旋杆转动进行定量分装药粉,通过矢轮、凸轮、杠杆等机械传动来完成各项包装工序,并采用光电控制集成电路自动数包。包装流程如下:

送纸带→定量落粉→剪纸→摺包→入袋→封袋口→取包入槽及数包→大包装。
↑送纸袋

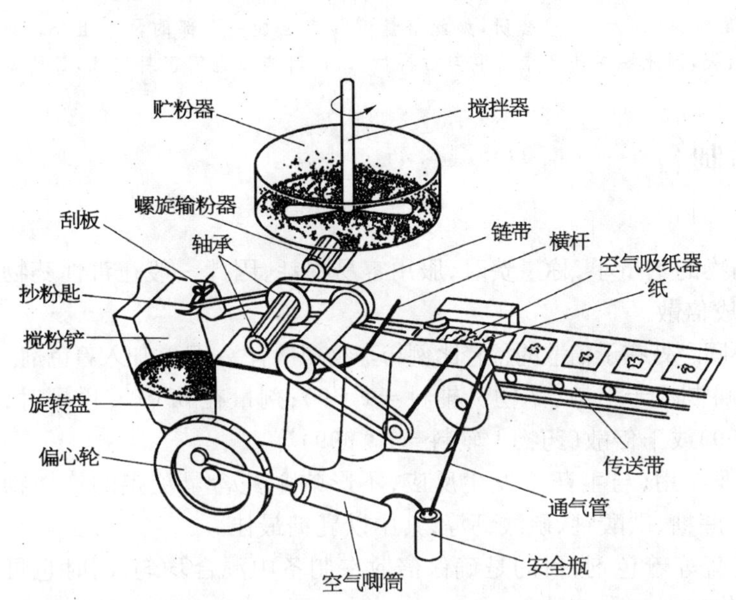

图 13-1 散剂定量分包机示意图

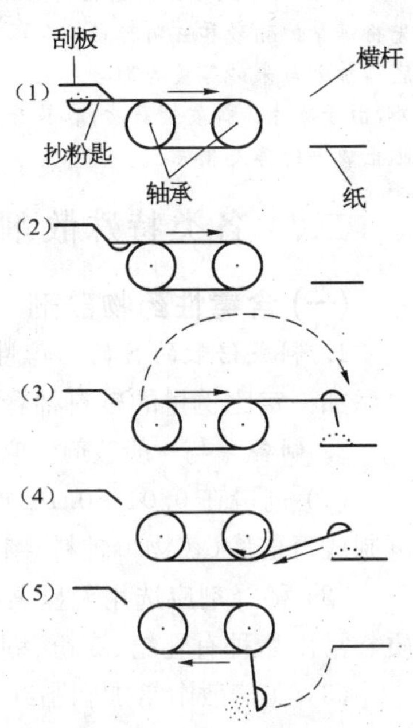

图 13-2 散剂定量分包机抄粉匙工作过程

(二) 举例

1. 川芎茶调散

【处方】 川芎 120 g 白芷 60 g 羌活 60 g 细辛 30 g 防风 45 g 荆芥 120 g 薄荷 240 g 甘草 60 g

【制法】 以上八味，粉碎成细粉，过筛，混匀，即得。

【功能与主治】 疏风止痛。用于外感风邪所致的头痛，或有恶寒、发热、鼻塞。

【用法与用量】 饭后清茶送服。一次 3～6 g，一日 2 次。

注：1. 本品为暗黄色粉末，气香，味辛、微苦；显微鉴别川芎、白芷、防风、荆芥、甘草；TLC 鉴别川芎、羌活。

2. 本品为内服散剂，用茶送药的目的在于茶性苦寒而润，上可清头目、外可祛风邪而解表，并能制约方中所用祛风药的温燥与升散。

3. 方中大部分药材含有挥发性成分，粉碎时应选用适宜的方法和设备以防损失。混合时应采用等量递增法配研，荆芥、薄荷、细辛质地较轻，应先加入，再加入其他质地较重的粉末，以防粉尘飞扬，并使各组分混合均匀、色泽一致，保证剂量的准确性。

2. 冰硼散

【处方】 冰片 50 g 硼砂(炒)500 g 朱砂 60 g 玄明粉 500 g

【制法】 以上四味，朱砂水飞成极细粉，硼砂粉碎成细粉，将冰片研细，与上述粉末及玄明粉配研，过筛，混匀，即得。

【功能与主治】 清热解毒，消肿止痛。用于热毒蕴结所致的咽喉疼痛、牙龈肿痛、口舌生疮。

【用法与用量】 吹敷患处，每次少量，一日数次。

注：1. 本品为粉红色的粉末，气芳香，味辛凉；理化反应鉴别硼砂、玄明粉；滴定法测定硫化汞的含量，本品每 1 g 含朱砂以硫化汞(HgS)计应为 40～60 mg；GC 法测定本品每 1 g 含冰片以龙脑($C_{10}H_{18}O$)和异龙脑($C_{10}H_{18}O$)的总量计不得少于 30 mg。

2. 本品为外用散剂。朱砂为硫化物类矿物辰砂族辰砂，主含 HgS，因含有少量游离汞、可溶性汞盐及微量砷等而具有一定的毒性，采用水飞法，既可获得朱砂极细粉，又可避免 HgS 在粉碎时因受热还原成游离汞，从而降低其毒性。使用时也应避免朱砂遇弱酸或受热产生有毒的汞。

3. 方中各组分比例量相差悬殊，且朱砂色深，为了混合均匀、避免咬色现象，制备时要注意混合顺序，一般先将等量的硼砂和玄明粉置混合器中混合均匀（同时起到饱和混合器的作用），然后以朱砂（量小组分）“打底”，加入与朱砂等量的硼砂和玄明粉混合物（量大组分）套研，如此倍量增加直至加完全部的量大组分。此外，由于冰片为挥发性药物，容易升华损失，因此要在前 3 味药混匀后再加入，同时成品也需密封贮藏，目的是防止成分的挥发损失。

二、 各类特殊散剂的制备

(一) 含毒性药物散剂

1. 制成倍散的目的　毒性药物的剂量小，称量费时，服用容易损耗，因此一般在毒性药物中添加一定比例量的辅料稀释制成倍散。

2. 制备　与一般散剂相似，不同之处在于倍散的稀释比例与药物剂量有关，且常加入着色剂。

(1) 剂量在 0.01～0.1 g 时，可制成十倍散（药物∶辅料＝1∶9）；剂量在 0.01 g 以下时，可制成百倍散（药物∶辅料＝1∶99）或千倍散（药物∶辅料＝1∶999）等。

(2) 稀释剂应选用无显著药理作用，与主药不发生反应，不影响主药含量测定的惰性物质。常用品种有乳糖、淀粉、糊精、蔗糖、碳酸钙、硫酸钙等，其中以乳糖最佳。

(3) 在倍散中常加胭脂红、靛蓝等着色剂，目的是确保倍散在制备中混合均匀，同时也可借助颜色深浅来识别倍散的稀释倍数。

3. 举例

九分散

【处方】 马钱子粉（制）250 g　麻黄 250 g　乳香（制）250 g　没药（制）250 g

【制法】 以上四味，除马钱子粉外，其余麻黄等三味粉碎成细粉，与马钱子粉配研，过筛，混匀，即得。

【功能与主治】 活血散瘀，消肿止痛。用于跌打损伤，瘀血肿痛。

【用法与用量】 口服，一次 2.5 g，一日 1 次，饭后服用；外用，创伤青肿未破者以酒调敷患处。

注：1. 本品为黄褐色至深黄褐色的粉末，遇热或重压易黏结，气微香，味微苦；TLC 鉴别马钱子、麻黄；薄层扫描法测定马钱子中士的宁的含量，按干燥品计算，本品每包含马钱子以士的宁（$C_{21}H_{22}N_2O_2$）计，应为 4.5～5.5 mg。

2. 马钱子不能生用，按《中国药典》2005 年版一部要求砂烫法炮制和制备马钱子粉，砂烫后的马钱子用淀粉稀释制成马钱子粉后再与方中其他药粉配研。马钱子粉的制法为：将生品除杂后，用砂烫至鼓起并显棕褐色或深褐色，得制马钱子，再粉碎成细粉，测定士的宁含量后，加适量淀粉使含量符合规定（含士的宁应为 0.78%～0.82%，马钱子碱不得少于 0.50%），混匀，即得。

3. 乳香、没药均属树脂类药物，生品气味辛烈，对胃刺激性较强，醋制后可缓和其刺激性，矫臭矫味，便于粉碎，而且能增强活血止痛、收敛生肌等功效。

(二) 含可形成低共熔混合物散剂

1. 低共熔现象　系指两种或两种以上的固体药物在常温下混合后出现润湿或液化的现象。如樟脑与薄荷脑、薄荷脑与冰片等，都能产生低共熔现象。

一般低共熔现象与药物的品种及其所用比例量、生产环境等有关，通常在混合后较快发生，但有时需等若干时间后才出现，现以水杨酸苯酯与樟脑的混合物为例说明。水杨酸苯酯、樟脑的熔点分别为 42℃、179℃，当水杨酸苯酯与樟脑（55∶45）混合时，熔点则降至 6℃，因此会在常温下发生液化现象。如果水杨酸苯酯的比例大于 55%，6℃以下混合物为固相，6℃开始润湿形成低共熔物的液相与水杨酸苯酯的固相混合物；当组成为 X 时，6℃时不出现润湿，将温度升至 T_a 才出现润湿，故虚线称为润湿曲线；当温度达到 AC 线即全部液化。

如果樟脑的比例大于45%，6℃以下混合物为固相，6℃开始润湿，形成低共熔物的液相与樟脑的固相混合物；当组成为 Y 时，6℃时不出现润湿，将温度升至 T_b 才出现润湿；当温度达到 BC 线时则全部液化，见图 13－3。

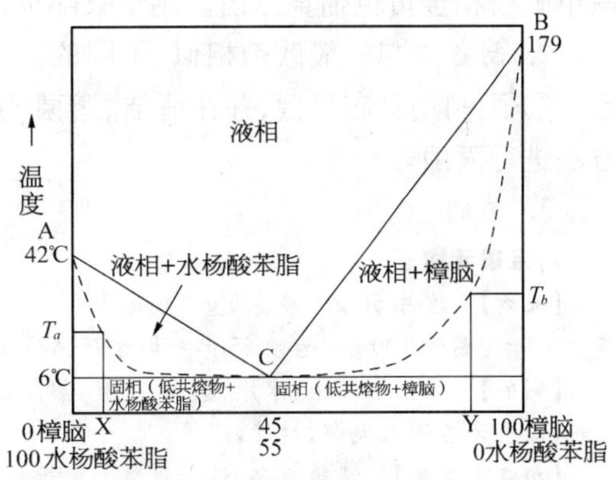

图 13－3 低共熔混合物的温度—组成图

2. 制备 一般根据药物形成低共熔物后药理作用的变化而定，通常有以下几种情况：① 药物形成低共熔物后，如药理作用增强或无明显变化，宜先形成低共熔物，再与方中其他药物混合。② 药物形成低共熔物后，如药理作用减弱，则应分别用其他组分稀释，避免出现低共熔现象。

3. 举例

避瘟散

【处方】 檀香 156 g 零陵香 18 g 白芷 42 g 香排草 180 g 姜黄 18 g 玫瑰花 42 g 甘松 18 g 丁香 42 g 木香 36 g 麝香 1.4 g 冰片 138 g 朱砂 662 g 薄荷脑 138 g

【制法】 以上十三味，除麝香、冰片、薄荷脑外，朱砂水飞成极细粉，檀香等其余九味粉碎成细粉，过筛，混匀。将冰片、薄荷脑同研至液化，另加甘油 276 g，搅匀。将麝香研细，与上述粉末配研，过筛，混匀，与冰片、薄荷脑共熔液研匀，即得。

【功能与主治】 祛暑避秽，开窍止痛。用于夏季暑邪引起的头目眩晕、头痛鼻塞、恶心、呕吐、晕车晕船。

【用法与用量】 口服。一次 0.6 g。外用适量，吸入鼻孔。

注：1. 本品为朱红色的粉末，气香，味凉；TLC 鉴别薄荷脑、冰片。

2. 制备时应先将冰片、薄荷脑混合形成低共熔物，再用方中的其他固体组分吸收后混匀。制备中加入甘油，是为了保证散剂的适当湿润，使药物易于黏附，也可防止或减少药物吸入鼻孔后对鼻黏膜的刺激。

(三) 含液体药物散剂

1. 制备 当处方中含有挥发油、非挥发性液体药物、流浸膏、药材煎液等液体组分时，应根据药物的性质、用量及处方中其他固体组分的量来处理。具体做法如下：① 当液体组分量较少时，可用方中的其他固体组分吸收后混匀。② 当液体组分较多，且方中其他固体组分不能完全将其吸收时，可加适宜辅料（如乳糖、淀粉、蔗糖、磷酸钙等）吸收直至不润湿为度。③ 当液体组分过多，且属于非挥发性成分时，可采取加热等方法除去大部分水，使呈稠膏状，然后加方中其他固体组分或辅料，低温干燥，混匀。

2. 举例

蛇胆川贝散

【处方】 蛇胆汁 100 g 川贝母 100 g

【制法】 以上二味，川贝母粉碎成细粉，与蛇胆汁混匀，干燥，粉碎，过筛，即得。

【功能与主治】 清肺，止咳，除痰。用于肺热咳嗽，痰多。

【用法与用量】 口服。一次 0.3～0.6 g，一日 2～3 次。

注：1. 本品为浅黄色至浅棕色的粉末，味甘、微苦；TLC 鉴别蛇胆汁、川贝母。

2. 由于蛇胆汁为液体药物，可直接用川贝母粉吸收，无需添加其他辅料。

(四) 眼用散剂

1. 质量要求 根据《中国药典》附录Ⅰ Y 眼用制剂的要求，应符合以下规定：① 粉末粒度一般为极细粉，且均匀细腻，以减少对眼睛的机械刺激性。② 要求无致病菌，不得含有铜绿假单胞菌和金黄色葡萄球菌。用于眼部损伤或眼手术后的散剂，必须绝对无菌。

2. **制备** 与一般散剂相似，不同的是：① 一般采用水飞法或其他适宜的方法制成极细粉。② 配制用具应灭菌，并在清洁、避菌的条件下进行操作。③ 必要时，成品应采用适宜的方法进行灭菌。

3. 举例

八宝拨云散

【处方】 冰片 50 g 麝香 5 g 珍珠 1.5 g 熊胆 5 g 牛黄 1.5 g 海螵蛸 15 g 琥珀 25 g 朱砂 25 g 蕤仁 10 g 硼砂 100 g 硇砂 25 g 炉甘石(制)50 g

【制法】 以上十二味，冰片、麝香、牛黄、熊胆、炉甘石、朱砂分别研成极细粉；其余珍珠等六味共粉碎成极细粉，与上述各粉末混匀，过筛，即得。

【功能与主治】 清热散瘀，消云退翳。用于胬肉攀睛，去翳止痒。

【用法与用量】 取本品少许，用冷开水或乳汁调匀，用玻璃棒蘸药，涂入眼内，静息片刻。一日 3 次。

注：1. 本品为淡棕红色的细粉，气香；理化反应鉴别冰片、炉甘石、朱砂、熊胆、牛黄、麝香和珍珠。

2. 炉甘石入药前要用药汁淬，主要是增加清热效果。制备时药材首先要粉碎成极细粉，再用等量递增法进行配研，同时制备过程要注意生产环境的洁净度，以保证散剂质量。

第三节 散剂的质量检查、包装与贮藏

一、 质量检查

1. **外观均匀度** 散剂应干燥、疏松、混合均匀、色泽一致。检查时，取供试品适量，置光滑纸上，平铺约 5 cm²，将其表面压平，在明亮处观察，应光泽均匀，无花纹与色斑。

2. **粒度** 内服散剂应为细粉，儿科用及外用散剂应为最细粉，眼用散剂应为极细粉。用于烧伤或严重创伤的外用散剂，按《中国药典》附录Ⅺ B 第二法(单筛分法粒度测定法)测定，通过六号筛的粉末重量，不得少于 95%。

3. **水分** 按《中国药典》附录Ⅸ H 水分测定法测定，不得过 9.0%。

4. **装量差异** 单剂量包装的散剂，取供试品 10 袋(瓶)，分别称定每袋(瓶)内容物的重量，每袋(瓶)装量与标示量相比较，按表 13-1 中的规定，超出装量差异限度的不得多于 2 袋(瓶)，并不得有 1 袋(瓶)超出限度 1 倍。

表 13-1 装量差异限度要求

标示装量	装量差异限度	标示装量	装量差异限度
0.1 g 及 0.1 g 以下	±15%	1.5 g 以上至 6 g	±7%
0.1 g 以上至 0.5 g	±10%	6 g 以上	±5%
0.5 g 以上至 1.5 g	±8%		

5. **装量** 多剂量包装的散剂，按《中国药典》附录Ⅻ C 最低装量检查法检查，均应符合表 13-2 规定。如有 1 个容器装量不符合规定，则复试，均应符合规定。

表 13-2 装量限度要求

标示装量	平均装量	每个容器装量
20 g 及 20 g 以下	不少于标示装量	不少于标示装量的 93%
20 g 以上至 50 g	不少于标示装量	不少于标示装量的 95%
50 g 以上至 500 g	不少于标示装量	不少于标示装量的 97%

6. **无菌** 用于烧伤或严重创伤的外用散剂,按《中国药典》附录 XIII B 无菌检查法检查,应符合规定。

7. **微生物限度** 按《中国药典》附录 XIII C 微生物限度检查法检查,应符合规定。

二、 包装与贮藏

1. **包装** 散剂的比表面积大,吸湿性比较突出,如果生产环境、贮藏条件或包装不当,容易造成潮解、结块、流动性下降,甚至变色、分解、微生物污染等现象,从而降低药物的稳定性,影响散剂的质量和用药安全。因此防湿防潮是保证散剂质量的一项重要措施。

散剂的吸湿是指固体表面吸附水分的现象。水溶性药物在较低的相对湿度下几乎不吸湿,当相对湿度增大到一定数值时,其吸湿量迅速增加,此时的相对湿度称为临界相对湿度(Critical Relative Humidity,CRH)。CRH 值越大则越不容易吸湿,CRH 值越小则越容易吸湿。水不溶性药物的吸湿性随相对湿度的增大而缓慢增强,但一般没有临界值。实际上,散剂大多由两种或两种以上的药物组成,因此散剂的吸湿是多种药物共同作用的结果。为防止或减少散剂的吸潮现象,散剂的生产、贮藏环境的相对湿度应控制在 CRH 以下,并选用透湿性较小的包装材料。包装材料的种类、主要特性和应用如下:

(1) 包装纸袋(盒):其中蜡纸透气、透湿性较小,但可吸收部分挥发性药物,适宜包装易吸湿变质的散剂,不宜包装含挥发性药物的散剂。玻璃纸质软透明,油脂不易透过,但水蒸气或可溶于水的气体容易透过,适宜包装含挥发性或油脂性药物的散剂,不宜包装易吸湿、风化或被气体分解的散剂。有光纸表面光滑,不易吸附药物,但油脂、气体、水易透过,适宜包装不易吸湿、不含挥发性药物的散剂。

(2) 空心硬胶囊:可掩盖药物的不良气味,便于服用。适宜包装有不良嗅味的散剂。

(3) 玻璃瓶(管):为常用包装材料,化学性质较稳定,透气透湿性较小,密闭性好,不易与药物或空气中的氧发生作用,但质重易碎,能释放碱性物质,无色玻璃的透光性较大。适宜包装大多数散剂,但光敏性药物应选用棕色玻璃瓶(管)。

(4) 塑料袋(瓶):为常用包装材料,质软透明,比玻璃轻,不易破碎,携带方便,但透气透湿性、化学稳定性、耐热性等不如玻璃,容易泄漏物质或吸附药物,也容易老化。常见的塑料有聚丙烯、聚乙烯、聚氯乙烯等高分子聚合物。适宜包装易吸湿变质的散剂,不宜包装含挥发性药物或易吸湿风化、被气体分解的散剂。

(5) 复合膜与复合膜袋:复合膜系指各种塑料与纸、金属或其他塑料通过黏合剂组合而成的膜,将复合膜热合可制成复合膜袋。除具有塑料的优点外,其透过性较弱,密封性好,防湿防潮性较好。为常用的新型包装材料,适宜包装大多数散剂。

2. **贮藏** 含挥发性药物或易吸潮的散剂应密封贮藏,以减少湿度(水分)、温度、光线、微生物等因素的影响。

第十四章 丸剂

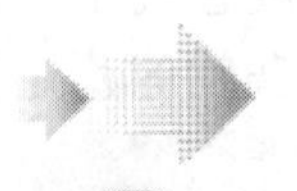

导学

1. 掌握泛制法、塑制法、滴制法制备丸剂的基本方法、原理和技能；水丸、蜜丸、水蜜丸、浓缩丸、滴丸的含义、特点与应用。

2. 熟悉滴丸成型原理、过程和影响因素；微丸、糊丸、蜡丸的含义、特点与制法；各类丸剂的质量检查。

3. 了解丸剂的包衣种类与方法；染菌与防腐；包装与贮藏。

第一节 概述

一、含义

丸剂系指药材细粉或药材提取物加适宜的黏合剂或其他辅料制成的球形或类球形制剂，主要供内服。

丸剂是应用最广泛的传统剂型之一，最早记载于《五十二病方》，《伤寒杂病论》、《金匮要略》中已应用蜂蜜、糖、淀粉糊为黏合剂。东晋时期的葛洪利用鸡冠血、牛胆汁等药物本身的黏合力制丸，以节约辅料。金元时代开创了丸剂包衣，明代已有"朱砂为衣"，清代也始创了以川蜡为肠溶衣料。目前，《中国药典》一部收载品种达 223 个。

二、特点

丸剂主要特点有：① 传统丸剂药效作用迟缓，如蜜丸、水蜜丸在胃肠道溶散缓慢，药效发挥迟缓，但作用持久，正如李东垣所说："丸者缓也，不能速去病，舒缓而治之也。"② 某些新型丸剂速效，如水溶性基质滴丸溶化快，奏效迅速，可用于急救。③ 减缓药物毒副作用，如制成糊丸、蜡丸，可延缓其吸收，减弱毒性和不良反应。④ 减缓药物挥发或掩盖异味，如水丸可将某些芳香性药物或有特殊不良气味的药物泛制在中心层。⑤ 丸剂的缺点是剂量偏大，小儿服用困难；水丸溶散时限难以控制；原料多以原粉入药，微生物易超标。

三、 分类

根据赋形剂种类不同,可分为水丸、蜜丸、水蜜丸、浓缩丸、糊丸、蜡丸。根据制法不同,可分为泛制丸、塑制丸、滴制丸。

四、 制法

1. **泛制法** 系指在转动的容器或机械中,将药材细粉与赋形剂交替润湿、撒布、不断翻滚,逐渐增大的一种制丸方法。主要用于水丸、水蜜丸、糊丸、浓缩丸和微丸的制备。

2. **塑制法** 系指药材细粉加适宜的黏合剂,混合均匀,制成软硬适宜、可塑性较大的丸块,再依次制丸条、分粒、搓圆而成丸粒的一种制丸方法。生产中多用制丸机。可用于蜜丸、水蜜丸、浓缩丸、糊丸、蜡丸的制备。

3. **滴制法** 系指药材或药材中提取的有效成分或提取物与水溶性基质、非水溶性基质制成溶液或混悬液,滴入一种与之不相混溶的液体冷凝剂中,冷凝而成丸粒的一种制丸方法。用于滴丸剂的制备。

第二节 水 丸

一、 概述

水丸系指药材细粉以水(或黄酒、醋、稀药汁、糖液等)为黏合剂制成的丸剂。主要特点有:① 以水或水性液体为赋形剂,服用后在体内易溶散、吸收,显效较蜜丸、糊丸、蜡丸快。② 不含其他固体赋形剂,实际含药量高。③ 易挥发、有刺激气味、性质不稳定的药物泛入内层,可防止其挥发变质。④ 将速释药物泛入外层,缓释药物泛入内层,或分别包衣以控制药物释放的速度和部位。⑤ 丸粒小、表面致密光滑。便于服用且不易吸潮,利于贮藏。

丸剂规格历代均以实物相比,如芥子大、梧桐子大、赤小豆大等,现代统一以重量为标准,如防风通圣丸每 20 丸重 1 g,麝香保心丹每丸重 22.5 mg。

二、 赋形剂

制备水丸采用不同赋形剂润湿药物细粉,以诱导其黏性,利于丸剂成型。

1. **水** 需用新鲜水,如蒸馏水、冷沸水或离子交换水。水本身无黏性,但可诱导药材中某些成分,如黏液质、胶质、糖、淀粉,使其产生黏性,利于泛制,成丸后立即干燥。

2. **酒** 常用白酒和黄酒。借“酒力”发挥引药上行、祛风散寒、活血通络、矫腥除臭等作用。由于酒中含有不同浓度的乙醇,所诱导药材的黏性小于水。

3. **醋** 常用米醋,含醋酸为 3%～5%,既能润湿,又能中和药材中碱性成分而成盐,增加其溶解度,利于吸收,提高药效。

4. **药汁** 方中含不易制粉药材或新鲜药材时,可根据其性质提取或压榨制成药汁,诱导其他药材的黏性制丸，又可减少服用量。

三、 制备

泛制法制备水丸的工艺流程为：

药物的处理→起模→成型→盖面→干燥→选丸→质量检查→包装。

1. **药物的处理** 药物粉碎成细粉或最细粉；制药汁的药物按规定制备。

2. **起模** 系指制备丸粒基本母核的操作，是泛制法制丸的一个关键操作，也是泛丸成型的基础，因为模子的形状直接影响着成品的圆整度(外观)，模子的粒径和数目影响成型过程中筛选的次数、丸粒规格及药物含量均匀度。起模方法有粉末直接起模、湿颗粒起模、湿法混浆起模等。制备的关键在于选择黏性适宜的细粉起模。

3. **成型** 系指将已经筛选均匀的丸模，逐渐加大至接近成品的操作。即在丸模上反复加水润湿，撒细粉或最细粉，滚圆，筛选。在成型过程中，根据需要采用分层泛入的方法，每次加水、加粉量要适宜，并控制好丸粒的粒度和圆整度。

4. **盖面** 将已经加大、合格、筛选均匀的丸粒，用药材细粉或清水继续在泛丸锅内滚动操作，使达到成品规定的大小标准，丸粒表面致密、光洁，色泽一致。有干粉盖面、清水盖面和清浆盖面等方法。

5. **干燥** 水丸含水量大，易发霉，应及时干燥，温度均应在80℃以下，含动物性蛋白质多的药材应控制在70℃以下，含挥发性成分或淀粉较多的丸剂，应控制在60℃以下。

6. **选丸** 丸粒干燥后采用手摇筛、振动筛、滚筒筛、检丸器或连续成丸机组等筛选分离，以保证圆整、大小均匀、剂量准确。

选好的丸粒质量检查合格后即可包装。

目前水丸大生产多采用全自动中药水丸机。该设备利用塑制法原理，将起模、成型、盖面等工艺过程集中在一台机器上完成，由混合炼制好的可塑性坨块，直接制出药丸，实现了水丸制作的一次成型。

四、 举例

防风通圣丸

【处方】 防风 50 g 荆芥穗 25 g 薄荷 50 g 麻黄 50 g 大黄 50 g 芒硝 50 g 栀子 25 g 滑石 300 g 桔梗 100 g 石膏 100 g 川芎 50 g 当归 50 g 白芍 50 g 黄芩 100 g 连翘 50 g 甘草 200 g 白术(炒) 25 g

【制法】 以上十七味，除芒硝、滑石外，其余防风等十五味粉碎成细粉，过筛，混匀。芒硝加水溶解，滤过；将滑石粉碎成极细粉。取上述粉末，用芒硝滤液泛丸，干燥，用滑石粉包衣，打光，干燥，即得。

【功能与主治】 解表通里，清热解毒。用于外寒内热，表里俱实，恶寒壮热，头痛咽干，小便短赤，大便秘结，瘰疬初起，风疹湿疮。

【用法与用量】 口服，一次 6 g，一日 2 次。

注：1. 本品为白色至灰白色光亮的水丸，味甘、咸、微苦；显微鉴别防风、荆芥穗、麻黄、大黄、黄芩、甘草、白术、栀子、连翘；理化鉴别芒硝；TLC 鉴别大黄。

2. 芒硝极易溶于水，以其水溶液泛丸，既能赋之成型，又能起治疗作用；采用滑石粉包衣既可节约辅料，又可防止薄荷中易升华成分的散失。

3. 包衣前丸粒应充分干燥，包衣时撒粉用量要均匀、黏合剂浓度要适当，否则易造成花斑。

第三节 蜜 丸

一、概述

蜜丸系指药材细粉以蜂蜜为黏合剂制成的丸剂。蜂蜜既能益气补中,又可缓急止痛;既能滋润补虚,又能止咳润肠,还能解毒、缓和药性、矫味矫臭。选用黏稠的蜂蜜为赋形剂,具有在胃肠道中逐渐溶散释药,作用迟缓、持久的特点,临床上多用于治疗慢性病和作为滋补剂使用。分为大蜜丸、小蜜丸,每丸重量在 0.5 g(含 0.5 g)以上的称大蜜丸,每丸重量在 0.5 g 以下的称小蜜丸。

二、蜂蜜的选择与炼制

1. **选择** 蜂蜜是蜜丸的主要赋形剂,主要成分是葡萄糖和果糖,为保证蜜丸的质量,使其柔软、光滑、滋润,且贮藏期内不易变质,选择的蜂蜜应为半透明、带光泽、浓稠的液体,呈白色至淡黄色或橘黄色至黄褐色,放久或遇冷渐有白色颗粒状结晶析出;25℃时相对密度应在1.349以上,还原糖不得少于 64.0%;用碘试液检查,应无淀粉、糊精;有香气,味道甜而不酸、不涩,清洁而无杂质。

但需特别注意,来源于或夹杂有曼陀罗花、雪上一枝蒿等有毒花朵所酿之蜜具有毒性,切勿药用及食用。

2. **炼制** 系将蜂蜜加热熬炼至一定程度的操作方法,是为了除去杂质、降低水分含量、破坏酶类、杀死微生物、增加黏合力等。

炼制的蜂蜜分为嫩蜜、中蜜、老蜜 3 种规格(表 14-1),规格不同,黏性不同,应根据药材性质来选用。

表 14-1 蜂蜜的炼制规格

规 格	炼蜜温度	含水量	相对密度	黏 度
嫩 蜜	105℃~115℃	17%~20%	1.35	略有黏性
中 蜜	116℃~118℃	14%~16%	1.37	有一定黏性
老 蜜	119℃~122℃	10%以下	1.40	黏性强

(1) 嫩蜜:色泽与生蜜比无明显变化,略有黏性,适合于含较多油脂、黏液质、胶质、糖、淀粉、动物组织等黏性较强的药材制丸。

(2) 中蜜:又称炼蜜。嫩蜜继续加热,出现浅黄色有光泽的翻腾的均匀细气泡,手捻有一定黏性,当两手指分开时无白丝出现。适合于黏性中等的药材制丸。

(3) 老蜜:中蜜继续加热,出现红棕色光泽较大气泡,手捻之甚黏,当两手指分开出现长白丝,滴水成珠。适合于黏性差的矿物质或纤维质药材制丸。

炼蜜程度与药材性质、药粉含水量、制丸季节等有关。如药材纤维成分多,黏性差,制备时需加大量老蜜;一般冬季多用嫩蜜,夏季多用老蜜。

如果出现合坨困难、成品粗糙等现象，可改进工艺：加入 2.5%淀粉或 0.2%羧甲基淀粉钠与 1%淀粉混合制丸，再加入炼蜜制丸。其成品蜜丸滋润，且可改善其溶散时限。

三、 制备

塑制法制备蜜丸的工艺流程为：

药物的处理→制丸块→制丸条→分粒→搓圆→干燥→质量检查→包装。

1. **药物的处理** 药材依法炮制、粉碎、过筛，得细粉或最细粉；按处方中药材性质选择蜂蜜规格。

2. **制丸块** 又称和药、合坨，是塑制法的关键工序。将混匀的药材细粉加入适量的蜂蜜，用带有“S”形桨的混合机（单桨或双桨）充分混匀，制成软硬适宜、具一定可塑性的丸块。丸块的软硬程度及黏稠度，直接影响丸粒是否变形。优良的丸块应可随意塑形而不开裂、不粘手、不粘附器壁，其质量与炼蜜程度、和药蜜温、用蜜量直接相关。炼制的蜂蜜应趁热加入药粉中，混合均匀；处方中有树脂类、胶类及含挥发性成分的药味时，应在 60℃左右时加入。

3. **制丸条、分粒与搓圆** 大生产中多采用机器制丸。

（1）光电自控制丸机：如图 14－1 所示，采用光电讯号系统控制出条、切丸等工序。将已混合、搅拌均匀的药坨，间断投入到机器的进料口中，在螺旋推进器的连续推进下，挤出药条，通过跟随切药刀的滚轮，经过渡传送带到达翻转传送带，当药条碰到第一个光电讯号，切刀立即切断药条。被切断药条继续向前碰上第二个光电讯号时，翻转传送带翻转，将药条送入碾辊滚压，得成品。

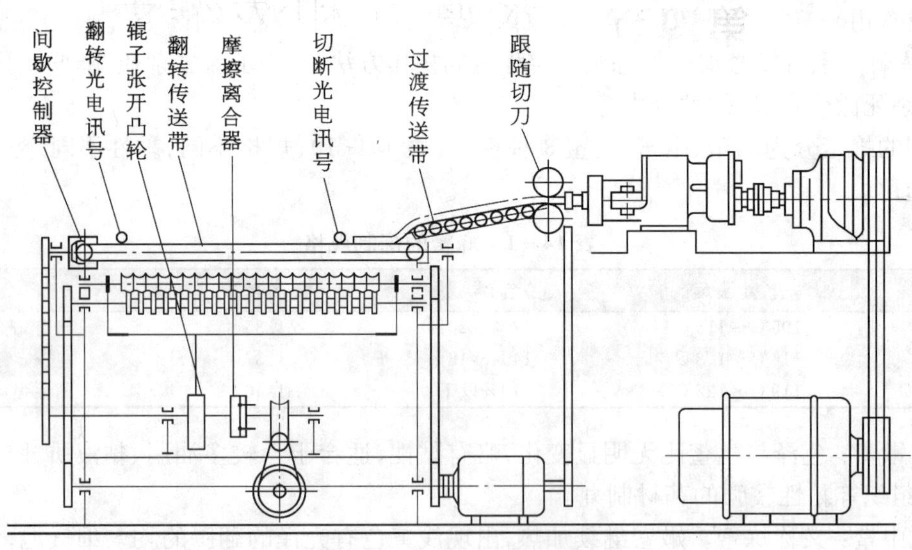

图 14－1 光电自控制丸机

（2）中药自动制丸机：用于制备蜜丸、水蜜丸、浓缩丸、水丸，可实现一机多用，如图 14－2 所示，药料在加料斗内经推进器的挤压作用通过出条嘴制成丸条，丸条经导轮被直接传递至刀具切、搓、挤出制成丸粒。其制丸速度可通过旋转调节钮调节。

4. **干燥** 蜜丸成丸后应立即分装，以保证其滋润状态。为防止蜜丸霉变和控制含水量，成品可采用微波干燥、远红外辐射干燥，达到干燥和灭菌的双重效果。

干燥后的丸剂，质量检查合格后即可包装。

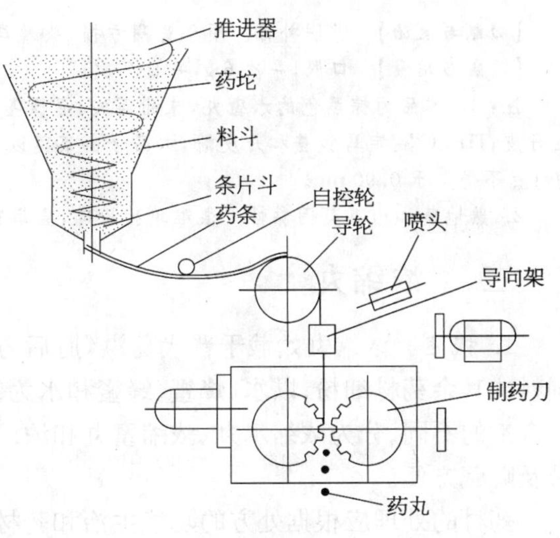

图 14-2　中药自动制丸机工作原理示意图

四、举例

麻仁丸

【处方】　火麻仁 220 g　苦杏仁 100 g　大黄 200 g　枳实（炒）200 g　厚朴（姜制）100 g　白芍（炒）200 g

【制法】　以上六味，除火麻仁、苦杏仁外，其余大黄等四味粉碎成细粉；再与火麻仁、苦杏仁掺研成细粉，过筛，混匀。每 100 g 粉末加炼蜜 90～110 g 制成大蜜丸，即得。

【功能与主治】　润肠通便。用于肠热津亏所致的便秘，症见大便干结难下、腹部胀满不舒、习惯性便秘见上述证候者。

【用法与用量】　口服，一次 1 丸，一日 1～2 次。

注：1. 本品为黄褐色的大蜜丸，味苦；显微鉴别火麻仁、苦杏仁、枳实、大黄、白芍、厚朴；TLC 鉴别枳实、厚朴、白芍；HPLC 测定大黄，本品以大黄素和大黄酚的总量计，每丸不得少于 4.5 mg。

2. 火麻仁、苦杏仁含大量脂肪油，不易粉碎，需串油粉碎；本方药粉黏性适中，选择炼蜜即可制丸。

第四节　水蜜丸和浓缩丸

一、水蜜丸

1. **概述**　水蜜丸系指药材细粉以蜂蜜和水为黏合剂制成的丸剂。具有丸粒小、光滑圆整、易于吞服等特点。以炼制的蜂蜜用沸水稀释后为黏合剂，同蜜丸相比，可节省蜂蜜、降低成本、并利于贮藏。

2. **制备**　可采用塑制法和泛制法制备。塑制法制备需要注意药粉的性质与蜜水的比例、用量。一般黏性的药材细粉，每 100 g 用炼蜜 40 g 左右，其加水量为炼蜜∶沸水(1∶2.5～1∶3.0)。

泛制法制备时，应注意用水起模，防止黏结。加大成型时为使水蜜丸的丸粒光滑圆整，蜜水加入的方式应按低浓度→高浓度→低浓度的顺序依次加入，否则，蜜水浓度过高会造成黏结。水蜜丸中含水量高，成丸后应及时在 80℃以下干燥，含挥发性成分或淀粉较多的丸剂应在 60℃以下干燥，不宜加热者可用其他方法。

3. 举例

六味地黄丸

【处方】　熟地黄 160 g　山茱萸（制）80 g　牡丹皮 60 g　山药 80 g　茯苓 60 g　泽泻 60 g

【制法】　以上六味，粉碎成细粉，过筛，混匀。每 100 g 粉末加炼蜜 35～50 g 与适量的水，泛丸，干燥，制成水蜜丸，即得。

【功能与主治】 滋阴补肾。用于肾阴亏损，头晕耳鸣，腰膝酸软，骨蒸潮热、盗汗遗精，消渴。

【用法与用量】 口服，一次6 g，一日2次。

注：1. 本品为棕黑色的水蜜丸，味甜而酸；显微鉴别山药、茯苓、熟地黄、牡丹皮、山茱萸、泽泻；TLC鉴别牡丹皮；HPLC测定马钱苷和丹皮酚，本品含山茱萸以马钱苷计每1 g不得少于0.70 mg、含牡丹皮以丹皮酚计每1 g不得少于0.90 mg。

2. 熟地黄和山茱萸因黏性大很难单独粉碎，应串料粉碎；全方药粉黏性适中，采用炼蜜即可制丸。

二、 浓缩丸

1. **概述** 浓缩丸始载于晋代葛洪《肘后方》，系指药材或部分药材提取浓缩后，与适宜的辅料或其余药材细粉，以水、蜂蜜、蜂蜜和水为黏合剂制成的丸剂，又称药膏丸、浸膏丸。根据黏合剂的不同，分为浓缩水丸、浓缩蜜丸和浓缩水蜜丸。药材经提取浓缩后体积减小，服用、携带及贮藏方便。

药材的处理应根据处方的功能主治和药材性质确定，质地坚硬、黏性大、体积大、富含纤维的药材，宜提取制膏；贵重药材、体积小、淀粉多的药材，宜粉碎成细粉。提取药材与制粉药材的比例，必须通过提取药材的出膏率和制粉药材的出粉率等情况综合分析确定。

2. **制备** 有泛制法、塑制法和压制法。

(1) 水丸型浓缩丸采用泛制法制备。取方中部分药材提取浓缩成膏做黏合剂，其余药材粉碎成细粉用于泛丸。或用稠膏与细粉混合，干燥后粉碎成细粉，再用水或不同浓度乙醇为润湿剂泛制成丸。膏少粉多时，宜用前法；膏多粉少时，宜用后法。膏、粉比例不当会严重影响制丸操作。如浓缩膏所占比例较大，制出的软材太黏或太软，易产生粘连、扁丸，甚至无法制丸。

(2) 蜜丸型浓缩丸采用塑制法制备。取方中部分药材提取浓缩成膏做黏合剂，其余药材粉碎成细粉，再加适量炼蜜，混合均匀，再制丸条，分粒，搓圆。

(3) 压制法是制备浓缩丸的新方法。提取液采用流化床喷雾制粒干燥后，用特制的冲头和冲模利用压片机压制成丸。优点是可降低成本、减小劳动强度和粉尘污染，机械化程度高，可控性强。成品硬度高，溶散快，丸重差异小，可直接包薄膜衣。生产工艺流程为：

药物的处理(部分粉碎、部分水提)→配料→制粒→压丸→包衣→质量检查→包装→成品。

浓缩水蜜丸、浓缩水丸成丸后应及时在80℃以下干燥，含挥发性成分或淀粉较多的丸剂应在60℃以下干燥，不宜加热者采用其他方法干燥。干燥后打光，可保证质量。

3. **举例**

百合固金丸

【处方】 百合100 g　地黄200 g　熟地黄300 g　麦冬150 g　玄参80 g　川贝母100 g　当归100 g　白芍100 g　桔梗80 g　甘草100 g

【制法】 以上十味，当归、川贝母、桔梗及甘草50 g粉碎成细粉；地黄、熟地黄加水煎煮3次，第一次2 h，第二次2 h，第三次1 h，合并煎液，滤过，滤液浓缩成相对密度为1.30～1.35(20℃)的稠膏；剩余甘草及其余麦冬等四味加水煎煮2次，第一次3 h，第二次2 h，合并煎液，滤过，滤液浓缩成相对密度为1.30～1.35(20℃)的稠膏，与上述稠膏及粉末混匀，制丸，干燥，打光，即得。

【功能与主治】 养阴润肺，化痰止咳。用于肺肾阴虚，燥咳少痰，痰中带血，咽干喉痛。

【用法与用量】 口服，一次8丸，一日3次。

注：1. 本品为浓缩丸，为棕色至棕褐色的浓缩丸，味甜、微苦；显微鉴别甘草、川贝母；TLC鉴别当归、甘草、麦冬；HPLC测定芍药苷，本品每1 g含白芍以芍药苷计，不得少于0.80 mg。

2. 方中当归、川贝母、桔梗、甘草(半量)含有淀粉、多糖及挥发油,易于粉碎成细粉,与百合、地黄、熟地黄、麦冬、白芍、玄参及剩余甘草药材提取成膏做黏合剂制丸,减少了服用量,同时适合大生产。

第五节　微　丸

一、概述

微丸系指直径小于2.5 mm的各类丸剂。微丸流动性好,大小均匀,易于包衣、分剂量;保证药物稳定,掩盖不良味道;丸粒微小,比表面积大,药物溶出快,生物利用度高;可根据药物性质及临床需要,制成缓释、控释制剂。

二、制备

微丸有许多制备方法,其实质都是将药物与适宜辅料混合均匀,制成完整、圆滑、大小均一的小丸。

1. **滚动成丸法**　旋转式制丸亦称滚动成丸法、泛丸法,可用包衣锅。

2. **离心-流化造丸法**　药物以溶液、混悬液或干燥粉末的形式沉积在预制成型的丸核表面。如采用包衣造粒机,起模、制粒、干燥、包衣在同一台机器内完成。

3. **挤出-滚圆成丸法**　将药物与辅料制成可塑性湿物料,放入挤压机械中挤压成高密度条状物,在滚圆机中由于转盘离心力、颗粒与齿盘、筒壁及颗粒之间的摩擦及转盘与物料筒体之间的气体推力的综合作用,所有颗粒处于三维螺旋滚动中,形成均匀的搓揉作用,使颗粒迅速滚制成圆球。

4. **喷雾干燥成丸法**　将热融物、溶液或混悬液喷雾形成球形颗粒,包括喷雾干燥和喷雾冷冻两种方法。

此外,还有熔融法制微丸、微囊包囊技术制微丸等。

三、形成机制

微丸形成机制分为成核、聚结、层结和磨蚀转移4个过程。成核过程是将液体加入药粉中形成丸核,这一过程主要是靠液桥作用完成;聚结过程是丸核随机碰撞形成较大粒子的过程,主要通过液滴状态丸核的结合作用完成,只有表面稍带过量水分的核才能发生有效碰撞;层结过程是在成核体系中加入药粉使核成长的过程;磨蚀转移过程是丸心在相互撞击过程中,物质从一个丸心表面剥落而黏附到另一个丸心表面的过程,随时间延长,磨蚀转移变化逐渐变小。微丸的形成是这4个过程相互渗透、相互作用的结果。

四、举例

葛根芩连丸(葛根芩连微丸)

【处方】　葛根1 000 g　黄芩375 g　黄连375 g　炙甘草250 g

【制法】 以上四味，取黄芩、黄连，照流浸膏剂与浸膏剂项下的渗漉法(附录)，分别用50%乙醇作溶剂，浸渍24 h后渗漉，收集漉液，回收乙醇，并适当浓缩；葛根加水先煎30 min，再加入黄芩、黄连药渣及炙甘草，继续煎煮2次，每次1.5 h，合并煎液，滤过，滤液浓缩至适量，加入上述浓缩液，继续浓缩至稠膏，减压低温干燥，粉碎成细粉，乙醇为润湿剂，泛丸，得300 g，过筛，于60℃以下干燥，即得。

【功能与主治】 解肌透表，清热解毒，利湿止泻。用于湿热蕴结所致的泄泻腹痛、便黄而黏、肛门灼热；及风热感冒所致的发热恶风、头痛身痛。

【用法与用量】 口服。一次3 g；小儿一次1 g，一日3次；或遵医嘱。

注：1. 本品为深棕褐色至类黑色的浓缩水丸，气微，味苦；TLC鉴别葛根、黄芩、黄连；HPLC测定葛根素，本品每1 g含葛根以葛根素($C_{21}H_{20}O_9$)计不得少于4.5 mg。

2. 黄芩、黄连中的有效成分在乙醇中溶解度大，故选用50%乙醇保证提取完全；为防止有效成分长时间受热被破坏，选用渗漉法提取。葛根为方中主药，炙甘草含水溶性有效成分，黄芩、黄连中亦含有水溶性成分，采用水煎煮保证提取完全；为了保证葛根中成分提取充分，先将葛根提取30 min，避免炙甘草、黄芩、黄连煎煮时间过长，无效成分溶出过多。

3. 泛丸时物料均为中药提取物，黏性大，采用乙醇泛丸为宜。

第六节 糊丸与蜡丸

一、 糊丸

1. 概述 糊丸系指药材细粉以米粉或面糊等为黏合剂制成的丸剂。糊丸以米糊、面糊为黏合剂，干燥后较坚硬，在胃内溶散迟缓，释药缓慢，故可延长药效。同时能减少药物对胃肠道的刺激，故适宜于含有毒性或刺激性较强的药物制丸。现代研究结论与古人“稠面糊为丸，取其迟化”相一致。由于所用的糊粉和制糊的方法不同，制成的糊黏合力和糊丸的临床治疗作用也不同，但需注意：如果黏合剂稠度太大，会发生丸剂溶散时间超限、易霉败。

2. 制备 糊丸可采用泛制法、塑制法制备。泛制法制备的糊丸溶散快，故较常用。糯米粉、黍米粉、面粉和神曲粉皆可用来制糊，其中糯米粉糊黏合力最强，面粉糊使用较广泛，黏合力也较好。

(1) 制糊方法有冲糊法、煮糊法和蒸糊法三种，以冲糊法应用最多，方便快捷。冲糊法系将糊粉加少量温水调匀成浆，冲入沸水，不断搅拌成半透明糊状；煮糊法系将糊粉加适量水混合均匀制成块状，置沸水中煮熟，呈半透明状；蒸糊法系将糊粉加适量水混合均匀制成块状，置蒸笼中蒸熟后使用。

(2) 糊丸制法有泛制法和塑制法两种。

泛制法需注意以下几点：① 起模时必须用水起模，因为面糊、米糊黏性大，在加大成型过程中，再逐渐将稀糊泛入。② 糊中若有块状物必须滤过除去，以防泛丸时粘连。另外，要使糊分布均匀。③ 须控制糊粉的用量，因为糊丸中糊粉的多少及糊的稀稠直接影响糊丸的质量。多数处方中已明确规定糊粉的用量。

塑制法与蜜丸相似，以糊代替炼蜜，需注意以下几点：① 糊丸的丸块极易变硬，致使丸粒表面粗糙，甚至出现裂缝。因此应保持丸块润湿状态，在制备过程中常以湿布覆盖丸块，或补充适量水搓揉，同时尽量缩短制丸时间。② 糊粉的用量和稠度影响糊丸的质量，塑制法一般以糊粉为药粉总量的30%～35%较适宜。可以根据处方中糊粉量确定制糊法，或以药粉量的30%制糊为黏合剂，若有多余的糊粉则炒熟后掺入药粉中制丸。③ 糊丸干燥时须置通风处阴干或低温烘干，切忌高温烘烤和曝晒，否则，丸粒表面干而内部稀软，或整个丸粒出现裂缝或崩碎。

3. 举例

控涎丸

【处方】 甘遂(醋制)300 g 红大戟 300 g 白芥子 300 g

【制法】 以上3味，粉碎成细粉，过筛，混匀。另取米粉或黄米粉240 g，调稀糊。取上述粉末，用稀糊泛丸，干燥，即得。

【功能与主治】 涤痰逐饮。用于痰涎水饮停于胸膈，胸肋隐痛，咳喘痛甚，痰不易出，瘰疬，痰咳。

【用法与用量】 用温开水或枣汤、米汤送服。一次1～3 g，一日1～2次。

注：1. 本品为棕褐色带有淡褐色斑点的糊丸，味微辛、辣；显微鉴别甘遂、红大戟、白芥子。

2. 甘遂有毒、红大戟有小毒，故选用米糊泛丸可保证药物缓慢释放，防止蓄积中毒。

二、 蜡丸

1. 概述 蜡丸系指药材细粉以蜂蜡为黏合剂制成的丸剂。蜂蜡极性小，不溶于水，制成丸剂后在体内释放药物极慢，可延长药效，并能防止药物中毒或对胃肠道的刺激，与古人所说"蜡丸取其难化而旋旋取效或毒药不伤脾胃"相吻合。蜡丸在体内外均不溶散，而药物成分能缓慢而持久地释放，与现代的骨架缓释系统类似，实践证明：蜂蜡在消化液中稳定，并保持固态，且无毒、价廉，是一种较好的水溶性药物的骨架材料。目前蜡丸品种不多，主要原因是无法控制其释放药物的速率。

2. 制备 采用塑制法制备。将精制的蜂蜡，加热熔化，冷却至60℃左右，待蜡液开始凝固，表面有结膜时，加入药粉，迅速搅拌至混合均匀，趁热制丸条，分粒，搓圆。

需注意下列问题：① 蜂蜡需精制，将蜂蜡加适量水加热熔化，搅拌使杂质下沉，静置，冷后取出上层蜡块，刮去底面杂质，反复几次，即可。② 制备温度需控制，蜂蜡为黏合剂，主要利用其熔化后能与药粉混合均匀，当接近凝固时具有可塑性而制丸。温度过高、过低，药粉与蜂蜡易分层，无法混匀。整个制丸操作须保温60℃。③ 蜂蜡用量需控制，蜡丸的含蜡量高低直接影响溶散和疗效。

3. 举例

妇科通经丸

【处方】 巴豆(制)80 g 干漆(炭)160 g 香附(醋炒)200 g 红花 225 g 大黄(醋炒)160 g 沉香 163 g 木香 225 g 莪术(醋煮)163 g 三棱(醋煮)163 g 郁金 163 g 黄芩 163 g 艾叶(炭)75 g 鳖甲(醋制)163 g 硇砂(醋制)100 g 穿山甲(醋制)163 g

【制法】 以上十五味，除巴豆外，其余十四味粉碎成细粉，过筛，与巴豆细粉混匀。每100 g粉末加黄蜡100 g泛丸。每500 g蜡丸用朱砂粉7.8 g包衣，打光，即得。

【功能与主治】 破瘀通经，软坚散结。用于气血淤滞所致的闭经、痛经、癥瘕，症见经水日久不行，小腹疼痛、拒按、腹有癥块，胸闷，喜叹息。

【用法与用量】 每早空腹，小米汤或黄酒送服。一次3 g，一日1次。

注：1. 本品为朱红色的蜡丸，除去包衣后显黄褐色，气微，味微咸；TLC鉴别大黄、黄芩。

2. 巴豆有大毒，经炮制后降低一定毒性，但仍需采用黄蜡泛丸保证药物在体内缓慢释放，防止中毒。

第七节 滴丸剂

一、概述

1. 含义 滴丸剂系指药材经适宜的方法提取、纯化、浓缩并与适宜的基质加热熔融混匀后，滴入不相混溶的冷凝液中，收缩冷凝而制成的球形或类球形制剂。其制备方法称滴制法。滴制法制丸始于1933年，我国始于1958年，《中国药典》1977年版开始收载滴丸剂。目前国内已上市的中药滴丸有20多种，如速效救心丸、复方丹参滴丸、苏冰滴丸、牡荆油滴丸等。《中国药典》2005年版一部收载复方丹参滴丸和满山红油滴丸。

2. 特点 ① 药物在基质中呈分子、胶体或微粉状态分散，达到高效和速效。② 工艺设备简单，生产方便，工艺周期短，生产效率高，利于劳动保护，易于大生产；工艺条件易于控制，质量稳定，剂量准确。③ 因药物与基质熔融混合后，与空气接触面积减小，不易氧化和挥发，非水性基质不易引起水解，从而增加药物的稳定性。④ 使液态药物固体化，如芸香油滴丸含油量达83.5%；可在滴制成丸后包薄膜衣或肠溶衣，达到不同用药目的。⑤ 适用于耳、鼻、口腔等局部用药。⑥ 载药量较小，服用数量较大。

滴丸每丸重大多在100 mg以下，服用粒数较多，限制了中药滴丸的应用。目前已有制备大滴丸的设备。

3. 分类 根据形状分为球形丸剂和异形丸剂，主要为球形丸剂；根据给药途径有口服、外用及其他途径，主要供口服；根据释放速度分为速效滴丸和缓释、控释滴丸，主要为速释滴丸；将滴丸制备技术与其他制剂技术结合，可以生产不同类型的滴丸剂，如包衣滴丸、溶液滴丸、栓剂滴丸、硬胶囊滴丸、脂质体滴丸、肠溶滴丸、干压包衣滴丸等。

二、制备

滴丸剂制备工艺流程为：

药物的处理与混合┐
　　　　　　　　　├→混匀→滴制、冷凝成型 → 去冷凝液、选丸、干燥 → 质量检查 → 包装。
基质选择 ⟶ 熔融┘

(一) 基质与冷凝液选择

1. 基质 滴丸剂中主药以外的赋形剂称为基质。基质应具备以下要求：① 与主药不发生任何化学反应，不影响主药的疗效和检测。② 熔点较低或加一定量热水能熔化成液体，而遇骤冷又能凝成固体，在室温下保持固体状态。③ 对人体无害。

基质分为水溶性和非水溶性两大类。水溶性基质有聚乙二醇类、硬脂酸钠、明胶、聚氧乙烯单硬脂酸酯(S-40)、聚醚(poloxamer)等；非水溶性基质有硬脂酸、单硬脂酸甘油酯、虫蜡、蜂蜡、石蜡、氢化植物油等。

2. 冷凝液 用于冷凝滴出的液滴，使之冷凝成为固体药丸的液体称为冷凝液。冷凝液应符合下列要求：① 安全无害、不溶解主药与基质，也不与主药或基质发生作用。② 密度与液滴密度相近，使滴丸在冷凝液中缓缓下沉或上浮，充分凝固，丸形圆整。

常用的冷凝液分两类：① 水溶性基质可用液体石蜡、甲基硅油、植物油、煤油等。② 非水溶性基质可用水、不同浓度乙醇、无机盐溶液等。

(二) 药物的处理

药材根据滴丸剂量和药物性质进行处理，因滴丸载药量小，要经过提取精制，制成提取物、有效部位或有效成分。

(三) 制备成型

将药物溶解、乳化或混悬于加热熔融的基质中，保持恒定的温度(80～100℃)，经过一定大小管径的滴头，匀速滴入冷凝液中，凝固形成的丸粒，徐徐沉于器底或浮于冷凝液的表面，取出，洗去冷凝液，干燥即成滴丸。根据药物的性质与使用、贮藏的要求，在滴丸制成后可包衣。

滴丸自动化生产线，由滴丸机、集丸离心机和筛选干燥机组成。滴丸机示意图见图 14－3，药液由贮液罐泵入药液滴罐，经滴头滴入冷凝液中，收缩冷凝，并沉落后由螺旋循环接收系统直接进入集丸抽斗，实现不间断连续生产。目前针对中药黏度大等特点，可采用气压脉冲滴制和自动控制滴制，以解决丸重小、载药量低等缺点，实现每粒滴丸重达 100 mg 以上。

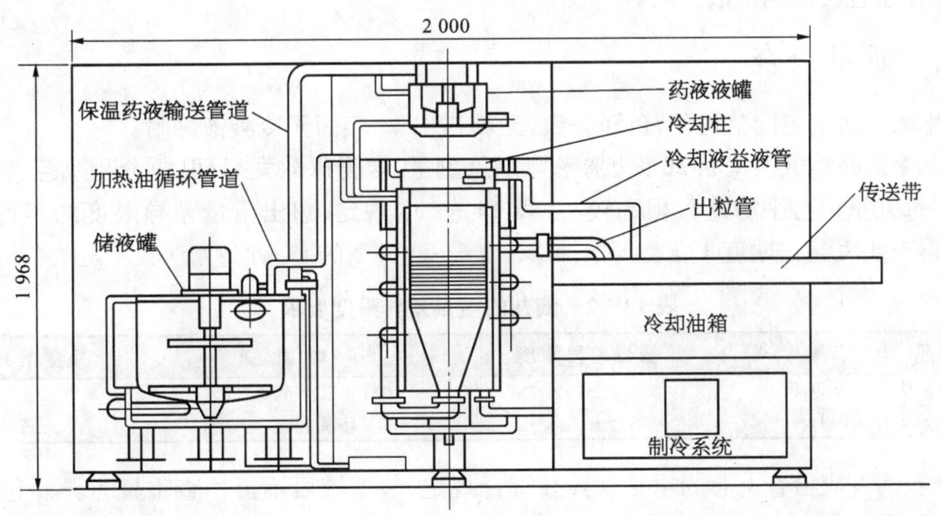

图 14－3　滴丸机示意图

干燥后的滴丸质量检查合格后即可包装。

三、 制备理论探讨

1. **药物在基质中的分散状态**　滴丸在制备过程中形成了固体分散体，即药物以微粒、微细结晶或分子状态等均匀分散在某一固态载体物质中的体系。

2. **成丸**　在滴制过程中能否成丸形，取决于滴丸内聚力(W_c)是否大于药液与冷凝液之间的黏附力(W_a)，即成型力$=W_c-W_a$，当成型力为正值时，液滴才能成丸型。目前，在生产中滴丸的成形与否多取决于经验，往往经过多次试验才能决定成形的处方与工艺，而不是完全

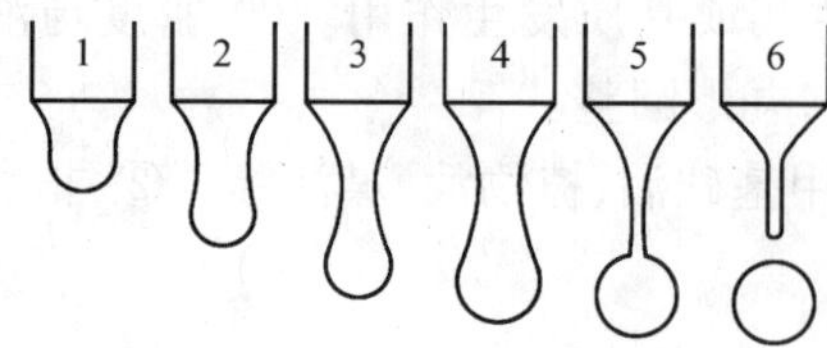

图 14-4 滴丸形成示意图

靠计算成型力的正负值。

3. **丸重** 药液自滴管口自然滴出，液滴的重量即是丸重。滴丸理论丸重$=2\pi r\gamma$，式中 r 为滴管口半径，γ 为药液的表面张力。

滴丸的形成过程如图 14-4 所示，实际丸重$=2\pi r\gamma\times 60\%$。滴管口径、药液温度变化幅度、滴出口与冷凝剂液面的距离均会影响丸重。

4. **圆整度** 影响因素：① 移动速度越快，受重力(或浮力)的影响越大，滴丸越容易呈扁形；液滴与冷凝剂的密度相差大或冷凝液的黏度小都能增加移动速度，影响其圆整度。② 一定范围内降低冷凝液的温度，有利于滴丸迅速散热凝固，使基质形成细小结晶。在较低的温度下，冷凝液的比重增大，黏滞度提高，滴丸下降速度减缓，利于提高滴丸的圆整度。冷凝液最好呈梯度冷却。③ 液滴越小，单位重量所产生的表面积越大，面积愈大收缩成球体的力量就愈强，因而小丸的圆整度比大丸好。④ 料温过低，易出现拖尾，圆整度差；料温过高，挥发性药物可能会产生挥发现象，并可能发生局部焦煳现象，而且料温过高易使滴丸表面皱褶严重，圆整度降低，可减少每次的投料量，以缩短药液受热时间。

5. **溶散时限** 通过增加水溶性基质或减少非水溶性基质的比例，可解决滴丸溶散时超限。有些滴丸初滴时呈透明状，为不稳定的玻璃态，应进一步调整工艺条件。另外，药物与基质的混合顺序也会影响溶散时限。

四、质量检查

1. **外观** 滴丸应圆整均匀，色泽一致，无粘连现象，表面无冷凝液黏附。

2. **重量差异** 取供试品 20 丸，精密称定总重量，求得平均丸重后，再分别精密称定每丸的重量。每丸重量与平均丸重相比较，按表 14-2 中规定，超出重量差异限度的不得多于 2 丸，并不得有 1 丸超出限度 1 倍。

表 14-2 滴丸的重量差异限度要求

平均丸重	重量差异限度	平均丸重	重量差异限度
0.03 g 及 0.03 g 以下	±15%	0.1 g 以上至 0.3 g	±10%
0.03 g 以上至 0.1 g	±12%	0.3 g 以上	±7.5%

包糖衣滴丸应检查丸芯的重量差异并符合规定，包糖衣后不再检查重量差异。包薄膜衣滴丸应在包衣后检查重量差异并符合规定。

3. **溶散时限** 按《中国药典》一部附录Ⅻ A 崩解时限检查法检查，不锈钢筛网的筛孔内径应为 0.42 mm，一般滴丸剂应在 30 min 内全部溶散，包衣滴丸应在 1 h 内全部溶散，以明胶为基质的滴丸，可在人工胃液中进行检查。

4. **微生物限度** 按《中国药典》一部 XIII C 微生物限度检查法检查，应符合规定。

五、举例

复方丹参滴丸

【**处方**】 丹参 三七 冰片

【**制法**】 以上三味，丹参、三七加水煎煮，煎液滤过，滤液浓缩，加入乙醇，静置使沉淀，取上清液，回收乙醇，浓缩成稠膏，备用；冰片研细。取聚乙二醇适量，加热使熔融，加入上述稠膏和冰片细粉，混匀，滴入冷却的液体石蜡中，制成滴丸，或包薄膜衣，即得。

【功能主治】 活血化瘀，理气止痛。用于气滞血瘀所致的胸痹，症见胸闷、心前区刺痛，冠心病心绞痛见上述证候者。

【用法用量】 吞服或舌下含服。一次10丸，一日3次，28日为1疗程，或遵医嘱。

注：1. 本品为棕色的滴丸或薄膜衣滴丸，气香，味微苦；TLC鉴别冰片、三七、丹参；HPLC测定丹参素，本品每丸含丹参以丹参素($C_9H_{10}O$)计不得少于0.10 mg。

2. 丹参、三七采用水提取，在于将丹参中水溶性的酚酸类成分和三七中皂苷全部提取出来，但出膏量较大，故采用乙醇沉淀，可除去蛋白质、淀粉和多糖等杂质，减少服药量。

3. 冰片研细，易分散在熔融混匀的聚乙二醇和丹参、三七提取物中；成品采用包薄膜衣，可防止冰片的升华和保证外观的美观；冰片的升华作用会导致滴丸形成花斑，应注意贮存温度。

第八节 丸剂的筛选与包衣

一、 筛选

丸剂的筛选目的是保证丸粒圆整、大小均匀、剂量准确，以保证质量合格。可采用手工筛、振动筛、滚筒筛、检丸器及连续成丸机组和自动筛丸机等进行筛选。

1. **滚筒筛** 筛子为薄不锈钢卷成的圆筒，筒上布满筛孔，分三段，筛孔由小到大，目的使丸粒在随筛筒滚动时按不同大小分档，如图14-5所示。

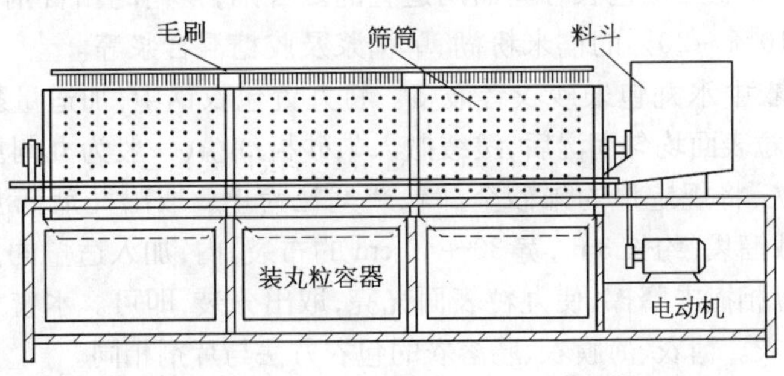

图14-5 滚 筒 筛

2. **滚筒式自动筛丸机** 滚筒式自动筛丸机是中药小丸生产过程中的主要筛选设备。可用于筛选干丸和湿丸两种丸剂，并自动完成对药丸直径大小的分选，保证成品丸剂的剂量及均匀度。所选出的丸剂大小均匀、一致。可筛选ϕ2～ϕ12 mm各种直径的蜜丸、水蜜丸、浓缩丸、水丸及糊丸等。具有筛选干丸40～60 kg/h，湿丸30～40 kg/h的生产能力。

3. **立式检丸器** 由薄的不锈钢板制成，丸粒沿螺旋形的斜面滚下，利用滚动时产生的离心力不同，将合格与畸形的丸粒分开。从螺旋板的外侧收集合格的丸粒，从螺旋板的内侧收集畸形的丸粒。

还有振动筛丸机和连续成丸机组等设备用于筛选丸剂。

二、 包衣

在丸剂的表面上包裹一层物质,使之与外界隔绝的操作称为包衣。包衣后的丸剂称为包衣丸剂。

1. 目的 ① 掩盖恶臭、异味,使丸面平滑、美观,便于吞服。② 防止主药氧化、变质或挥发,防止吸潮及虫蛀。③ 根据医疗的需要,将处方中一部分药物作为包衣材料包于丸剂的表面,在服用后首先起作用。④ 包肠溶衣后,可使丸剂安全通过胃,转运至肠内再溶散。

2. 种类 丸剂包衣的种类甚多,主要有以下几类:

(1) 药物衣:包衣材料是丸剂处方组成部分,有明显的药理作用,用于包衣既可首先发挥药效,又可保护丸粒、增加美观。常见的有朱砂衣(如七珍丸)、甘草衣(如羊胆丸)、黄柏衣(如四妙丸)、雄黄衣(如痢气丹)、青黛衣(如当龙荟丸)、百草霜衣(如六神丸)、滑石衣(如香砂养胃丸)、礞石衣(如竹沥达痰丸)、牡蛎衣(如海马保肾丸)、金箔衣(如局方至宝丹)等。

(2) 保护衣:选取处方以外,不具明显药理作用,性质稳定的物质作为包衣材料,使主药与外界隔绝而起保护作用。这一类包衣物料主要有糖衣(如安神补心丸)、薄膜衣(如香附丸)。

(3) 肠溶衣:选用适宜的材料将丸剂包衣后使之在胃液中不溶散而在肠液中溶散,丸剂肠溶衣主要材料如虫胶、苯二甲酸醋酸纤维素(CAP)等。

3. 方法

(1) 物料的处理:将所用包衣材料粉碎成极细粉,目的是使丸面光滑。因包衣过程需长时间撞动,包衣的丸粒(蜜丸除外)须充分干燥,使之有一定的硬度,以免包衣时碎裂变形,或在包衣干燥时,衣层发生皱缩或脱壳。

蜜丸无需干燥是因为其表面呈润湿状态时具有一定的黏性,撒布包衣药粉经撞动滚转即能黏着于丸粒表面。其他丸粒包衣时尚需用适宜的黏合剂,常用的黏合剂有10%～20%的阿拉伯胶浆或桃胶浆、10%～20%的糯米粉糊、单糖浆及胶糖混合浆等。

(2) 操作:药物衣中水丸包朱砂衣者最多。将丸置包衣锅中,加适量黏合剂进行转动、摇摆、撞击等操作,当丸粒表面均匀润湿后,缓缓撒入朱砂极细粉(一般为丸剂重量的5%～17%)。如此反复操作5～6次,将规定量的朱砂全部包严丸粒为止。取出丸剂低温干燥(一般风干即可)。再放入包衣锅或溜袋(约长3 m,宽30～40 cm的布袋)内,加入适量的虫蜡粉,转动包衣锅或牵拉溜袋,让丸粒互相撞击摩擦,使丸粒表面光亮,取出分装,即可。水蜜丸、浓缩丸及糊丸的药物衣可参照上法包衣。糖衣、薄膜衣、肠溶衣的包衣方法与片剂相同。

第九节 丸剂的质量检查、包装与贮藏

一、 质量检查

1. 外观 应圆整均匀、色泽一致。蜜丸应细腻滋润,软硬适中。蜡丸表面应光滑无裂纹,丸内不得有蜡点和颗粒。滴丸应大小均匀，色泽一致，表面的冷凝液应除去。

2. **水分**　按《中国药典》一部附录Ⅸ H 水分测定法测定，蜜丸、浓缩蜜丸中所含水分不得过 15.0%；水蜜丸、浓缩水蜜丸不得过 12.0%；水丸、糊丸和浓缩水丸不得过 9.0%；蜡丸不检查水分。

3. **重量差异**　按丸服用的丸剂，按《中国药典》一部附录Ⅰ A 第一法检查，按重量服用的丸剂照第二法检查，均应符合规定。具体见表 14－3、表 14－4。

表 14－3　第一法的重量差异限度要求

标示总量或标示重量(或平均重量)	重量差异限度	标示总量或标示重量(或平均重量)	重量差异限度
0.05 g 及 0.05 g 以下	±12%	1.5 g 以上至 3 g	±8%
0.05 g 以上至 0.1 g	±11%	3 g 以上至 6 g	±7%
0.1 g 以上至 0.3 g	±10%	6 g 以上至 9 g	±6%
0.3 g 以上至 1.5 g	±9%	9 g 以上	±5%

表 14－4　第二法的重量差异限度要求

重　量	度	重　量	度	重　量	度
0.05 g 及 0.05 g 以下	±12%	0.1 g 以上至 0.3 g	±10%	1 g 以上至 2 g	±8%
0.05 g 以上至 0.1 g	±11%	0.3 g 以上至 1 g	±9%	2 g 以上	±7%

包糖衣丸剂应检查丸芯的重量差异并符合规定，包糖衣后不再检查重量差异，其他包衣丸剂应在包衣后检查重量差异并符合规定；凡进行装量差异检查的单剂量包装丸剂，不再进行重量差异检查。

4. **装量差异**　单剂量分装的丸剂，取供试品 10 袋(瓶)，分别称定每袋(瓶)内容物的重量，每袋(瓶)装量与标示装量相比较，应符合表 14－5 的规定，超出装量差异限度的不得多于 2 袋(瓶)，并不得有 1 袋(瓶)超出装量差异限度 1 倍。

表 14－5　单剂量丸剂装量差异限度

标 示 装 量	装量差异限度	标 示 装 量	装量差异限度
0.5 g 或 0.5 g 以下	±12%	3 g 以上至 6 g	±6%
0.5 g 以上至 1 g	±11%	6 g 以上至 9 g	±5%
1 g 以上至 2 g	±10%	9 g 以上	±4%
2 g 以上至 3 g	±8%		

5. **装量**　多剂量包装的丸剂按《中国药典》一部附录Ⅻ C 最低装量检查法检查，应符合表 14－6 规定。

表 14－6　最低装量要求

标 示 装 量	平 均 装 量	每个容器装量
20 g 以下	不少于标示装量	不少于标示装量的 93%
20 g 以上至 50 g	不少于标示装量	不少于标示装量的 95%
50 g 以上至 500 g	不少于标示装量	不少于标示装量的 97%

6. **溶散时限**　按《中国药典》一部附录Ⅻ A 崩解时限检查法片剂项下的方法加挡板进行检查。小蜜丸、水蜜丸和水丸应在 1 h 内全部溶散；浓缩丸和糊丸应在 2 h 内全部溶散。如操作过程中供试品粘附挡板妨碍检查时，应另取供试品 6 丸，不加挡板进行检查。

蜡丸按附录Ⅻ A 崩解时限检查法项下的肠溶衣片检查法检查，应符合规定。大蜜丸不检查溶散时限。

7. *微生物限度* 按《中国药典》一部附录ⅩⅢ C 微生物限度检查法检查，应符合规定。

二、包装与贮藏

根据各类丸剂的不同性质，包装材料和方法亦不同。小丸常用玻璃瓶、塑料瓶、瓷瓶等包装。为防止运输时冲击，常用棉花、纸填塞瓶内空隙，并以软木塞浸蜡或塑料内衬浸蜡为内盖再加外盖密封。大、小蜜丸、浓缩丸多用纸盒、蜡壳、塑料小圆盒、铝塑泡罩等材料包装。凡含有芳香性药物或含贵重药材的丸剂，均采用蜡壳包装，因蜡壳通气性差，可隔绝空气、水分、光线，防止丸剂吸潮、虫蛀、氧化，同时保证有效成分不挥发。目前基本上实现机械化包装，如气动式丸剂包装机、中药蜡壳蜜丸包装机、蜜丸铝塑泡罩包装机等。不同类型丸剂，应选用不同的包装材料。

丸剂应密封贮藏，蜡丸应密封并置阴凉干燥处贮藏。滴丸剂宜密封贮存，防止受潮、发霉、变质。

第十节 丸剂可能出现的问题与解决措施

一、染菌途径与防菌、灭菌措施

1. *染菌途径* ① 药材本身带有大量杂菌、活螨、虫卵、泥土，在采集、运输中易受到二次污染，是丸剂污染的主要环节。② 药材除含有效成分外，尚含有大量蛋白质、糖类、油脂及盐类等营养成分，在贮存中，微生物易生长繁殖，易霉坏的药材更易污染。③ 药材大量带菌，未经处理或处理不彻底进行粉碎、制丸，微生物即带入丸中。④ 辅料、制药设备、操作人员及车间环境等方面再污染。⑤ 包装材料未经消毒或灭菌处理，或操作人员本身带菌，污染药品。

2. *防菌、灭菌措施* ① 根据药材性质分别处理，既要保留药材成分，又要保证杀灭细菌。耐热成分的原药材，多数采取综合法处理，抢水洗、流通蒸汽灭菌、高温迅速干燥，亦可采取干热灭菌法、热压灭菌法等；含热敏性成分的原药材，可采取乙醇喷洒灭菌，但成本较高；多数药材采用环氧乙烷灭菌法。另外，亦可采取 $^{60}Co-\gamma$ 射线灭菌法、远红外线干燥灭菌法等。② 生产中每个环节都要控制其污染，所用设备用前均需清洗干净，再用75%乙醇擦拭消毒。所用辅料均须灭菌处理后再使用。同时要求空气净化、操作人员洗手、消毒，带手套操作，按GMP要求，尽可能避免污染，以保证药品质量。③ 包装材料、成品采用适宜的方法灭菌，如环氧乙烷灭菌法、$^{60}Co-\gamma$ 射线灭菌法、远红外线干燥灭菌法等。

二、克服溶散超时限的措施

1. *溶散过程* 丸剂的溶散、释药过程与丸粒表面的润湿性、毛细管作用、膨胀作用及溶化作用等有关,但目前其作用机制并不十分明确。丸剂的类型不同,释药过程不同。如水丸采用泛制法制备,成型时在丸粒内部形成无数个毛细管道及孔隙,这是丸剂干燥时水分向外的通道,也是溶散时水分向丸内渗透的主要通道。这些孔隙、毛细管道具有虹吸作用,使水分迅速吸入丸芯,丸中淀粉、纤维等吸水膨胀,使丸粒内部疏松破裂而溶散。而浓缩丸、水蜜丸起主要作用的是丸粒表面的浸膏等黏性物质逐渐由外至内溶化分散,其机制与中药浸膏片、半浸膏片的蚀解过程相类似。

2. 溶散超时限的原因与解决措施

(1) 方中含有较多黏性成分的药材,在润湿剂的诱发和泛丸时的碰撞下,药物黏性逐渐增大,若干燥温度过高,易形成胶壳样屏障,阻碍水分进入丸内,延长溶散时限。方中含有较多疏水性成分的药材时,同样会阻碍水分进入丸内,溶散超限。采取相应的措施:加适量崩解剂,缩短溶散时间。

(2) 由于粉末的粗细影响丸粒形成毛细管的数量和孔径,泛丸时所用药粉,宜选用细粉或最细粉。如药粉过细,粉粒相互堆集,过多的细粉镶嵌于孔隙中,而影响水分进入。

(3) 在制备时如滚动时间过长,丸粒过分结实,水分难以进入丸内,则溶散时间长。采取相应的措施:根据要求,尽可能增加每次的加粉量,缩短滚动时间,加速溶散。

(4) 实验研究表明丸剂的含水量与溶散时间基本上成反比关系,即含水量低,溶散时间长。丸剂在干燥时,不同的干燥方法、温度及速度均会影响丸剂的溶散时间。采用制丸机代替传统泛制法,再利用微波干燥,所制的丸剂外观光滑、圆整度好、重量差异小,可有效地改善丸剂的崩解时限。

(5) 丸剂中黏合剂黏性越大、用量越多,丸粒越难溶散。针对不同药材,可适当加崩解剂,或用低浓度乙醇起模。

三、塑制法常见问题与解决措施

1. 表面粗糙 主要原因有:① 药料含纤维多。② 药粉过粗。③ 矿物类或贝壳类药过多。④ 加蜜量偏少且混合不匀。⑤ 润滑剂用量不足。可将药料粉碎更细、加大用蜜量、用较老的炼蜜;给足润滑剂、纤维性药物和矿物类贝壳类药物提取等方法解决。

2. 返砂 蜜丸返砂原因有:① 蜂蜜炼制程度不够。② 合坨不均匀。③ 蜂蜜质量欠佳,含果糖少。改善蜂蜜质量、合坨充分、控制好炼蜜程度可解决。

3. 空心 主要是制丸时揉搓不够,注意合坨及搓丸操作可解决。

4. 变硬 主要原因有:① 炼蜜过老。② 合坨时蜜温较低。③ 用蜜量不足。④ 含胶类药比例大且合坨时蜜温过高而使其烊化冷后又凝固。针对原因,调整用蜜量、合坨时蜜温以及炼蜜程度即可解决。

5. 皱皮 主要原因有:① 润滑剂使用不当。② 包装不严,蜜丸湿热季吸潮而干燥季节失水。③ 炼蜜较嫩,含水多,水分蒸发后蜜丸萎缩。控制含水量、炼蜜符合规定、改善包装即可解决。

第十五章 颗粒剂

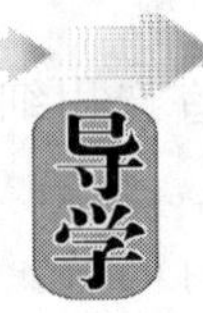

1. 掌握颗粒剂的含义、特点与分类；颗粒剂的制备。
2. 熟悉颗粒剂的质量检查。

第一节 概述

一、含义

颗粒剂系指药材提取物与适宜的辅料或药材细粉制成具有一定粒度的颗粒状制剂。颗粒剂既可以吞服，也可分散或溶解在水中或其他适宜的液体中服用。

中药颗粒剂是在干糖浆、汤剂、酒剂和糖浆剂的基础上发展起来的一种剂型，1990年版《中国药典》称为冲剂，1995年版开始称为颗粒剂。随着浸提、纯化、制粒技术的进步和新辅料、包装材料的应用，中药颗粒剂的制剂质量与药效有了很大改善，成为近年来发展较快的剂型之一。《中国药典》2005年版(一部)收载了51种，占总成方制剂的9%。

二、特点

中药颗粒剂既保持了汤剂吸收快、作用迅速的特点，又克服了汤剂服用前临时煎煮不便等缺点，而且可按需要加入芳香剂、矫味剂，以掩盖药物的不良嗅味；质量较液体制剂稳定；方中药材大部分经过提取纯化，体积小，服用、携带、运输及贮藏均较方便；但存在吸湿性较强，需要加入较多辅料等问题。

三、分类

颗粒剂一般按其溶解性能、形状进行分类。

颗粒剂按溶解性能可分为可溶性颗粒剂、混悬性颗粒剂及泡腾性颗粒剂。可溶性颗粒剂按溶剂又分为水溶性颗粒剂和酒溶性颗粒剂。目前临床最常用的是水溶性颗粒剂，如感冒退热颗粒、板蓝根颗粒等;酒溶性颗粒剂应用时需要加一定量的饮用酒溶解,如养血愈风酒冲剂。混悬性颗粒剂中含有部分药材细粉,如橘红颗粒、复脉颗粒等。泡腾性颗粒剂中含有泡腾崩解剂,遇水会产生二氧化碳气体而使药液呈泡腾状态,促使颗粒迅速崩散溶解,同时,二氧化碳溶于水后呈酸性,能刺激味蕾,因而可达到矫味作用,若配有甜味剂和芳香剂,可以得到碳酸饮料的风味,如抗病毒泡腾颗粒。

颗粒剂按成品形状可分为颗粒状和块状,以前者应用最多。后者是将干燥的颗粒经压制而成一定重量的块状物,如刺五加颗粒。《中国药典》1995 年版收载块状冲剂及其质量要求,但是《中国药典》2000 年版之后没有收载块状冲剂。

其他还有肠溶颗粒剂、缓释颗粒剂和控释颗粒剂等。

此外,颗粒剂按处方药物组成,还分为单味颗粒剂(中药配方颗粒)和复方颗粒剂,可单剂量包装或多剂量包装。

第二节 颗粒剂的制备

颗粒剂的主要制备工艺流程:

原料→提取纯化或部分药材粉碎→混合→制粒→干燥→整粒→质检→包装。

一、常用辅料

颗粒剂常用辅料主要有填充剂、润湿剂与黏合剂、甜味剂、芳香剂以及泡腾剂等。常用辅料品种见表 15-1。

表 15-1 颗粒剂常用辅料

附加剂	用途与特点
蔗糖粉	填充剂与矫味剂,有吸湿性和黏合性。不宜用于酸碱性药物。
糊精	填充剂兼有一定的粘合作用
可溶性淀粉	填充剂,不适于与酸性和碱性药物配伍
乳糖	填充剂,无吸湿性,水溶性好
甘露醇	填充剂与矫味剂,水溶性好
木糖醇	填充剂与矫味剂,水溶性好
水、乙醇	润湿剂
聚维酮	黏合剂与崩解剂,有水溶性
羧甲基纤维素钠	黏合剂与崩解剂,有水溶性
羟丙基淀粉	填充剂与崩解剂,适于作喷雾制粒赋形剂
羟丙基甲基纤维素、乙基纤维素、丙烯酸树脂等	黏合剂与薄膜包衣材料
β-环糊精	挥发油等挥发性成分的包合或吸附、分散
枸橼酸、酒石酸、苹果酸等与碳酸氢钠、碳酸钠	泡腾崩解剂。酸的用量往往超过理论用量,以利于制品稳定及可口
甜菊素、蛋白糖、环己基氨基磺酸钠	矫味剂
香精	矫臭剂

二、制备

(一) 原料的处理

1. *水溶性颗粒剂原料的处理* 水溶性颗粒剂要求加热水能迅速溶解或溶化、无焦屑等杂质。根据药材中有效成分溶解性,多采用不同的溶剂和方法进行提取。常用的提取方法有煎煮法、渗漉法、浸渍法以及回流法,含挥发油的药材常用"双提法"。

为了保证制剂的溶解性,减少颗粒剂的服用量和降低引湿性,常用水提醇沉法、吸附澄清法、超速离心法或超滤法除去大分子杂质。其中吸附澄清、超速离心、超滤技术与水提醇沉法相比,成分保留较完全,可以避免多糖和肽类等大分子活性成分的损失,有利于保证药效,提高制剂质量。

为适应制粒工艺要求,提取纯化后的药液常用减压或薄膜浓缩工艺浓缩成清膏,清膏的相对密度一般控制在1.10～1.35(50～60℃);或者采用减压干燥、喷雾干燥、微波干燥或远红外干燥技术干燥成干浸膏备用。

2. *酒溶性颗粒剂原料的处理* 酒溶性颗粒剂加入白酒后即溶解成为澄清的药酒,可代替药酒服用。提取溶剂乙醇的浓度与欲饮白酒的含醇量相同时,方能使颗粒剂溶于白酒后保持澄明。提取方法常采用渗漉法、浸渍法或回流法等,提取液回收乙醇后,浓缩至稠膏状。所加赋形剂应能溶于欲饮白酒中,常用糖或其他可溶性矫味物质。

3. *混悬型颗粒剂原料的处理* 混悬性颗粒剂是将处方中部分药材粉碎成细粉制成的颗粒剂,或是在药材提取物中加入不溶性赋形剂制成。通常是将处方中含挥发性或热敏性成分的药材、贵重药材粉碎成细粉。

4. *泡腾性颗粒剂* 将方药按一般水溶性颗粒剂原料处理方法进行提取、纯化、浓缩的稠膏或干浸膏粉,分成二份,一份加入有机酸制成酸性颗粒,另一份加入弱碱制成碱性颗粒,分别干燥,混匀,包装,即得;或者将提取物加入有机酸制成颗粒,干燥,加入弱碱粉末混匀,包装,即得。

(二) 制粒

制粒是将药材提取物或药材细粉与赋形剂混合均匀,加入适宜的黏合剂或润湿剂,制成颗粒状制品的操作。制粒是颗粒剂制备的关键工艺技术。根据制颗粒时物料状态,制粒方法分为湿法制粒与干法制粒。

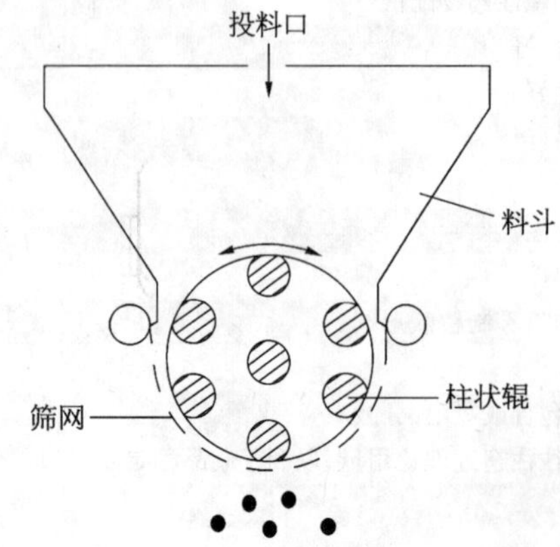

图15-1 摇摆式制粒机示意图

1. *湿法制粒* 湿法制粒技术是将稠浸膏或干浸膏细粉与辅料粉末混合后,加入润湿剂或黏合剂制粒,或者将提取浓缩液直接干燥制粒的方法。湿法制粒包括挤出式制粒、快速搅拌制粒、流化喷雾制粒、喷雾干燥制粒等方法。

(1) 挤出制粒:挤出制粒是先将赋形剂或药材细粉置混合槽中,加入药物稠浸膏或干浸膏细粉搅拌混合均匀,必要时加适量一定浓度的乙醇调整湿度,制成软材,然后将软材用强制挤压方式通过具有一定大小孔径的筛网或筛板而制成颗粒的方法。颗粒的大小由筛网的孔径大小调节。这类制粒设备主要有摇摆式颗粒机、旋转式制粒机、螺旋式挤出制粒机。旋转式制粒机适于黏性较差的药料制颗粒，颗粒较紧，粒度均匀。螺旋挤出制粒是把药物粉末(或干浸膏粉)加适当黏合剂(或润湿剂)制成软材后，经过螺杆输送，强制挤压使其通过一定大小孔板的制粒方法。摇摆式颗粒机示意图见图 15 - 1，旋转式制粒机示意图见图 15 - 2。

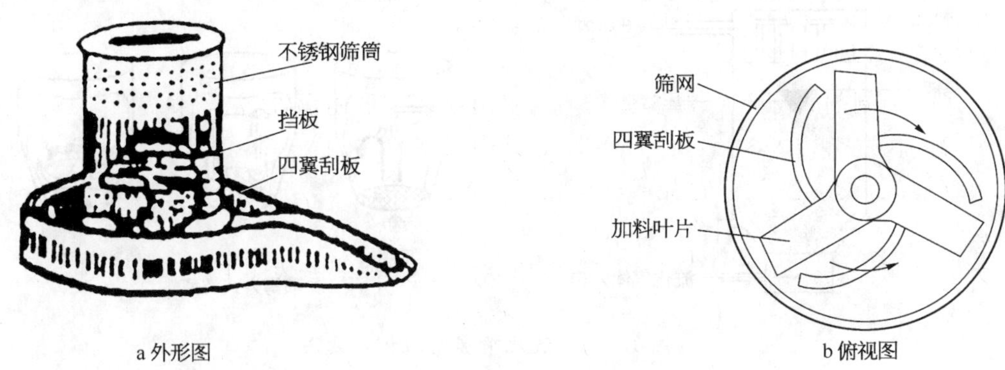

图 15 - 2　旋转式制粒机示意图

在挤出制粒工艺中，制软材是关键步骤，直接影响着颗粒的质量。软材触感应松、软、黏、湿度适宜，其质量目前仍以经验来控制，即以“手握成团，轻压即散”为标准，重现性较差。

稠膏的黏性与相对密度、赋形剂与浸膏的比例等会影响软材状态。一般浸膏与糖粉的比例为 1∶2～1∶4，或者浸膏与糖粉、糊精的比例为 1∶3∶1。一般辅料总量不宜超过浸膏量的 5 倍。如果软材过软，容易导致粘网，难以过筛制粒，即使通过筛网，也会被挤压成长条状，并有粘连等现象，制得的颗粒过硬而溶解性差。此时可加入适量的辅料或药物细粉调整软材湿度。如果软材太干，会造成颗粒疏松易碎或细粉过多，可用适量的低浓度乙醇，或者加入适当的黏合剂增加软材黏度。

(2) 高速搅拌制粒：高速搅拌制粒是将药料、辅料以及黏合剂置于密闭的制粒容器内，利用高速旋转的搅拌桨与制粒刀的切割作用，使物料混合、制软材、切割制粒与滚圆一次完成的制粒方法。颗粒致密性可以通过调整黏合剂的浓度、加入量以及搅拌桨的搅拌时间来控制；粒径大小可以通过调整搅拌桨与切割刀的转速来控制。与挤出式制粒相比较，高速搅拌制粒具有省工序，操作简单，快速；制粒过程密闭、污染小；物料混合均匀，制成的颗粒圆整均匀，流动性好等特点。该方法制备的颗粒比较适于胶囊剂、片剂制粒要求。高速搅拌制粒机的构造与工作原理示意图见图 15 - 3。

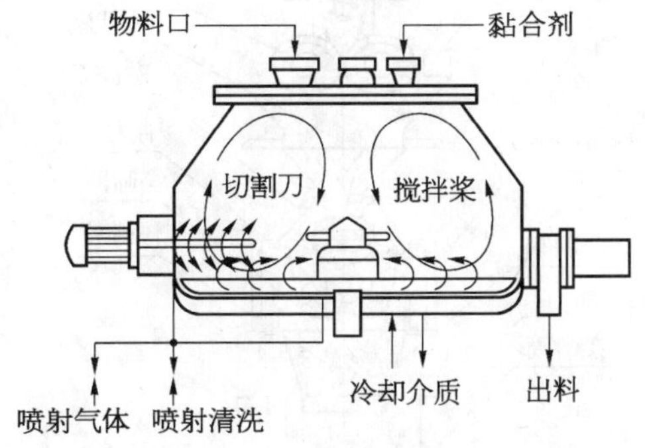

图 15 - 3　高速搅拌制粒机示意图

(3) 流化喷雾制粒：又称为一步制粒或沸腾制粒技术。该方法是将药物细粉或辅料在自下而上的热气流作用下呈悬浮的流化状态，喷入药液或液体黏合剂，使粉末聚结成颗粒并进而干燥的方法。该方法的特点是可以使物料混合、制粒、干燥，甚至包衣操作在一台设备内完成，生产效率高；辅料用量少，颗粒疏松多孔，粒度均匀、流动性好，颗粒间色差小；制粒过程在密闭制粒机内完成，生产过程不易被污染。流化床喷雾方式有 3 种，即顶端喷雾、底端喷雾和切线喷雾。通常顶喷多用于制粒，底喷多用于包衣，切喷多用于制备微丸。颗粒流化喷雾制粒机的构造示意图见图 15－4。

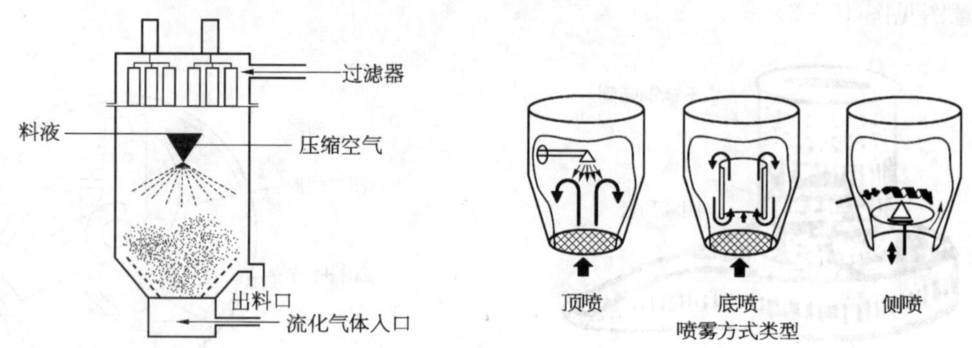

图 15－4　流化喷雾制粒机示意图

影响流化床制粒效果的因素包括原料的粒度、黏性强弱、亲疏水性大小、黏合剂的种类、浓度与用量、设备操作参数等。如黏合剂的喷雾量与喷雾速度、喷雾空气的压力会影响粉体粒子的结合速度、颗粒粒度的大小与均匀性；进风风量大小会影响物料的流化状态、粉粒的分散性、干燥的快慢；进风温度会影响颗粒的大小、松紧程度、物料表面的润湿与干燥程度等。总之，影响流化制粒效果的因素较多，生产过程中需要综合考虑各个方面的因素，才能找出最佳操作参数，制得符合要求的颗粒。

(4) 喷雾干燥制粒：喷雾干燥制粒是将药物浓缩液在压缩空气作用下喷雾于干燥室内，雾滴水分在热气流作用下迅速蒸发，直接得到球状干燥细颗粒的方法。该方法适合于热敏性物料的干燥与制粒。影响颗粒粒度的因素主要有药液的相对密度、进液速度、雾化压力、进风量和进风温度等。一般药液的相对密度控制在 1.15～1.20 范围内；对于粉粒黏性不足的情况，可以考虑在浸膏中加入 10%～20%糊精浆。

2. 干法制粒　干法制粒是将药物干浸膏粉，加入干燥黏合剂等辅料，用干法制粒机先挤压成薄片或大的胚片，再粉碎成颗粒的方法。该法工艺简便，能够避免有效成分受湿热破坏，保证颗粒性状的均一性，提高颗粒的稳定性和溶散性。干法制粒机的构造示意图见图 15－5。

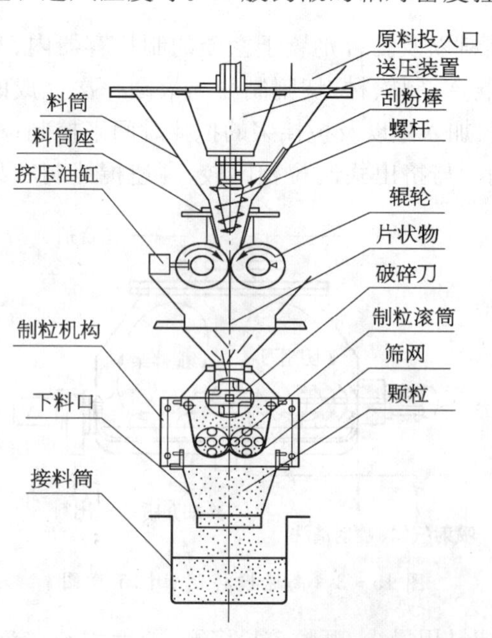

图 15－5　干法制粒机示意图

(三) 湿颗粒干燥

湿粒制成后应迅速干燥，放置过久湿粒易结块或变形。干燥温度一般以 60～80℃为宜。干燥时温度应逐渐升高，否则颗粒的表面干燥过快，易结成一层硬壳而影响内部水分的蒸发；而且颗粒中的糖粉骤遇高温时能熔化，使颗粒变得坚硬，尤其是糖粉与枸橼酸共存时，温度稍高即粘结成块。

颗粒的干燥程度可通过测定含水量进行控

制，一般应控制在2%以内。生产中常用的干燥设备有热风循环式烘箱、沸腾干燥床、振动式远红外干燥机等。

(四) 整粒

湿粒干燥后，常出现结块、粘连等现象，需再通过摇摆式颗粒机，过12～14目筛，使大颗粒磨碎，再通过60目筛除去细小颗粒和细粉。筛下的细小颗粒和细粉可重新制粒，或并入下次同一批药粉中，混匀制粒。

颗粒剂处方中若含挥发性成分，一般宜溶于适量乙醇中，用雾化器均匀地喷洒在干燥的颗粒上，然后密封放置一定时间，待颗粒均匀吸收后方可进行包装。为提高挥发性成分的稳定性，也可将其用β-环糊精制成包合物加入到整粒后的颗粒中。

(五) 包装

颗粒剂中含有浸膏或蔗糖，极易吸潮结块，甚至溶化，故应及时密封包装，并干燥贮藏。生产上常用自动颗粒包装机包装。包装材料常用复合铝塑袋分装，这类材料不易透湿、透气，贮存期内一般不会出现吸潮软化现象。

三、 块状冲剂的制备

块状冲剂的制法有2种，一是模压法，二是机压法。两法均系将药材提取物或药材细粉与糖粉或其他辅料混合均匀后制成颗粒。模压法是用模具将颗粒压印成块，干燥即得。机压法是将颗粒干燥，加水溶性润滑剂，然后采用压力较大的花篮式单冲压块机冲压成块，即得。

四、 颗粒剂常见的质量问题与解决措施

1. **吸湿结块** 中药颗粒剂贮存过程中的吸湿结块，甚至液化现象，是颗粒剂突出的质量问题。主要原因是中药浸膏中含有的黏液质、蛋白质、多糖等大量水溶性成分吸湿所致。

目前主要从以下几个工艺环节解决：

(1) 将提取液分离纯化：如采用水提醇沉法、高速离心法、膜分离技术、大孔吸附树脂分离技术、絮凝澄清法等。

(2) 选用防潮辅料：制颗粒时选择恰当的辅料，可降低其吸湿性。如微晶纤维素、微粉硅胶、可溶性淀粉、无水乳糖、甲壳质、磷酸钙等均可调节制剂的吸湿性，但选用时要考虑到颗粒进行溶化性检查问题。喷雾干燥所得浸膏粉由于比表面积很大，因而易吸潮，黏性强，易粘结成团，制粒困难，必须添加适当的赋形剂以降低浸膏粉引湿性。

(3) 颗粒包衣：适当的薄膜衣对水蒸气、光线有一定的隔离能力，颗粒包薄膜衣可有效防潮。常用的防水(潮)薄膜衣料主要有HPMC、EC、丙烯酸树脂等。

(4) 采用防潮包装材料严密包装：如铝塑复合膜包装材料具有较好的防潮性能，因而在颗粒剂的包装中广泛使用。

2. **颗粒均匀度不合格** 颗粒剂粒度检查时，常出现细粉超标现象。主要原因有浸膏黏性不足，润湿剂乙醇浓度过高；膏粉比例不当，细粉过多；黏合剂品种、浓度和用量不当；颗粒含水量过低。生产中应分析原因，采取针对性的解决措施。

3. **溶化性不合格** 有些水溶性颗粒剂产品的溶化性检查会出现不能全部溶化，浑浊明显等现象。

主要原因与解决措施有：

(1) 有效成分是难溶性物质，或方中药物之间发生反应生成难溶性物质。可以考虑采取增溶技术，或者相应的工艺处理。

(2) 纯化技术不恰当，杂质存留过多。应采用适当的精制方法，有选择地保留有效成分，尽可能除去杂质，如絮凝澄清技术、超滤技术、大孔树脂吸附技术等。

(3) 辅料溶解性不好，用量过大。如糊精用量过多时，会导致溶液浑浊。应更换溶解性好的辅料。

(4) 药液浓缩或颗粒干燥时温度过高，导致药料糊化。应加强生产过程的管理。

(5) 制粒设备和用具清洁不彻底，导致污染。应加强生产过程的管理。

五、 举例

1. 感冒清热颗粒

【处方】 荆芥穗 200 g　薄荷 60 g　防风 100 g　柴胡 100 g　紫苏叶 60 g　葛根 100 g　桔梗 60 g　苦杏仁 80 g　苦地丁 200 g　芦根 160 g　白芷 60 g

【制法】 以上十一味，取荆芥穗、薄荷、紫苏叶提取挥发油，蒸馏后的水液另器收集；药渣与其余防风等 8 味，加水煎煮二次，每次 1.5 h，合并煎液，滤过，滤液与上述水液合并，合并液浓缩成相对密度 1.32～1.35(50℃)的清膏，取清膏，加蔗糖、糊精及乙醇适量，制成颗粒，干燥，加入上述挥发油，混匀，制成 1 600 g；或将合并液浓缩成相对密度为 1.32～1.35(50℃)的清膏，加入辅料适量，混匀，制成无糖颗粒，干燥，加入上述挥发油，混匀，制成 800 g；或将合并液浓缩成相对密度为 1.08 ～1.10(55℃)的药液，喷雾干燥，制成干膏粉，取干膏粉，加乳糖适量，混合，加入上述挥发油，混匀，制成颗粒 400 g，即得。

【功能与主治】 疏风散寒，解表清热。用于风寒感冒，头痛发热，恶寒身痛，鼻流清涕，咳嗽咽干。

【用法与用量】 开水冲服，一次 1 袋，一日 2 次。

注：1. 本品为棕黄色的颗粒或棕褐色的颗粒；味甜，微苦(无蔗糖或含乳糖)。TLC 鉴别葛根、苦地丁、柴胡、防风。HPLC 定量测定葛根素，本品每袋含葛根按葛根素($C_{21}H_{20}O_9$)计，不得少于 10.0 mg。

2. 考虑到荆芥穗、薄荷、紫苏叶三味药材中含有挥发油，其他药物均含有水溶性药效成分，因此采取双提法既防止挥发油由于水煎而丢失又使水溶性成分得以保留。诸药挥发油密度均小于 1.0，可用共蒸馏法提取。

3. 采用喷雾干燥技术替代传统干燥技术快速制得药物干膏粉，可减少成分破坏和辅料用量，进而减少药物服用剂量。也可考虑采用一步制粒技术，制粒和干燥一次完成，缩短了生产周期，提高了生产效率。

4. 本方工艺中，挥发油在浸膏制成后喷入，易造成挥发油分布不均。常温下油易挥散，且易氧化变质。故可采用环糊精包合技术包埋荆芥穗、薄荷、紫苏叶挥发油，以保证其稳定性。

5. 采用对患者血糖无影响的辅料适用于特种人群如糖尿病患者、肥胖病患者的治疗。

2. 六味地黄颗粒

【处方】 熟地黄 320 g　山茱萸(制)160 g　牡丹皮 120 g　山药 160 g　茯苓 120 g　泽泻 120 g

【制法】 以上六味，熟地黄、茯苓、泽泻加水煎煮 2 次，煎液滤过，滤液浓缩至相对密度 1.32～1.35(80℃)，备用；山茱萸、山药、牡丹皮粉碎成细粉，与浓缩液混合，加糊精适量和甜蜜素溶液适量，并加 75%乙醇适量，制成颗粒，干燥，制成1 000 g，即得。

【功能与主治】 滋阴补肾。用于肾阴亏损，头晕耳鸣，腰膝酸软，骨蒸潮热，盗汗遗精，口干口渴。

【用法与用量】 开水冲服。一次 5 g，一日 2 次。

注：1. 本品为棕褐色的颗粒；味微甜、酸、微苦，有特异香气；TLC 鉴别牡丹皮；HPLC 定量测定丹皮酚、熊果酸，本品每袋含牡丹皮按丹皮酚($C_9H_{10}O_3$)计，不得少于 6.0 mg；本品每袋含山茱萸按熊果酸($C_{30}H_{48}O_3$)计，不得少于 1.2 mg。

2. 方中熟地黄、茯苓和泽泻主要含有苷类及多糖等水溶性有效成分，因此采取水煎煮提取方法，从而提高药效。山茱萸中熊果酸等成分难溶于水；山药属粉性药材，含有调节或增强免疫功能的胆碱多糖(山药多糖)经炮制后含量会降低，故现代临床多以生品入药；牡丹皮中的主要活性成分丹皮酚具有挥发性，所以此三种药材采用细粉入药，体现了药辅合一的特点。

3. 方中药物含有大量多糖，有很强的吸湿性，处方中使用糊精作填充剂，不使用蔗糖粉，既可以降低制剂的吸湿性，又可以避免蔗糖对人体血糖的影响。

第三节 颗粒剂的质量检查、包装与贮藏

一、质量检查

1. **外观性状** 颗粒剂应干燥，粒径均匀，色泽一致，无吸潮、结块、潮解等现象。

2. **粒度** 除另有规定外，取供试品 30 g，称定重量，置药筛中，保持水平状态过筛，左右往返，边筛动边轻叩 3 min。不能通过一号筛与能通过五号筛的总和不得过 15%。

3. **水分** 照《中国药典》2005 年版一部附录Ⅸ H 水分测定法测定，除另有规定外，不得过 6.0%。

4. **溶化性** 取供试品 1 袋(多剂量包装取 10 g)，加热水 200 ml，搅拌 5 min，立即观察，可溶性颗粒应全部溶化，允许有轻微浑浊；混悬颗粒应能混悬均匀。

泡腾颗粒 取供试品 1 袋，置盛有 200 ml 水的烧杯中，水温为 15～25℃，应迅速产生二氧化碳气体而呈泡腾状，5 min 内颗粒应完全分散或溶解在水中。

颗粒剂均不得有焦屑等异物。

5. **装量差异** 单剂量包装的颗粒剂，取供试品 10 袋，分别称定每袋内容物的重量，每袋装量与标示量相比较，按表 15－2 中规定，超出装量差异限度的不得多于 2 袋，并不得有 1 袋超出限度 1 倍。

表 15－2 单剂量包装的颗粒剂的装量差异限度

标示装量	装量差异限度	标示装量	装量差异限度
1 g 或 1 g 以下	±10%	1.5 g 以上至 6 g	±7%
1 g 以上至 1.5 g	±8%	6 g 以上	±5%

6. **装量** 多剂量包装的颗粒剂，照《中国药典》2005 年版一部附录Ⅻ C 最低装量检查法检查，应符合规定。

7. **微生物限度** 照《中国药典》2005 年版一部附录ⅩⅢ C 微生物限度检查法检查，应符合规定。

二、包装与贮藏

颗粒剂通常选用密封性能良好的铝塑、纸塑或纸包装，置阴凉干燥处，避光贮藏。

第十六章 胶囊剂

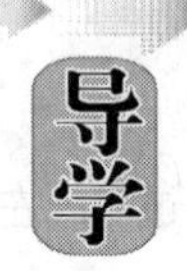

1. 掌握胶囊剂的含义、分类与特点；硬胶囊剂和软胶囊剂的制备。
2. 熟悉胶囊剂的质量检查；肠溶胶囊剂的制备。

第一节 概述

一、含义

胶囊剂(Capsules)系将药材用适宜方法加工后，加入适宜辅料填充于空心胶囊或密封于软质囊材中的固体制剂，填装的药物可为粉末、液体或半固体，主要供口服用。

胶囊剂是由改善服药方法而发展起来的一种剂型，随着电子及机械工业的发展和一些先进设备的问世，胶囊剂从理论到生产、从品种到产量都有了快速的增长，已成为应用最广泛的口服剂型之一。我国明代开始已有类似剂型"面囊"的应用，公元前1500年第1粒胶囊在埃及诞生，1730年维也纳药剂师开始使用淀粉胶囊，1840年软胶囊制造技术在巴黎获得专利，1846年两节式硬胶囊制造技术在法国获得专利，1872年第一台胶囊制造充填机在法国诞生。目前，《中国药典》2005年版一部收载胶囊剂39种，其中硬胶囊剂35种、软胶囊剂4种。

二、特点

胶囊剂主要特点有：① 物态适应性好，填充物形态和形状可有多种形式。②患者顺应性好，颜色多样、美观、可印字、可掩盖苦味和臭味等药物不良气味、服用和携带方便。③ 制备时不需加黏合剂和压力，溶出快。④ 对光敏感的药物装入不透光胶囊中，可保证药物稳定。⑤ 根据药物性质和临床需要可控制药物缓释、速释和定位释放。⑥ 含油量高或液态药物以及剂量小、难溶于水、胃肠道内不易吸收的药物，可制成软胶囊剂，提高疗效和稳定性。

以下情况不宜选用本剂型：① 能溶解胶囊壁的药物水溶液或乙醇溶液。② 氯化物、溴化物等易溶性药物。③ 胃刺激性强的药物。④ 易风化或易吸湿的药物。⑤ 老人或儿童用药。

三、分类

胶囊剂可分为普通胶囊剂和肠溶胶囊剂等。

1. 普通胶囊剂

(1) 硬胶囊剂：系指将药材细粉、药材提取物、药材提取物加药材细粉与适宜辅料制成的均匀粉末、细小颗粒、小丸、半固体或液体充填于空心硬胶囊中制成的胶囊剂。目前应用最广泛。空心硬胶囊一般呈圆筒形，质地坚硬而具弹性，由上下配套的两节紧密套合而成。

(2) 软胶囊剂：亦称弹性胶囊、胶丸，系指将药材提取物、液体药物加适宜的辅料混匀后用滴制法或压制法密封于球形、椭圆形或其他形状的软质囊材中制成的胶囊剂，主要特点是可塑性强，弹性大、装量差异小。近年来也有将固体、半固体药物制成软胶囊剂内服的。

2. 肠溶胶囊剂　系指不溶于胃液，但能在肠液中崩解、溶化、释放的胶囊剂，其囊壳经处理、肠溶材料包衣或用其他适宜方法加工而成，不溶于胃液而能溶于肠液，是一类具有特殊溶解行为的硬胶囊剂或软胶囊剂。

3. 其他　近年来为了适应医疗的不同需要，还制成了许多其他类型的胶囊剂，如缓释胶囊、速释胶囊、植入胶囊、气雾胶囊、外用胶囊、直肠和阴道胶囊等，但应用远不如口服胶囊广泛，本章不作详细介绍，主要介绍口服胶囊剂。

第二节 胶囊剂的制备

一、硬胶囊剂的制备

(一) 制备

硬胶囊剂是由囊身、囊帽紧密配合的空心胶囊(胶壳)和填充的药物组成，其工艺流程为：

空心胶囊的制备、大小选择—┐
　　　　　　　　　　　　　├→药物的填充→胶囊封口→除粉打光→质量检查→包装。
药物的处理——————————┘

1. 空心胶囊的制备

(1) 组成和种类：近年来明胶代用品有甲基纤维素、褐藻胶、海洋生物胶等材料，甲基纤维素制备胶囊的开发研究也已达生产水平。但明胶仍是首选原料，应符合《中国药典》2005年版二部的规定，还应有一定的黏度、胶冻力和pH等，黏度能影响胶囊壁的厚度，胶冻力则决定空心胶囊的强度。根据水解方法的不同分为两种：酸法处理制得A型明胶的等电点为pH 7～9，碱法处理制得B型明胶的等电点为pH4.7～5.2。两类明胶对空心胶囊的性质无明显影响，都可应用，生产中多混合投料。根据来源明胶可分为骨胶和皮胶，骨胶质地坚硬、性脆、透明度较差，皮胶富有可塑性、透明度好，两者物理性质差异较大，混合使用较理想。

除明胶外，空心胶囊中还常加增塑剂、着色剂、防腐剂和成型助剂。明胶易吸湿、易脱水，为增加空心胶囊的坚韧性、可塑性，要适当加一定量的甘油、羧甲基纤维素钠、羟丙基纤维素、油酸酰胺磺酸钠或山梨醇等，用量低于5%；为减小蘸模后明胶的流动性，可加琼脂增加胶液的胶冻力；为了美观和易于识别，可加各种食用染料着色；对光敏感的药物，可加入遮光剂（如2%～3%的二氧化钛）制成不透光空心胶囊；为防止霉变可加入防腐剂，如囊材中对羟基苯甲酸酯类可达0.2%；为更好成型、囊壳厚薄均匀、增加光泽，可加少量表面活性剂，如十二烷基磺酸钠；必要时也可加入芳香性矫味剂，如0.1%乙基香草醛或者不超过2%的香精油。

根据组成和外观不同，空心胶囊可分为无色透明（不含色素和二氧化钛）、有色透明（含色素但不含二氧化钛）和不透明（含二氧化钛）三种类型。

(2) 制备：空心胶囊一般由专门的工厂生产，普遍采用的方法是将不锈钢制的栓模浸入明胶溶液形成囊壳的栓模法，可分为溶胶、蘸胶（制坯）、干燥、拔壳、截割及整理6个工序，一般由自动化生产线完成，生产环境温度为10～25℃，相对湿度为35%～45%，洁净度达10 000级。有专门的胶囊印字机，可在空心胶囊上印字以识别胶囊品种，速度一般为45 000～60 000粒/h，在食用油墨中添加8%～12%聚乙二醇400或类似高分子材料，能防字迹磨损。

(3) 规格和质量：空心胶囊多呈圆筒形，规格由大到小分为000、00、0、1、2、3、4、5号共8种，容积（ml±10%）分别为1.42、0.95、0.67、0.48、0.37、0.27、0.20、0.13（图16-1），一般常用0～3号，规格标准见表16-1。一般根据质量将其分为优等品、一等品、合格品等3个等级。

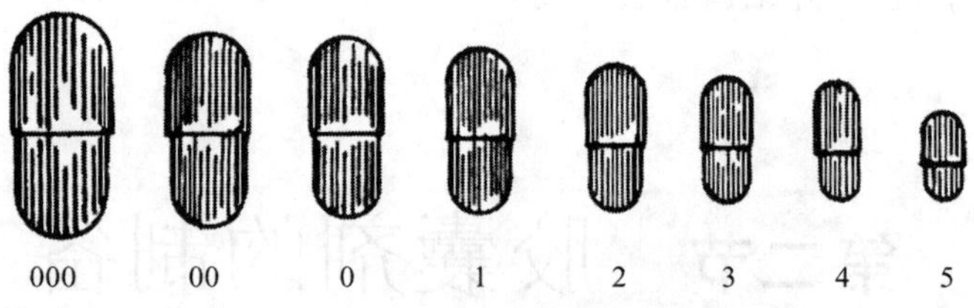

图16-1 硬胶囊的规格

表16-1 空心胶囊长度和囊壁厚度的标准 （单位：mm）

胶囊号	口径外部帽	口径外部体	长度帽	长度体	全囊长度	囊壁厚度
0	7.65±0.03	7.33±0.03	11.05±0.03	18.69±0.03	21.50±0.50	0.12～0.14
1	6.90±0.03	6.55±0.03	9.82±0.03	16.75±0.03	19.60±0.50	0.12～0.14
2	6.35±0.03	6.01±0.03	9.04±0.03	15.75±0.03	18.50±0.50	0.11～0.13
3	5.84±0.03	5.54±0.03	8.01±0.03	14.01±0.03	16.10±0.50	0.11～0.13

除明胶本身的质量外，空心胶囊的成品应按《中国药典》2000年版要求检查，以保证质量。检查项目包括性状、鉴别以及松紧度、脆碎度、崩解时限、亚硫酸盐、氯乙醇、干燥失重、炽灼残渣、重金属、黏度等项目的检查。合格后将上下两节套合，装于密闭容器中，置阴凉干燥处保存。

2. *药物的处理* 硬胶囊中填充的药物，除特殊规定外，一般均要求是混合均匀的细粉或颗粒，近年来也有小丸、液体或半固体药物，两者在辅料种类、用量和生产设备上不相同。

(1) 固体粉末、颗粒或小丸装囊：处方中辅料的种类和用量可通过休止角（≤40°）、崩解时限（≤30 min）或溶出度等指标比较筛选确定。药物处理方式的选择由药物的剂量和性质决定：① 药物剂量不同，处理方式不同。剂量极小，尤其是麻醉、毒性药物，常加稀释剂如乳糖、淀粉等稀释一定倍数，便于分剂量和促进药物分散溶出；剂量较小的药物或细料药等可直接粉碎成细粉；剂量较大者可部分药材粉碎成细粉，其余药材提取浓缩成稠膏后与细粉混匀干燥粉碎,也可将全部药材提取浓缩成稠膏后加适当辅料制成颗粒,干燥混匀。中药复方多剂量较大,需通过提取精制降低剂量,必要时选择其他合适剂型。② 药物性状不同,处理方式不同。易吸湿(如中药浸膏粉)或混合后发生共熔的药物,可加适量稀释剂(如氧化镁、碳酸镁等)混合;含有结晶性或提取的纯品药物时,可先研成细粉再与其他药粉混匀;流动性差的药物可加入2%以下的润滑剂如硬脂酸盐、滑石粉等,以保证良好的流动性和快速准确地填充,减少分层;疏水性药物常加亲水性物质如甲基纤维素等,易于分散溶出,利于吸收和提高生物利用度;疏松性药物小量填充时可加适量乙醇或液状石蜡混匀;挥发油一般用吸收剂吸收。

(2) 液体、半固体药物装囊:这种技术不仅使硬胶囊成为软胶囊的替代品,而且能改善均匀度、克服粉尘交叉污染、通过固体溶液或缓释技术控制药物释放。为克服药物泄漏,常用具有触变或熔融性质的配方填料,使药物填料仅在填充过程中因切变力增加或热作用而液化,随后切变力减小或冷却而立即固化。熔融性配方选用适宜熔点的蜂蜡、液体石蜡等,可使药物固态分散提高溶出度。触变性配方常由Miglyol油(辛酸、葵酸和琥珀酸三甘油酯)或Imwitor油(辛酸、葵酸和琥珀酸单双甘油酯)加1%~6%微粉硅胶组成。

3. 空心胶囊的大小选择 由于药物填充多用容积控制,而药物因密度、晶态、粒度大小不同致所占的容积亦不同,故应按药物剂量所占容积来选用最小的空心胶囊。常用各号空心胶囊的容积与填充几种不同密度药物粉末的重量见表16-2。

表16-2 各号空心胶囊的容积(ml)与填充不同密度药物粉末的重量(mg)

空心胶囊号码	空心胶囊近似容积	药物堆密度(g/ml)						
		0.3	0.5	0.7	0.9	1.1	1.3	1.5
0	0.75	225	375	525	675	825	975	1 125
1	0.55	165	275	385	495	605	715	825
2	0.40	120	200	280	360	440	520	600
3	0.30	90	150	210	270	330	390	450
4	0.25	75	125	175	225	275	325	375
5	0.15	45	75	105	135	165	195	225

一般多凭经验或试装来选空心胶囊大小。也可从图16-2中找到所需空心胶囊的号码。如某固体药粉拟装700 mg/粒胶囊,密度1.8 g/cm^3,以此数据在图上密度与重量间作虚线,与图中实线得到的交叉点即为可选用的空心胶囊号码,应选2号空心胶囊。

4. 药物的填充 生产环境应控制温度40℃以下、相对湿度30%~40%,以保持空心胶囊含水量。小量制备可用手工填充法如图16-3,先将药粉置洁净纸上或玻璃板上,铺成一层,并用药刀轻轻压紧,其厚度为下节囊身高度的1/3~1/4。然后手带指套持囊身,囊口向下插入药粉中,反复数次至填满,称重,如重量符合即将囊帽套上,然后用灭菌的纱布或毛巾包起轻加搓拭除去粘附的药粉,空心胶囊外壳用喷少量液体石蜡的纱布滚搓打光。填充有毒药物时须在纸上一一称取后再装胶囊。

为提高填充效率,也可采用硬胶囊分装器填充,见图16-4。硬胶囊分装器的面板上具有比下囊身直径稍大一些的无数圆孔。使用时将底板两侧活动槽向里移,盖上面板(使插板插入底板的插孔里)。将下节囊身插入面板的模孔中,使囊口与面板保持齐平。然后将药粉撒布囊口上并手持分装器左右摇摆振荡,重复操作,待药粉填满囊身后,扫出多余药粉,将两侧的活动槽向外移，使面板落在底板上将囊身顶出，套上囊帽，倒出硬胶囊，去表面药粉，拭净即得。

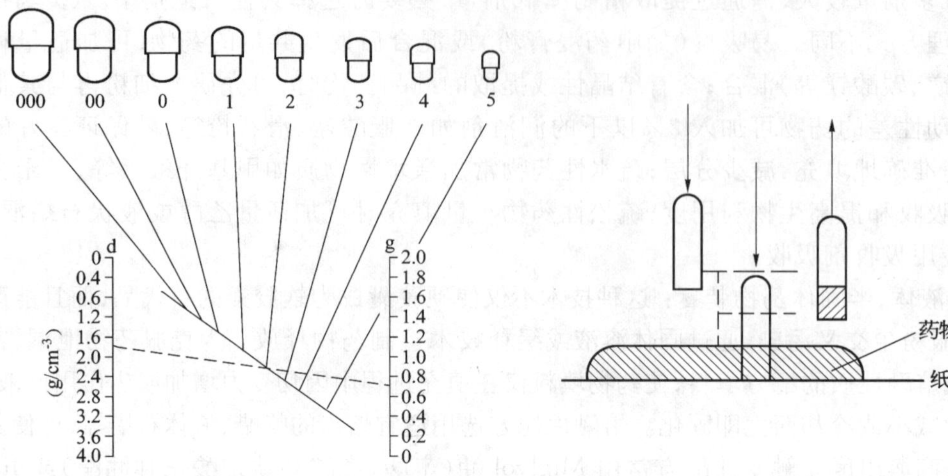

图 16－2 空心胶囊号码与装量的关系　　图 16－3 手工填充示意图

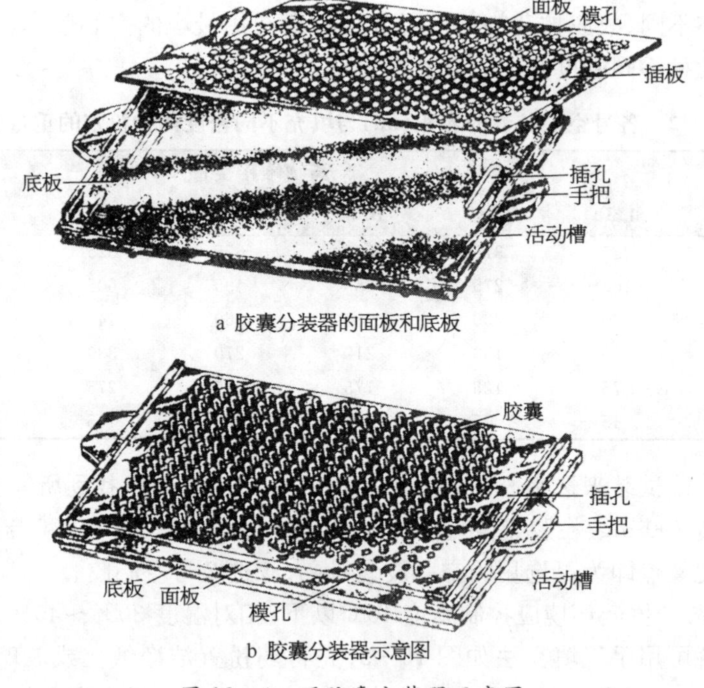

图 16－4 硬胶囊分装器示意图

大生产可采用自动填充机，如图 16－5 所示，主要流程是：

空心胶囊供给→排列→校正方向→空心胶囊帽体分开→药物填充→残品剔除→胶囊帽体套合→成品排出。

按药物填充方式可分为 5 种类型，如图 16－6。根据药物的物理性质选用合适类型，a 适用于自由流动性好的药粉，可加 2%以下的润滑剂防分层；b、c 适用于具有较好流动性的药物；d 适用于聚集性较强的药粉（如针状结晶）和易吸湿药物（如中药浸膏）。

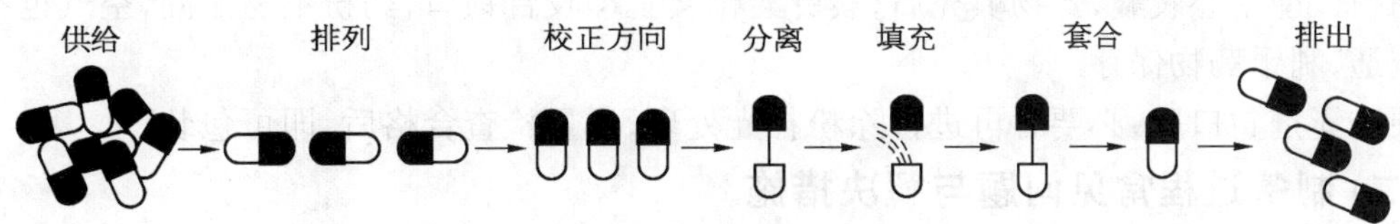

图 16-5 全自动胶囊填充操作流程示意图

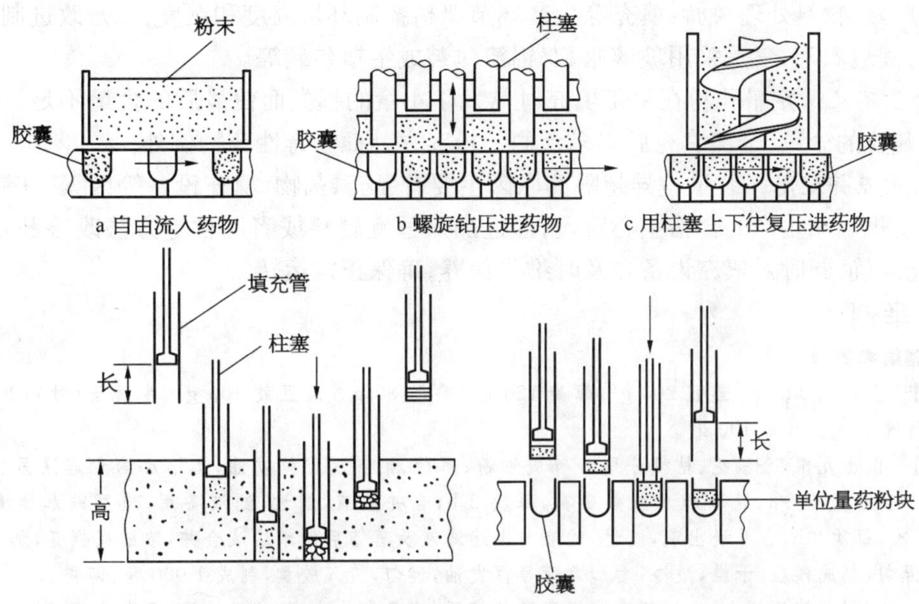

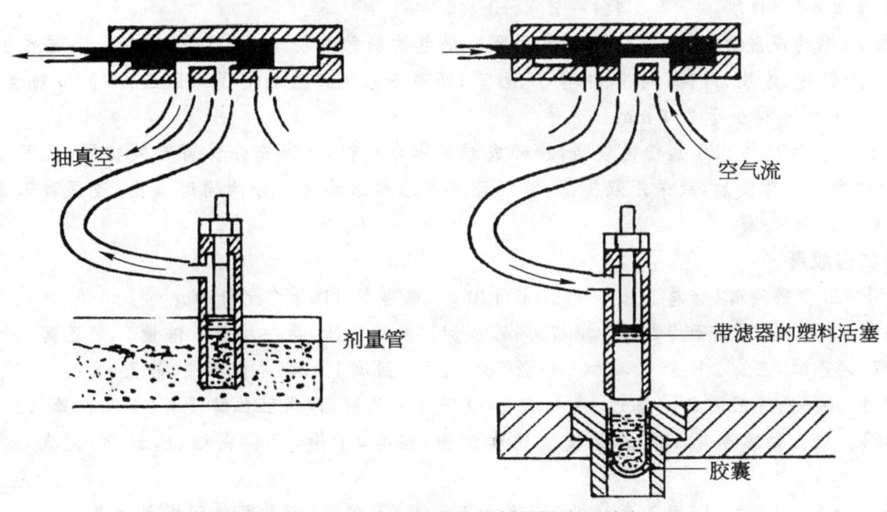

图 16-6 硬胶囊药物填充机类型

5. **胶囊的封口** 空心胶囊的套合方式有平口与锁口两种，生产中一般使用平口胶囊，为防止泄漏，封口是一道重要工序。封口的材料常用与制备空心胶囊时相同浓度的明胶(如明胶20%、水40%、乙醇40%)，保持胶液温度50℃，于囊帽与囊身套合处封上一条胶液烘干即可。

若采用锁口型空心胶囊,药物填充后,囊身囊帽套上即咬合锁口,药粉不易泄漏,空气也不易在缝间流通,利于药物保存。

硬胶囊剂封口后,必要时再进行除粉打光处理,质量检查合格后,即可包装。

(二) 制备过程常见问题与解决措施

1. *吸潮* 吸潮问题是胶囊剂制备中遇到的较为普遍的问题,因为内容物吸潮后往往变软、结块,甚至霉变,囊壳吸潮后变软变形,从而影响药品的质量和疗效。解决的办法:一是在空心胶囊贮藏、物料处理、物料填充等生产环节严格控制环境温度和湿度;二是改进制备工艺,如制粒、防潮包衣等;三是采用玻璃瓶、双铝箔包装或铝塑包装等。

2. *含量不足* 定量药粉在手工填充时常发生小量的损失而使最后的含量不足,可在配方时多准备几粒的分量,全部填充后将多余的药粉弃去,麻醉、毒性药物例外。

3. *装量差异超限* 装量差异超限的原因主要有囊壳、药物、填充设备等因素,在制备过程中要选用正规厂家生产的合格空心胶囊,通过加入适宜辅料或者制粒等方法改善药物的流动性,使填充准确,同时对填充设备要及时维修保养,确保正常运转。

(三) 举例

1. 银翘解毒胶囊

【**处方**】 金银花 200 g 连翘 200 g 薄荷 120 g 荆芥 80 g 淡豆豉 100 g 牛蒡子(炒)120 g 桔梗 120 g 淡竹叶 80 g 甘草 100 g

【**制法**】 以上九味,金银花、桔梗分别粉碎成细粉;薄荷、荆芥提取挥发油,蒸馏后的水溶液另器收集;药渣与连翘、牛蒡子、淡竹叶、甘草加水煎煮 2 次,每次 2 h,合并煎液,滤过,滤液备用;淡豆豉加水煮沸后,于 80℃温浸 2 次,每次 2 h,合并浸出液,滤过,滤液与上述滤液及蒸馏后的水溶液合并,浓缩成稠膏,加入金银花、桔梗细粉,混匀,制成颗粒,干燥,放冷,喷加薄荷等挥发油,混匀,装入胶囊,制成 1 000 粒,即得。

【**功能与主治**】 疏风解表,清热解毒。用于风热感冒,症见发热头痛、咳嗽口干、咽喉疼痛。

【**用法与用量**】 口服。一次 4 粒,一日 2～3 次。

注:1. 本品为硬胶囊剂,内容物为浅棕色至棕褐色的颗粒和粉末,气芳香,味苦、辛;显微鉴别桔梗;薄层色谱鉴别了金银花、连翘、薄荷、荆芥、牛蒡子、甘草;高效液相色谱法测定了绿原酸,本品每粒含金银花以绿原酸($C_{16}H_{18}O_9$)计,不得少于 2.4 mg。

2. 金银花和桔梗共 320 g,粉性较强,粉碎成细粉作为粉料,既可充分保留有效物质,又可节省辅料,降低成本;薄荷和荆芥含挥发油,故采用双提法,可保证挥发油和水溶性成分的同时提出;淡豆豉采用温浸法,可防止糊化和便于过滤。

2. 五仁醇胶囊

【**处方**】 五仁醇浸膏(含总五味子素 10 g)120 g 碳酸钙 110 g 淀粉 20g

【**制法**】 取五味子仁,干燥,粉碎,加 75%乙醇回流提取 3 次,第一次加 4 倍量 75%乙醇,回流 3 h,第二次加 3 倍量 75%乙醇,回流 2 h,第三次加 3 倍量 75%乙醇,回流 1 h,合并提取液,静置 48 h,吸取上清液,减压回收乙醇,再加 90%乙醇回流 2 h,滤过,收集滤液,减压回收乙醇,即得五仁醇浸膏(含五仁醇以五味子乙素计不低于 9.0%)。取五仁醇浸膏 120 g,加碳酸钙和淀粉,混合,干燥,粉碎成细粉,过筛,混匀,装入胶囊,制成 1 000 粒。

【**功能主治**】 滋补肝肾,用于急慢性、迁延性肝炎(GPT 偏高)而具肝肾阴虚之症者。

【**用法用量**】 口服,一次 3～4 粒,一日 3 次。4 星期为 1 个疗程,肝功能正常后再服 2 个疗程,药量可酌减。

注:1. 本品为硬胶囊剂,内容物为棕黄色,具油脂性,有香气,味辛、微苦;薄层色谱鉴别了五味子。

2. 五味子中五味子甲素和五味子乙素等木脂素类脂溶性成分为主要有效成分,采用 75%乙醇和 90%乙醇提取,可以使有效成分尽可能提取完全;五仁醇浸膏非常黏腻,加入碳酸钙、淀粉作为稀释剂、分散剂及淀粉作为崩解剂才能使其分散均匀,具有生产需要的流动性,保证分剂量准确。

二、软胶囊剂的制备

(一) 制备

软胶囊是软质囊材包裹液态物料，其工艺流程为：

囊材选择与明胶液制备 → 软胶囊的大小选择 ┐
药物的处理 ┘ → 成型 → 整丸干燥 → 质量检查 → 包装。

1. **囊材选择与明胶液制备**　囊壁由胶料(明胶或阿拉伯胶)、增塑剂(甘油、山梨醇或两者的混合物)、附加剂(防腐剂、遮光剂、色素、芳香剂等)和水组成，具弹性和可塑性，是软胶囊剂的特点和形成基础，其弹性与明胶、增塑剂和水三者比例有关，重量比例通常是干明胶：干增塑剂：水＝1：(0.4～0.6)：1。制备过程中水分有挥发，最终空心胶囊中含水量为7%～9%。软胶囊剂区别于硬胶囊剂的是增塑剂组成比例较高，大于20%。若增塑剂用量过低，则囊壁会过硬，反之则过软。选择硬度时，应考虑到药物性质、药物与囊壁的相互影响，如吸湿性药物应采用冻力高、黏度小的明胶。

明胶应符合《中国药典》2005年版二部、胶冻力标准(勃氏150～250)、黏度(6.67%明胶液黏度25～45 cP)、含铁量的标准(15 ppm以下)及微生物限度规定，以免对铁敏感的药物(如维生素C)发生配伍变化；防腐剂常用对羟基苯甲酸甲酯：对羟基苯甲酸丙酯(4：1)，为明胶量的0.2%～0.3%：色素常用食用规格的水溶性染料；香料常用0.1%的乙基香兰醛或2%的香精；遮光剂常用二氧化铁，每1 kg明胶原料常加2～12 g；加1%的富马酸可增加胶囊的溶解性；加二甲基硅油改善空心胶囊的机械强度和提高防潮防霉能力。

制备明胶液时，明胶一般先加适量水膨胀，甘油及余下的水加热混匀后加入膨胀的明胶，搅拌熔化后保温静置，去泡沫，滤过，保温待用。

2. **药物的处理**　由于囊壁以明胶为主，因此对蛋白质性质无影响的药物和附加剂才可填充，各种油类或对明胶无溶解作用的液体药物或混悬液，甚至固体药物均可填充。填充物必须是组分稳定、疗效和生产效能最高、体积最小、与空心胶囊有良好的相容性、良好的流变学性质和适应生产上在35℃时的非挥发性物质。药物含水量超过5%，或含低分子量水溶性或挥发性有机物如乙醇、羧酸、胺类或酯类等，均能使软胶囊软化或溶解，因而此类物质不宜填充。醛类可使明胶变性，也不能填充。液体药物可用磷酸盐、乳酸盐等缓冲液调整，使pH控制在4.5～7.5之间，因强酸性可引起明胶的水解而漏泄，强碱性可引起明胶变性而影响溶解释放。

(1) 液体药物和药物溶液：油一般作为本身是油或脂溶性药物的溶剂或混悬液的介质，溶解分散药物为溶液，比混悬液更易包裹，具有较好的物理稳定性和较高的生物利用度。如药物是亲水的，可在药物中保留3%～5%的水分。

(2) 混悬液和W/O乳浊液：混悬液是固体粉末(80目以下)混悬分散在油状基质(植物油或挥发油)或非油状基质(聚乙二醇、吐温80、丙二醇和异丙醇等)中，还应加有助悬剂。对于油状基质，通常使用的助悬剂是10%～30%的油蜡混合物，其组成为：氢化大豆油1份，黄蜡1份，短链植物油(熔点33～38℃)4份；对于非油状基质，则常用1%～15%聚乙二醇-4 000或聚乙二醇-6 000。有时还可加入抗氧剂、表面活性剂来提高软胶囊剂的稳定性与生物利用度。O/W型乳剂可使囊壁失水破坏，均不能制成软胶囊剂，只能填充W/O乳浊液。含油类药物的胶囊尽可能使其含水量降低，防止制备贮藏时影响软胶囊质量，这类药物加入食用纤维素往往能克服水分的影响。如玉米油 222 g、水合氯醛 48 g、精制纤维素 30 g 加水搅拌制成 W/O 乳剂后所制成软胶囊成品率可达 97.84%。

(3) 固体药物：多数固体粉末或颗粒也可包成胶丸，药物粉末应通过五号筛并要混合均匀，但需要专用胶丸 Accogel，一般应用不多。

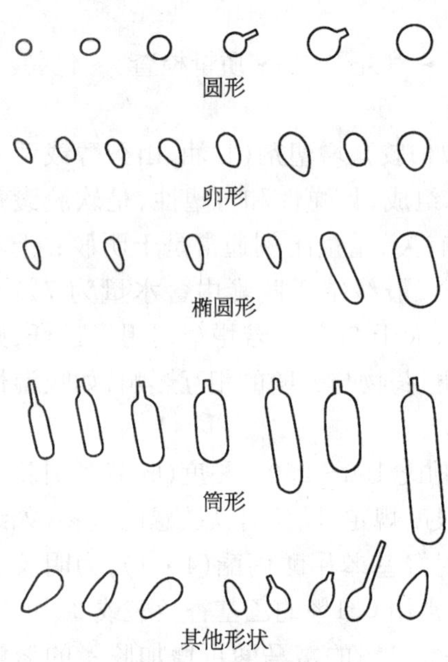

图 16-7 软胶囊形状

3. **软胶囊的大小选择** 软胶囊有球形(亦称胶丸)、卵形、椭圆形、筒形等多种形状，如图 16-7。在保证填充药物达到治疗量的前提下，软胶囊的容积要求尽可能减小。液体药物包囊时按剂量和比重计算囊核大小。混悬液制成软胶囊时，所需软胶囊的大小，可用“基质吸附率”来决定。基质吸附率系指 1 g 固体药物制成填充胶囊的混悬液时所需液体基质的克数。影响固体药物基质吸附率的因素有固体颗粒的大小、形状、物理状态(纤维状、无定形、结晶状)、密度、含湿量以及亲油性或亲水性等。

4. **成型** 软胶囊剂生产时，填充药物与成型是同时进行的，成型方法分为压制法(模压法)和滴制法(滴丸法)两种，压制法又分为钢板模压法和旋转模压法两种。

(1) 滴制法：系指采用滴丸机制备的方法，将明胶液与油状药液两相，通过滴丸机喷头使两相按不同速度喷出，使一定量的明胶液将定量的油状液包裹后，滴入另一种不相混溶的液体冷却剂中，胶液接触冷却液后，由于表面张力作用而使之形成球形，并逐渐凝固成软胶囊剂。如图 16-8 所示。

滴制时，明胶液的处方组成比例、胶液的黏度、药液和胶液及冷却液三者的密度、胶液和药液及冷却液的温度、滴头的大小、滴制速度、软胶囊剂的干燥温度等因素均会影响软胶囊的质量，应在实际生产过程中，根据不同的品种特点，经过试验确定最佳的工艺条件。

(2) 压制法：是将胶液制成厚薄均匀的胶片，再将胶液置于两个胶片之间，用钢板模或旋转模压制软胶囊的一种方法。根据囊材处方，取明胶加蒸馏水浸泡使膨胀，胶溶后将其他物料加入，搅拌混匀即可，常见囊材处方举例见表 16-3。取配好的囊材胶液，涂于平坦的钢板表面上，使厚薄均匀，然后以 90℃左右的温度加热，使表面水分蒸发，成为韧性适宜的具有一定弹性的软胶片。

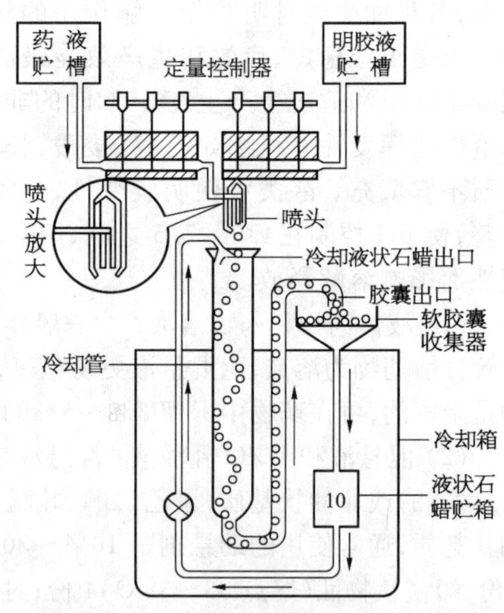

图 16-8 滴制法制备软胶囊剂示意图

表 16-3 囊材处方举例

物　　料	中国某厂	美国某厂	英国某厂	实验室处方
明　　胶	1.00 kg	10 份	13.6 kg	2.75 kg
阿拉伯胶	0.25 kg(胶浆)	1 份	2.6 kg	0.5 kg
甘　　油	0.75 kg	10.4 份	6.8 L	1.25 L
糖　　浆	0.15 kg		5.9 L	1.35 L
蒸 馏 水	1.50 kg	16.1 份	2.27 L	适量

小量生产时,用压丸模手工压制。压丸模由两块大小、形状相同的可以复合的钢板组成,两块板上均有一定数目的圆形穿孔,此穿孔部分有的可卸下,穿孔的大小根据软胶囊剂的容积而定,目前应用较少。药物压入胶片而成软胶囊的过程如图 16-9 所示。目前生产上主要采用旋转模压法,其制囊机及模压过程参见图 16-10,模具的形状可为椭圆形、球形或其他形状。生产时常采用自动旋转轧囊机,在电动机带动下各部均自动运转,连续操作。填充的药液量由填充泵准确控制。

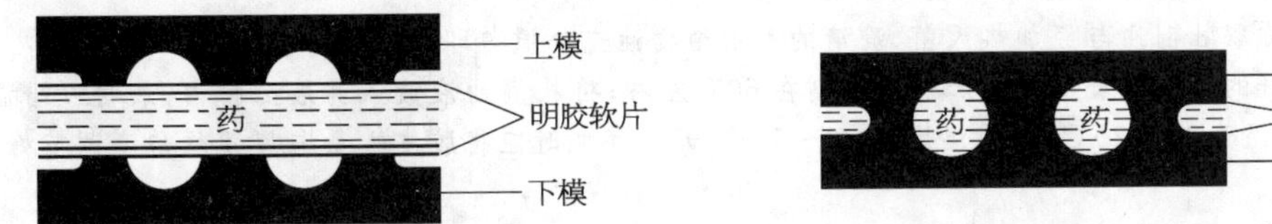

图 16-9 药物压入胶片过程示意图

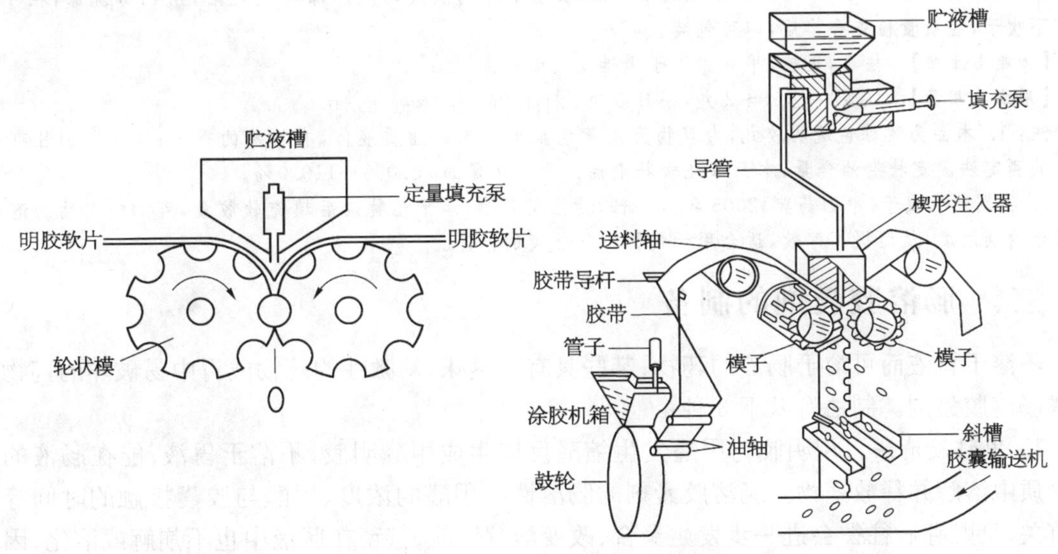

图 16-10 自动旋转轧囊机示意图

滴出的胶丸进行整丸、干燥,质量检查合格后,即可包装。

(二) 举例

1. 藿香正气软胶囊

【处方】 苍术 195 g　陈皮 195 g　厚朴(姜制)195 g　白芷 293 g　茯苓 293 g　大腹皮 293 g　生半夏 195 g　甘草浸膏 24.4 g　广藿香油 1.95 ml　紫苏叶油 0.98 ml

【制法】 以上十味,苍术、陈皮、厚朴、白芷用乙醇提取 2 次,合并醇提液,浓缩成清膏;茯苓、大腹皮加水煎煮2次，合并煎液，滤过；生半夏用冷水浸泡，每8 h换水1次，泡至透心后，另加干姜16.5 g，加水煎煮2次，滤过；与上述滤液合并，浓缩后醇沉，取上清液浓缩成清膏；甘草浸膏打碎后水煮化开，醇沉，取上清液浓缩制成清膏，将上述各清膏合并，加入广藿香油、紫苏叶油与适量辅料，混匀，制成软胶囊1 000粒，即得。

【功能与主治】 解表化湿，理气和中。用于外感风寒、内伤湿滞或夏伤暑湿所致的感冒，症见头痛昏重、胸膈痞闷、脘腹胀痛、呕吐泄泻；胃肠型感冒见上述证候者。

【用法与用量】 口服。一次2～4粒，一日2次。

注：1. 本品为软胶囊，内容物为棕褐色的膏状物，气芳香，味辛、苦；薄层鉴别苍术、陈皮、广藿香油、白芷；高效液相色谱法测定厚朴酚($C_{18}H_{18}O_2$)与和厚朴酚($C_{18}H_{18}O_2$)，本品每粒含厚朴以两种成分总量计不得少于2.25 mg。

2. 本方含油类药物和乙醇提取的脂溶性成分较多，制成软胶囊剂较佳，生物利用度高于其他固体制剂。根据药物成分的溶解性，将药物分组醇提、水煮醇沉，可保证有效成分的提出、杂质的去除和剂量的降低。

2. 牡荆油胶丸

【处方】 牡荆油(95%) 1 000 ml 食用植物油 3 000 ml

【制法】 1. 明胶液的制备 明胶液的组成为明胶100 g、甘油30 ml、水130 ml。取明胶加入适量水使其膨胀，另将甘油及余下的水置煮胶锅中加热至70～80℃，混匀，加入膨胀的明胶，搅拌，熔化，保温1～2 h，静置，使泡沫上浮、除去，以洁净白布滤过，保温待用。

2. 油液的制备 称取牡荆油与经加热灭菌、澄清的食用植物油充分搅匀即得。

3. 制丸 将已制好的明胶液置明胶液贮槽中控制在60℃左右；将牡荆油液放入药液贮槽内；液状石蜡温度以10～17℃为宜，室温为10～20℃，滴头温度为40～50℃；开始滴丸时应将胶皮重量与厚薄均匀度调节好，符合要求后再正式生产。

4. 整丸与干燥 滴出的胶丸先均匀地摊于纱网上，在10℃以下低温吹风4 h以上，再用擦丸机擦去表面的液状石蜡，然后再低温(10℃以下)吹风20 h以上，取出。用乙醇：丙酮＝5：1的混合液或石油醚洗去胶丸表面油层，再吹干洗液，于40～50℃干燥约24 h。取出干燥的胶丸，灯检，除去废丸后，用乙醇洗涤，在40～50℃下吹干，经质量检查合格后，即可包装。

【功能与主治】 祛痰，止咳，平喘。用于慢性支气管炎。

【用法与用量】 口服，一次1～2丸，一日3次。

注：1. 本品为黄棕色透明胶丸，内容物为淡黄色至橙黄色的油质液体，有特殊的香气；理化鉴别牡荆油；挥发油测定法测定牡荆油含量，本品每丸含牡荆油应为标示量的85.0%～110.0%。

2. 牡荆油收载于《中国药典》2005年版一部，为油类药物，溶于植物油后填充软胶囊，可加快药物的溶出、提高生物利用度，从而提高疗效，适合用于慢性支气管炎的治疗。

三、 肠溶胶囊剂的制备

不溶于胃液而可溶于肠液的药物，某些具有辛臭味、刺激性的药物或胃中易破坏的药物可制成肠溶胶囊剂。制法有以下3种：

1. 甲醛浸渍法 用明胶与甲醛发生缩醛反应生成甲醛明胶，不溶于胃液，能在肠液的碱性介质中溶解并释放药物。肠溶胶囊剂的肠溶性与甲醛的浓度、甲醛与胶囊接触的时间等因素有关，且贮存后往往会进一步发生聚合，改变溶解性能，甚至在肠液中也不崩解或溶化，因此现在应用较少。

2. 空心胶囊包肠溶衣 空心胶囊可采用CAP等肠溶材料包衣，然后填充药物，用肠溶性胶液封口，这一种肠溶性较为稳定。近年来用乙基纤维素包衣研制出结肠靶向给药胶囊，为多肽等药物口服给药提供了新剂型。

3. 采用肠溶空心胶囊 肠溶空心胶囊系由明胶和适宜肠溶材料混合制成，分为普通肠溶胶囊和结肠溶肠溶胶囊，应按《中国药典》2000年版要求检查，以保证质量，检查项目包括性状、鉴别以及松紧度、脆碎度、崩解时限、氯乙醇、干燥失重、炽灼残渣、重金属等项目的检查，一般置阴凉干燥处保存。根据药物和临床需要选择普通肠溶胶囊和结肠溶肠溶胶囊，然后填充药物，用肠溶性胶液封口，这一种肠溶性也较为稳定，并应用最为广泛。

第三节 胶囊剂的质量检查、包装与贮藏

一、质量检查

1. **外观** 应整洁，不得有粘结、变形、渗漏或囊壳破裂现象、无异臭。

2. **水分** 硬胶囊剂应做水分检查，按《中国药典》2005年版一部附录Ⅸ H水分测定法测定，内容物水分不得超过9.0%，内容物为液体或半固体者不检查水分。

3. **装量差异** 取供试品10粒，按《中国药典》2005年版一部附录Ⅰ L胶囊剂规定方法检查，每粒装量与标示装量比较（无标示装量的与平均装量比较），装量差异限度应在标示装量（或平均装量）的±10%以内，超出装量差异限度的不得多于2粒，并不得有1粒超出限度的1倍。

4. **崩解时限** 按《中国药典》2005年版一部附录Ⅻ A崩解时限项下方法检查。硬胶囊剂应在30 min内全部崩解；软胶囊剂应在1 h内全部崩解，可改在人工胃液中进行检查；肠溶胶囊剂在盐酸溶液(9→1 000 ml)中检查2 h，每粒的囊壳均不得有裂缝或崩解现象，在人工肠液中1 h内应全部崩解；如有1粒不能完全崩解，应复试，均应符合规定。凡规定检查溶出度、释放度的胶囊剂可不再检查崩解时限。

5. **微生物限度** 按《中国药典》2005年版一部附录ⅩⅢ C微生物限度检查法检查，应符合规定。

必要时检查重金属、砷盐、溶出度或释放度等项目。

二、包装与贮藏

胶囊剂宜选用密封性能良好的玻璃容器、透湿系数小的塑料瓶和铝塑泡罩式包装，置40℃以下、相对湿度30%～40%阴凉干燥处，避光贮藏。

第十七章 片剂

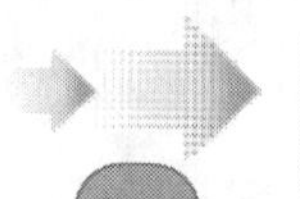

导学

1. 掌握片剂的含义、特点、分类与制法；常用辅料的种类、性质和应用。
2. 熟悉压片机的构造、性能及使用；压片时常见问题和解决措施；包衣的目的、种类、要求与工艺；片剂的质量检查。
3. 了解片剂成型的影响因素。

第一节 概述

一、含义

片剂系指药材提取物、药材提取物加药材细粉或药材细粉与适宜的辅料混匀压制或用其他适宜方法制成的圆片状或异形片状的剂型。

中药片剂的研究和生产始于20世纪50年代，它是对汤剂、丸剂等传统剂型的改进。随着科学技术的进步，片剂生产技术、机械设备和质量控制等方面发展迅速，中药片剂以其品种多、产量大、用途广、服用和贮运方便、质量稳定等特点而成为中药领域的主要剂型，并已涌现出中药分散片、缓释片、口腔崩解片等。《中国药典》收载片剂93种，多为压制片和包衣片。

二、特点

片剂的特点包括：① 溶出度及生物利用度通常较丸剂好。② 剂量准确，药物含量差异较小。③ 质量稳定，而且可以通过包衣等措施对易氧化变质、见光分解及易吸潮的药物进行保护。④ 服用、携带、运输等较方便。⑤ 机械化生产，产量大，成本低。

片剂制备过程中需加入若干辅料，并经过压制成型，药物溶出速度通常较散剂及胶囊剂慢，有时影响其生物利用度；儿童及昏迷患者不易吞服；含挥发性成分的片剂贮存较久时会产生花片、含量降低等现象。

三、片剂的分类

(一) 按给药途径结合制备与作用分类

1. **口服片剂**　口服片剂是应用最广泛的一类，在胃肠道内崩解吸收而发挥疗效。

(1) 普通压制片：又称为素片，是指药物与辅料混合，经压制而成的片剂。通常不包衣的片剂多属于该类型，如三七片、小儿金丹片、消渴灵片等。

(2) 包衣片：是指在片芯(压制片)外包有衣膜的片剂。按照包衣物料或作用不同，可分为糖衣片、薄膜衣片、肠溶衣片等。如天麻首乌片、银杏叶片、牛黄解毒片等。

(3) 咀嚼片：是指在口腔内嚼碎后咽下的片剂。这类片剂经嚼碎后可加速药物溶出，提高疗效。生产过程中一般用湿法制粒，不需加入崩解剂，即使在缺水情况下也可按时用药，适宜于小儿或吞咽困难的患者。如干酵母片、乐得胃片等。

(4) 泡腾片：是指含有泡腾崩解剂的片剂。泡腾片遇水可产生二氧化碳气体而使片剂迅速崩解。多用于可溶性药物的片剂，药物可以迅速溶解，从而起效快捷，生物利用度高。与液体制剂相比携带更方便。如大山楂泡腾片、维生素 C 泡腾片等。

(5) 分散片：是指在水中能迅速崩解并均匀分散的片剂(取 2 片，置于 20±1℃100 ml 水中，振摇 3 min；应全部崩解，并通过二号筛)。可口服或加水分散后吞服、也可咀嚼或含吮服用。分散片中的药物主要是难溶性的，也可为易溶性的。这种片剂的处方组成常含有高效崩解剂，如羧甲基淀粉钠、低取代羟丙基纤维素等。遇水形成高黏度的溶胀辅料，如瓜耳胶、羧甲基淀粉钠、海藻酸、海藻酸钠等。分散片不需加入泡腾剂和水溶性辅料，应用方便、吸收快、生物利用度高。如银杏叶分散片、清开灵分散片等。

(6) 口腔崩解片：是指在口腔内不需水即能崩解或溶解的片剂。其特点是：吸收快、生物利用度高、肠道残留少、副作用小、可产生局部治疗的靶向效应、可避免肝脏的首过效应。口腔崩解片既可按普通片吞服，又可放于水中崩解后送服，还可以不需用水吞咽服药。该类片剂现已成为片剂开发的重点，发展迅速。如刺五加脑灵口崩片等。

(7) 多层片：是指由两层或多层组成的片剂。各层含不同药物或各层药物相同而辅料不同。这类片剂有两种：一种分上、下两层或多层；另一种是先将一种颗粒压成片芯，再将另一种颗粒包压在片芯之外，形成片中有片的结构。制成多层片的目的是：① 避免复方制剂中不同药物之间的配伍变化。② 制成一层由速释颗粒组成，另一层由缓释颗粒组成的缓释片剂。③ 通过将各层着不同的颜色可改善片剂的外观。如复方氨茶碱片、胃仙 U 片等。

(8) 缓控释片：是指能使药物缓慢释放而延长作用的片剂。缓控释片剂通常是根据药物的扩散、溶出、渗透及离子交换性能和胃肠道生理特性，通过制剂的技术与方法控制药物释药速率和吸收、分布、代谢、排泄速率等。常见的缓控释片剂类型包括骨架型、包衣型、渗透泵型、树脂型等。

2. **口腔用片剂**

(1) 口含片：又称含片，是指含在颊膜内缓缓溶解而发挥治疗作用的压制片。口含片多用于口腔及咽喉疾患，可在局部产生较持久的消炎、消毒等作用。口含片比一般内服片大而硬，口感适宜，不应在口腔中快速崩解。如西瓜霜润喉片、健民咽喉片、复方草珊瑚含片等。

(2) 舌下片：是指置于舌下或颊腔使用的片剂。使用时在唾液中缓慢溶解，药物通过口腔黏膜快速吸收后呈现速效作用。舌下片可避免药物首过效应，防止胃肠液 pH 及酶对药物的不良影响。舌下片不应含有刺激唾液分泌的成分,以免药物溶于大量唾液中而被咽下。药物油水分配系数大者,其口腔黏膜吸收良好。如硝酸甘油片、硝酸异山梨酯片等。

(3) 口腔贴片:是指贴于口腔黏膜或口腔内患处,有足够黏着力,长时间固定在黏膜释药的片剂。口腔贴片可以延长药物与黏膜间的接触时间,从而促进药物的迅速吸收而达到治疗浓度,并可以避免肝脏的首过作用;药物剂量小,维持药效时间长,副作用少,便于中止给药。常用卡波姆、羧甲基纤维素钠、羟丙基纤维素、聚丙烯酸类等具有较强黏着力,无刺激性的辅料。如易可贴片、冰硼贴片等。

3. 外用片

(1) 阴道用片:是指直接用于阴道内产生局部作用的片剂。多呈卵圆形或梨形,如鱼腥草素泡腾片、灭敌刚片等。

(2) 外用溶液片:是指加一定量的缓冲溶液或水溶解成一定浓度的溶液,供外用的片剂。外用溶液片的组成成分均应为可溶物。若溶液片中药物口服有毒,应加鲜明标记或制成异形片,以引起用者注意。外用溶液片一般用于漱口、消毒、洗涤等。如供漱口用的复方硼砂漱口片、供消毒用的升汞片等。

4. 其他片剂

微囊片:是指固体或液体药物利用微囊化工艺制成干燥的粉粒,经压制而成的片剂。常用明胶、羧甲基纤维素钠、聚乙烯醇等天然、半合成或合成的高分子材料。药物通过微囊化可以提高药物的稳定性,掩盖药物的不良气味及改善口感,减少药物对胃的刺激性等。如牡荆油微囊片、羚羊感冒微囊片等。

(二) 按原料特性分类

1. 提纯片　是指将处方中药材经过提取,得到单体或有效部位,以此提纯物细粉为原料,加适宜的辅料制成的片剂。如黄杨宁片、北豆根片、银杏叶片等。

2. 全粉末片　是指将处方中全部药材粉碎成细粉为原料,加适宜的辅料制成的片剂,如三七片、参茸片、安胃片等。

3. 全浸膏片　是指将药材用适宜的溶剂和方法提取制得浸膏,以全量浸膏制成的片剂。如双黄连片、丹参片等。

4. 半浸膏片　是指将部分药材细粉与稠浸膏混合制成的片剂。如清火栀麦片、葛根芩连片、银翘解毒片等。

第二节　片剂的辅料

药物要能顺利压片一般需具备以下性质:① 容易流动。② 有一定的黏着性。③ 不粘冲头和模圈。④ 遇体液迅速崩解、溶解、吸收而产生应有的疗效。但实际上很少药物完全具备这些性能,因此,必须另加辅料或适当处理使之达到上述要求。片剂辅料一般包括稀释剂和吸收剂、润湿剂和黏合剂、崩解剂及润滑剂等。辅料必须具有较高的化学稳定性,不与主药起反应,不影响主药的释放、吸收和含量测定,应用安全,价格低廉。

一、稀释剂与吸收剂

稀释剂和吸收剂统称为填充剂。凡主药剂量小于0.1 g制片困难者、中药片剂中含浸膏量多或浸膏黏性太大时均需加稀释剂，便于制片。若原料药中含有较多挥发油、脂肪油或其他液体时，则需预先加适量的吸收剂吸收，然后制片。常用的有以下几种。

1. *淀粉* 淀粉有玉米淀粉、马铃薯淀粉、小麦淀粉，其中常用的是玉米淀粉。淀粉的性质稳定，与大多数药物不起作用，吸湿性小，外观色泽好，价格便宜，但可压性较差，因此常与可压性较好的糖粉、糊精、乳糖等混合使用。淀粉为最常用的稀释剂，亦可作为吸收剂及崩解剂。

中药片剂常选用处方中含淀粉较多的药材如淮山药、天花粉等，粉碎成细粉加入，既是起治疗作用的药物，又起到稀释剂、吸收剂和崩解剂的作用。

2. *糊精* 糊精是淀粉水解的中间产物，在冷水中溶解较慢，较易溶于热水，不溶于乙醇。具有较强的黏结性，使用不当会使片面出现麻点、水印及造成片剂崩解或溶出迟缓。如果在含量测定时粉碎与提取不充分，将会影响测定结果的准确性和重现性，所以常与糖粉、淀粉配合使用。

3. *糖粉* 系指结晶性蔗糖经低温干燥后磨成的粉末。色白，味甜，易受潮结块。糖粉有矫味和黏合作用，是可溶性片剂的优良稀释剂，并能使片剂表面光洁，增加片剂的硬度。多用于口含片和咀嚼片、中药中质地疏松或纤维性较强的药物制片。糖粉常与淀粉、糊精配合使用，三者选择适当比例配合，可作为乳糖的代用品，用作主药含量少的片剂稀释剂。糖粉有引湿性，酸性及碱性较强的药物能导致蔗糖转化而增加其引湿性，故不宜用于酸、碱性药物。同时，在一般片剂中的用量不宜过多，否则片剂在贮存过程中易逐渐变硬，影响片剂中药物的溶出速率。

4. *乳糖* 由等分子葡萄糖及半乳糖组成。为白色结晶性粉末，略带甜味，能溶于水，难溶于醇，性质稳定。乳糖是一种优良的片剂稀释剂，有良好的可压性，制成的片剂光洁美观，不影响药物的溶出，对主药的含量测定影响较小，同时没有吸湿性。乳糖有普通乳糖、喷雾干燥乳糖及无水乳糖等数种规格。由于乳糖价格较贵，因此，国内有厂家采用淀粉、糊精、糖粉三者不同比例的混合物代替乳糖(一般用淀粉7份、糊精1份、糖粉1份的混合物)，其可压性尚好，但片剂的外观、片剂中药物溶出性不及用乳糖好。

5. *硫酸钙* 本品为白色粉末，不溶于水，无引湿性，性质稳定，可与多数药物配伍，对药物无吸附作用，防潮性能好，制成的片剂外观光洁，硬度、崩解度均好。对油类有较强的吸收能力，常作为稀释剂和挥发油的吸收剂。硫酸钙有无水物、半水物和二水物三种形态，作为片剂填充剂一般采用二水物。半水物遇水后易硬结，不适宜作片剂的填充剂，无水物亦很少用。二水物若失去1分子以上的结晶水后，遇水能硬结，所以用本品作填充剂并用湿法制粒时，应控制干燥温度在70℃以下。

6. *磷酸氢钙* 本品为白色细微粉末或晶体，呈微碱性。磷酸氢钙($CaHPO_4 \cdot 2H_2O$)与磷酸钙[$Ca_3(PO_4)_2$]物理性状相似，两者均无引湿性，且与易引湿药物同用有减低引湿作用。两者均为中药浸出物、油类及含油浸膏类的良好吸收剂，压成的片剂较硬。

7. *糖醇类* 甘露醇、山梨醇呈颗粒或粉末状，具有一定的甜味，在口中溶解时吸热，有凉爽感。因此较适于咀嚼片，但价格稍贵，常与糖粉配合使用。

8. *其他* 氧化镁、碳酸镁、碳酸钙、氢氧化铝凝胶粉及活性炭等，都可作为片剂的吸收剂,用来吸收挥发油和脂肪油。以上各吸收剂吸油能力不甚相同,且稳定性、酸碱性亦不一样,应根据处方中组成药物特性选用。应用的方法:① 吸收剂先与含油类药物混合,使其先吸油,再与其他药物混合。② 将吸收剂制成空白颗粒,干燥后与挥发油混合,吸油后再与其他颗粒混匀。吸收剂的用量视药物中含油量而定,一般用量为10%左右。

二、 润湿剂与黏合剂

使用润湿剂与黏合剂的目的,是为了将药物细粉润湿、黏结制成颗粒以便于压片。若药物本身具有黏性,如中药浸膏粉或含有黏性成分的药材细粉等,可采用不同浓度的乙醇或水进行润湿,诱发其自身的黏性。当药物自身没有黏性或黏性不足时,需另加黏合剂。黏合剂可以是液体亦可以是固体细粉,通常液体的黏合作用较大,容易混匀,而固体黏合剂常兼有稀释剂和崩解剂的作用。黏合剂使用时应根据主药性质、用途和制片方法确定种类、用量。常用的润湿剂和黏合剂有以下几种。

1. 水　用水作润湿剂时,制成的药物颗粒需要干燥,因此对不耐热、遇水易变质或易溶于水的药物不宜应用。同时由于水易被物料迅速吸收,难以均匀分散,造成结块、溶解等现象,所制成的颗粒松紧不匀而影响片剂的质量。因此很少单独使用,往往采用低浓度的淀粉浆或不同浓度的乙醇代替。

2. 乙醇　作为润湿剂常用的浓度为30%~90%。常用于具有较强黏性的药物,如某些中药浸膏粉等遇水或淀粉浆后,易结成块,不易制成颗粒;或在加热干燥时易引起变质的药物;或药物在水中溶解度大,使制粒操作困难;或颗粒干燥后太硬,压片产生花斑,崩解超时限等。

3. 淀粉浆　为最常用的黏合剂。是淀粉在水中受热后糊化而得,玉米淀粉完全糊化的温度是77℃。淀粉浆的优点是:能均匀地湿润片剂粉料;淀粉浆本身有一定的黏合作用;制出的片剂崩解性能好;对药物溶出的不良影响小。本品适用于对湿热较稳定的药物,而药物本身又不太松散的品种。一般浓度为8%~15%,以10%为最常用。淀粉浆的制法主要有煮浆法和冲浆法两种。

4. 纤维素衍生物　将天然的纤维素经处理后制成的各种纤维素的衍生物。常用品种有:

(1) 甲基纤维素(MC):为纤维素的甲基醚化物,具有良好的水溶性,可形成黏稠的胶体溶液,应用于水溶性及水不溶性物料的制粒中,颗粒的压缩成型性好,且不随时间变硬。

(2) 羟丙基甲基纤维素(HPMC):为纤维素的羟丙基甲基醚化物,易溶于冷水,不溶于热水,因此制备时最好先将HPMC加入到总体积1/5~1/3的热水(80~90℃)中,充分分散与水化,然后降温,不断搅拌使溶解,加冷水至总体积。

(3) 羟丙基纤维素(HPC):为纤维素的羟丙基醚化物,易溶于冷水,加热至50℃发生胶化或溶胀现象。可溶于甲醇、乙醇、异丙醇和丙二醇中。本品既可做湿法制粒的黏合剂,亦可做粉末直接压片的干燥黏合剂。

(4) 乙基纤维素(EC):为纤维素的乙基醚化物,不溶于水,溶于乙醇等有机溶剂中,可作为对水敏感性药物的黏合剂。本品的黏性较强,且在胃肠液中不溶解,对片剂的崩解及药物的释放产生阻滞作用,常用于缓、控释制剂的包衣材料。

(5) 羧甲基纤维素钠(CMC-Na):为纤维素的羧甲基醚化物的钠盐,溶于水,不溶于乙醇。常用于可压性较差的药物。

5. 其他黏合剂

(1) 聚维酮(聚乙烯吡咯烷酮,PVP):根据分子量不同分为多种规格,其中最常用的型号是 K_{30}(分子量 6 万)。聚维酮的最大优点是既溶于水,又溶于乙醇,因此可用于水溶性或水不溶性物料以及对水敏感性药物的制粒,还可用做直接压片的干燥黏合剂。常用于泡腾片及咀嚼片的制粒中。最大缺点是吸湿性强。

(2) 聚乙二醇(PEG):根据分子量不同有多种规格,其中 PEG4000,PEG6000 常用于黏合剂。PEG 溶于水和乙醇中,制得的颗粒压缩成型性好,片剂不变硬,适用于水溶性与水不溶性物料的制粒。

明胶、阿拉伯胶、海藻酸钠溶液,50%～70%的蔗糖溶液以及中药稠膏均有较好的黏合作用。

生产中部分常用黏合剂的类型及使用浓度见表 17-1。

表 17-1 黏合剂的品种及常用浓度

黏 合 剂	常用浓度(%)	黏 合 剂	常用浓度(%)
玉米淀粉	5～10	甲基纤维素(各种黏度)	1～5
预凝胶玉米淀粉	5～10	羧甲基纤维素钠(低黏度)	2～10
预凝胶淀粉(starch 1500)	5～10	乙基纤维素(各种黏度)	5～15
明胶	2～10	聚乙烯醇(各种黏度)	2～10
蔗糖	10～85	聚乙二醇 6000	10～30
阿拉伯胶	5～20	羟丙基甲基纤维素(50 mPa·s)	2～4
聚乙烯吡咯烷酮	5～20		

三、 崩解剂

崩解剂是指加入片剂中能促使片剂在胃肠液中迅速崩解成小颗粒的辅料。理想的崩解剂,应能使药片崩解成颗粒后进一步崩解成细粉。事实上,崩解剂的作用是克服黏合剂的黏力和压片所需的物理力,若黏合作用较强,则崩解剂的崩裂作用必须更强,才能使片剂中有效成分在胃肠液中释放出来。一般认为,崩解剂应有良好的吸水性能,吸水后能膨胀。片剂中除口含片、舌下片、长效片要求缓缓溶解外,一般都要求迅速崩解,需加入崩解剂。中药片剂大多含有药材细粉和浸膏,其本身遇水后能缓缓崩解,故一般不需另加崩解剂。

(一) 崩解剂的作用机制

片剂的崩解机制主要有以下几种:

1. 毛细管作用 片剂具有许多毛细管和孔隙,与水接触后水即从这些亲水性通道进入片剂内部,强烈的吸水性使片剂润湿而崩解。淀粉及其衍生物和纤维素类衍生物的崩解作用多与此相关。

2. 膨胀作用 崩解剂吸水后充分膨胀,自身体积显著增大,使片剂的黏结力瓦解而崩散。羧甲基淀粉及其钠盐的崩解作用主要即在于其强大的膨胀作用。

3. 产气作用 泡腾崩解剂遇水产生气体,借气体的膨胀而使片剂崩解。

4. 酶解作用 有些酶对片剂中某些辅料有作用,当它们配制在同一片剂中时,遇水即能迅速崩解,如以淀粉浆作黏合剂时,可将淀粉酶加入到干颗粒中,由此压制的片剂遇水即能崩解。

(二) 常用的崩解剂

根据成分类别及特殊性质，崩解剂可分为以下几类：

1. *干燥淀粉* 是一种经典的崩解剂。主要用玉米淀粉，用量一般为配方总量的5%～20%，使用前应以100℃干燥1 h，含水量控制在8%～10%之间。本品适用于水不溶性或微溶性药物的片剂，对易溶性药物的片剂作用较差。淀粉用作片剂崩解剂的缺点：① 淀粉的可压性不好，用量多时可影响片剂的硬度。② 淀粉的流动性不好，外加淀粉过多会影响颗粒的流动性。

2. *羧甲基淀粉钠*(CMS－Na) 本品为优良的崩解剂。为白色粉末，流动性好。具有较强的吸水性和膨胀性，能吸收其干燥体积30倍的水，可充分膨胀至原体积的200～300倍。吸水后粉粒膨胀而不溶解，不形成胶体溶液，故不会阻碍水分的继续渗入而影响药片的进一步崩解。本品可用作不溶性药物及可溶性药物片剂的崩解剂，崩解作用好；流动性好，可直接压片；用量少，不影响片剂的可压性。

3. *低取代羟丙基纤维素*(L－HPC) 近年来国内应用较多的一种崩解剂。具有很大的表面积和孔隙率，有很好的吸水速度和吸水量，其吸水膨胀率为300%～700%。

4. *交联聚维酮*(PVPP) 为白色粉末，流动性好。由于其高分子量和交联结构，所以不溶解于水，但有极强的引湿性，吸水量能超过其本身重量的50%但仍能保持完整而不溶解。其堆密度较小，故粉末有较大的比表面积，作为崩解剂在片中的分散均匀，加上强烈的毛细管作用，遇水能迅速使水进入片剂中，促使膨胀而产生崩解作用，其效果比淀粉崩解剂好。

5. *泡腾崩解剂* 最常用的是碳酸氢钠、枸橼酸或酒石酸。泡腾片在生产和贮存过程中要严格控制水分。制备时一般在压片时临时加入或分别与药物制成颗粒，临压片时混匀。泡腾崩解剂可用于溶液片、局部作用的避孕药。

6. *表面活性剂* 能增加药物的润湿性，促进水分透入，使片剂容易崩解，从而发挥崩解辅助剂作用。适量表面活性剂应用能较好地解决疏水性或不溶性药物对水缺乏亲和力而孔隙不易为水所透入的问题。常用的表面活性剂有聚山梨酯80、溴化十六烷基三甲铵、十二烷基硫酸钠等。用量一般为0.1%～0.3%。单独使用表面活性剂崩解效果不甚理想，常与干燥淀粉等混合使用。

(三) 崩解剂的加入方法

崩解剂的加入方法有4种：

1. *内加法* 与处方粉料混合在一起制成颗粒。崩解作用起自颗粒的内部，使颗粒全部崩解。但由于崩解剂包于颗粒内，与水接触较迟缓，且淀粉等在制粒过程中已接触湿和热，因此，崩解作用较弱。

2. *外加法* 与已干燥的颗粒混合后压片。此法虽然片剂的崩解速度较快，但其崩解作用主要发生在颗粒与颗粒之间，崩解后往往呈颗粒状态而不呈细粉状。

3. *内、外加法* 将崩解剂分为两部分，一部分与处方粉料混合在一起制成颗粒，另一部分加在已干燥的颗粒中，混匀压片。此种方法可克服上述两种方法的缺点，是较为理想的方法。内、外加法崩解剂的用量比可视具体品种而定，一般比例为内加3份，外加1份。在相同用量时，其崩解速度是外加法>内、外加法>内加法，但其溶出速率则是内、外加法>内加法>外加法。

4. *特殊加法*　表面活性剂作为辅助崩解剂的加入通常溶解于黏合剂内；或与崩解剂混合后加于干颗粒中；或制成醇溶液喷在干颗粒上。以第三种方法最能缩短崩解时间。

泡腾崩解剂一般在压片前分别将弱酸、弱碱与药物制成颗粒，分别干燥后混匀或以粉末形式加入到干燥的颗粒中。

四、润滑剂

药物颗(或粉)粒在压片前必须加入一定量的具有润滑作用的物料，以增加颗(或粉)粒的流动性，减少颗(或粉)粒与冲模之间的摩擦力，以利于将片剂推出模孔，使片剂的剂量准确，片面光洁美观，此类物料一般称为润滑剂。

润滑剂应具有或兼有以下作用：① 润滑性，系指能降低颗(或粉)粒或片剂与模孔壁之间的摩擦力，可使压片力分布及片剂密度分布均匀，使压成之片由模孔中推出时所需的力减少，同时减低冲模的磨损。② 抗黏附性，系指能防止压片原料黏着在冲头表面或模孔壁上，使片剂表面光洁美观。③ 助流性，系指能减少颗(或粉)粒间的摩擦力，增加颗(或粉)粒流动性，使能顺利流入模孔，片重差异合格。

目前常用的润滑剂有：疏水性及水不溶性润滑剂、水溶性润滑剂、助流剂。

(一) 疏水性及水不溶性润滑剂

1. *硬脂酸、硬脂酸钙和硬脂酸镁*　为白色粉末，有良好的附着性与润滑作用，与颗粒混合后分布均匀而不易分离，制成的片面光滑美观。硬脂酸钙和硬脂酸镁的颗粒比硬脂酸小而比容大，其颗粒有较大的包裹性，所以用量也略少。此类润滑剂为疏水性物质，用量过大片剂不宜崩解或产生裂片，一般用量为0.1%～1%。

2. *滑石粉*　为白色至灰白色结晶性细粉末，有较好的润滑性，用后可减少压片物料黏附于冲头表面，且能增加颗粒的润滑性和流动性。本品有亲水性，但不溶于水，对片剂的崩解作用影响不大。与大多数药物合用不发生反应，价廉易得。常用量为0.1%～3%，最大用量不超过5%。

3. *氢化植物油*　本品是以喷雾干燥制得的粉末。润滑性能好，为良好的润滑剂。凡不宜用碱性润滑剂的品种，都可用本品取代。应用时将其溶于热轻质液状石蜡或已烷中，然后喷于颗粒上，以利于分布均匀。

(二) 水溶性润滑剂

1. *聚乙二醇类(PEG4000及PEG6000)*　具有良好的润滑效果，片剂的崩解与溶出不受影响。适用于能完全溶解的片剂，溶解后能得到澄明溶液。

2. *十二烷基硫酸镁(钠)*　为水溶性表面活性剂，具有良好的润滑效果，不仅能增强片剂的机械强度，而且能促进片剂的崩解和药物的溶出。

(三) 助流剂

助流剂的作用是促进物料的流动性。助流剂可黏附在颗粒或粉末的表面将粗糙表面的凹陷处填满，并将颗粒隔开，降低颗粒间的摩擦力。常用品种有：

1. *微粉硅胶*　为优良的助流剂，可用作粉末直接压片的助流剂。本品为轻质的白色粉末，无臭无味。化学性质稳定，与绝大多数药物不发生反应。常用量为0.1%～3%。

2. *滑石粉*　具有良好的润滑性和流动性，与硬脂酸镁合用兼具助流抗粘作用。

第三节 片剂的制备

片剂的制法归纳起来有颗粒压片法和直接压片法两大类，以颗粒压片法应用最多。颗粒压片法根据主药性质及制备颗粒的工艺不同，又可分为湿颗粒法和干颗粒法两种，以前者应用最广。而直接压片法则由于主药性状不同分为粉末直接压片和结晶直接压片。本节重点叙述湿颗粒法制片，同时简单介绍干颗粒法制片和粉末直接压片。

一、 湿法制颗粒压片

(一) 工艺流程

湿颗粒法制片适用于药物不能直接压片，且遇湿、热不起变化的片剂制备。一般生产流程如下：

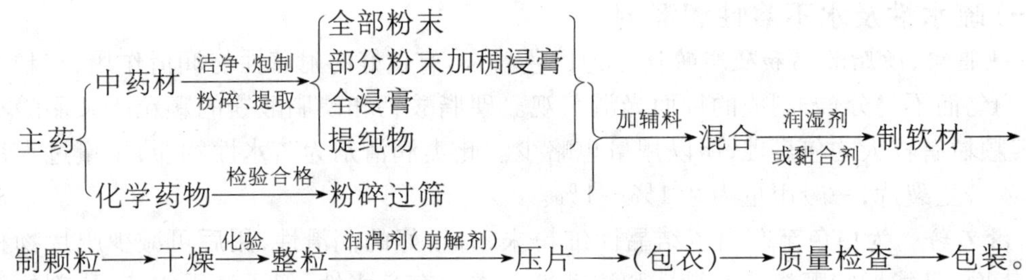

(二) 中药原料的处理

1. 中药原料处理的目的

(1) 去粗取精，缩小体积，减少服用量。

(2) 有选择地保留少量非有效物质和成分，起辅料的作用。如含有多量淀粉的药材细粉可作为稀释剂和崩解剂；药物的稠浸膏黏性很强可作为黏合剂等。

2. 中药处理的一般原则

(1) 选用合格的药材，并按要求进行相应的处理。

(2) 按要求进行浸提、分离、精制处理，最大可能保留有效成分，除去无效物质。

(3) 有选择地保留少量非有效物质和成分，使起辅料的作用，发挥中药药辅合一的作用。如含淀粉较多的药材(如淮山药、天花粉等)粉碎成细粉应用，可以在发挥药物作用的同时，起到稀释剂、分散剂或崩解剂作用等。

(4) 用量少的贵重药(如牛黄、麝香)、毒性药(如雄黄等)，某些含有少量芳香挥发性成分药材(如冰片、木香、砂仁等)及某些矿物药(如石膏等)，宜粉碎成细粉，过五至六号筛，备用。

处方中若有化学药品原、辅料时，一般在混合前均需经过粉碎、过筛或干燥等加工处理，其细度以通过五至六号筛为宜。

(三) 制颗粒

1. 制颗粒的目的　片剂绝大多数都需要先制成颗粒后才能进行压片。颗粒的制备是湿颗粒法制片的关键性操作,关系到压片能否顺利进行和片剂质量的好坏。药物制成颗粒压片的目的在于:① 增加物料的流动性,使片重和含量准确。② 避免粉末分层,保证片剂含量准确。③ 减少细粉吸附和容存的空气以减少药片的松裂。④ 避免细粉飞扬及粘冲、拉模等现象。

2. 制颗粒的方法

(1) 不同原料的制粒方法:根据原料的特性分为药材全粉末制粒法、部分药材细粉与稠浸膏混合制粒法、全浸膏制粒法及提纯物制粒法等。

药材全粉制粒法是将全部药材细粉混匀,加适量的黏合剂或润湿剂制成适宜的软材,挤压过筛制粒。

部分药材细粉与稠浸膏混合制粒法是将处方中部分药材制成稠浸膏,另一部分药材粉碎成细粉,两者混合后若黏性适中可直接制成软材,制颗粒。此法可根据药材性质及出膏率而决定粉碎的药材量,还应考虑使片剂能快速崩解,应力求使稠浸膏与药材细粉混合后恰可制成好的软材。

全浸膏制粒法通常包括:① 将干浸膏直接粉碎成颗粒。干浸膏如黏性适中,吸湿性不强时,可直接粉碎成通过二至三号筛的颗粒。此法颗粒宜细些,避免压片时产生花斑、麻点。采用真空干燥法所得浸膏疏松易碎,直接过颗粒筛即可。② 用浸膏粉制粒。干浸膏先粉碎成细粉,加润湿剂,制软材,制颗粒。③ 稠浸膏制粒。将药物提取物浓缩至一定相对密度,加入辅料,采取适宜的方法制备成颗粒。全浸膏片因不含药材细粉,服用量少,易达到卫生标准,尤其适用于有效成分含量较低的中药材制片。但也存在容易吸潮,黏性大等缺点,所以通常要加入一定量的辅料。

提纯物制粒法是将提纯物细粉(有效成分或有效部位)与适量稀释剂、崩解剂等混匀后,加入黏合剂或润湿剂,制软材,制颗粒。

(2) 不同操作的制粒方法:主要有流化喷雾制粒法、挤出制粒法、滚转制粒法、喷雾干燥制粒法等,这些制粒方法参见颗粒剂章节。

3. 湿颗粒的干燥 湿颗粒应及时干燥,以免结块或受压变形。干燥温度一般为60~80℃,含挥发性及遇热不稳定的药物应控制在60℃以下干燥,否则易使有效成分散失或破坏。对热稳定的药物,干燥温度可提高到80℃以上,以缩短干燥的时间。颗粒干燥的程度一般凭经验掌握,含水量以3%~5%为宜。

4. 干颗粒的质量要求

(1) 主药含量:应符合规定。

(2) 含水量:中药片剂颗粒含水量一般为3%~5%。具体品种应进行试验制定各品种的最佳含水标准。

(3) 颗粒大小、松紧及粒度:颗粒大小应根据片重及药片直径选用,大片可用较大的颗粒或小颗粒进行压片;但对小片来说,必须用小颗粒,若小片用大颗粒,则片重差异较大。同样大小的中药片的颗粒比化学药品片要细小些,可避免压片时产生花斑。中药片一般选用通过二号筛或更细的颗粒。

5. 压片前干颗粒的处理

(1) 整粒:是将干颗粒再次通过筛网,使条、块状物分散成均匀干颗粒的操作。整粒过筛一般用摇摆式制粒机,此时应选用质硬的金属筛网,选用筛网孔径一般比制粒时的筛孔稍小一些。

(2) 加挥发油或挥发性药物：如果处方中有挥发油或挥发性药物，则可先用少量乙醇溶解后或与其他成分研磨共熔后喷雾在颗粒中混匀，密闭贮放数小时，压片。

(3) 加润滑剂与崩解剂：润滑剂常在整粒后用细筛筛入干颗粒中混匀。有些品种如需外加崩解剂，则需将崩解剂先干燥过筛，在整粒时加入干粒中，充分混匀，移置容器内密闭，抽样检验合格后压片。

(四) 压片

1. 片重的计算

若处方中药料的片数与片重未定时，可按下式计算片重：

$$单服颗粒重(g)=\frac{干颗粒总重量(g)}{单服次数}$$

$$片重(g)=\frac{单服颗粒重(g)}{单服片数}。$$

若规定了处方药料应制成的片数且片重确定时，则按下式计算：

$$\begin{aligned}片重&=\frac{干颗粒重+压片前加入的辅料重量}{理论片数}\\&=\frac{(成膏固体重+原粉重)+压片前加入的辅料重量}{原药材总重量/每片原药材量}\\&=\frac{(药材重量\times收膏\%\times膏中含总固体\%+原粉重)+压片前加入的辅料重量}{原药材总重量/每片原药材量}。\end{aligned}$$

若已知每片主药含量时，可通过测定颗粒中主药含量再确定片重：

$$片重=\frac{每片含主药量}{干颗粒测得的主药百分含量}。$$

2. 压片机

(1) 单冲压片机：单冲压片机的构造与工作原理见图 17-1、图 17-2。出片调节器用以调节下冲抬起的高度，使恰与模圈的上缘相平，便于将药片推出；片重调节器用以调节下冲下降的深度，借以调节模孔的容积而调节片重；压力调节器的用途是调节上冲下降的距离，上冲下降多，上、下冲间的距离近，则压力大，反之则压力小。

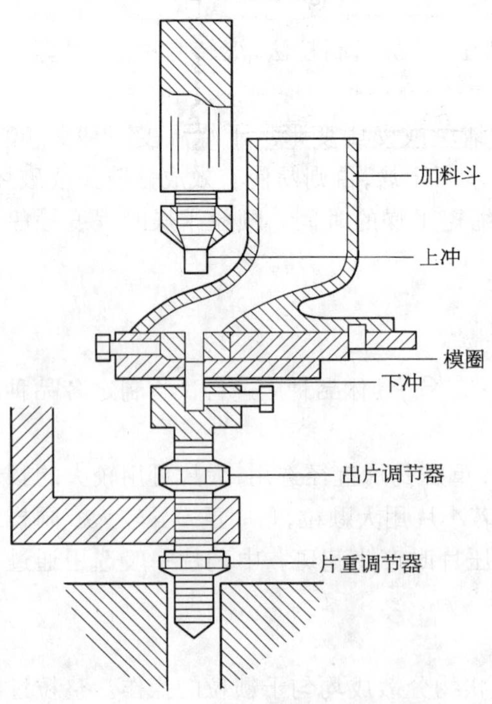

图 17-1 单冲压片机主要构造示意图

单冲压片机有多种型号，其基本结构相似，仅压力调节及片重调节等的具体结构有差异。此外还有花篮式压片机，其压片过程与单冲压片机相似。

单冲压片机压片时是由单侧加压(由上冲加

压),所以压力分布不够均匀,易出现裂片,噪音较大,多用于新产品的试制或小量生产。

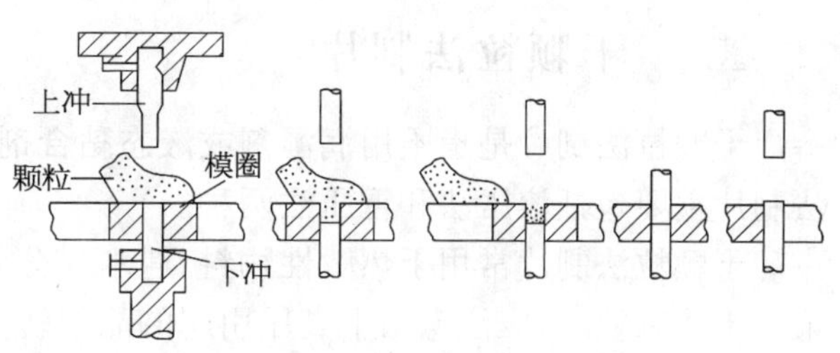

图 17-2 单冲压片机压片流程

(2) 旋转式压片机：旋转式压片机是目前生产中应用较广的多冲压片机。主要由动力部分、传动部分及辅助部分组成。

旋转式压片机的压片过程见图17-3,主要包括：① 填充：当下冲转到饲粉器之下时,其位置较低,颗粒流满模孔;当下冲转动到片重调节器时,再上升到适宜高度,经刮粒器将多余的颗粒刮去。② 压片：当上冲和下冲转动到两个压力盘之间时,两个冲之间的距离最近,将颗粒压缩成片。③ 推片：当下冲继续转动到出片调节器时,下冲抬起并与机台中层的上缘相平,药片被刮粉器推开,如此反复进行。

旋转式压片机有多种型号,按冲数来说有 16 冲、19 冲、27 冲、33 冲、35 冲、55 冲等。较适合于中药片剂生产的为 ZP_{19}、ZP_{33} 和 ZP_{35} 型压片机。

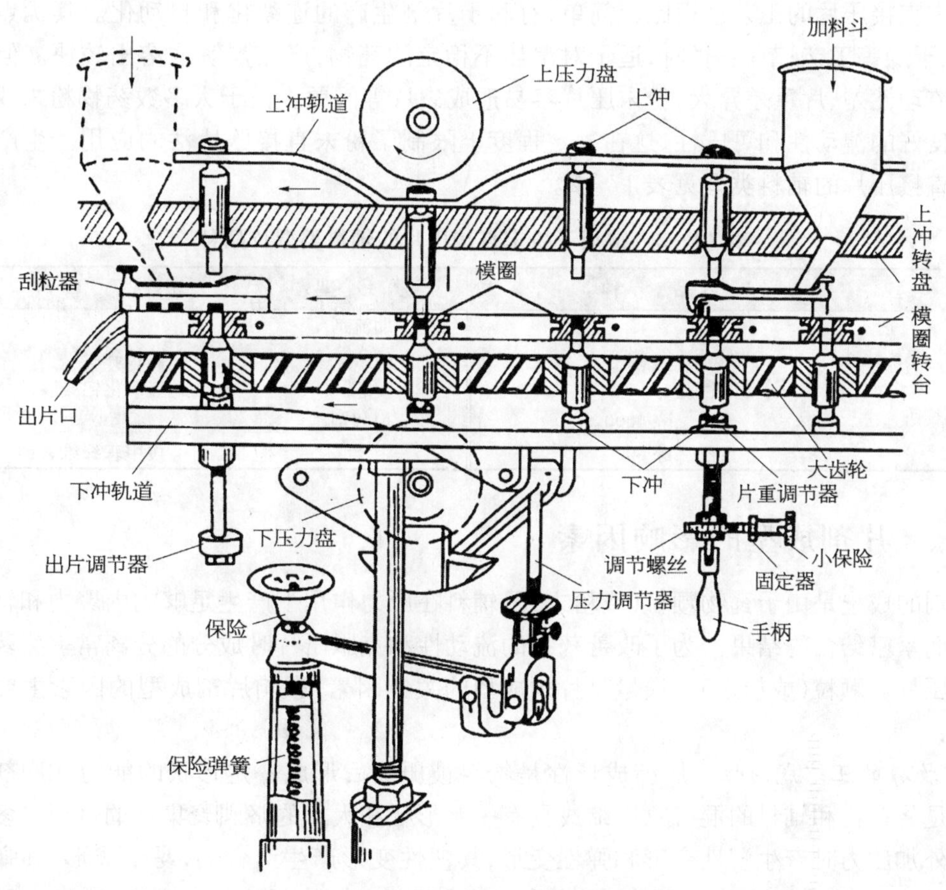

图 17-3 旋转式压片机压片过程示意图

旋转式压片机的特点：饲粉方式合理,片重差异较小;由上、下两侧加压,压力分布均匀;生产效率较高,是目前生产中广泛使用的压片机。

二、 干颗粒法制片

干颗粒法制片是指不用润湿剂或液态黏合剂而制成颗粒进行压片的方法。常用的干颗粒法制片主要包括滚压法和重压法两种。

干颗粒法制片常用于热敏性物料、遇水易分解的药物，其特点是方法简单、省工省时。但采用干法制粒时，应注意由于高压引起的晶型转变及活性降低等问题。

1. **滚压法** 将药物和辅料混合均匀后，通过滚压机，加工1～3次即压成所需硬度的薄片，将薄片通过摇摆式制粒机或破碎机碎成颗粒，加润滑剂即可压片。

2. **重压法** 又称大片法，将药物与辅料混合均匀后，用较大压力的压片机压成大片，大片经摇摆式制粒机粉碎成适宜大小的颗粒，颗粒中加入润滑剂，即可压片。该方法由于存在压力大、耗费时间、效率低等问题，目前已较少应用。

三、 粉末直接压片

粉末直接压片是指将药物粉末与适宜的辅料混合后，不经制颗粒而直接压片的方法。

粉末直接压片的工艺过程比较简单，有利于片剂生产的连续化和自动化。其优点是省去了制粒、干燥等工艺；节能、省时，适于对湿热不稳定的药物；产品崩解或溶出较快。但也存在粉末的流动性差、片重差异大，粉末压片容易造成裂片等问题。由于大多数药物粉末或辅料并不具有良好的流动性和可压性，这在一定程度上限制了粉末直接压片法的应用。生产中常用于粉末直接压片的辅料类型见表17-2。

表17-2 常用于粉末直接压片的辅料类型及品种

类型	品种	类型	品种
干燥黏合剂		助流剂	
	微晶纤维素		微粉硅胶
	改性淀粉		氢氧化铝凝胶
	聚乙二醇4000	崩解剂	
	聚乙二醇6000		羧甲基纤维素钠

四、 片剂成型的影响因素

片剂的成型是由于药物颗粒(或粉末)及辅料在压力作用下产生足够的内聚力和辅料的黏结作用而紧密结合的结果。为了改善药物的流动性和克服压片时成分的分离常需将药物制成颗粒后压片。颗粒(或粉末)的质量是片剂成型的关键因素，影响片剂成型的因素主要有以下几方面：

1. **物料的压缩成形性** 压缩成形性是物料被压缩后形成一定形状的能力。片剂的制备过程就是将药物和辅料的混合物压缩成具有一定形状和大小的坚固聚集体的过程。多数药物在受到外加压力时产生塑性变形和弹性变形，其塑性变形产生结合力，易于成形；其弹性变形不产生结合力，趋向于恢复到原来的形状，从而减弱或瓦解片剂的结合力，甚至发生裂片和松片等现象。中药纤维性成分易产生弹性变形，预处理时应尽量去除或选用糖浆等黏合剂。

2. **黏合剂和润滑剂** 黏合剂增强颗粒间的结合力，易于压缩成形，但用量过多时易于粘冲，使片剂的崩解、药物的溶出受影响。常用润滑剂为疏水性物质，减弱颗粒间的结合力，但在其常用的浓度范围内，对片剂的成形影响不大，故疏水性润滑剂不宜过量使用。

3. **压力** 一般情况下，压力越大，颗粒间的距离越近，结合力越强，压成的片剂硬度也越大，但当压力超过一定范围后，压力对片剂硬度的影响减小，甚至出现裂片。

4. **药物的熔点及结晶形态** 物料瞬间受压产生的热，使局部温度升高而使某些低熔点成分发生熔融，当压力解除后重又结晶，在粒间形成固体桥，将相邻粒子联接而成型。颗粒原有或压缩变形后的不规则的形态和表面，使被压缩粒子相互嵌接结合成型。树枝状结晶易于成形且压出的片剂硬度较普通结晶者大。立方晶系的结晶对称性好、表面积大，压缩时易于成形；鳞片状或针状结晶容易形成层状排列，所以压缩后的药片容易裂片。

5. **水分** 适量的水分在压缩时被挤到颗粒的表面形成薄膜，使颗粒易于互相靠近，易于成形，但过量的水分易造成粘冲。另外，水分可使颗粒表面的可溶性成分溶解，当药片失水时发生重结晶而在相邻颗粒间架起固体桥，从而使片剂的硬度增大。

五、 压片时常见问题与解决措施

在压片过程中，由于药料性质、颗粒松紧、大小、含水量，空气的温湿度，压片机及其运转状态等原因，可能发生松片、粘冲、崩解迟缓、片重差异超限等问题，以致影响压片操作和片剂质量，应分析原因，及时解决。

1. **松片** 片剂硬度不够，即将片剂置中指和示指之间，用拇指轻轻加压就碎裂的现象称为松片。

产生松片的原因及解决办法主要有：

(1) 润湿剂或黏合剂品种选择不当或用量不足，导致压片物料细粉过多，或其中含纤维较多，或含动物角质类、动物皮类量较大，缺乏黏性，又有弹性，致使颗粒松散不易压片；原料中含矿石类药量较多，黏性差；颗粒质地疏松，流动性差，常使颗粒填入模孔量不足而产生松片。可将原料粉碎成通过六号筛细粉，或可再加适量润湿剂或选用黏性较强的黏合剂重新制粒克服。

(2) 颗粒过干，其弹性变形较大，所压的片子硬度较差。含适当水分的颗粒可塑性大，压成片剂的硬度较好。但含水量过多亦能减低硬度。故每一种颗粒应控制最适宜的含水量。

(3) 药料中含有较多的挥发油、脂肪油等；或从中药中提取的原油压片，易引起松片。若油为有效成分，可加适当的吸收剂，如磷酸氢钙、碳酸钙、氢氧化铝凝胶粉等来吸油。也可制成微囊或包合物等。若油为无效成分，可用压榨法或脱脂法去除。

(4) 制剂工艺不当，如制粒时乙醇浓度过高；润滑剂和黏合剂不适；熬制浸膏时温度控制过高，导致部分浸膏炭化，降低了黏性；浸膏粉碎不细，分散面积小，黏性小等。解决方法除针对原因解决外，稠膏、黏合剂趁热与粉料混合，并充分混合均匀以增加软材、颗粒的黏性，增加片剂的硬度。

(5) 压片时压力过小或车速过快，可适当增加压力，减慢车速增加受压时间。冲头长短不齐，片剂所受压力不同，受压过小者产生松片；或下冲下降不灵活致模孔中颗粒填充不足亦会产生松片。应调换冲头。

(6) 片剂露置空气中过久，吸水膨胀也会产生松片，应在干燥、密闭条件下保存。

2. **粘冲** 压片时，因冲头和模圈上有细粉粘着，使片剂表面粗糙不平或有凹痕的现象称为粘冲。冲头上刻有文字或横线者尤易发生黏冲现象。粘冲原因及解决办法主要有：

(1) 颗粒不够干燥,中药片剂尤其是浸膏片中含有易引湿的成分,以及室内温度、湿度过高时,均易产生黏冲。处理方法,重新干燥颗粒,室内保持干燥等。

(2) 润滑剂用量不足或分布不均匀,应适当增加润滑剂用量,并混匀。

(3) 冲模表面粗糙不光滑或刻字太深,应更换冲模,并擦亮使之光滑。

3. *崩解时间超限* 片剂崩解时间超过规定时限称为崩解时间超限或崩解迟缓。崩解迟缓的原因及解决办法:

(1) 在压片过程中,压力、硬度、压片速度、制粒方法及干燥等因素,对崩解速度均有不同程度的影响。影响最大的是压力和硬度。一般是压力增加,崩解时间相应增加,有时压力增加,崩解时间呈对数地增加,因此,在压片时应调节适宜的压力。片剂硬度增加,崩解时间亦增加。若浸膏类制成的颗粒过于坚硬,压成的片子硬度大,可改进浸膏的干燥方法或减少浸膏量,增加药材细粉或崩解剂解决之。

(2) 药物性质与处方组成对崩解时间的影响均较压力因素的影响大。主药的性质和溶解度影响以淀粉为崩解剂的片子的崩解时间,淀粉能使不溶性或疏水性药物较快地崩解,但对水溶性药物作用较差。黏合剂对崩解时间的影响也较大,一般说,黏合剂的黏结力强、用量多时,能降低崩解速度,如羧甲基纤维素钠及明胶等黏合剂浓度增加时,片剂的崩解时间均延长,这可能是由于胶类物质形成的屏障延缓了水分的透入,影响崩散和溶解的速度。润滑剂一般多为疏水性物质,影响片子的润湿性与毛细管作用,因而延长片子的崩解时间,用量愈多,影响亦愈大。因此,在设计处方时,应根据主药的性质选择适宜的辅料与用量。另外,作为崩解剂用的淀粉若未经干燥处理或用量不足,亦影响片子的崩解。此时,除将淀粉干燥,增加用量外,也可用1%的羧甲基淀粉钠或疏水性药物加0.1%的表面活性剂,增加润湿性。

(3) 片剂的贮存条件不当,也能影响某些片剂的崩解,如含有阿拉伯胶、蔗糖、葡萄糖、浸膏的片子贮存温度较高或引湿后,均能明显地延长崩解时间。

4. *裂片* 片剂受到振动或经放置后,从腰间开裂或顶部脱落一层,称裂片。通常取数片置小瓶中轻轻振摇数次,检查是否有裂片现象。裂片的原因及解决方法有:

(1) 压片物料细粉过多,或颗粒过粗过细,此时在不影响含量的情况下可筛去部分细粉,或加入干燥黏合剂混匀后再压片。

(2) 颗粒中油类成分较多或纤维性成分较多时易引起裂片,可加入吸收剂或糖粉克服。

(3) 颗粒过干引起裂片,可喷入适量的乙醇,亦可加入含水量较多的颗粒,或在地上洒水使颗粒从空气中吸收适当水分。

(4) 压力过大或车速过快使空气来不及逸出而引起的裂片,可调整压力减慢车速克服。

(5) 冲模不合要求,由于冲模使用日久,逐渐磨损,以致上冲与模圈不吻合;冲头向内卷边,压力不均匀,使片剂部分受压过大而造成顶裂;模圈使用日久时模孔中间因磨擦而变大,以致使中间直径大于口部直径,这样在片剂顶出时亦会裂片,可调换冲模解决。

5. *片重差异超限* 片剂重量差异超过药典规定的限度。产生的原因及解决办法有:

(1) 颗粒粗细相差悬殊,压片时颗粒的流速不一,以致填入模孔的颗粒量不均匀等原因造成。筛去过多的细粉或重制颗粒即可克服。

(2) 加料器不平衡,如双轨压片机前后两只加料器高度不同,加颗粒的速度也不一;加料器堵塞;或下冲塞模时下冲不灵活;黏性和引湿性强的颗粒流动不畅。应停车检查,克服后再压片。

6. **叠片** 指两个药片叠压在一起的现象，其原因有出片调节器调节不当；上冲黏片及加料斗故障等，如不及时处理，因压力过大，易损坏机器，故因立即停机检修。

7. **变色或表面斑点** 产生的原因及解决办法如下。

(1) 中药浸膏类制成的颗粒过硬，或所用润滑剂未经过筛混匀，常发生花斑，需返工处理。所用润滑剂需经细筛筛过，并与颗粒充分混匀即可改善。

(2) 压片时上冲润滑油过多，随着上冲移动而滴于颗粒中产生油点。可在上冲头上装一橡皮圈以防油垢滴入颗粒中，并应经常擦拭冲头和橡皮圈以克服之。

8. **引湿受潮** 中药片剂中由于含有容易引湿的糖类、树胶、黏液质类等成分，尤其是浸膏片在制备过程及压成片剂后，如果包装不严容易引湿受潮和黏结，甚至霉坏变质。其解决办法有：

(1) 在干浸膏中加入适量具有较强分散性能的辅料，如磷酸氢钙、氢氧化铝凝胶粉、淀粉、活性炭等。

(2) 加入原药总量的10%～20%中药细粉。

(3) 优化提取、分离与纯化过程，去除易引湿受潮的成分。

(4) 用5%～15%的玉米朊乙醇溶液、聚乙烯醇溶液喷雾或混匀于浸膏颗粒中，待干后进行压片。

(5) 片剂经包糖衣、薄膜衣，可大大减少引湿性。

(6) 改进包装，选择防潮性能好的包装方式或包装材料。

第四节 片剂的包衣

一、片剂包衣的目的、种类与要求

为了进一步保证片剂质量和便于服用，有些压制片还需要在它的表面上包一层物质，使片中的药物与外界隔离，这一层物质称为"衣"或"衣料"，被包的压制片称为片芯，包成的片剂称为包衣片。

1. **包衣的目的** 片剂是否需要包衣或包什么衣，是根据药物的性质和使用目的来确定的。一般片剂不主张包衣，这样既降低了成本，服后又易崩解吸收。但以下情况应考虑包衣。

(1) 药物性质不稳定，有些药物制成片剂后，与空气中的氧、二氧化碳、湿气等长期接触时，特别在有光线照射时容易起变化；中药浸膏片在空气中极易吸潮。

(2) 药物有不良的气和味，在吞服时易引起恶心、呕吐，或使口中长时间感到不适，如盐酸黄连素片。

(3) 药物对胃有刺激作用或能被胃液破坏，因而不能安全的到达小肠，这些药物需要包肠溶衣，如胰酶片等。

(4) 药物需要分别在胃内和肠内起作用者，把需在肠内起作用的成分制成片芯，在胃内起作用的成分作为衣层压包于片芯外面制成多层片，当口服后，外面一层先在胃内崩解，而片芯则到达肠内后崩解。

(5) 使片剂美观，便于识别，在一定程度上也会增加患者的依从性。

2. 包衣的种类 包衣类型目前主要分为糖衣、薄膜衣、肠溶衣三种。

3. 包衣片剂的质量要求

(1) 片芯要求：除符合一般片剂质量要求外，片芯在外形上必须具有适宜的弧度，否则边缘部位难以覆盖衣层，甚至所包衣层在边缘处会发生断裂；此外，硬度比一般片剂要大些，以免片芯硬度不够，在多次滚转时破碎而造成废片。同时在包衣前需将破碎片或片粉筛去。

(2) 衣层要求：应均匀牢固，与片芯不起作用，崩解时限应符合有关规定，在较长的贮藏时间内保持光亮美观，颜色一致，并不得有裂纹等。

二、 包衣方法与设备

(一) 包衣方法

常用的包衣方法有：滚转包衣法、流化床包衣法、埋管式包衣法及压制包衣法等。

(二) 包衣的设备与应用

1. 滚转包衣机 见图 17－4，包括包衣锅、动力部分、加热器及鼓风设备。

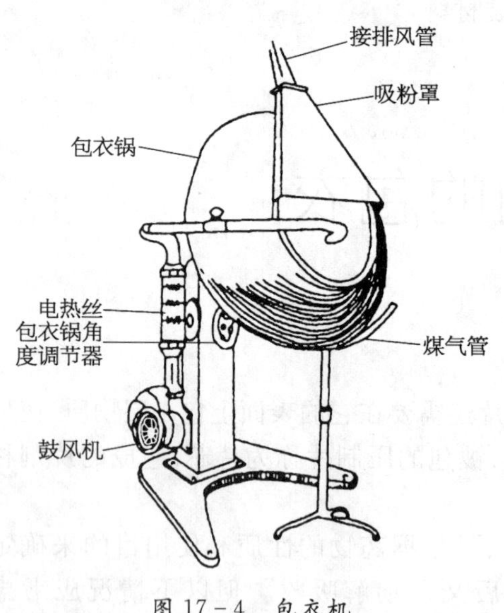

图 17－4 包衣机

(1) 包衣锅：一般由紫铜或不锈钢制成。包衣锅有二种形式，一种为荸荠形；另一种为球形(莲蓬形)。球形锅的容量比较大，但片剂在荸荠形锅中滚动快，相互摩擦的机会比较多，而且容易用手搅拌，片剂加蜡后也容易打光。

(2) 加热装置：包衣机的加热装置是在包衣锅下面装一电炉，并可调节温度高低，起到加速挥散包衣溶剂的作用。

(3) 鼓风装置：鼓风机向锅内吹入热风或冷风，起调节温度和吹去多余细粉的作用。冷热吹风可加速衣层的干燥。温度与风量可调节。

(4) 除尘装置：由除尘罩及排风管道组成，排除包衣时的粉尘及湿热空气。

近年来，包衣锅设备有很多改进，例如在包衣锅内部装一特殊挡板，增加片剂在锅内的翻动，见图 17－5。也有在锅壁上开有数千个直径数毫米的小孔，使热量充分利用，缩短包衣时间，据称干燥速度可比传统的锅包衣法约快 10 倍。另有埋管式包衣装置，见图 17－6，是在普通包衣锅内采用埋管装置，气流式喷头装在埋管内，插入包衣锅中翻动的片床内，压缩空气与包衣液通过喷头将包衣液直接喷在片剂上，同时干热空气从埋管吹出穿透整个片床，干燥速度快。

包衣锅可用于片剂或丸剂包糖衣、薄膜衣和肠溶衣，亦可用于泛制法制备丸剂。

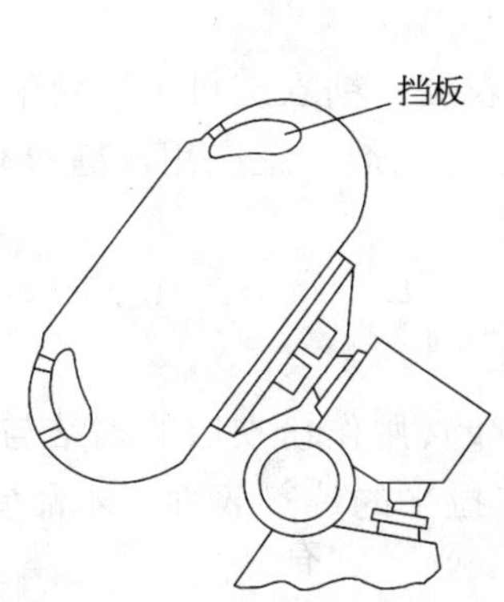

图 17-5 改进的包衣锅 Freund

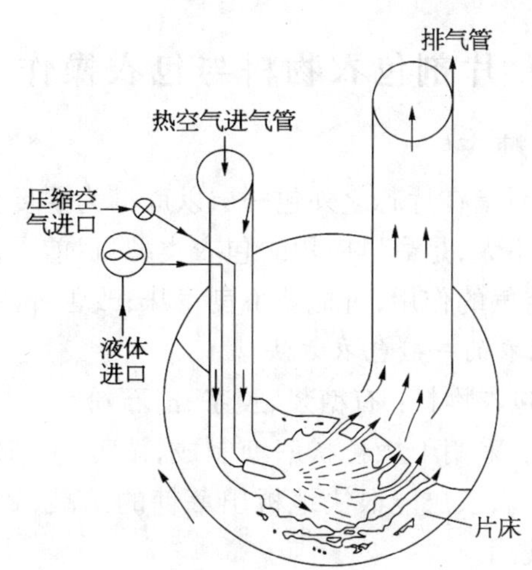

图 17-6 Strunck 埋管式包衣锅

2. **悬浮包衣机** 由包衣室、喷嘴、衣料盛装器、加热过滤器及鼓风设备等组成。包衣时，称取待包衣的片芯，加至包衣室内，鼓风，借急速上升的热空气流使全部片芯悬浮在空气中，上下翻动呈良好的沸腾状态，同时包衣溶液由喷嘴喷出，形成雾状而喷射于片芯上，至需要厚度后，片芯继续沸腾数分钟干燥即成，停机取出即得。全过程需时 1～2 h。悬浮包衣机见图 17-7。

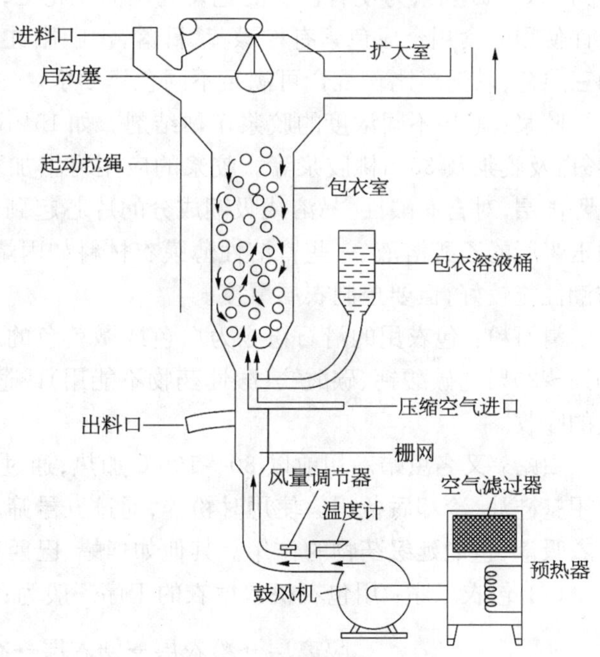

图 17-7 空气悬浮包衣机示意图

3. **干压包衣机** 干压包衣系指将包衣材料制成干颗粒，利用特殊的干压包衣机，把包衣材料的干颗粒压在片芯的外面，形成一层干燥衣。包衣的材料和厚度可按需要选用调整。干压包衣设备有二种类型：一种是压片与包衣在不同机器中进行；另一种是两者在同一机器上进行(联合式干压包衣机)，由一台压片机与一台包衣机联合组成，压片机压出的片芯自模孔抛出时立即送至包衣机包衣。干压包衣过程见图 17-8。

此设备适用于包糖衣、肠溶衣或含有药物的衣。这种包衣法可以避免水分和温度对药物的影响；包衣物料亦可为各种药物成分，因此适用于有配伍禁忌的药物，或需延效的药物压制成多层片；生产流程很短，劳动条件也好。但它要求很精密的机器及自动控制、自动检查系统，设备很复杂，如果设备不精密就会出现空心片、偏心片等问题，因此，应用时须根据实际情况合理选用。

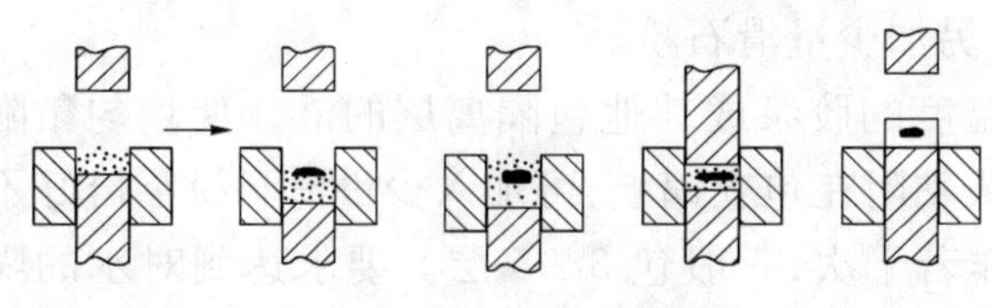

图 17-8 干法包衣示意图

三、片剂包衣物料与包衣操作

(一) 糖衣

糖衣系指在片芯之外包一层以蔗糖为主要包衣材料的衣层。糖衣层可迅速溶解，对片剂崩解影响不大，是最早应用的包衣类型，目前国内外中西药片、丸剂广泛应用。糖衣有一定防潮、隔绝空气的作用；可掩盖不良气味；改善外观并易于吞服。

1. *糖衣的一般包衣方法*

(1) 包衣物料：有糖浆、胶浆、滑石粉、白蜡等。

糖浆：采用干燥粒状蔗糖制成，浓度为65%～75%(g/g)，用作粉衣层的黏结与糖衣层。因其浓度高，衣层能很快地析出蔗糖的结晶，致密地粘附在拉平的片剂表面。本品宜新鲜配制，保温使用。

需要包有色糖衣时，则在糖浆中加入可溶性食用色素，配成有色糖浆。食用色素的用量一般为0.03%左右，为使有色衣的色调均一而无花斑，包有色衣时，颜色应由浅至深。目前我国允许使用的食用合成色素有柠檬黄、日落黄、胭脂红、苋菜红、姜黄、亮蓝和靛蓝等。红、黄、蓝为三原色，以适当比例混合可满足不同色泽要求。

胶浆：常用不同浓度的胶浆作黏结剂。如15%明胶浆、35%阿拉伯胶浆、1%西黄芪胶浆、4%白及胶浆及35%桃胶浆等。胶浆的应用可增加黏性和塑性，提高衣层的牢固性。多用于包隔离层，对含有酸性、易溶或吸潮成分的片芯起到保护作用，但防潮性能不很理想。另外可用玉米朊的乙醇溶液、一些胃溶性薄膜衣材料如丙烯酸树脂等。苯二甲酸醋酸纤维素(CAP)防潮性能较好，但要控制衣层厚度。

滑石粉：包衣用的滑石粉应为白色或微黄色的细粉，用前通过六号筛。在滑石粉中加入10%～20%的碳酸钙、碳酸镁(酸性药物不能用)或适量的淀粉可以增加片剂的洁白度和对油类的吸收。

白蜡：又名虫蜡。用前以80～100℃加热，通过六号筛以除去悬浮杂质，并掺入约2%的二甲基硅油，冷却后备用。使用时粉碎，通过五号筛。用于包衣打光，能增加片衣的亮度，防止片衣吸潮，也能延缓药物的作用。其他如蜂蜡、巴西棕榈蜡等也可应用。

(2) 包衣工序：用包衣机包糖衣的工序一般为：

隔离层→粉衣层→糖衣层→有色糖衣层→打光。

根据具体品种的需要，有的工序可以省略或合并。

隔离层：指在片芯外包的一层起隔离作用的衣层。对一般片剂，大多数不需包隔离层。但有些片剂含有酸性、水溶性或吸潮性等成分，此类片剂包衣时必须包隔离层，其目的是使片芯与糖衣层隔开，以防止糖衣被破坏或药物吸潮而变质。隔离层还能起到增加片芯硬度、牢固性、黏结性等作用。

包隔离层的物料大多用胶浆，或用胶糖浆，另加少量滑石粉。

操作时将药片置包衣锅中滚转，加入适宜温度的胶浆或其他包隔离层的液体使均匀黏附于片芯上，吹热风干燥。为防止药片相互粘连或粘附在包衣锅上，可加入少量滑石粉至恰好不粘连为止，热风40～50℃下干燥后，再重复操作若干次，一般包3～5层。要求达到对水的隔绝作用，但又不能影响片剂的崩解时限。

粉衣层：又称粉底层。包粉衣层的目的是为了使药片消失原有棱角，片面包平，为包好糖衣层打基础。不需包隔离层的片剂可直接包粉衣层。

操作时药片在包衣锅中滚转，加入糖浆使表面均匀润湿后，加入适量滑石粉，使黏着在片剂表面，继续滚转加热并吹风干燥，重复上述操作数次，至片剂的棱角消失为止，一般需包15～18层。

包粉衣层操作时应注意的问题：① 层层干燥。② 开始时温度逐渐升高，到基本包平后开始下降，温度控制在35～50℃之间。③ 最初几次滑石粉量随糖浆量逐步增加，到基本包平时糖浆量相对固定，而滑石粉大幅度减少，以便过渡到糖衣层。④ 一般第一至第四层为粉衣层，糖浆加入后，应立即加入滑石粉，否则易使水分渗入片芯，增加干燥困难。包完4层后可适当放慢。

糖衣层：具体操作与包粉衣层基本相同，但包衣物料只用糖浆而不用滑石粉。包糖衣层的目的是由于糖浆在片剂表面缓缓干燥，蔗糖晶体连结而成坚实、细腻的薄膜，增加衣层的牢固性和美观。操作时每次加入糖浆后先停止吹风，待片剂表面略干后再加热吹风，一般在40℃左右，包10～15层。

有色糖衣层：亦称色层或色衣，包衣物料为加了色素的糖浆。其目的是便于识别不同品种；见光易分解破坏的药物包上深色糖衣层有保护作用。

待包色衣的片子，必须光滑、细腻，否则色层不易包匀。其操作是在包完糖衣层的片剂上继续加不同浓度的有色糖浆，色浆应由浅到深，并注意层层干燥。一般为8～15层。

打光：是包衣的最后工序，是在片子表面擦上薄薄的一层虫蜡，其目的是使糖衣片表面光亮美观，并兼有防潮作用。在加完最后一次有色糖浆快要干燥时，停止包衣锅的转动并将锅密闭，翻转数次，使剩余微量的水分慢慢散失，这样才能析出微小结晶。然后再将锅开动，把所需蜡粉的2/3量撒入片中，转动摩擦即产生光滑表面，再慢慢加入剩余的蜡粉，转动锅直至衣面极为光亮，将片剂取出，移至石灰干燥橱内放置12～24 h或硅胶干燥器内放置10 h吸湿干燥，以除去剩余水分，即可包装。生产中亦有采用"不闷锅打光"。蜡粉的用量一般每万片不超过3～5 g为宜。

2. 糖衣的混合浆包衣方法 混合浆包衣是片剂生产的第二代新工艺，目前我国有些药厂中药片剂采用混合浆包衣。混合浆包衣是指将单糖浆、胶浆和滑石粉等3种包衣材料混合，形成一种白色的液状物，并可根据需要加入着色剂，应用数控喷雾包衣机包衣。该方法可缩短操作时间，减轻工人劳动强度，提高片剂质量；能程序控制，实现自动化生产；采用全密闭包衣，可以减少对环境的污染，符合GMP要求。

3. 包糖衣过程中常见问题与解决措施

(1) 糖浆不粘锅或片面摩擦变色：可能与锅壁上蜡未除尽有关，应洗净锅壁，或将壁上涂一层糖浆，再撒一层滑石粉干燥后再用；其次与电炉使用过早有关，当包第一层时锅壁和片子均较冷，电炉加热锅壁温度迅速上升，积在锅壁上的糖浆，因受热流动性增大，被温度较低的滚动着的片子完全带走，滑石粉也黏附不上，所以在包第一层时，吹热风，勿用电炉或电炉温度低些，使片子和锅壁温度均匀上升，锅壁即会沾上糖浆和滑石粉，表面较为粗糙；此外，包衣锅角度太小，片子下降速度太快，对锅心部分冲击力太大，致使这一部分粘不上糖浆和滑石粉，遇此，将包衣锅的角度适当放大，片子运动速度慢些，可收到较好的效果。

(2) 花斑或色泽不匀：产生原因有：① 片面粗糙不平，粉层和糖衣层未包匀。② 有色糖浆用量过少且未搅匀,致使片子未均匀着色,各锅之间所包色衣层不同。③ 衣层未干就加蜡打光,使片面产生斑状薄膜。④ 中药片受潮变色。⑤ 包糖衣或色衣时温度太高,干燥过快,糖浆在片面析出过快,使片面粗糙,或糖浆放置久了析出结晶,未处理好就使用,也会使片面粗糙。

处理方法:① 操作时针对产生花斑的原因进行预防。② 已发生花斑,浅色的品种,用有色糖浆多包几次,并控制温度;深色品种或花斑严重者洗去蜡料及部分糖衣,重新包糖衣及色衣。

(3) 脱壳:产生原因有:① 片芯不干。② 胶液层或糖浆未充分干燥,水分进入片芯膨胀而致片剂包衣时或包衣后部分衣层脱掉。

处理方法:① 片芯一定要符合要求。② 包糖衣时要注意层层干燥,尤其是初包几层更为重要。③ 含大量崩解剂的片剂在第一次包隔离衣或粉衣时胶浆和糖浆的量不宜多。④ 发现有轻微脱壳时可洗去衣层重新包衣,严重时洗去衣层后根据具体情况处理。

(4) 片面裂纹:产生原因有:① 糖浆与滑石粉的用量不适当,特别是包粉衣层到糖衣层过程中滑石粉的量减得太快。② 温度太高,干燥太快,析出糖的粗晶使片面留有裂缝。③ 干寒气候使糖衣片过分干燥。④ 酸性药物与滑石粉中的碳酸盐反应生成二氧化碳。

处理方法:① 注意糖浆与滑石粉的量。② 在粉衣过渡到糖衣时滑石粉逐渐减少。③ 操作时控制干燥温度与干燥程度。④ 注意贮藏温度。⑤ 应用符合要求的滑石粉,特别是对酸性药物使用不含碳酸盐的滑石粉。

总之,包衣过程中出现的问题是多种多样的,必须根据具体情况,采取措施,灵活解决。对于不合格糖衣片的处理,应视具体品种和出现的问题而定。若衣层不匀,颜色不一,一般是用加厚衣层和加深颜色的方法来克服;必要时还可用适当溶剂(如乙醇、水等)把片衣洗除一部分或全部,干燥后重新包衣;倘若在洗的过程中损害了片剂的硬度,则需要在干燥后重新返工压片;如果在洗涤过程中洗除了一部分有效成分时,则需根据分析结果补足成分的含量,重新返工压片。

(二) 薄膜衣

薄膜衣片系指在片芯之外包一层比较稳定的高分子衣膜。片剂包薄膜衣的目的在于保护片剂不受空气中湿气、氧气等作用,增加稳定性,并可掩盖不良气味。

薄膜衣具有节省物料,操作简单,工时短而成本低;衣层牢固光滑,衣层薄增重少(一般增加2%～4%),对片剂崩解的不良影响小;不会掩盖片剂表面的原有标记,包衣后原来标记仍可显出等优点。但薄膜衣操作时有机溶剂不能完全回收,容易对环境和操作人员造成影响;衣层薄,片剂原来的颜色不易完全掩盖起来,所以不如糖衣美观,特别是中药的浸膏片。为了克服这一缺点,有的在包薄膜衣前先在片芯上包几层粉衣层,使片剂颜色一致或基本掩盖后再包薄膜衣,生产上称这种操作为“半薄膜衣”法。

1. *薄膜衣料* 薄膜材料的基本要求:① 能充分溶解于适当的溶剂或均匀混悬于介质中,易于包衣操作。② 必须在要求的 pH 条件下溶解或崩裂。③ 能形成坚韧连续的薄膜,且美观光洁,对光线、热、湿均稳定。④ 无毒,无不良的气味。⑤ 能与色素及其他材料混合使用等。

常用的薄膜衣物料有以下几类:

(1) 成膜材料:主要有纤维素类及丙烯酸树脂类。

纤维素类及其衍生物,常用的有羟丙基甲基纤维素和羟丙基纤维素。

羟丙基甲基纤维素(HPMC)：目前应用很广泛的薄膜包衣材料。其特点是具有极优良的成膜性能，膜透明坚韧，包衣时没有粘结现象。本品能溶解于任何pH的胃肠液内，以及70%以下的乙醇、丙酮、异丙醇或异丙醇和二氯甲烷的混合溶剂(1∶1)中，不溶于热水及60%以上的糖浆；本品有多种黏度规格，其2%水溶液黏度在$3\times10^{-3}\sim50\times10^{-3}$Pa·s之间者常用于薄膜包衣。

羟丙基纤维素(HPC)：其溶解性能与羟丙基甲基纤维素相似，用2%水溶液包衣，但在包衣时易发黏，不易控制，可加入少量滑石粉改善之。

此外，还有甲基羟乙基纤维素(MHEC)，羧甲基纤维素钠(CMC-Na)等。

丙烯酸树脂类：此类产品的一个商品名称为"Eudragit"，有多种型号，其溶解性能各不相同，有胃溶型、肠溶型和不溶型等。其中Euragit E型为甲基丙烯酸酯和它的二甲胺基乙酯的共聚物，为阳离子型化合物，其叔胺基遇酸成盐，故能溶于酸性胃液中，属胃溶性包衣材料；能形成无色透明、光滑平整的衣膜，经打光后具光泽的表面，片芯表面的刻字商标清晰可见，也可在薄膜片上印字，加入色素可形成不透明均匀的薄膜；本品常用于一般薄膜包衣，有很好的防水性。国内研制的Ⅳ号丙烯酸树脂，其成膜性、在各种pH缓冲液中的溶解度和吸湿率试验等均与Eudragit E基本相似，成为目前较理想的胃溶型薄膜材料。

其他：如聚乙二醇4000～6000、聚维酮(PVP)、聚乙烯缩乙醛二乙胺基醋酸酯(AEA)、α-乙烯吡啶苯乙烯共聚物及玉米朊等都可用为薄膜衣材料，但应用没有前二类广泛，效果也不太理想，有些品种如聚乙二醇常与其他成膜材料配合应用，才能改善膜的性能。

(2) 增塑剂：系指能增加成膜材料可塑性的材料。一些成膜材料往往在温度降低后，其物理性质会发生变化，使包成的衣层变得硬而脆，缺乏柔韧性，容易脆裂。

常用的增塑剂多为无定形聚合物，分子量较大且与成膜材料有较强的亲和力；也有用分子量较小的材料。不溶于水的增塑剂可降低衣层的透水性，因而可增加药剂的稳定性。常用的水溶性增塑剂如甘油、聚乙二醇、丙二醇等；水不溶性增塑剂如甘油三醋酸酯、蓖麻油、乙酰化甘油酸酯、邻苯二甲酸酯等。其用量根据试验确定。

(3) 溶剂：溶解、分散薄膜材料的溶剂常用乙醇、丙酮等有机溶剂，溶液黏度低，展性好，且易挥发除去。但由于使用量大，有一定的毒性和易燃等缺点，近年来国内外在以水为溶剂的薄膜包衣的配方、工艺和设备等方面积极进行研究开发，并在生产中得到了应用。

水分在包衣过程中蒸发较慢，所以包衣操作和包衣设备均应有利于水分蒸发操作。为此要控制包衣浆雾滴大小、喷雾面积、进风温度、包衣锅的转动速度等。从而既能保证包衣浆喷洒均匀，又能使水分挥散较快。

(4) 着色剂和掩蔽剂：包薄膜衣时，还需加入着色剂和掩蔽剂。其目的是便于识别，改善产品外观，还可掩盖有色药物片芯及中药片剂经常出现的不同批号片芯色调的差异问题。可添加一些不溶性的着色剂和色淀(色淀是由吸附剂吸附色素而制成)、适量二氧化钛，以增加着色剂的掩盖能力。但着色剂特别是不溶性的着色剂和色淀以及掩盖剂二氧化钛等也能对衣膜性能引起一些不良影响。一般添加量少时，降低水蒸气的透过性，但过量时，反而增加水蒸气透过性。

2. *薄膜衣的包衣方法* 多采用滚转包衣法、流化床包衣法、埋管式包衣法。为便于薄膜衣材料液体在片剂表面均匀分布，多采用喷雾加入；或以细流加于滚动的片剂中。薄膜衣材料液体在片剂表面均匀分布后，通入热风使溶剂(或分散介质)蒸发，根据需要重复数次即成。包衣锅应有良好的排气装置，以防有毒、易燃的有机溶剂的危害。

当以水为分散介质时，可采用埋管包衣锅以加速水分的蒸发。有些包衣锅通过夹层内壁的小孔，便于热空气通过，从而加快干燥速度。

3. 薄膜包衣片的外观缺陷　有时因包衣浆的配方不当、包衣操作控制不严等各种原因，易造成以下外观缺陷：

(1) 碎片粘连和剥落：系由片剂碎裂、相互粘连引起。多是由于喷加浆太快、药片脆裂、干燥不及时等引起。出现个别粘连时应立即剔除，剔除的片可以洗除、剥落、干燥后重包。

(2) 起皱和"橘皮"膜：主要由于干燥速度快，薄膜衣材料尚未在片剂表面铺展均匀而造成。可以通过控制蒸发速率，并且在前一层包衣的衣层完全干燥前继续添加适量的包衣溶液等措施消除这种现象。

(3) 起泡和桥接：片子表面起泡或标志模糊，表明膜材料与片芯表面之间附着力下降，留有空间。一般通过改进包衣浆配方、增加片芯表面粗糙度或在片芯内添加一些能与衣膜内某些成分形成氢键的物质，如微晶纤维素类，以提高衣膜与片芯表面的黏着力等措施改进。在衣膜中添加某些增塑剂、降低干燥温度、延长干燥时间等措施也有利于克服起泡和桥接现象。

(4) 色泽不均匀：包衣过程中出现色点或花片的现象。产生该现象的原因包括着色剂与成膜材料或增塑剂及溶剂的亲和性或溶解性差、有色物料在包衣浆内分布不匀、可溶性着色剂在干燥过程中迁移到包衣表面、包衣过程中出现停顿或死角、包衣液没有喷雾均匀等。

(三) 肠溶衣

肠溶衣片是指在 37℃的人工胃液中 2 h 以内不崩解或溶解，洗净后在人工肠液中 1 h 内崩解或溶解，并释放出药物的包衣片。

1. 包肠溶衣的目的　片剂是否包肠溶衣是由药物的性质和使用的目的所决定的，下列情况一般需要包肠溶衣：在胃液中不稳定，会产生变化的药物；对胃有较大刺激性的药物；作用于肠道的驱虫药、肠道消毒药；需要在肠道保持较久的时间以延长作用的药物等。

2. 肠溶衣的物料　肠溶衣物料的选择是利用它们在不同 pH 的溶液中溶解度不相同的特性。人的胃液呈较强酸性，小肠液不同肠段 pH 不同，小肠上段呈弱酸性，小肠下段呈弱碱性，所以肠溶衣物料必须能抵抗胃液的酸性侵蚀，而到达小肠时就能迅速崩解或溶解。比较有效的肠溶衣物料有：

(1) 虫胶：俗称洋干漆。是昆虫分泌出的一种天然树脂。其成分因来源不同而有差异。虫胶不溶于胃液，但在 pH 6.4 以上的溶液中能迅速溶解。市售虫胶一般为棕色薄片，用于包衣的虫胶应透明且不含砷。可将虫胶制成 20%～30%的乙醇溶液包衣。

虫胶在 20 世纪 30 年代曾被广泛用于包肠溶衣，但由于虫胶包衣需要控制衣层厚度，稍薄则不能抵抗胃酸的作用，过厚又会经肠道以原形排出，加之近年来出现了许多新的肠溶衣材料，本品已逐渐被淘汰。

(2) 邻苯二甲酸醋酸纤维素(CAP)：为白色纤维状粉末，能溶于丙酮或乙醇与丙酮的混合液中，常配成 8%～12%的乙醇丙酮混合液使用。CAP 不溶于水和酸性溶液，但能溶于 pH 约 6.0 或大于 6.0 的缓冲液中，成膜性能好，操作方便，同时胰酶能促进其消化，因此在小肠上端(微酸性及消化酶的环境下)能使 CAP 衣溶化。但 CAP 具有吸湿性，贮藏于高温和潮湿空气中易于水解。与苯二甲酸二乙酯、虫胶或十八醇等配合应用，能降低 CAP 渗透性，减少龟裂,增加包衣的韧性。

(3) 丙烯酸树脂类聚合物:本类材料是由丙烯酸、丙烯酸甲酯、甲基丙烯酸及甲基丙烯酸甲酯等共聚而成。其中甲基丙烯酸和甲基丙烯酸甲酯的共聚物可对抗胃液的酸性,由于聚合物组成比例不同有两种规格,国内产品称Ⅱ号、Ⅲ号丙烯酸树脂,国外产品称 Eudragit L 型、Eudragit S 型。L 型和 S 型均可用作肠溶衣材料,L 型者可在 pH 6 以上的肠液中溶解,S 型者在 pH 7 以上的介质中溶解,L 型与 S 型按适当比例混合,可在指定的 pH 范围溶解。两者都可以聚乙二醇或蓖麻油等为增塑剂,以乙醇、丙酮等为溶剂。本品包成衣层的渗透性较 CAP 小,在肠中崩解性能也较好。

国内生产的肠溶Ⅱ号、Ⅲ号丙烯酸树脂,也可溶于乙醇、甲醇或异丙醇与二氯甲烷(1∶1)或异丙醇与丙酮(1∶1)的混合溶剂中。在 pH 低于 5 的缓冲溶液中不溶,但可溶于 pH 高于 6 的缓冲溶液中,有良好的成膜性,其中Ⅱ号树脂在人体肠液中的溶解时间比较容易控制,Ⅲ号树脂成膜性能较好,外观细腻,光泽较Ⅱ号树脂为优。因此,采用Ⅱ号、Ⅲ号树脂混合使用可起到互补作用,很多中药片剂以Ⅱ号、Ⅲ号树脂混合包肠溶衣,取得了较满意的效果。

3. **肠溶衣的包衣方法** 肠溶包衣可用锅包衣法和悬浮包衣法进行。前者先将片芯用包糖衣法包到无棱角时,再加入肠溶衣溶液包肠溶衣到适宜厚度,最后再包数层粉衣层及糖衣层。应用 CAP 和丙烯酸树脂类包肠溶衣时,也可直接在片芯上包成透明的肠溶薄膜衣,如采用悬浮包衣法,将包衣液喷洒在片面上则效果更好。

第五节 片剂的质量检查、包装与贮藏

一、 质量检查

1. **外观检查** 片剂表面应色泽均匀、光洁,无杂斑,无异物,并在规定的有效期内保持不变。

2. **鉴别** 抽取一定数量的片剂,按照处方原则首选君药与臣药进行鉴别,贵重药、毒性药也须鉴别,以确定其处方中各药物存在。

3. **含量测定** 抽取 10～20 片样品合并研细,选择处方中的君药(主药)、贵重药、毒性药依法测定每片的平均含量,即代表片剂内主要药物的含量应在规定限度以内。但有些中药片剂的主要药物成分还不明确,含量测定的方法还未确定,目前不作含量测定,留待进一步研究解决。

4. **重量差异** 片剂重量差异限度应符合药典规定要求。

对包衣片的片重差异检查,《中国药典》规定:糖衣片的片芯应检查重量差异并符合规定,包糖衣后不再检查重量差异。除另有规定外,其他包衣片应在包衣后检查重量差异并符合规定。

5. **崩解时限** 一般内服片剂都应在规定的条件和时间内,在规定介质中崩解。检查方法

及要求见《中国药典》。凡规定检查溶出度或释放度以及供含化、咀嚼的片剂不进行崩解时限检查外，各类片剂都应作崩解时限的检查。

6. **硬度(或脆碎度)** 片剂应有足够的硬度，以免在包装、运输等过程中破碎或被磨损，以保证剂量准确。生产中常用检测仪器有：孟山都(Monsanto)硬度测定器(图 17-9)、片剂四用仪、转鼓式 Roche 脆碎度测定器(图 17-10)等。

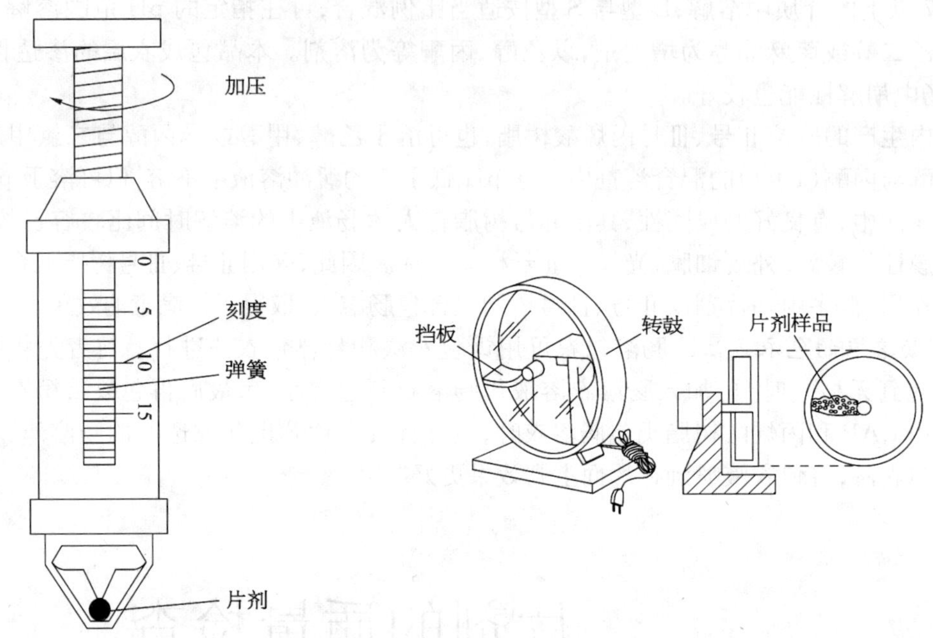

图 17-9 孟山都硬度测定器　　图 17-10 Roche 脆碎度测定器

7. **溶出度检查** 溶出度是指药物在规定条件下从片剂、胶囊剂或颗粒剂等固体制剂溶出的速率和程度。一般片剂只需测定崩解时限，但对于下列情况通常需要检查溶出度以控制或评定质量：在消化液中难溶解的药物；与其他成分容易相互作用的药物；在久贮后易变为难溶性的药物；剂量小、药效强、副作用大的药物。凡检查溶出度的片剂，不再进行崩解时限的检查。溶出度的检查方法有转篮式、桨叶式、小杯式、循环式及崩解仪式等。《中国药典》中收载有第一法(转篮法)、第二法(浆法)、第三法(小杯法)。

8. **含量均匀度检查** 含量均匀度是指小剂量或单剂量的固体制剂、半固体制剂和非均相液体制剂的每片(个)含量符合标示量的程度。片剂中每片标示量不大于 10 mg 或主药含量小于每片重量 5%者；有效浓度与毒副反应浓度比较接近的品种或混匀工艺较困难的品种，每片标示量不大于 25 mg 者，均应检查含量均匀度。检查了含量均匀度的制剂，一般不再检查重量差异。

9. **微生物限度检查** 按《中国药典》微生物限度检查法附录ⅧC 检查，应符合规定。

二、 包装与贮藏

1. **包装** 片剂的包装直接影响成品的质量，片剂的包装与贮存应密封、防潮以及使用方便等，以保证药物的稳定性与有效性。包装材料、容器的选择应根据药物的性质，结合给药剂量、途径和方法来选用。常用包装材料的性能比较见表 17-3。

表 17-3 常用包装材料的性能比较

性 能	聚氯乙烯(PVC)	聚乙烯(高密度)	聚苯乙烯
抗湿防潮性	好	好	差
抗空气透过性	好	差	差
抗酸碱性	差	好	一般
耐热性	好	好	很差

2. *贮藏* 《中国药典》规定片剂宜密封贮藏,防止受潮、发霉、变质。除另有规定外,一般应将包装好的片剂放在阴凉(20℃以下)、通风、干燥处贮藏。对光敏感的片剂,应避光保存,受潮后易分解变质的片剂,应在包装容器内放入干燥剂。

三、 举例

1. 牛黄解毒片

【处方】 人工牛黄 5 g 雄黄 50 g 石膏 200 g 大黄 200 g 黄芩 150 g 桔梗 100 g 冰片 25 g 甘草 50 g

【制法】 以上八味,雄黄水飞成极细粉;大黄粉碎成细粉;人工牛黄、冰片研细;其余黄芩等四味加水煎煮2次,每次2 h,合并煎液,滤过,滤液浓缩成稠膏,加入大黄、雄黄粉末,制成颗粒,干燥,再加入人工牛黄、冰片粉末,混匀,压制成 1 000 片(大片)或 1 500 片(小片),或包糖衣或薄膜衣,即得。

【功能主治】 清热解毒。用于火热内盛,咽喉肿痛,牙龈肿痛,口舌生疮,目赤肿痛。

【用法用量】 口服,小片一次 3 片,大片一次 2 片,一日 2～3 次。

注:1. 本品为素片、糖衣片或薄膜衣片,素片或包衣片除去包衣后显棕黄色;有冰片香气,味微苦、辛。采用显微、薄层色谱法对片剂中大黄、冰片、黄芩进行定性鉴别。采用高效液相色谱法测定片剂中黄芩苷的含量,小片每片含黄芩苷不得少于 3.0 mg;大片不得少于 4.5 mg。

2. 雄黄采用水飞粉碎。通过水飞可以降低 As_2O_3 的含量,使雄黄毒性降低。

3. 大黄直接粉碎成细粉,可以在发挥药物作用的同时,起到稀释剂、分散剂和崩解剂的作用;人工牛黄为贵重药材,研细后直接加入到干颗粒中,其用意是减少牛黄的损失;冰片为合成龙脑,容易升华损失,故与牛黄研细应用。

2. 复方丹参片

【处方】 丹参 450 g 三七 141 g 冰片 8 g

【制法】 以上三味,丹参加乙醇回流 1.5 h,提取液滤过,滤液回收乙醇并浓缩至适量,备用;药渣加 50%乙醇加热回流 1.5 h,提取液滤过,滤液回收乙醇并浓缩至适量,备用;药渣加水煎煮 2 h,煎液滤过,滤液浓缩至适量。三七粉碎成细粉,与上述浓缩液和适量的辅料制成颗粒,干燥。冰片研细,与上述颗粒混匀,压制成 1 000 片,包糖衣或薄膜衣,即得。

【功能与主治】 活血化瘀,理气止痛。用于气滞血瘀所致的胸痹,症见胸闷,心前区刺痛;冠心病心绞痛见上述症候者。

【用法与用量】 口服,一次 3 片,一日 3 次。

注:1. 本品为糖衣片或薄膜衣片,除去包衣后显棕色至棕褐色;气芳香;味微苦;显微鉴别三七;TLC 鉴别冰片、三七;HPLC 定量测定丹参酮ⅡA(每片含丹参酮ⅡA 不得少于 0.20 mg)和丹酚酸 B(每片含丹酚酸 B 不得少于 5.0 mg)。

2. 考虑到丹参所含成分和药理作用,工艺中采用 95%乙醇、50%乙醇和水分别提取丹参,其用意在于将丹参中的脂溶性的二萜类成分和水溶性的酚酸类成分全部提取出来。其中丹参酮ⅡA 为代表的脂溶性成分主要在 95%的乙醇提取液中,由于这类成分对热的敏感性,因而工艺中采用单独回收乙醇而不是与 50%的乙醇提取液合并后一起回收。

3. 由于丹参采用了 95%乙醇、50%乙醇和水分别进行提取,出膏量较大,具有较强的吸湿性和黏性;同时考虑到三七属于贵重药,因此将三七粉碎成细粉应用,担当了稀释剂、分散剂和崩解剂的作用。

4. 工艺中将冰片研细，与丹参提取物、三七及其他辅料制成的干燥颗粒混匀，而没有与它们一同混匀制粒的目的在于避免冰片的升华损失。

5. 考虑到冰片的易升华性和片剂美观等因素，复方丹参片采用了包糖衣或薄膜衣的措施。

3. 大山楂泡腾片

【处方】 山楂 麦芽 六神曲 碳酸氢钠 枸橼酸 富马酸 甜蜜素 聚乙二醇 乳糖

【制法】 1. 取山楂、麦芽、神曲加水提取2次，合并煎液，滤过，浓缩成稠膏，加乳糖，制成软材，干燥，粉碎成细粉为a。

2. 聚乙二醇加乙醇溶解，加入碳酸氢钠，得碳酸氢钠、聚乙二醇、乙醇混合液为b。

3. 采用微型胶囊制备方法的喷雾淀粉吸收干燥法，将b经喷雾器喷雾于盛装a的旋转包衣锅内，最后过二号筛整粒成c。

4. 将枸橼酸、甜蜜素过二号筛成颗粒与c及富马酸细粉(过七号筛)一起混匀，压片，每片重1 g，压片时填料口处用红外线照射。

【功能与主治】 开胃消食。用于食欲不振，消化不良，脘腹胀满。

【用法与用量】 温开水冲服。一次1～2片，一日2～3次。

注：1. 本品与传统工艺相比最大不同点是用聚乙二醇通过微囊包裹方法将碳酸氢钠包裹起来，避免与酸直接接触，增加了稳定性，同时也解决了粘冲问题。

2. 泡腾片易吸潮、易粘冲，除上述方法外，用乳糖及甜蜜素填充代替传统的蔗糖，可降低其吸湿性；压片时填料口处用红外线照射，控制颗粒的适宜温度，增加颗粒的流动性，进一步克服粘冲。

3. 处方中选用富马酸是考虑既可起发泡剂的作用，又能起水溶性润滑剂的作用。

4. 制得的泡腾片每片发泡时间10 min，发泡容量18 ml，片重、硬度、含量(有机酸、总黄酮)均符合规定。在室温下贮棕色瓶内3个月无潮解，其他指标无显著性改变，稳定性好。

第十八章
气雾剂与喷雾剂

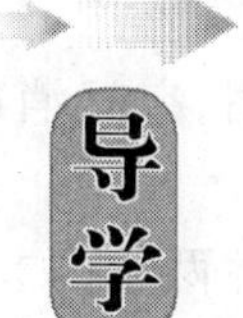

导学

1. 掌握气雾剂和喷雾剂的含义、特点、分类；气雾剂的制备方法和质量检查。
2. 熟悉气雾剂的组成；药物经肺吸收的机理。
3. 了解喷雾剂的制备方法和质量检查。

第一节　气　雾　剂

一、　概述

(一) 含义

气雾剂(Aerosol)系指药材提取物或药物细粉与适宜的抛射剂共同封装于具有特制阀门装置的耐压容器中，使用时借助抛射剂的压力将内容物喷出呈雾状、泡沫状或其他形态的制剂。其中以泡沫形态喷出的可称泡沫剂。气雾剂可用于呼吸道吸入、皮肤、黏膜或腔道给药等。

气雾剂于 20 世纪 40 年代开始应用。国内于 20 世纪 60 年代开始研制，主要用于心绞痛、哮喘、上呼吸道感染等急症治疗，如用于心绞痛急性发作的宽胸气雾剂，用于止咳平喘的华山参气雾剂，用于上呼吸道感染的双黄连气雾剂。中药气雾剂的出现，改变了中药制剂只能治疗慢性疾病的传统观点。此外，气雾剂也是外科和皮肤黏膜用药的理想剂型，可减轻患者频繁用药的痛苦，如用于外科跌打损伤的云南白药气雾剂，用于急性湿疹的湿疡气雾剂。

目前中药气雾剂临床应用品种较少，原因在于中药气雾剂要求药物活性强、剂量小，且气雾剂的抛射剂品种少、生产操作技术要求高，而中药组方药味多，剂量大，活性成分复杂，提取分离困难，药液色泽深、味道苦，制备气雾剂难度大。因此，对中药气雾剂的配方和工艺还有待于做深入的研究，以生产出剂量小、药效强、色泽浅、气味好的中药气雾剂，并保证其临床疗效。

(二) 特点

气雾剂的主要特点包括：① 喷出的雾粒微小，能直达作用部位或吸收部位，且分布均匀，具有速效和定位作用。② 药物吸入给药可避免胃肠道的破坏或对胃肠的副作用以及肝脏的首过作用，外用则可避免对创面的刺激而减少局部涂药的疼痛与感染，如烧伤和敏感皮肤病患者。③ 剂量小，使用方便，并可用定量阀门控制剂量。④ 能保持药物清洁和无菌状态，并能提高药物的稳定性。由于药物装在密闭容器内，能避免与空气、水分和光线的接触，减少了污染与变质的可能。

但是，气雾剂需耐压容器和阀门系统，成本较高；具有一定的内压，遇热或受撞击后易发生爆炸；需要借助抛射剂蒸气压而工作，可因抛射剂的渗漏而失效；因抛射剂有高度挥发性，具致冷效应，多次使用于受伤皮肤上可引起不适与刺激；供吸入用气雾剂，因肺部吸收干扰因素较多，往往吸收不完全。

(三) 分类

1. **按分散系统分类** 可分为溶液型、乳剂型(W/O 型或 O/W 型)及混悬型气雾剂。

2. **按医疗用途分类** 可分为呼吸道吸入用(可起全身作用)、皮肤和黏膜用、空间消毒用气雾剂。

3. **按组成形态分类** 可分为二相与三相气雾剂。二相气雾剂有气体和液体两相(如溶液型)；三相气雾剂有气体、液体和固体三相(如混悬型)或气体和两种不相混溶的液体三相(如乳剂型)。

(四) 气雾剂的吸收

1. **吸收途径** 起全身作用的气雾剂，其药物吸收是在呼吸器官，主要通过肺吸收(图 18－1)。

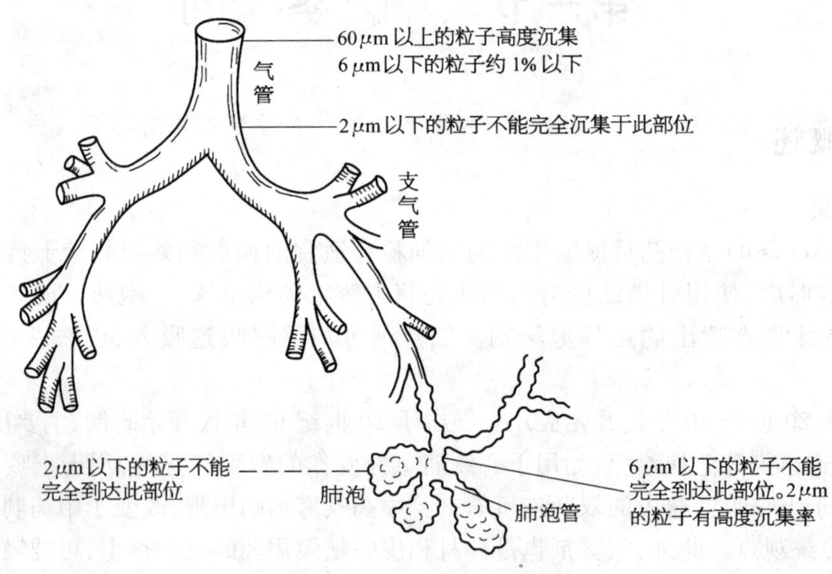

图 18－1 肺吸收途径

人的呼吸器官是由口、鼻、咽喉、气管、支气管、细支气管、肺泡管、肺泡囊及肺泡组成。肺泡为主要吸收部位，肺泡表面至毛细血管间的距离仅 0.5～1 μm；而且人体肺泡的总数估计达 3～4 亿，总表面积估计约 200 m^2；到肺泡的毛细血管总面积估计达 100 m^2，巨大的吸收面积、丰富的毛细血管和极小的转运距离，正是肺吸收性好的重要因素。特别是血液通过肺循环量很大，自心脏排出的血液几乎全通过肺。上述结构特点以及血液动力学特点构成了药物肺部吸收的速效性，而且吸收后的药物直接进入血液循环，无肝脏首过效应。

2. *影响吸收的因素*　主要包括药物性质、雾粒大小及呼吸情况等。

(1) 药物性质：药物在肺部的吸收速度，与药物的脂溶性成正比，与药物的分子量成反比。由于呼吸道上皮细胞为类脂膜，一般认为药物从肺部的吸收是被动吸收过程，分子量小于1 000的药物、脂溶性药物容易被吸收，吸收半衰期短，生物利用度高，如可的松、氢化可的松和地塞米松等脂溶性药物，吸收半衰期为1.0～1.7 min，而水溶性药物如季铵盐类、马尿酸盐和甘露醇的吸收半衰期为45～70 min。

(2) 雾粒大小：药物肺部给药，一般认为，肺内沉积量是反映药物能否发挥药效的重要指标，而进入呼吸道的药物颗粒大小及形状则是影响肺内沉积量的重要因素。直径1～5 μm的颗粒易到达呼吸道深部(粒径小于3 μm的粒子沉积于细支气管和肺泡)，小于0.5 μm的微粒会随气流被呼出体外，大于8 μm的颗粒50%以上沉积于口咽部和上呼吸道的分支处。这就要求气雾剂喷出的颗粒有适当的粒径范围，以便有效地到达作用部位。一般，若要在呼吸道起局部作用，粒子以3～10 μm大小为宜；但若要迅速吸收发挥全身作用，则粒径最好控制在1～3 μm。

(3) 呼吸情况：粒子的沉积量与呼吸量成正比，与呼吸频率成反比。

二、 组成

(一) 药物与附加剂

1. *药物*　气雾剂中的药物，根据临床应用情况大致包括3类：① 急症用药，尤其是治疗呼吸系统和心血管系统疾病的药物。② 外科和皮肤黏膜疾病(如出血和烧伤)用药。③ 腔道疾病用药，如鼻用气雾剂、耳用气雾剂等分别用于治疗鼻炎和中耳炎等，可以定量给药，同时能在鼻黏膜和耳道内表面形成药物薄膜，有利于发挥药效。

另外，不同的用药部位对药物有不同的要求。如吸入气雾剂药物应能溶解于呼吸器官的分泌液中，否则将成为异物留在呼吸器官中引起刺激或肺炎(如液状石蜡和某些挥发油类)。

2. *附加剂*　配制气雾剂时，可根据药物的性质添加适宜的溶剂、抗氧剂、稳定剂、表面活性剂或其他附加剂。

(二) 抛射剂

抛射剂是气雾剂的重要组成部分，在耐压容器中主要负责产生压力。抛射剂是一类低沸点物质，阀门打开时压力骤然降低，抛射剂急剧气化，克服了液体分子间引力，将药物分散成微粒抛射出来。抛射剂同时也作为气雾剂的溶剂和稀释剂。

抛射剂主要是一些液化气体，适用于气雾剂的抛射剂须具备沸点低、常温下蒸气压大于大气压这两个基本条件。

1. *氯氟化碳类(CFCs)*　此类抛射剂在医用气雾剂产品中应用很广，主要有三氯氟甲烷(CCl_3F，F_{11})、二氯二氟甲烷(CCl_2F_2，F_{12})、二氯四氟乙烷($CClF_2-CClF_2$，F_{114})。但氯氟化碳类物质是一种消耗臭氧层物质，根据《保护臭氧层维也纳公约》规定，我国将在2010年1月1日起停止使用氯氟化碳类物质作为药用辅料。

2. *液化气体类*　主要包括丙烷、丁烷、异丁烷、戊烷、异戊烷、二甲醚、HFC-134a、HFC-152a、HFC-227ea等。其中HFC-134a、HFC-152a、HFC-227ea是医用气雾剂CFCs抛射剂的主要替代品，其主要物理性质见表18-1。

(1) HFC-134a：是定量吸入用气雾剂(MDIs)氯氟化碳类(CFCs)抛射剂的主要替代品。

以 HFC－134a 为抛射剂的 MDIs 已获 40 多个国家药政部门批准。主要缺点是温室效应潜能高(GWP 1300)，且我国生产能力较低。

(2) HFC－152a：其优点是温室效应潜能低(GWP 140)，因不产生光化学反应而不属于挥发性有机物。在美国已用作局部用气雾剂的抛射剂，我国生产能力较高。其缺点是可燃、价格较高。

(3) HFC－227ea：目前作为 F_{114} 的替代品被用于 MDIs。其优点是安全，缺点是价格昂贵，温室效应潜能高。通常与 HFC－134a 联合使用。

表 18－1 3 种液化气体类抛射剂的物理性质

	HFC－134a	HFC－152a	HFC－227ea
分子式	CF_3-CFH_2	CH_3-CHF_2	C_3HF_7
分子量	102.03	66.05	170.03
沸点(1 大气压，℃)	−26.50	−25.00	−16.5
蒸气压(MPa)	0.44(21.1℃)	0.49(21.1℃)	0.390 2(20℃)
液体密度(g/cm³)	1.21(21.1℃)	0.91(21.1℃)	1.415 0(20℃)
臭氧耗损潜能(ODP)	$<1.5\times10^{-5}$	—	0
温室效应潜能(GWP)	1 300.00	140.00	2 900

3. *压缩性/溶解性气体类* 在气雾剂容器内所处温度和压力下不能以液态存在的气体称为压缩性气体，其中能显著溶于气雾剂液料的气体称为溶解性气体。前者有氮气(N_2)和压缩空气，后者有二氧化碳(CO_2)和氧化亚氮(N_2O)，它们的物理性质见表 18－2。

表 18－2 压缩气体抛射剂的物理性质

性　质	氮(N_2)	压缩空气	二氧化碳(CO_2)	氧化亚氮
蒸气压(21℃，MPa)	N/Aa	N/Aa	5.820 0	5.238 0
压力(54℃，MPa)	N/Aa	N/Aa	10.230 0	9.780 0
沸点(101.33 kPa，℃)	−195.80	−194.00	−78.40	−88.50
液体密度(g/ml，25℃)	0.001 1 d	0.001 3 d	0.713 0	0.913 0
比重	0.967 0	1.000 0	1.530 0	1.530 0
水溶性(1 绝对大气压，25℃，体积/体积)	0.015 0	0.018 0	0.759 0	0.588 0
臭氧耗损潜能(ODP)			—	—
温室效应潜能(GWP)			1.00	310.00

这类抛射剂来源广泛、价格低廉、不污染环境、不燃烧、性质稳定、毒性低微。其主要缺点是用它灌装的气雾剂产品在使用过程中雾的性质(如雾粒大小、射程、喷射速率、雾型等)不稳定，一旦误用(如倒喷)会因气体的迅速排放而失去喷射功能。随着压力钢囊(PECAP)、压力控制装置(Pressure Control Device)以及含氧气体——含氧溶剂复合抛射系统等技术和装置的开发成功，为这类抛射剂的广泛应用开辟了良好的前景。目前已用于消毒、局部止痛、肛肠、阴道、鼻腔等各类医用气雾剂。

(三) 耐压容器

耐压容器是盛装药物、抛射剂和附加剂的部件。容器和阀门不仅起包装作用，而且决定成品的雾型、性质和用途。容器材料不应影响内容物的稳定性和改变其理化性质，必须能承受气雾系统的压力。目前国内制作容器的材料有玻璃、塑料和金属，或由这些材料综合制成。各类容器都有一定特点，选用时应考虑到价廉、耐腐蚀、不易破碎以及外形美观等因素。

(四) 阀门系统

阀门系统是气雾剂重要的组成部分，其精密程度直接影响产品的质量。其基本功能是调节药物和抛射剂从容器中定量流出。

1. **一般阀门** 见图 18-2，阀门系统由封帽、橡胶封圈、阀门杆、弹簧、浸入管、推动钮等部件组成。其中，阀门杆由塑料或不锈钢制成，上端有内孔和膨胀室。内孔是阀门沟通容器内外的孔道，被弹性橡胶封圈封住，使容器内外不通。当揿下推动钮时，内孔与药液相通，容器内容物立即通过内孔进入膨胀室而喷射出来。膨胀室位于内孔之上阀门杆内。容器内容物由内孔进入此室，骤然膨胀，抛射剂气化，将药物分散，连同药物一起呈雾状喷出。

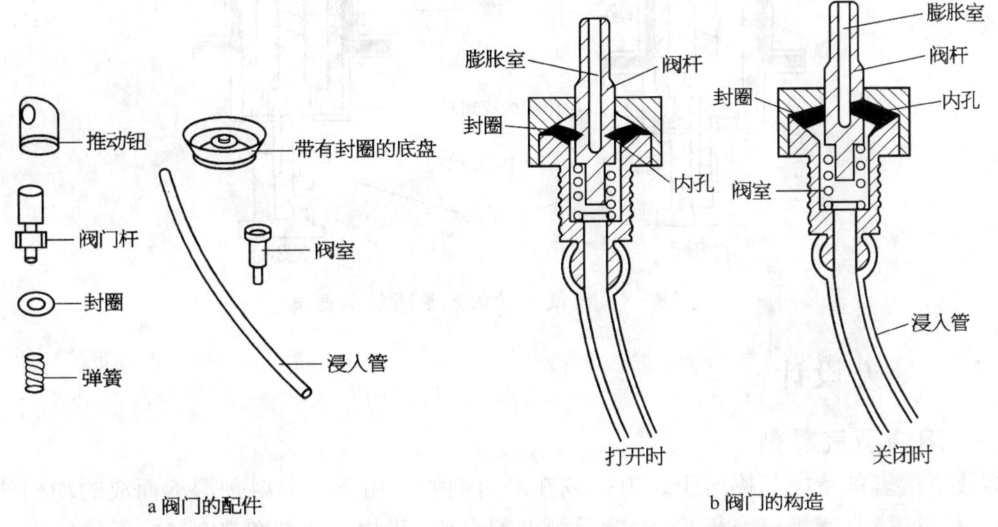

图 18-2 气雾剂的一般阀门

2. **定量阀门** 定量阀门的构造见图 18-3。除具有一般阀门的部件如封帽、阀杆、内孔、膨胀室、橡胶垫圈、弹簧和浸入管外，还有一个塑料或金属的定量室或定量小杯。它的容量决定每次的用药剂量。一般定量阀门能给出 0.05～0.2 ml 的药液，适用于剂量小，作用强或含有毒性药物的吸入气雾剂。定量小杯下端有两个小孔，用橡胶垫圈封住，灌装抛射剂时，因灌装系统的压力大，抛射剂可经过此小孔注入容器内，抛射剂灌装后小孔仍被橡胶垫圈封住，使内容物不能外漏。

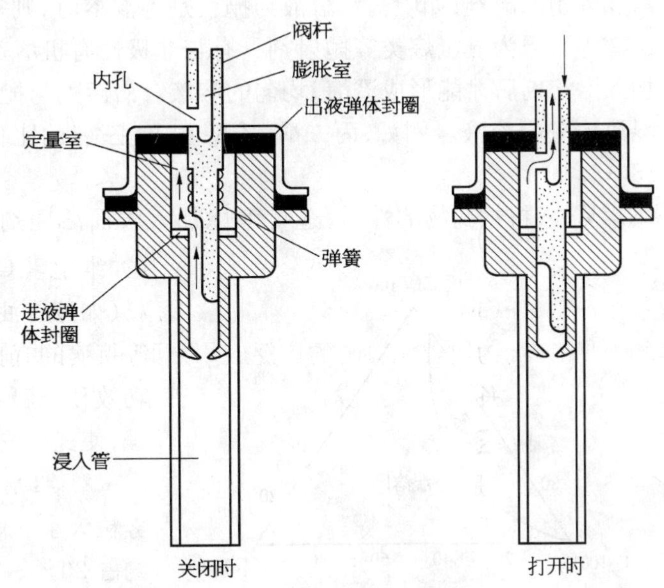

图 18-3 有浸入管的定量阀门示意图

国产常用的吸入气雾剂是将容器倒置不用浸入管，使药液通过阀杆上的引液槽进入阀门系统，见图 18-4。喷射时按下揿钮，阀杆在揿钮的压力下顶入，弹簧受压，内孔进入出液橡胶封圈内，定量室内的药液由内孔进入膨胀室，部分汽化后自喷嘴喷出。同时引液槽全部进入瓶内，封圈封闭了药液进入定量室的通道。揿钮压力除去后，在弹簧作用下，又使阀杆恢复原位，药液再进入定量室，如此往复，每按推动钮一次就可喷出定量的药液。

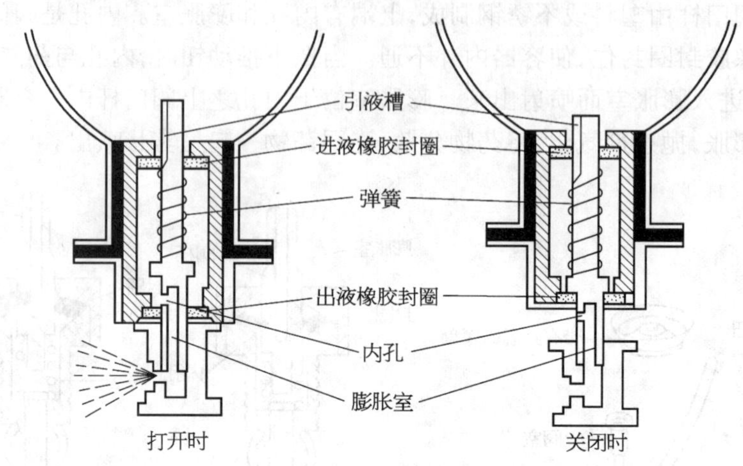

图 18-4 无浸入管的定量阀门示意图

三、 处方设计

(一) 溶液型气雾剂

溶液型气雾剂系指药物溶于抛射剂或在潜溶剂的作用下与抛射剂混溶而成的均相分散体系，是二相气雾剂(气相与液相)。喷射后抛射剂汽化，药物成为极细的雾粒，形成气雾。目前主要用于吸入治疗，是气雾剂中应用最广的类型。

1. 溶剂与附加剂　常用溶剂有乙醇、甘油、水。如果中药提取物能溶解在抛射剂中，则无需加入别的溶剂；如中药水溶液与抛射剂不混溶时，则需要加入适量潜溶剂(如乙醇、甘油、丙二醇等)，因为氟氯烷类等抛射剂具有与非极性有机溶剂相似的特性，与水不相混溶，多数药物加入潜溶剂后才能形成澄清、均匀的溶液。潜溶剂与抛射剂之间必须有恰当的比例，才能互相混溶成澄明溶液。例如，丙二醇、乙醇和 F_{12} 三者的比例可通过绘制相图等实验来确定，见图 18-5。

另外，根据药物的性质，还可考虑加入表面活性剂(如聚山梨酯 80)增溶，或加入抗氧剂(如维生素 C)防止某些药物的氧化；或加入一些香料(如芳香油)改善气雾剂的气味。用于烧伤、出血等疾病的气雾剂，其选用的附加剂最好本身有一定功效和防腐、灭菌作用，并按无菌操作设计工艺流程，使药剂安全、稳定和有效。

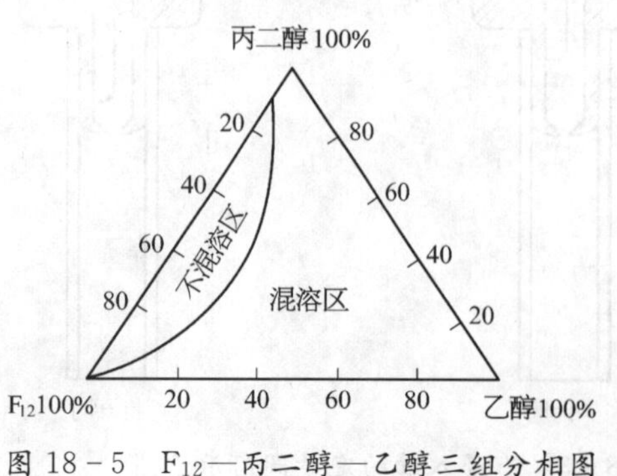

图 18-5 F_{12}—丙二醇—乙醇三组分相图

2. 抛射剂　抛射剂的种类及用量会直接影响雾粒大小。溶液型气雾剂中，抛射剂在整个处方中约占 20%～70%(g/g)。处方组成中所用抛射剂的蒸气压高或用量多，则压力高，雾粒细小，反之雾粒大。可根据所需粒径选择适宜的抛射剂或调节其用量，如作为吸入给药发挥全身治疗作用的气雾剂，要求雾粒较细，以 1～3 μm 为宜，可选用蒸气压高的抛射剂或增加抛射剂的用量；供皮肤等局部应用的气雾剂，雾粒可粗些，直径为 50～200 μm，抛射剂用量较少，约为 6%～10%(g/g)。略粗粒子可在作用部位的表面形成一薄层药膜，有利于药物在局部发挥作用。

处方设计中，有时选用单一的抛射剂难以适合要求，此时可考虑采用混合抛射剂。调节不同抛射剂的组成比例，可获得所需的蒸气压，从而满足气雾剂对喷射的要求。根据拉乌尔(Raoult)定律，在一定温度下，溶质的加入导致溶剂蒸气压下降，蒸气压下降与溶液中溶质摩尔分数成正比；根据道尔顿(Dalton)气体分压定律，系统的总蒸气压等于系统中不同组分分压之和，由此可计算混合抛射剂的蒸气压：

$$Pa = Na \cdot Pa^0 = \frac{n_a}{n_a + n_b} \cdot Pa^0 \tag{18-1}$$

$$Pb = Nb \cdot Pb^0 = \frac{n_b}{n_a + n_b} \cdot Pb^0 \tag{18-2}$$

$$P = Pa + Pb \tag{18-3}$$

式中：P 为混合抛射剂的总蒸气压，Pa、Pb 分别表示抛射剂 A 和 B 的分压，Pa^0、Pb^0 分别为抛射剂 A 和 B 的饱和蒸气压，N、n 分别表示抛射剂摩尔分数和摩尔数。

(二) 混悬液型气雾剂

混悬液型气雾剂(或称粉末气雾剂)系指药物的粉末均匀分散在抛射剂中制成稳定的混悬液，形成三相气雾剂(气相、液相、固相)。凡在抛射剂及潜溶剂中不溶解的药物可制成混悬液型气雾剂，但吸入用气雾剂一般不使用药材细粉。

混悬液型气雾剂属热力学与动力学均不稳定的非均相分散体系。在处方设计时，为提高其质量与稳定性，必须考虑以下几点：

1. **药物粒径**　应控制在 5 μm 左右，不得超过 10 μm。药物粒径过大，不但易于沉降结块，而且还会堵塞阀门系统，影响给药剂量。另一方面，药物粒径愈小，比表面积愈大，有利于吸收，增加疗效。

2. **药物溶解度**　在不影响生理活性的前提下，选用在抛射剂中溶解度最小的药物衍生物，可避免贮存中药物微晶变粗。

3. **表面活性剂的应用**　可进一步增加分散体系的物理稳定性，防止药物颗粒间的凝集。使用非离子型表面活性剂，其 HLB 值应小于 10。一般采用混合表面活性剂，如司盘 85 和油酸乙酯、月桂醇等。所用的表面活性剂最好能够溶解或分散在抛射剂中。

4. **抛射剂与混悬固体的密度**　应调节使两者密度尽量相等，以减少药物粒子的沉降。如将不同密度的抛射剂混合，也可用比重矫正剂(如 NaCl、Na_2SO_4、乳糖等的超细粉末)调节固体粉末的比重接近抛射剂。

5. **抛射剂及其用量**　应采用蒸气压较高的抛射剂(3 kg/cm^2 以上)，这样可使喷出的凝聚粒子尽可能地分散。另外，抛射剂用量一般较高，这样容器内压力较大，打开阀门时引起容器内药物粒子湍动，粉末与抛射剂一起喷射出来，后者气化将药物微粒分散在空间或作用部位。通常，用于腔道给药时，抛射剂用量为 30%～45%(g/g)；用于吸入给药时，抛射剂用量高达 99%(g/g)，以确保喷雾时药物微粉能均匀地分散。

(三) 乳剂型气雾剂

乳剂型气雾剂，系指药物、抛射剂在乳化剂作用下经乳化制成的乳浊液型气雾剂，亦是三相气雾剂(气相、液相、液相)。药物可溶解在水相(如水、甘油)或油相(如脂肪酸、植物油)中，形成O/W型或W/O型。如外相为药物水溶液，内相为抛射剂，则可形成O/W型乳剂。使用时乳剂经阀门喷出后，分散相中的抛射剂骤然膨胀气化，喷出物不是雾状而是泡沫状，故又称泡沫气雾剂。适合于皮肤、肠道和阴道等局部应用，给药时药物以泡沫状喷出来，然后泡沫破裂成液体而留在创面或病灶上，或液体挥散而成薄层，发挥治疗作用。

1. 乳化剂　对于乳剂型气雾剂，乳化剂的选择很重要，基本的要求是：产品在振摇时，油和抛射剂应完全乳化成很细的微粒，外观色白，较稠厚，至少1～2 min内不分离，并能保证药液和抛射剂同时喷出。常用的乳化剂有脂肪酸皂(三乙醇胺硬脂酸酯)、聚山梨酯类、十二烷基乳化蜡等表面活性剂。

另外，乳化剂的选用应考虑药物的性质，如以硬脂酸—月桂醇—三乙醇胺为乳化剂时，成品具有泡沫量多，维持时间长的特点，适用于耐碱性的药物；以吐温—司盘—月桂醇硫酸钠为乳化剂，则具有泡沫渗透性强，持续时间短的特点，适用于耐酸性药物。

2. 其他附加剂　乳剂中含有水分，应考虑加入防腐剂，以避免霉变。视具体情况，还可加入柔软剂(皮肤缓和药)、润滑剂、香料等。

3. 抛射剂　乳剂型气雾剂，喷射泡沫性状随抛射剂的性质和用量而异。如抛射剂的蒸气压高且用量大时，可得到黏稠的、弹性大的干泡沫，射程亦远。当抛射剂的蒸气压低且用量少时，则得柔软、平坦的湿泡沫。由于抛射剂与水的密度相差较大，单独应用时难以获得稳定的乳剂，一般采用混合抛射剂，其用量多为8%～10%，有的高达25%以上，且喷出孔径应大些；若喷出孔径较小，如0.5 mm时，则混合抛射剂用量应增加至30%。

四、 制备

(一) 容器和阀门的装配与处理

1. 容器的处理　目前国内医用气雾剂的容器多选用玻璃瓶，体积约30 ml，装药前用水洗涤后干燥。为防止玻璃瓶爆炸，在瓶外壁搪塑料薄层。

2. 阀门各部件的处理与装配　橡胶部件(主要指垫圈)，以水洗净后在乙醇中浸泡24 h，干燥，无菌保存备用。塑料、尼龙零件，先用温水洗净，然后浸泡在乙醇中，取出干燥，备用。不锈钢弹簧，用1%～3%碱液煮沸10～30 min，后用热水洗至无油腻，再用蒸馏水冲洗，烘干，乙醇中浸泡，取出干燥，无菌保存备用。最后将上述已处理好的零件，按阀门的结构装配。

(二) 原料的处理

气雾剂处方中的药材一般须经过适当的提取和精制。一般采用水提法、醇提法或水提醇沉法等工艺。其成分也可以是经过精制的总提取物，如挥发油、生物碱、苷类、黄酮类、酯类等。

(三) 药液的调配与分装

1. 溶液型　按设计的处方将药物直接溶解于抛射剂中或通过潜溶剂溶解，制成澄明均匀的溶液，然后定量分装于容器内。

2. 混悬液型　若药物在抛射剂或溶剂中均不溶解，或溶解后不稳定，则可制成混悬液型气雾剂。将粉碎至 5 μm 或 10 μm 以下的药物微粉和助悬剂等在胶体磨中充分混合，然后定量分装在容器中。制备时，应严格控制水分含量在 0.03% 以下，如果所含水分超过这个临界值，在贮存过程中药物会相互凝集并出现粘壁现象，从而影响药物喷出时剂量的准确性。一般水分控制在 0.005% 以下。

3. 乳剂型　一般多制成 O/W 型乳浊液。药物加乳化剂、水或其他水性溶剂溶解。注意乳浊液必须有足够的均匀性与稳定性，不可发生分层与破裂。制成合格的 O/W 型乳浊液后定量分装于容器中。

以上配制和分装操作，都要根据用药部位和治疗要求进行，实行避菌操作，防止成品被污染。将经质量检查合格的药液定量分装于已准备好的容器后，安装阀门，轧紧封帽。

（四）充填抛射剂

1. 压灌法（压装法）　将预先制备好的药液在室温下灌入容器内，然后装上阀门并轧紧，抽出容器内空气，再用压力灌装机以压缩空气为动力压入定量的抛射剂（压装时，容器上顶，灌装针头伸入阀杆内，且压力灌装机与容器的阀门同时打开，故液化抛射剂可进入容器内）。图 18-6 为脚踏式抛射剂压装装置示意图。图 18-7 是一种旋转式联动压装机，当容器进入压装机后，灌药液，装阀门，轧盖，压装抛射剂等依次自动操作，故效率较高。国内目前主要采用此法充填抛射剂。

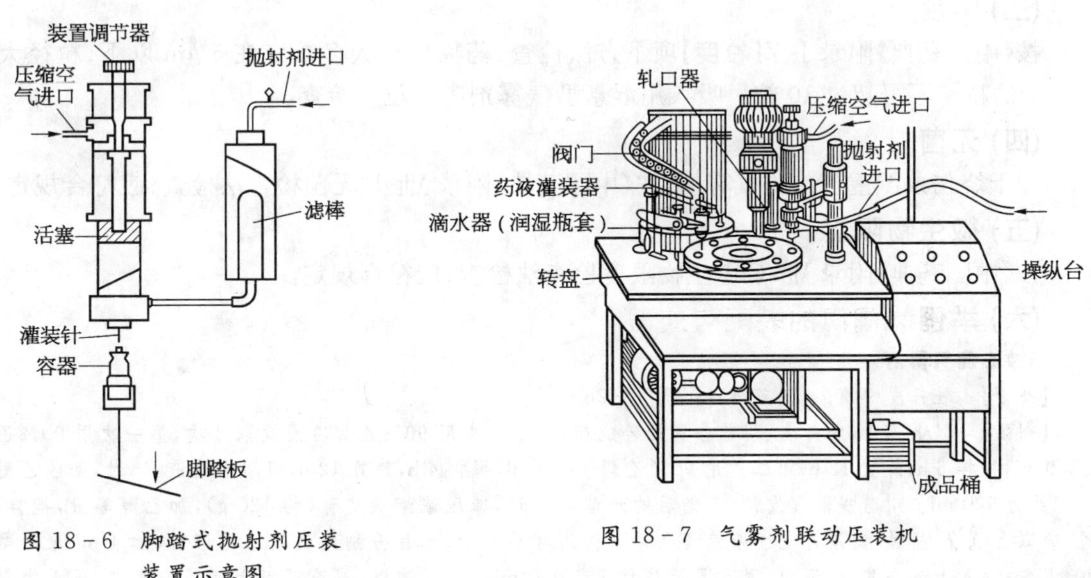

图 18-6　脚踏式抛射剂压装装置示意图

图 18-7　气雾剂联动压装机

2. 冷灌法　一般是先将冷却的药液灌入容器中，随后加入已冷却的抛射剂。药液和抛射剂也可以同时灌入。灌入之后，立即将阀门装上并轧紧。这一操作须迅速完成，以减少抛射剂的损失。此法由于是在抛射剂沸点之下工作，所以含水产品不宜采用此法充填抛射剂。

五、质量检查

（一）破损与漏气检查

1. 破损检查：将成品放入有盖的铁丝篓内，浸没于 40±1℃ 的水浴中 1 h（或 55℃、

30 min)，取出冷至室温，拣去破裂及塑料保护不紧密的废品。

2. 漏气检查：将成品称重，在室温直立 72 h 以上，再称重，然后计算每瓶漏气的重量。

(二) 喷射试验

1. 非定量阀门气雾剂

(1) 喷射速率：按《中国药典》附录Ⅰ Z【喷射速率】项下方法检查，计算每瓶的平均喷射速率(g/s)，均应符合各品种项下的规定。

(2) 喷出总量：按《中国药典》附录Ⅰ Z【喷出总量】项下方法检查，每瓶喷出量均不得少于标示装量的 85%。

2. 定量阀门气雾剂

(1) 每瓶总揿次：按《中国药典》附录Ⅰ Z【每瓶总揿次】项下方法检查，分别计算喷射次数，每瓶的揿次均不得少于其标示揿次。

(2) 每揿喷量：按《中国药典》附录Ⅰ Z【每揿喷量】项下方法检查，计算每瓶 10 个喷量的平均值。除另有规定外，应为标示量的 80%～120%。凡进行每揿主药含量检查的气雾剂，不再进行每揿喷量检查。

(3) 每揿主药含量：按《中国药典》附录Ⅰ Z【每揿主药含量】项下方法检查，计算平均每揿主药含量，应符合各品种项下的有关规定。

(三) 粒度

按《中国药典》附录Ⅰ Z【粒度】项下方法检查，药物粒径大多数应在 5 μm 以下，粒径大于 10 μm 的粒子不得超过 10 粒。吸入用混悬型气雾剂应作粒度检查。

(四) 无菌

用于烧伤或严重创伤的气雾剂，按《中国药典》附录 XIII B 无菌检查法检查，应符合规定。

(五) 微生物限度

按《中国药典》附录 XIII C 微生物限度检查法检查，应符合规定。

(六) 举例

速效心痛气雾剂

【处方】 牡丹皮 240 g 川芎 401 g 冰片 26 g

【制法】 以上三味，牡丹皮、川芎分别粉碎成粗粉；牡丹皮用 90% 乙醇冷浸提取 2 次，第一次用 90% 乙醇 5 300 ml，搅拌 6 h，静置 12 h，第二次用 90% 乙醇 4 000 ml，搅拌 4 h，静置 12 h，吸取上清液，滤过，回收乙醇至体积约为 500 ml。川芎提取挥发油，蒸馏后的水溶液滤过，减压浓缩成清膏（约 120 g），加乙醇等量，搅拌，静置，吸取上清液，滤过，滤液与上述浓缩液合并。将川芎挥发油、冰片分别用适量乙醇溶解，加 4 ml 聚山梨酯 80，混匀，加入上述合并液，混匀，用水调整总量至 1 000 ml，混匀，滤过，滤液灌封于特制的瓶中，压入抛射剂（二氯二氟甲烷）5 g，即得。

【功能与主治】 清热凉血，活血止痛。用于偏热型轻、中度胸痹心痛，痛兼烦热，舌苔色黄。

【用法与用量】 舌下喷雾吸入，一次揿吸 1～3 下；痛时喷用。

注：1. 本品为红棕色的澄清液体；喷出时，具有特异香气，味苦、辛辣。TLC 鉴别川芎、冰片；并规定进行单次喷量（应为 0.15～0.20 g）、喷出总量（应为 7.5 g 以上）、乙醇量（应为 42%～52%）的检查，可一定程度上控制本品的质量。

2. 本品临床用于偏热型轻、中度胸痹心痛（心绞痛），要求其通过呼吸道吸入迅速发挥止痛作用，故设计成溶液型气雾剂。

3. 牡丹皮所含主要有效成分丹皮酚难溶于水，提取时采用 90% 乙醇为溶剂有助于其充分浸出。但丹皮酚具有挥发性，回收乙醇时可能会有一定的损失，应予以注意。

4. 川芎用蒸馏法提取挥发油后的水溶液，含有阿魏酸、川芎嗪等有效成分，故将其保留。水提液浓缩后经进一步用醇沉法处理，可除去大量的高分子水溶性杂质，以避免制备或贮存中产生沉淀物而影响制剂的质量。

5. 制剂中含有一定量的乙醇(作潜溶剂)和聚山梨酯 80(增溶剂)，既有助于药物成分的溶解，又有助于药物溶液与抛射剂的混溶。

6. 二氯二氟甲烷在室温下具有较高的蒸气压(67.6 kPa)，该制剂采用其作为抛射剂(用量约占处方量的50%)，可使药液喷射时形成较细的雾粒，从而有助于药物吸入到肺泡并迅速吸收发挥治疗作用。

7. 本品质量标准在定量控制方面尚有提高的必要，可考虑对制剂中丹皮酚、芍药苷、阿魏酸、川芎嗪、冰片等进行含量测定的研究。

第二节　喷雾剂

一、概述

(一) 含义

喷雾剂(Spray)系指药材提取物、药材细粉装于密闭容器中，借助于手动泵的压力或其他方法将内容物以雾状等形态喷出的制剂。与气雾剂不同的是它不含有抛射剂，也不必使用耐压容器。可用于呼吸道吸入、皮肤、黏膜或腔道给药等。

(二) 特点

喷雾剂主要通过呼吸道、皮肤或黏膜等途径给药，具有剂量小，药物分散均匀，吸收快，起效迅速，使用方便的特点，并有靶向定位作用，适用于治疗上呼吸道疾病、各种腔道疾病、外伤内伤及全身性疾病，有较好的临床疗效，是中医治疗急症的一条新途径。与气雾剂相比，还具有无需抛射剂作动力，无大气污染，生产处方与工艺简单，产品成本低，生产安全性高等特点。因此，喷雾剂可在一定范围作为气雾剂的替代形式，具有很好的应用前景。

但传统的喷雾剂有喷出雾滴大、喷出剂量小等缺点，用于肺部吸入有一定的局限。近年出现的超临界 CO_2 辅助喷雾剂与超声波喷雾剂可有效地克服传统喷雾剂的不足。

超临界 CO_2 辅助喷雾剂几乎所有雾化粒子的粒径均小于 3 μm，经空气稀释后可直接用于肺部给药。超声波喷雾剂，采用高振动强度和低通风水平能有效地将药物送入肺深部，其制备过程使用耦合液传导超声振动至溶液，溶液温度不升高，尤适用于热敏性药物。

(三) 分类

1. **按使用方法分类**　可分为单剂量与多剂量喷雾剂。

2. **按分散系统分类**　可分为溶液型、乳剂型和混悬型喷雾剂。

3. **按雾化原理分类**　可分喷射喷雾剂、超临界 CO_2 辅助喷雾剂和超声波喷雾剂。

二、喷雾器

喷雾器主要由容器和喷射用阀门系统(手动泵或雾化装置)等组成。手动泵是采用手压触动器产生压力，使喷雾器内药液以雾滴、乳滴或凝胶等形式释放的装置，使用方便，仅需很小的触动力即可达到全喷量，适应范围广。该装置中各组成部件均应采用无毒、无刺激性、性质稳定、与药物不起反应的材料制造。图 18－8 所示为带密封垫的手动泵装置，图 18－9 所示为用于凝胶的手动泵装置。而图 18－10 是超声雾化吸入器的结构原理图，它利用高频振动的盘片产生的超声波使药液雾化供吸入。

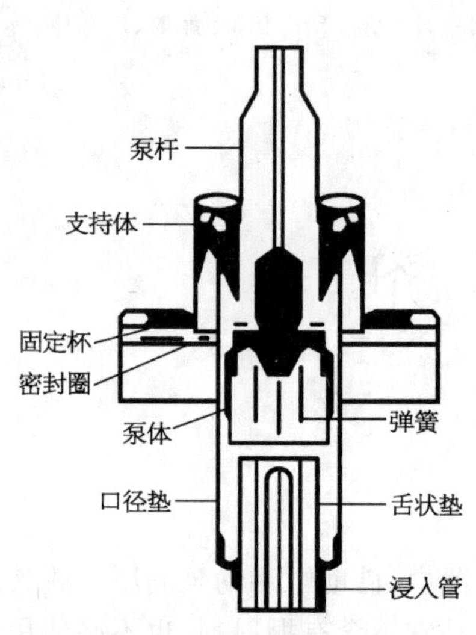

图 18－8 带密封垫的手动泵装置

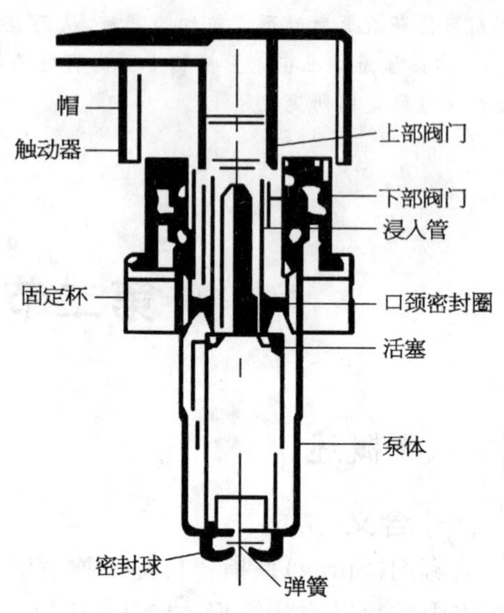

图 18－9 用于凝胶的手动泵装置

近年来，通过鼻腔给药起全身治疗作用的鼻用喷雾剂，在临床应用较为广泛。鼻用喷雾剂所用喷雾器按类型可分为定量喷射给药与非定量喷射给药两种，它们在构造与工作原理上有较大的差异。

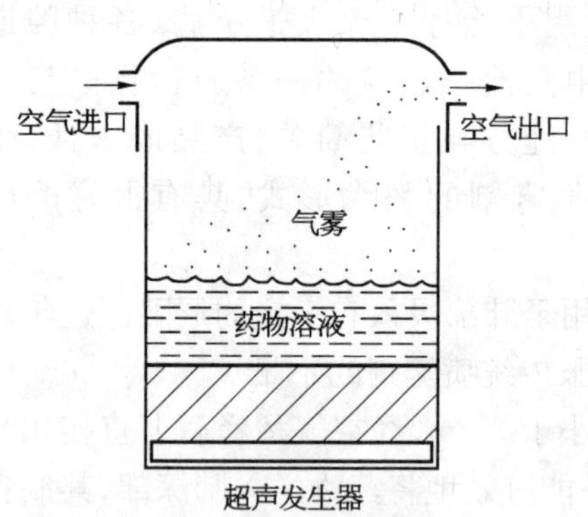

图 18－10 超声雾化吸入器的结构原理图

1. **定量喷雾器** 定量喷雾器的结构较为复杂(图 18－11)，主要包括药液容器、雾化装置(喷嘴、压缩腔、压缩栓等)，可采用硬质塑料或金属材料制作。工作时利用压缩栓下压时挤出压缩腔内的药液，使其以较高的速度喷出小孔时分散成雾状微滴，每次喷射的药液量等于压缩腔的容积。使用时将喷嘴朝上对准鼻孔，然后快速按下压缩盖，雾状药液即进入鼻腔并均匀地分布在鼻腔黏膜上。

2. **非定量喷雾器** 非定量喷雾器也由药液容器和雾化装置组成，但结构相对较简单(图 18－12)。非定量喷雾器的外壳(瓶身)必须用有一定刚性的软质塑料制作，而雾化室的卡口与浸入管的外壁之间需留有空隙，这样当挤压瓶身时能够使瓶内受挤压的空气从空隙进入雾化室，快速通过雾化室的空气与从浸入管进入雾化室的液滴混合后呈雾状喷出小孔。使用时，将喷嘴朝上对准鼻孔，用力按捏瓶身即可，其喷药量与按捏瓶身的力度有一定的关系；若喷嘴朝下对准鼻孔，轻轻按捏瓶身，则可作为滴鼻剂使用。

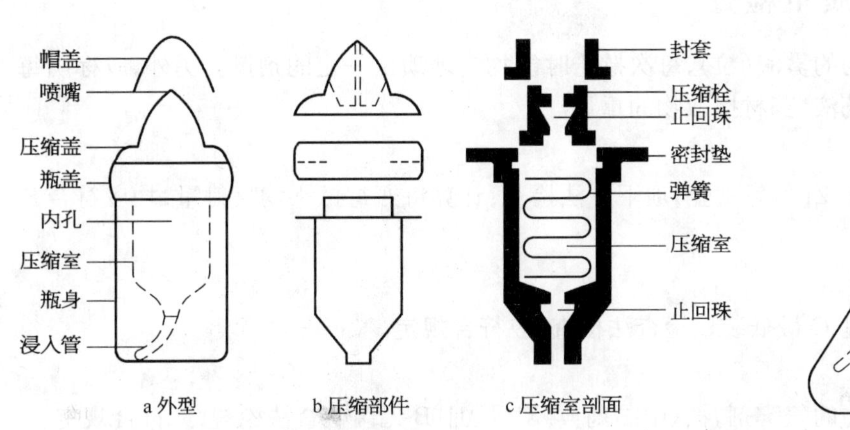

图 18-11　定量喷雾器结构示意图

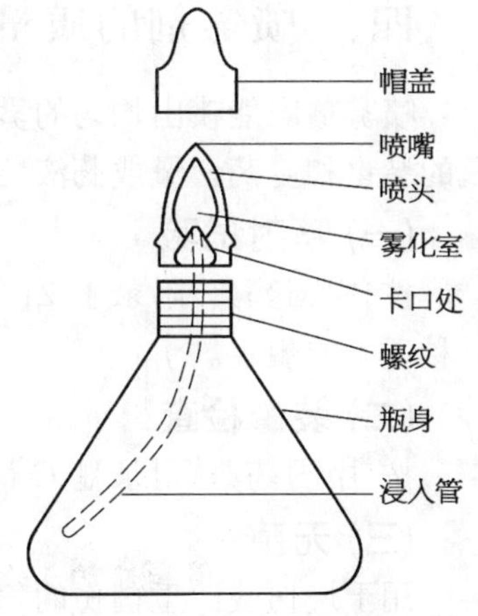

图 18-12　非定量喷雾器结构示意图

三、 喷雾剂的制备

(一) 中药原料的处理

可根据处方药物的性质，采用适当的方法对中药材进行提取、纯化、浓缩。常用提取方法包括水蒸气蒸馏法、水提法、醇提法；纯化方法可用水提醇沉法、絮凝澄清法等，亦可根据需求采用其他纯化方法（如大孔树脂吸附分离法、超滤法等）制备纯度较高的有效部位或有效成分用于配制喷雾剂。一般地，中药提取物经过纯化处理，可减少喷雾剂贮存中杂质的析出，从而增加制剂的稳定性，并避免析出的沉淀物堵塞喷嘴影响药液的喷出。

对于难溶性药物，则需要应用超微粉碎等技术将药物制成 5 μm 或 10 μm 以下的微粉，供配制混悬液型喷雾剂使用。

(二) 药液的配制与灌封

应在要求的洁净度环境配制并及时灌封于灭菌的洁净干燥容器中。烧伤、创伤用喷雾剂应采用无菌操作或灭菌。

1. **药液的配制**　根据药物（或提取物）的性质及临床用药的要求，喷雾剂的内容物可配制成溶液、混悬液、乳浊液等不同类型。溶液型喷雾剂药液应澄清；乳浊液型喷雾剂液滴在液体介质中应分散均匀；混悬型喷雾剂应将药物细粉和附加剂充分混匀，研细，制成稳定的混悬液。

配制时，为增加制剂的稳定性或疗效，可添加适宜的附加剂，如抗氧剂、防腐剂、助悬剂、表面活性剂（如用月桂酰二乙醇胺、十二烷基硫酸钠、司盘 80、聚山梨酯 80 等起增溶或乳化作用），有些应用于局部皮肤的喷雾剂可加入适宜透皮促进剂（如氮酮）。所加入的附加剂应对呼吸道、皮肤、黏膜等无刺激性、无毒性。

2. **药液的灌封**　配制完后，将药液及时分装于喷雾器的容器中（容器应预先经过洗涤、干燥、灭菌处理），然后装上阀门系统（雾化装置）及帽盖，即可。目前工业生产中，喷雾剂的灌封可在全自动喷雾剂灌装生产线上进行。常用全自动喷雾剂灌装生产线，由理瓶机、平顶链输送机（可无级调速）及灌装、放阀和封口三工位一体的自动灌装线组成，适用于 15～120 ml 铝罐、塑料罐、玻璃瓶的灌装，各工位并能实现有瓶工作，无瓶停机的全部功能。

四、 喷雾剂的质量检查

喷雾剂应能喷出均匀的雾滴(粒),每次揿压时能均匀地喷出一定的剂量。另外,应标明每瓶的装量和主药含量或药液、药材提取物的重量。

(一) 喷射试验

按《中国药典》附录Ⅰ Z【喷射试验】项下方法检查,计算每瓶每揿平均喷射量,均应符合各品种项下的规定。

(二) 装量检查

按《中国药典》附录Ⅻ C最低装量检查法检查,应符合规定。

(三) 无菌

用于烧伤或严重创伤的气雾剂,按《中国药典》附录ⅩⅢ B无菌检查法检查,应符合规定。

(四) 微生物限度

按《中国药典》附录ⅩⅢ C微生物限度检查法检查,应符合规定。

五、 举例

烧伤喷雾剂

【处方】 黄连5g 黄柏5g 大黄2g 紫草5g 川芎5g 白芷5g 细辛5g 红花2g 地榆5g 榆树皮50g 酸枣树皮10g 冰片适量

【制法】 以上十二味,除冰片外,其余黄连等十一味适当粉碎,过筛,用75%乙醇适量浸渍2次,每次48h以上,共收集浸渍液130ml,滤过,加入冰片(每1kg药液加冰片5g),搅拌均匀,密闭,静置24h,灌装,即得。

【功能与主治】 泻火解毒,消肿止痛,祛瘀生新。用于Ⅰ、Ⅱ度烧伤。

【用法与用量】 外用,每2~3h喷药1次,一日6~8次。

注:1. 本品为红棕色的澄清液体;味辛、苦。TLC鉴别大黄,并规定了乙醇量应为70%~80%,可在一定程度上控制本品的质量。

2. 本品临床用于Ⅰ、Ⅱ度烧伤,宜局部直接给药治疗。为避免用药时对患者烧伤部位造成机械刺激而加重疼痛,并使药物能均匀地分散于创面,故设计成溶液型喷雾剂。

3. 本制剂处方中药材所含主要有效成分,如黄连、黄柏中的小檗碱类成分,大黄中的蒽醌类成分,紫草中的紫草素类成分,川芎、白芷、细辛中的挥发油类成分,红花中的黄酮类成分,地榆中的皂苷类成分,及冰片等在乙醇中均有良好的溶解性,故采用75%乙醇为提取溶剂。另外,醇提可避免大量高分子水溶性杂质的浸出,有助于增加制剂的稳定性。

4. 紫草中的紫草素类成分遇热极易破坏,本制剂采用冷浸法提取可避免其损失,有助于保证制剂的疗效。另外,由于浸提过程是在室温下进行,其浸出液加冰片直接配制的药液在室温贮存条件下将具有良好的稳定性,可避免如加热回流提取得到的浸出液在放置中因温度的降低易出现沉淀物的问题。

5. 本品质量标准在定性定量控制方面均有提高的必要,可考虑采用TLC法对制剂中黄连、紫草、川芎、白芷、细辛、红花、地榆、冰片等进行鉴别研究,采用HPLC法对大黄中的大黄素等成分进行含测研究。

第十九章　药物制剂新技术

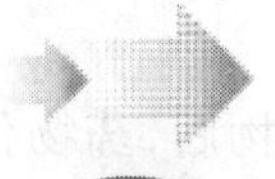

导学

1. 掌握环糊精包合技术、固体分散技术、微型包囊技术的含义、特点、制备方法。
2. 熟悉脂质体的概念、分类及结构特点；脂质体的制备方法与质量评价。
3. 熟悉缓释、控释、靶向制剂的含义、作用特点、制备方法及质量评价。

第一节　包合技术

一、含义

包合技术系指一种分子被包藏于另一种分子的空穴结构中的技术，所形成的产物叫包合物(Inclusion Compound)。包合物由主分子和客分子两部分组成，主分子即包合材料，具有较大的空穴结构，足以将客分子容纳在内。客分子指被包合到主分子空间中的小分子物质。

二、包合材料——环糊精

1. **结构**　环糊精(cyclodextrin,CD)是淀粉经"环糊精葡萄糖转位酶"作用后生成的6～10个葡萄糖分子的环状低聚多糖，以1,4-糖苷键连接成环，有α、β、γ三种环状结构，分别由6、7、8个葡萄糖分子构成。

X-射线衍射和核磁共振研究表明，环糊精呈两端开口、环状中空的圆筒状，两端直径大小不同，筒体的两端为葡萄糖的伯醇羟基和仲醇羟基，呈相当强的亲水性；筒体的内端由碳—氢键和醚键构成，呈疏水性。故在水溶液中，与具有亲油基团的化合物共存时，亲油基团进入空腔，从而形成种种具有特异性质的包合物。CD结构示意图见图19-1。

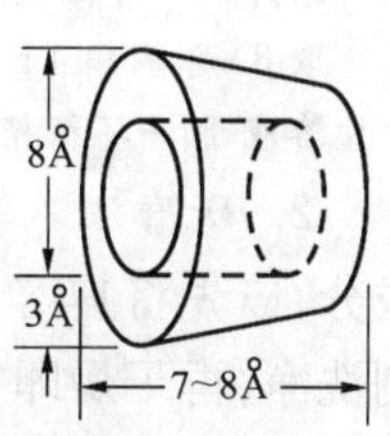

图19-1
CD立体结构式

2. **性质**　环糊精为非还原性的白色结晶粉末，对酸不稳定，对碱、热和机械作用较稳定。在水溶液和醇水溶液中能很好地结晶，能与多种无机、有机化合物形成结晶性包合物。3 种环糊精性质见表 19-1。

表 19-1　3 种环糊精的基本性质

	葡萄糖残基数	分子量	空腔内径	空腔长度	溶解度(水)	水中结晶形状
α-CD	6	973	0.45～0.6 nm	0.7～0.8 nm	14.5	针状、六角形
β-CD	7	1 135	0.7～0.8 nm	0.7～0.8 nm	1.85	棱　形
γ-CD	8	1 297	0.85～1.0 nm	0.7～0.8 nm	23.2	棱　形

3 种环糊精的立体结构、空洞大小和物理性质有很大差别。其中 β-环糊精大小适中，水中溶解度小，易析出，随温度升高溶解度增大，毒性低，这些性质为包合物的制备提供了有利条件，就目前来看，以 β-环糊精应用最为广泛。

三、 β-环糊精的包合作用

1. **提高药物的稳定性**　凡易氧化、水解、挥发的药物，制成 β-环糊精包合物后，药物分子中的不稳定部分被包合在 β-环糊精的空穴中，有效地防止了药物的氧化、水解、挥发，提高了稳定性。如愈创木酚，性质极不稳定，经 β-环糊精包合后，可长期保存。

2. **增加难溶性药物溶解度**　如齐墩果酸经 β-环糊精包合后，溶解度提高 12 倍，累积溶出速度增大 6 倍。

3. **掩盖药物不良臭味、减少药物的副作用和刺激性**　如熊胆具有浓郁的腥苦味，且对胃肠道有一定的刺激性。经 β-环糊精包合后，能够掩盖其腥苦味，且可以降低对胃肠道的刺激性。

4. **使液态药物粉末化**　如薄荷油、桉叶油等挥发油，经包合后产物均呈粉末状。

5. **提高药物的生物利用度**　如家兔口服双香豆素-β-环糊精包合物，血药浓度的峰值为口服单纯双香豆素的 1.7 倍，0～48 h *AUC*(血药浓度—时间曲线下面积)也是口服单纯双香豆素的 1.7 倍。

四、 制备方法

1. **饱和水溶液法**　将 β-环糊精配成饱和水溶液，按一定比例加入客分子药物(水中不溶的药物可加少量溶剂如丙酮溶解后加入)，在适宜温度下搅拌一定时间，冷藏使包合物析出，过滤，根据客分子性质选择适当溶剂洗涤，干燥即得 β-环糊精包合物。饱和水溶液法影响包合工艺的主要因素有主客分子投料比例、包合温度、包合时间、搅拌方式、干燥方法等。一般认为投料比及包合温度最为重要，投料比例因所包合的客分子的种类而异，一般挥发油主客分子投料比在 1∶3～1∶10(油∶β-环糊精)内。

冰片-β-环糊精包合物

取 β-环糊精 4 g，溶于 55℃的水 100 ml 中，保温。另取冰片 0.66 g，用乙醇 20 ml 溶解，在搅拌下缓慢滴加冰片溶液于 β-环糊精溶液中，滴完后继续搅拌 30 min，冰箱放置 24 h，抽滤，蒸馏水洗涤，40℃干燥，即得。

2. **研磨法**　将 β-环糊精与 2～5 倍量水研匀，加入客分子药物(如果客分子为水难溶性成分，应先将其溶于少量的有机溶剂中)，充分研磨一定时间至糊状物，干燥后用适量的有机溶剂洗净，再干燥即得环糊精包合物。研磨法适用于小量生产。工业化生产多采用胶体磨。影响胶体磨制备包合物的因素有油与 β-环糊精的比例、研磨时间、次数等。

3. **超声波法**　将 β-环糊精配制成饱和水溶液，加入客分子药物混合后立即用超声波处理，冷藏，析出沉淀经溶剂洗涤、干燥即得包合物。此法操作简便、快捷。

4. **冷冻干燥法** 将药物和环糊精混合于水中，搅拌，溶解或混悬，通过冷冻干燥除去溶剂(水)，即得粉末状包合物。冷冻干燥后的包合物外形疏松，溶解性能好，一般常用于制备粉针剂。

5. **喷雾干燥法** 如包合物难溶于水，遇热性质又较稳定，可用喷雾干燥法制备包合物。此法干燥温度高，受热时间短，产率高。

五、验证方法

1. **X-射线衍射法** 不同晶体物质在相同的角度处具有不同的晶面间距，从而显示不同的衍射峰。如X射线衍射结果表明，四神茶挥发油-β-环糊精包合物较对照β-环糊精、四神茶挥发油与β-环糊精物理混合物，在扫描角度处多了2个新的峰，峰的相对强度分别为58%和98%，晶面间距分别为8.981和4.751，说明包合物已形成一种新的物相。

2. **红外分光光度法** 主要用于含羰基药物的包合物检验，若吸收峰降低，位移消失，说明药物与包合物产生了包合作用。如肉桂油1 676 cm^{-1}处的C=O的振动频率在包合物中明显变弱，且位移至1 668 cm^{-1}处，这可能源于包合物中氢键的形成。另外肉桂油在749、689 cm^{-1}处的苯环取代特征峰，以及在1 124 cm^{-1}、2 742 cm^{-1}处的特征峰，在包合物中已不存在，进一步证明肉桂油β-CD包合物已经形成。

3. **热分析法** 如连翘等挥发油在174.6℃处有1个吸热峰；β-CD分别在106.7℃、220.7℃处有吸热峰；挥发油和β-CD的物理混合物则在111.1℃和222.0℃处有2个吸热峰；而包合物则仅在74.7℃和97.7℃处有2个吸热峰，可见包合物与混合物具有极明显的区别，证明连翘等挥发油与β-CD已经形成新的物相。

4. **薄层色谱法** 选择合适的溶剂系统，进行药物、药物环糊精包合物和环糊精的薄层层析，观察色谱展开后的斑点位置。在同样的条件下，包合物无展开斑点。

5. **紫外可见分光光度法** 通过比较包合前后紫外吸收光谱图，从紫外可见吸收曲线与吸收峰的位置和高度来判断。扫描范围一般为200～400 nm。如生姜挥发油β-CD包含物。

第二节 固体分散技术

一、含义与特点

1. **含义** 固体分散技术系指采用一定的方法，将难溶性药物高度分散于固体载体材料中形成固体分散体(Solid Dispersion)的一种技术。固体分散体中，药物在载体材料中的分散可以达到分子、胶态、微晶或无定型状态。固体分散体主要作为制剂的中间体，可根据需要进一步制成胶囊剂、片剂、栓剂等，也可直接制成滴丸。

2. **特点** ① 将难溶性药物分散在水溶性载体材料中，可改善药物的溶解性能，加快溶出速率，提高药物的生物利用度，如复方丹参滴丸。② 将药物分散于难溶性载体材料中，制成缓释制剂,可延缓药物的释放速度。③ 利用肠溶性载体材料,制备定位于肠道溶解释药的肠溶制剂。④ 利用载体材料的包蔽作用,可延缓药物的水解和氧化、掩盖药物的不良嗅味和刺激性、使液体药物固体化等。

缺点:固体分散体中载体材料与药物的重量比一般在1∶5～1∶20,液体药物通常不超过10%,因此,该技术仅适用于剂量比较小的药物;固体分散体中药物分散状态的稳定性差,久贮易产生老化现象。

二、 载体材料

(一) 水溶性载体材料

1. 聚乙二醇类(PEG) 常用PEG-4000和PEG-6000,具有良好的水溶性,化学性质稳定,能增加药物的溶出速率,提高药物的生物利用度。

2. 聚维酮类(PVP) 如PVP K-15、PVP K-30、PVP K-90等。由于熔点高,PVP主要用于将难溶性药物采用溶剂法制成固体分散体,不宜用熔融法。贮存过程中易吸湿而析出药物结晶。

3. 表面活性剂类 作为载体材料的表面活性剂大多含聚氧乙烯基,其特点是溶于水或有机溶剂,载药量大,在蒸发过程中可阻滞药物产生结晶,是较理想的速效载体材料。如泊洛沙姆-188(poloxamer 188)、聚氧乙烯(PEO)、聚羧乙烯(CP)等。

4. 有机酸类 如枸橼酸、琥珀酸、胆酸、去氧胆酸等。由于有机酸类分子量较小,水中溶解度大,不溶于有机溶剂,可用熔融法制备。本类不适用于对酸敏感的药物。

5. 糖类与醇类 如右旋糖酐、半乳糖、蔗糖及甘露醇、山梨醇、木糖醇等。水溶性强,毒性小,因分子中有多个羟基,可与药物以氢键结合形成固体分散体。适用于剂量小、熔点高的药物。在应用时,多与PEG类高分子作联合载体。

6. 其他亲水性材料 如改性淀粉、微晶纤维素、淀粉、低黏度HPMC、胃溶性聚丙烯酸树脂以及微粉硅胶等。

(二) 难溶性载体材料

1. 乙基纤维素(EC) 特点是能溶于有机溶剂,含有羟基可与药物形成氢键,有较大的黏性,载药量大,稳定性好,不易老化。广泛用作缓释固体分散体的载体材料。

2. 聚丙烯酸树脂类 如Eudragit E等,此类材料在胃液中溶胀,肠液中不溶,但不吸收,对人体无害,可作为载体材料制备缓释固体分散体。

3. 脂质类 如胆固醇、β-谷甾醇、棕榈酸甘油酯、胆固醇硬脂酸酯、巴西棕榈蜡及蓖麻油蜡等,作为载体常用熔融法制备缓释固体分散体。

(三) 肠溶性载体材料

1. 纤维素类 如邻苯二甲酸醋酸纤维素(CAP)、羟丙甲纤维素酞酸酯(HPMCP)、羧甲乙纤维素(CMEC)等,均能溶于肠液中,可用于制备在胃中不稳定、在肠道释放和吸收的药物的固体分散体。由于化学结构有差异而黏度不同,释药速率也不同。

2. 聚丙烯酸树脂类 常用Ⅱ号、Ⅲ号聚丙烯酸树脂,前者在pH 6以上介质中溶解,后者在pH 7以上介质中溶解。如用Ⅱ号聚丙烯酸树脂制备的黄褐毛忍冬总皂苷肠溶型固体分散体,在酸液中几乎不溶,而在缓冲液中迅速溶解,从而避免了皂苷在胃内水解,降低药效的现象。

三、类型

1. 按释药性能分类

(1) 速释型固体分散体：指用亲水性载体材料制成的固体分散体。

(2) 缓释型固体分散体：指用水不溶性或脂溶性载体材料制成的固体分散体。

(3) 肠溶性固体分散体：指用肠溶性载体材料制成的固体分散体。

2. 按分散状态分类

(1) 简单低共熔混合物(Eutectic Mixture)：药物与载体以适当的比例混合，在较低的温度下熔融，骤冷固化形成的固体分散体。药物以微晶形式分散于载体材料中，为物理混合物。

(2) 固体溶液(Solid Solution)：药物在固态载体材料中以分子状态分散，称为固态溶液，为均相体系。

(3) 共沉淀物(Coprecipitates)：药物与载体材料以恰当比例形成的非结晶性无定形物。

(4) 玻璃溶液(Glass Solutions)：药物溶于熔融的透明的无定型载体中，骤然冷却，得到质脆透明状态的固体溶液，常用多羟基化合物作为载体，如枸橼酸、蔗糖、PVP 等。

固体分散体中药物在载体材料中的分散状态，在一般情况下并不单独存在，往往是多种类型的混合体。

四、制备方法

(一) 熔融法

将药物与载体混匀，加热至熔融，迅速冷却成固体。本法适于对热稳定的药物。制备的关键在于冷却必须迅速，以达到较高的过饱和状态，使多个胶态晶核迅速形成，而不致形成粗晶。

将熔融物滴入冷凝液中使之迅速收缩、凝固成滴丸，也属于固体分散体。如盐酸黄连素滴丸。

(二) 溶剂法

又称共沉淀法，系将药物与载体同时溶于有机溶剂中，除去溶剂后使药物与载体材料同时析出，经干燥即可得到共沉淀物。本法适用于对热不稳定或易挥发的药物。由于使用有机溶剂，成本高，且有时难于除尽。当固体分散体内含少量溶剂时，易引起药物的重结晶而降低主药的分散度。

(三) 溶剂—熔融法

药物用少量有机溶剂溶解后与熔融的载体混匀，蒸去有机溶剂，冷却固化即得。本法适用于液体药物或剂量小于 50 mg 的药物。

(四) 溶剂喷雾(或冷冻)干燥法

将药物与载体共溶于有机溶剂中，然后喷雾干燥(或冷冻干燥)，除尽溶剂，即得。喷雾干燥法生产效率高，可连续生产。冷冻干燥法适用于对热敏感的药物，稳定性好，但工艺费时，成本高。

(五) 研磨法

将药物与较大比例的载体材料混合后，强力持久地研磨一定时间，不需加溶剂而借助机械力降低药物的粒度，或使药物与载体材料以氢键相结合，形成固体分散体。常用的载体材料有微晶纤维素、乳糖、PVP 类、PEG 类等。

(六) 双螺旋挤压法

将药物与载体材料置于双螺旋挤压机中，在一定温度下(低于药物熔点和载体材料软化点)混合，捏制成固体分散体。

五、 速释与缓释原理

(一) 速释原理

1. *药物的高度分散和高能状态* 固体分散体中药物高度分散，甚至呈分子状态，提高了药物的溶出与吸收速率。微晶、无定型或亚稳态的晶型，处于高能状态，也有利于药物的溶出。

2. *载体材料对药物溶出的促进作用* 具有表面活性的载体材料如胆酸、胆固醇等可增加药物的润湿性；足够的载体材料保证了药物的高度分散性；载体材料对药物有抑晶性，可阻滞或延缓药物晶核的形成及成长，使药物以非结晶的无定型分散，提高溶出速率，如 PVP。

(二) 缓释原理

用水不溶性、脂溶性、肠溶性材料为载体制备的固体分散体，药物以分子、微晶状态包藏于载体材料形成的网状骨架结构中，药物必须通过网状结构缓慢扩散而溶出，从而表现出缓释作用。

六、 质量评价

固体分散体的主要特点是药物在载体材料中高度分散，因此，药物的分散状态即物相鉴别、溶出度和溶出速率是评价其质量的重要项目。物相鉴别常用的方法有显微镜法、热分析法(包括差示热分析法、差示扫描量热法)、X 射线衍射法、红外光谱法、核磁共振法等；溶出度和溶出速率的测定可根据《中国药典》收载的方法进行。

固体分散体在贮存时硬度变大，析出晶体或结晶粗化，使药物生物利用度降低的现象称为老化。老化与药物浓度、载体材料、分散技术、贮存条件等诸多因素有关。可通过调整载体材料理化性质、采用联合载体、改善贮存环境等提高固体分散体的稳定性。

第三节 微型包囊技术

一、 含义与特点

1. *含义* 微型包囊技术(Microencapsulation)简称微囊化，系以天然或合成的高分子材料为囊材，将固体或液体药物作为囊心物包裹而成的微小胶囊，简称微囊(Microcapsules)。微囊根据直径大小可分为微囊(以 μm 计)和毫微囊(以 nm 计)。

2. *特点*

(1) 掩盖药物的不良气味及味道：如大蒜精油具有独特的气味，且对黏膜有较强的刺激性，制成微囊后，能明显掩盖臭味，减少刺激性。

(2) 提高药物的稳定性：如易氧化的β-胡萝卜素、易挥发的挥发油类、薄荷脑等药物。

(3) 防止药物在胃内失活或减少对胃的刺激性：如黄连素、大蒜素等制成微囊可减少对胃肠道的刺激性；某些碱性药物在胃酸中容易被破坏，可制成肠溶微囊，以保证其疗效。

(4) 使液态药物固态化，便于应用：如一些含油状药物与固体粉末的复方片剂配伍时，将药物包成微囊再压片，可完全改变其外观性状，使颗粒流动性改善，易于混匀。

(5) 制成缓释或控释制剂：采用惰性材料、生物降解材料、亲水性凝胶等，制成微囊可使药物缓释或控释，以延长药物的释放时间，避免血浓度的波动，提高药物疗效，减少毒副作用。

(6) 使药物浓集于靶区，降低毒性：如三尖杉酯碱、斑蝥素等制成微囊，可将药物浓集于肝或动脉等靶区，从而提高疗效，降低副作用。

缺点：微囊操作方法上不连续，不利于联动化生产；包囊率不稳定，废品不易及时回收。

二、 囊心物与囊材

(一) 囊心物

微囊的囊心物除主药外还包括提高微囊质量而加入的附加剂，如稳定剂、稀释剂以及控制释放速率的阻滞剂、促进剂和改善囊膜可塑性的增塑剂等，以形成不同类型的给药系统。囊心物可以是固体、液体；水溶性或水不溶性。

(二) 囊材

1. **天然的高分子材料** 为最常用的囊材，性质稳定、无毒、成膜性好。如明胶、阿拉伯胶、海藻酸盐、壳聚糖等。① 明胶有 A 型明胶和 B 型明胶，两者的成囊性能无明显的差异，用作囊材的浓度一般为 2%～10%。② 阿拉伯胶为阿拉伯酸的钙、镁和钾盐的混合物，一般不单独使用，常与明胶等量配合使用。③ 海藻酸盐为多糖类化合物，海藻酸钠能溶于不同温度的水中，可与聚赖氨酸合用作复合材料。海藻酸钙不溶于水，可用氯化钙固化成囊。不同灭菌方法对海藻酸盐的影响较大，湿热灭菌、环氧乙烷灭菌可引起黏度降低和断键。

2. **半合成高分子材料** 常用的有羧甲基纤维素钠(CMC - Na)、邻苯二甲酸醋酸纤维素(CAP)、乙基纤维素(EC)、羟丙基甲基纤维素(HPMC)、甲基纤维素(MC)等。其特点是毒性小，黏度大，成盐后溶解度增加。由于易水解，不宜高温处理。

3. **合成高分子材料** 常用的有聚乙烯醇、聚碳酯、聚乙二醇、聚苯乙烯、聚酰胺、PVP、聚甲基丙烯酸甲酯、聚甲基丙烯酸羟乙酯等；可生物降解的如聚酯类、聚酯聚醚类、聚氨基酸类、聚乳酸、乙交酯丙交酯共聚物以及 ε-已内酯与丙交酯嵌段共聚物等。其特点是成膜性和化学稳定性好。

三、 制备方法

微囊的制备方法按其原理分为 3 大类，即物理化学法、化学法、物理机械法。

(一) 物理化学法

本法系在液相中凝聚成囊，即在囊心物和囊材的混合物中，采用适当的手段使囊材的溶解度降低而凝聚在囊心物的周围，形成一个新相，达到相的分离。此法制得的微囊一般粒径范围为 2～250 μm。

相分离法分为单凝聚法、复凝聚法、溶剂-非溶剂法、改变温度法和液中干燥法等。

1. **单凝聚法** 以一种高分子化合物为囊材，将囊心物分散于囊材的水溶液中，以电解质或强亲水性非电解质为凝聚剂，使囊材凝聚包封于药物表面而形成微囊。这种凝聚是可逆的，可以反复多次解凝聚和凝聚过程，至获得满意微囊后，再使凝聚囊固化，成为不可逆的微囊。

单凝聚法常用的囊材为明胶、CAP、MC、PVA 等，所用的凝聚剂，强亲水性非电解质有乙醇、丙酮等；强亲水性电解质有 Na_2SO_4、$(NH_4)_2SO_4$ 等。

单凝聚法可以用三元相图来寻找成囊系统产生凝聚的组成范围。影响高分子囊材胶凝的主要因素有浓度、温度和电解质。浓度增加，有利于胶凝；温度的影响也与浓度类似，降低浓度有利于微囊形成；浓度越大，可胶凝的温度上限越高。例如 5%明胶溶液，在 18℃能够胶凝，而 15%的明胶溶液在 23℃时即可胶凝。在一定的胶凝温度和胶凝浓度下，胶凝必须经过一段时间才能完成。一般用明胶为囊材制备微囊的过程应在 37℃以上进行。当凝聚囊形成后，必须使其在较低温度下胶凝。在电解质中阴离子促进胶凝的作用较强，常见的阴离子胶凝作用次序为：

$$SO_4^{2-} > C_6H_5O_7^{3-}\text{（枸橼酸根）} > C_4H_4O_6^{2-}\text{（酒石酸根）} > CH_3COO^- > Cl^-$$

凝聚囊的固化条件由囊材的性质决定，若以 CAP 为囊材时，因其在强酸性介质中不溶解的特性，当形成满意的凝聚囊后，在强酸性介质中固化。以明胶为囊材时，可加入甲醛进行胺缩醛反应，使明胶分子互相交联，其交联程度随甲醛的浓度、作用时间、介质 pH 等因素而不同。一般浓度大、时间长、介质 pH 8～9 时才能交联完全。反应式如下：

$$R{-}NH_2 + H_2N{-}R + HCHO \xrightarrow{pH\ 8\sim9} R{-}NH{-}CH_2{-}HN{-}R + H_2O$$

若囊心物不宜用碱性介质时，加入 25%戊二醛、丙酮醛、戊二醇等在中性介质中即可使明胶交联完全。

以明胶为囊材的单凝聚法工艺流程如下：

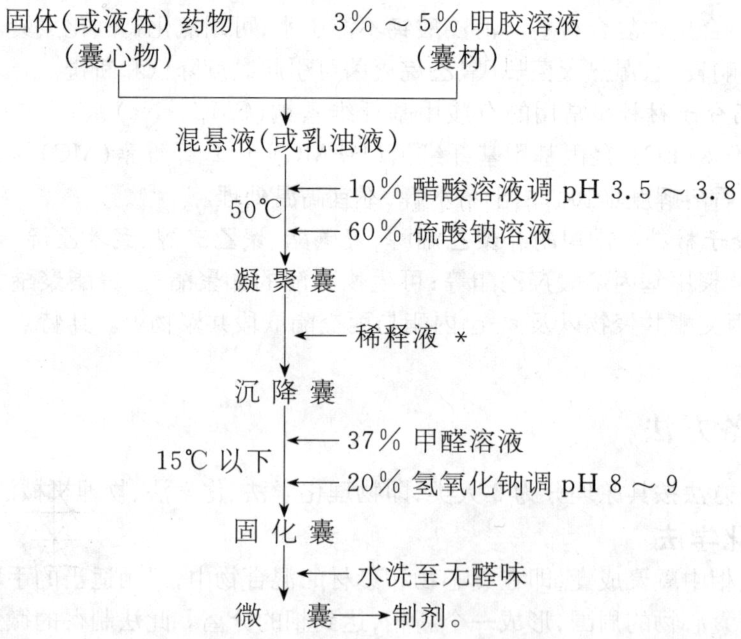

* 稀释液，即硫酸钠溶液，浓度为成囊体系中硫酸钠的百分浓度再加 1.5%，用量为成囊体系的 3 倍多，液体温度为 15℃，浓度过高或过低，可使囊溶解或粘结成团。

2. **复凝聚法** 利用两种具有相反电荷的高分子材料为囊材，将囊心物分散（混悬或乳化）在囊材的水溶液中，在一定条件下，相反电荷的高分子材料互相交联后，溶解度降低，自溶液中凝聚析出而成囊。

以明胶和阿拉伯胶作囊材，复凝聚法成囊的机制如下：明胶是两性蛋白质，在水溶液中分子含有—NH_2、—COOH 及相应的解离基团—NH_3^+ 和—COO^-。其所含正负离子的多少，受介质酸碱度的影响。pH 低时，—NH_3^+ 的数目多于—COO^-，反之，pH 高时，则—COO^- 数目多于—NH_3^+。在两种电荷相等时的 pH 即为等电点。pH 在等电点以上时明胶分子带负电荷，在等电点以下时带正电荷。阿拉伯胶在水溶液中分子链上含有—COOH 和—COO^-，仅具负电荷。因此，将明胶溶液和阿拉伯胶溶液混合后，调节 pH 至 4～4.5，明胶正电荷达到最高量，与带负电荷的阿拉伯胶结合成为不溶性复合物，凝聚形成微囊。以明胶—阿拉伯胶为囊材的复凝聚法工艺流程如下：

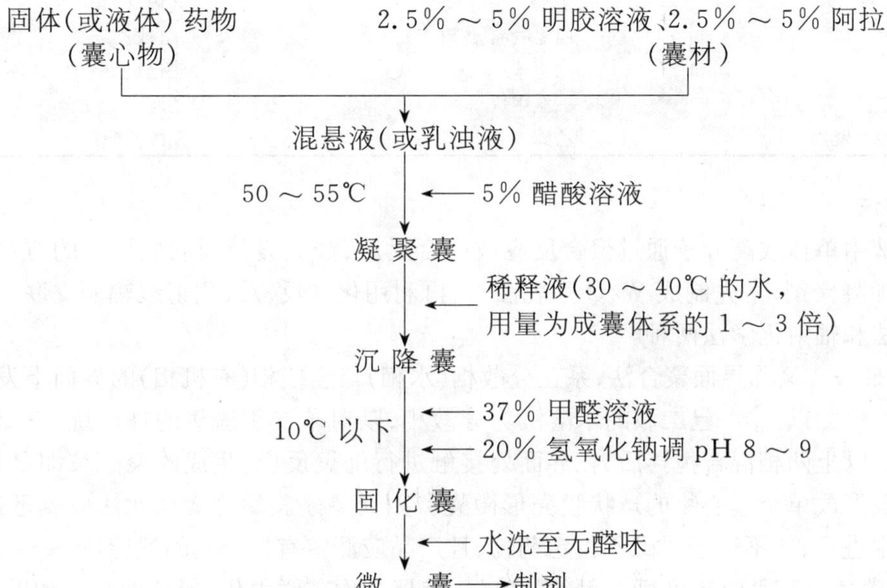

复凝聚法中的介质水、明胶、阿拉伯胶三者组成与产生凝聚现象的关系，如图 19-2 三元相图所示。K 为阴影区，是低浓度的明胶和阿拉伯胶溶液，可以互相混溶而产生凝聚的复凝聚区；P 为曲线以下两胶的溶液不能互相混溶而形成两相的相分离区，不能用于微型包囊；H 为曲线以上两胶的溶液能互相混溶而成均相的溶液区。A 代表 10%明胶、10%阿拉伯胶和 80%水的混合液，必须用水稀释，沿着 A-B 虚线进入凝聚区发生凝聚。实验表明两溶液发生凝聚时，除 pH 为主要条件外，还受浓度的影响。

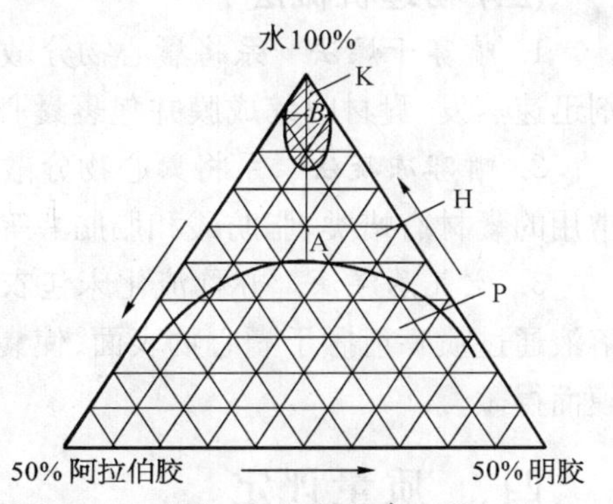

图 19-2　明胶、阿拉伯胶在 pH 4.5 用水稀释的复凝聚三元相图

桃胶、杏胶、海藻酸盐及果胶等，纤维素衍生物如 CMC-Na 等同阿拉伯胶一样都含有—COO^- 及—COOH，均能与明胶复凝聚，故也可用作复凝聚法制备微囊的囊材。另外，如明胶与邻苯二甲基化明胶、明胶与乙酰马来酐共聚物也常用作复凝聚法的复合囊材。

3. ***溶剂—非溶剂法***　即在聚合物溶液中，加入一种对该聚合物不溶的液体(称非溶剂)，引起相分离而将囊心物包成微囊。本法所用囊心物可以是水溶性或亲水性的固态或液态药物，但必须对聚合物的溶剂与非溶剂均不溶解，也不起反应。如维生素C微囊，取乙基纤维素20 g，溶于二甲苯400 ml和乙醇80 ml的混合溶剂中，将维生素C细粉5 g混悬于溶剂中，搅拌，缓缓滴入正己烷，至沉淀完全为止（约50 ml），硬化，干燥即得。

常用囊材的溶剂、非溶剂见表19-2。

表19-2 常用囊材的溶剂、非溶剂

囊材	溶剂	非溶剂
乙基纤维素	四氯化碳（或苯）	石油醚
苄基纤维素	二氯乙烯	丙醇
醋酸纤维素丁酯	丁酮	异丙醚
聚氯乙烯	四氢呋喃（或环已烷）	水（或乙二醇）
聚乙烯	二甲苯	正己烷
聚醋酸乙烯酯	三氯甲烷	乙醇
苯乙烯马来酸共聚物	乙醇	醋酸乙酯

（二）化学法

利用在溶液中单体或高分子通过聚合反应或缩合反应，产生囊膜而制成微囊的方法。本法的特点是不加凝聚剂，常先制成W/O型乳浊液，再利用化学反应或用射线辐照交联。主要分为界面缩聚法和辐射化学法两种。

1. *界面缩聚法* 又称界面聚合法，系在分散相（水相）与连续相（有机相）的界面上发生单体的缩聚反应。例如以1,6-已二胺的水溶液为分散相，以对苯二甲酰氯的环已烷-三氯甲烷溶液为连续相。以上两相混合搅拌后，在界面处接触进行缩聚反应，生成的聚酰胺即是囊材，于囊心物的周围形成单个囊心物的球状膜壳形微囊。如天冬酰胺酶微囊。此法成囊迅速，但需在碱性介质中进行，故不适于对碱不稳定药物，且产品应测定有机溶剂的残留量。

2. *辐射化学法* 利用^{60}Co产生γ射线的能量，使聚合物交联固化，形成微囊。如以PVA（或明胶）为囊材，在乳浊液状态下以γ射线照射使之交联，经处理得到PVA（或明胶）球形镶嵌型的微囊，将此微囊浸泡于药物的水溶液中，吸收药物，干燥即得含药微囊。此法特点是工艺简单，成型容易，由于囊材是水溶性的，交联后能被水溶胀，因此，凡是水溶性的固体药物均可采用，但受辐射条件的限制。

（三）物理机械法

1. *喷雾干燥法* 系将囊心物分散在囊材溶液中并包裹囊心物，在惰性热气流中喷雾，溶剂迅速蒸发，囊材收缩成膜并包裹囊心物。其成品质地疏松，为自由流动的干燥粉末。

2. *喷雾冻凝法* 系将囊心物分散于熔融的囊材中，再喷于冷气流中凝聚而成囊的方法。常用的囊材有蜡类、脂肪酸和脂肪醇等。

3. *空气悬浮法* 亦称流化床包衣法，系利用垂直强气流使囊心物悬浮在包衣室中，囊材溶液通过喷嘴射撒于囊心物表面，使囊心物悬浮的热气流将溶剂挥干，囊心物表面形成囊材薄膜而得微囊。

四、质量评定

1. *微囊的形态与粒径* 微囊的外形一般应为圆球形或卵圆形，有时也可以是不规则形。

大小应均匀,分散性好。不同制剂的微囊,应有不同的大小。如注射剂,微囊大小应符合药典中混悬型注射剂的规定;用于静脉注射起靶向作用时,应符合静脉注射剂的规定等。微囊的囊形和大小可用显微镜法或库尔特计数器等方法测定。

2. *微囊中药物的溶出速度测定* 微囊溶出速度的测定,可以直接反映微囊中药物的释放速度,用以比较各种微囊制剂的性能,为微囊质量评价指标之一。根据微囊的特点,可将微囊置于薄膜透析管内,再按溶出度相关要求进行测定。

3. *微囊中药物的含量测定* 微囊中药物的含量高低取决于采用的工艺,由于制备微囊的方法繁多,每种方法制得的产品,包囊的药物量不同,即使同一批样品结果也不一样。为了保证测定结果的准确性,通常应增加取样量,提高测定结果的可靠性。

微囊中主药含量的测定,一般都采用溶剂提取法,溶剂的选择,应使主药最大限度地溶出,而不溶解囊材,溶剂也不干扰测定。

第四节 脂质体制备技术

一、含义与特点

1. *含义* 脂质体(Liposome)系将药物包封于具有类似生物膜活性的类脂质双分子层内而形成的微型小囊。也称为类脂小球或液晶微囊。一般直径为 30～200 nm。脂质体主要作为药物载体,在口服液、注射剂、软膏等剂型中应用。

2. *特点*

(1) 靶向性:载药脂质体进入机体后主要被单核巨噬细胞吞噬,使药物选择性地主要分布于肝、脾等组织器官,从而提高药物的疗效。

(2) 细胞亲和性与组织相容性:脂质体具有类似生物膜结构,具有良好的组织相容性和细胞亲和性,可增加被包裹药物透过细胞膜的能力,增强疗效。

(3) 长效作用:将药物包载于脂质体中,可降低其消除速率,延长作用时间。

(4) 降低药物毒性:将对心、肾等器官有毒性的药物或对正常细胞有毒性的抗癌药物包封于脂质体中,可明显降低药物的毒性。

(5) 提高药物稳定性:某些不稳定的药物被脂质体包封后受脂质体双分子层的保护,稳定性明显提高。

目前脂质体存在的主要问题是稳定性,如药物易泄漏、磷脂易氧化和降解等。

二、分类与结构

脂质体根据结构分为 3 类:

1. *单室脂质体* 由一层类脂质双分子层构成,水溶性药物的溶液只被一层类脂质双分子层包封,脂溶性药物则分散于双分子层中。可分为大单室脂质体(Large Unilamellar Vesicles,LUVs,粒径在 0.1～1 μm 之间)、小单室脂质体(Single Unilamellar Vesicles,SUVs,

粒径在 0.02～0.08 μm 之间),结构见图 19-3。

2. 多室脂质体 由多层类脂质双分子层构成,多层的类脂质双分子层被含药物(水溶性药物)的水膜隔开,形成不均匀的聚合体,脂溶性药物则分散于多层双分子层中。粒径一般在 1～5 μm 之间。如图 19-4 所示。

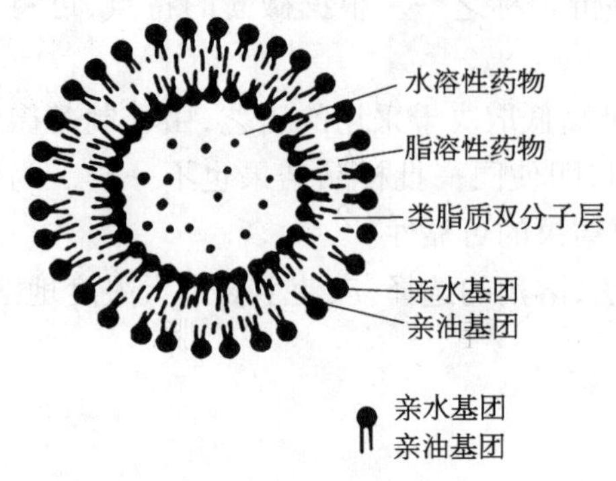

图 19-3 单室脂质体结构示意图

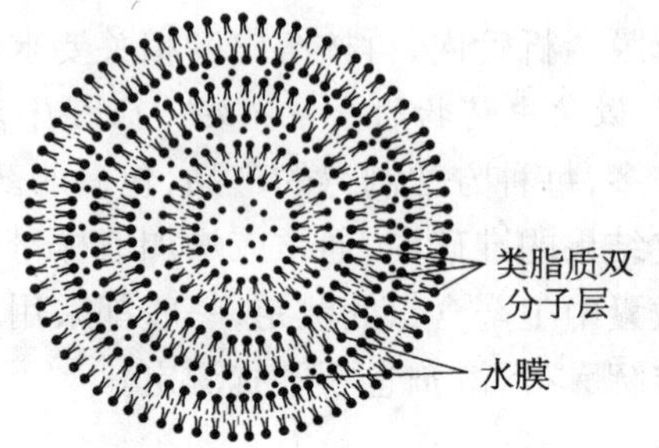

图 19-4 多室脂质体结构示意图

3. 大多孔脂质体 单层状,球径大约为 0.13±0.06 μm,比单室脂质体可多包蔽约 10 倍的药物。

脂质体主要是用类脂质(如卵磷脂、胆固醇)构成的双分子层为膜材包合而成的微粒。磷脂类含有一个磷酸基团和一个含氮的碱基(季铵盐),均为亲水基团,还有两个较长的烃链为亲油基团。胆固醇的亲油性强于亲水性。用磷脂与胆固醇作脂质体膜材,需先将类脂质溶于有机溶剂中,然后蒸发除去有机溶剂,在器壁上使成均匀类脂质薄膜,该薄膜由磷脂与胆固醇混合分子相互间隔定向排列的双分子层组成。磷脂分子的亲水基团端呈弯曲的弧形,与胆固醇分子的亲水基团结合,在亲水基团上边的两侧上端各连接一个亲油基团、薄膜形成后,加入磷酸盐缓冲液振荡或搅拌,即可形成单室或多室的脂质体,在不断搅拌中,使水膜中容纳大量的水溶性药物,而脂溶性药物则容纳在双分子层的亲油基部分中,如图 19-5 所示。

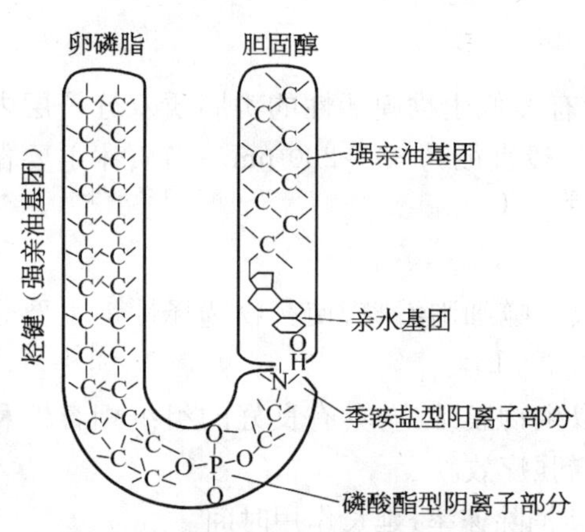

图 19-5 卵磷脂与胆固醇在脂质体中的排列形式

三、 制备脂质体的材料

1. 磷脂类 是构成脂质体的主要化学成分。包括卵磷脂、脑磷脂、大豆磷脂以及其他合成磷脂,如合成棕榈酰-DL-α 磷脂酰胆碱、合成磷脂酰丝氨酸等。天然卵磷脂主要来源于蛋黄和大豆,它们是形成许多细胞膜的主要磷脂成分,也是制备脂质体的主要原料,与其他磷脂相比,价格相对较低,化学性质也较稳定。

2. 胆固醇 是许多天然生物膜的重要成分,其本身并不形成双分子层结构,但它能以很高的比例参与到磷脂膜中,发挥调节膜流动性的作用。当温度低于相变温度时,胆固醇可使膜减少有序排列，而增加流动性；相反温度高于相变温度时，可增加膜的有序排列而减少膜的流动性。

四、制备方法

1. **薄膜分散法** 将磷脂与胆固醇等类脂质及脂溶性药物溶于三氯甲烷(或其他有机溶剂)中，将三氯甲烷液于玻璃瓶中旋转蒸发，使在玻璃瓶的内壁上形成一薄膜；将水溶性药物溶于磷酸盐缓冲液中，加入玻璃瓶后不断搅拌，即得。如紫杉醇、人参皂苷等均用此法制备脂质体。

2. **注入法** 将磷脂与胆固醇等类脂质及脂溶性药物溶入有机溶剂中(如乙醚)，该溶液经注射器缓缓注入加热至 50～60℃(并用磁力搅拌)的磷酸盐缓冲溶液(或含水溶性药物)中，不断搅拌至乙醚除尽为止，即得脂质体。将其混悬液通过高压乳匀机 2 次，所得成品大多为单室脂质体，少量为多室脂质体，粒径绝大多数在 2 μm 以下。如唐松草新碱脂质体的制备。

3. **超声波分散法** 水溶性药物溶于磷酸盐缓冲液，加至磷脂、胆固醇与脂溶性药物的有机溶剂中，搅拌蒸发除去有机溶剂，残留液经超声波处理，分离出脂质体，即得。本法制备的大多为单室脂质体。

4. **冷冻干燥法** 系将磷脂分散于缓冲盐溶液中，加入冻结保护剂(如甘露醇、葡萄糖等)冷冻干燥后，再将干燥物分散到含药的缓冲盐溶液或其他水性介质中，即形成脂质体。此法尤适用于对热不稳定的药物。如蓖麻毒素脂质体的制备。

5. **逆相蒸发法** 将磷脂等膜材溶于有机溶剂如三氯甲烷、乙醚中，加入待包封药物的水溶液进行短时超声，直至形成稳定的 W/O 型乳剂，然后减压蒸发除去有机溶剂，达到胶态后，滴加缓冲液，旋转使器壁上的凝胶脱落，然后在减压下继续蒸发，制得水性混悬液，通过凝胶色谱法或超速离心法，除去未包封的药物，即得到大单层脂质体。此法适合于包裹水溶性药物、大分子生物活性物质如各种抗生素、胰岛素、免疫球蛋白、碱性磷脂酶、核酸等。

6. **复乳法** 将少量水相与较多量的磷脂油相进乳化(第一次)形成 W/O 的反相胶团，减压除去部分溶剂，然后加较大量的水相进行乳化(第二次)，形成 W/O/W 型复乳，减压蒸发除去有机溶剂，即得脂质体。

此外，脂质体的制备还有熔融法、表面活性剂处理法、前体脂质体法、钙融合法、加压挤出法、pH 梯度法、喷雾干燥法等。

五、质量评定

1. **形态与粒径** 脂质体的形态为封闭的多层囊状或多层圆球，其大小直接关系到其在体内的分布部位。测定脂质体粒径大小的方法有：激光扫描法、电子显微镜法、库尔特粒度分析法。

2. **载药量与包封率** 脂质体内含药物的重量百分率称为载药量。一定重量的类脂(包括磷脂、胆固醇等)中所包封的药物重量的百分比称为包封率，可用下式来表示：

包封率＝〔脂质体中的药物量/(介质中的药量＋脂质体中的药物量)〕×100％。

要对脂质体进行载药量与包封率测定，首先必须对脂质体包裹的药物进行分离，常用的分离方法有：凝胶柱色谱法、渗析法和离心法。脂质体的包封率主要由药物的性质、脂质体的制备方法及脂质膜的组成所决定，其中药物性质是影响包封率的主要因素。极性药物在水中的溶解度越大，在脂质体水层中的浓度越高，水层空间越大，包封极性药物越多。非极性药物的脂溶性越大,体积包封率越高,水溶性与脂溶性小的药物包封率均低。

3. 渗漏率　表示脂质体产品在贮存期间包封率的变化情况,是考察脂质体稳定性的主要指标。渗漏率由下式计算:

渗漏率=(产品贮藏后渗漏到介质中的药量/产品贮藏前包封的药量)×100%。

4. 磷脂的氧化程度　磷脂容易氧化,是引起脂质体稳定性问题的主要原因。由于磷脂氧化不同阶段产物不同,很难用一种试验方法评价,《中国药典》采用氧化指数为指标进行评价。

第五节　缓释制剂与控释制剂

一、概述

(一) 缓释制剂含义、特点与分类

1. 含义　缓释制剂是指用药后能在体内较长时间内持续释放药物,从而延长药效的一类制剂。缓释制剂中药物缓慢地非恒速释放,常为一级速度过程。每日用药次数比相应的普通制剂少。

2. 特点

(1) 减少给药次数,降低用药总剂量:一般制剂常须一日数次给药,以维持体内有效的血药浓度。若制成缓释制剂给药,能在较长时间内维持一定的血药浓度,可以一日 1 次或数日 1 次给药,从而减少了给药次数及用药总剂量。

(2) 保持平稳而有效的血药浓度:一般制剂为了维持有效的血药浓度,必须多次给药。第一次给药后,体内血药浓度逐渐上升,达到有效血药浓度后,由于药物在体内不断地被代谢、排泄,血药浓度逐渐下降;待第二次给药后,血药浓度再次出现先升后降。通常,这种给药方法血液中药物浓度起伏很大,有峰谷现象,如图 19-6 所示。血药浓度高时(峰),可产生副作用甚至中毒;低时(谷)可能在治疗有效浓度以下,以致不能呈现疗效。缓释制剂则可以克服这种峰谷现象,使血药浓度保持在比较平稳持久的有效范围内,如图 19-7 所示,也提高了药物使用的安全性。

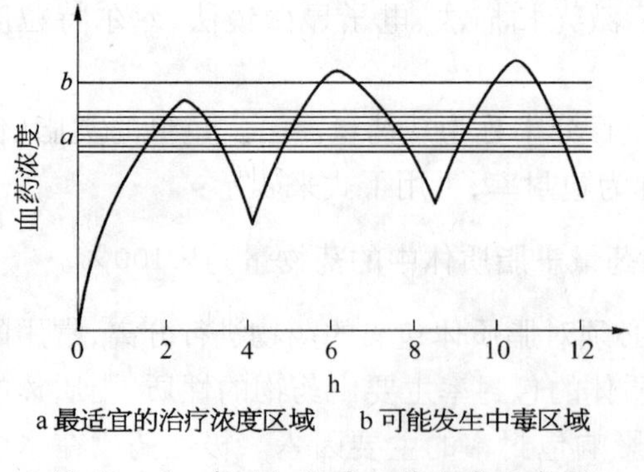

图 19-6　每 4 h 服药血药浓度示意图

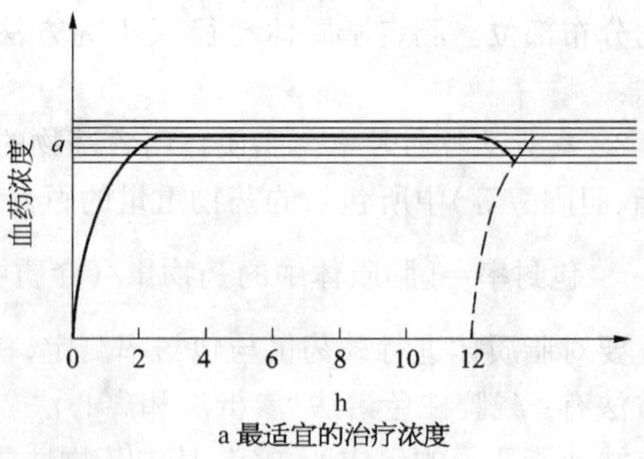

图 19-7　长效制剂血药浓度示意图

尽管缓释制剂有不少优点，但并不是任何药物都适于制成缓释制剂。一般生物半衰期($t_{1/2}$)很短或很长的药物；一次剂量很大的药物；药效剧烈的药物；溶解度小、吸收无规律或吸收易受影响的药物；在肠道中具有"特定部位"主动吸收的药物均不宜制成缓释制剂。

3. 分类

(1) 按给药途径分：① 经胃肠道给药的缓释剂型：有片剂(包衣片、骨架片、多层片等)、丸剂、胶囊剂(肠溶胶囊、药树脂胶囊、涂膜胶囊)等。② 不经胃肠道给药的缓释剂型：有注射剂、栓剂、膜剂、植入剂等。

(2) 按制备工艺分：① 骨架缓释制剂：包括采用亲水性胶体物质，如CMC、HPMC、PVP等，加入其他赋形剂制成的水溶性骨架片；采用脂肪、蜡类物质制成的脂溶性骨架片；采用不溶性无毒塑料制成的不溶性骨架片。② 薄膜包衣缓释制剂：片心或小丸的表面包一层适宜的衣层，使其在一定条件下溶解或部分溶解而释出药物，达到缓释作用。③ 缓释乳剂：将水溶性药物制成W/O型乳剂，由于油相对药物分子的扩散具有一定的屏障作用，使制成的W/O型乳剂达到缓释目的。④ 缓释微囊剂：药物经微囊化，再制成散剂、胶囊剂、片剂、注射剂等。⑤ 注射用缓释制剂：系指油溶液型和混悬液型注射剂。其原理是基于减小药物的溶出速度或减少扩散速度而达到缓释目的。⑥ 缓释膜剂：系将药物包裹在多聚物薄膜隔室内，或溶解分散在多聚物膜片中而制成的缓释膜状制剂。可供内服、外用、植入及眼用等。

(二) 控释制剂含义、特点与分类

1. 含义　控释制剂系指药物从制剂中以受控形式恒速(以零级或接近零级速度)释放至作用器官或特定靶器官而发挥治疗作用的一类制剂，又称为控速给药体系。

2. 特点

(1) 与常规剂型比较，控释制剂释药速度平稳，接近零级速度过程，从而使释药时间延长，通常可恒速释药8～10 h，减少了服药次数。

(2) 体内有效血药浓度维持时间长，常可维持24 h左右或更长，且平稳，能克服普通剂型多剂量给药后所产生的峰谷现象，如图19－8所示。

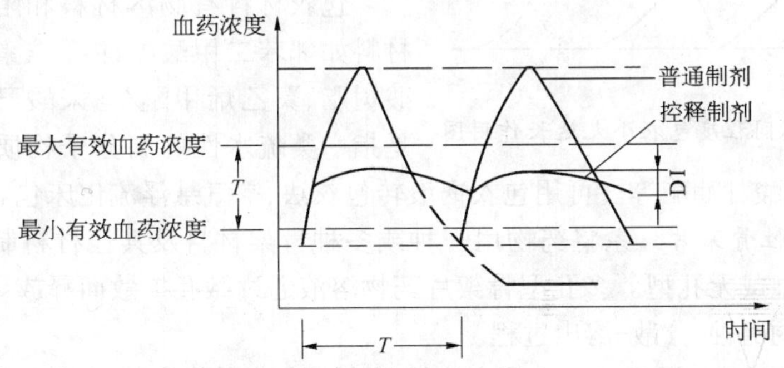

图19－8　普通剂型和控释给药系统稳态血药浓度示意图

(3) 对于治疗指数小，消除半衰期短的药物，制成控释制剂可避免频繁用药而引起中毒的危险。

3. 分类

(1) 按给药途径分类：控释制剂包括：① 口服控释制剂。② 透皮控释制剂。③ 眼内控

释制剂。④ 直肠控释制剂。⑤ 子宫内和皮下植入控释制剂。

(2) 按剂型分类：控释制剂包括：① 控释片剂。② 控释胶囊剂。③ 控释微丸。④ 控释散剂。⑤ 控释栓剂。⑥ 控释透皮贴剂。⑦ 控释膜剂。⑧ 控释混悬剂。⑨ 控释液体制剂。⑩ 控释微囊，微球。⑪ 控释植入剂等。

(三) 控释制剂的组成

控释制剂的类型很多，制备工艺复杂，控释原理各有不同，但其组成通常包括以下 4 个部分。

1. 药物贮库　是贮存药物的部位。药物剂量应符合治疗的要求，满足预期恒速释药的需要，贮库中药量总是大于释药总量，超过部分作为提供恒速释药的能源。将药物溶解或混悬分散于聚合物中。

2. 控释部分　其作用是使药物以预定的恒速释放，如包衣控释片上的微孔膜。

3. 能源部分　供给药物能量，以使药物分子从贮库中释放出来。如渗透泵片，在体液中吸水膨胀后产生渗透压，使药物分子释出。

4. 传递孔道　药物分子通过孔道释出，同时兼有控释作用，如不溶性骨架片。

二、 制备方法

1. 包衣　将药物小丸或片剂用阻滞材料包衣。对于口服缓释制剂，以小丸形式包衣较合理。将一部分药物小丸不包衣，另一部分小丸分成 2～3 组，每组包厚度不等的衣层。取各组小丸以一定比例混合，装胶囊。服药后，混合小丸的释药图像不是各组单独的释药图像，而是各组的总和。组与组之间释药快慢因膜的厚度不同而不同。同组各丸粒的释药也不尽相同，他们接近于正态分布曲线。因此，组与组的释药曲线头尾很大部分发生重叠，各组混合的释药图像形成了持久恒定的曲线。如图 19 - 9(各以一丸说明)所示。

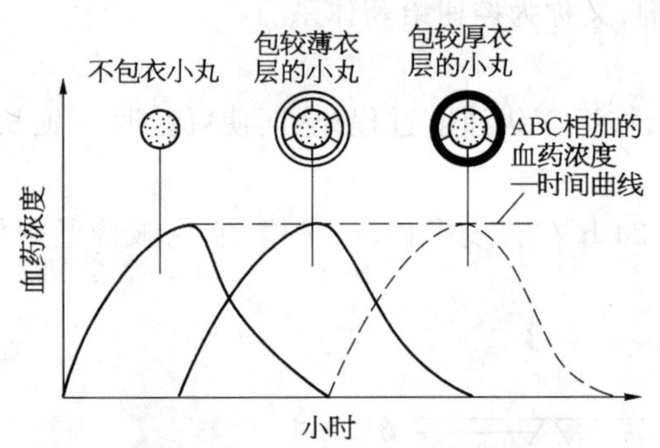

图 19 - 9　混合不同程度包衣小丸延长作用图

包衣材料有肠溶材料和阻滞剂两种。肠溶材料如邻苯二甲酸醋酸纤维素、虫胶、甲基丙烯酸树脂、聚乙烯甲醚/马来酸酐半酯等。阻滞剂是指一类疏水性的高分子物质，如石蜡、高级脂肪酸、单或双硬脂酸甘油酯等。可用包衣锅滚转包衣法、空气悬浮流化床包衣、压制法包衣等。

2. 制成不溶性骨架片　系将药物用一种或多种骨架材料及其他材料制成的片状固体制剂。骨架呈多孔型或无孔型。多孔型骨架片药物溶液通过微孔扩散而释放。无孔型骨架片的释药是外层表面的磨蚀-分散-溶出过程。

(1) 不溶性骨架片：用不溶于水或水溶性很小的高分子聚合物或无毒塑料与药物混合制成的骨架片。常用的材料有乙基纤维素、聚乙烯、聚丙烯、聚甲基丙烯酸甲酯等。该类制剂的制备，可将材料的粉末与药物混匀直接压片，有的也可用乙醇溶解(如乙基纤维素)，然后按湿法制粒压片。

(2) 溶蚀性骨架片：用不溶解但可溶蚀的蜡质、脂肪酸及其酯类等物质作材料制成。药物随材料的逐渐溶蚀而释放出来。该类片剂的制备，可将药物、辅料或其溶液加入熔融的蜡质中，经处理后制成颗粒再压片。

(3) 亲水凝胶骨架片：指用遇水膨胀可形成凝胶屏障控制药物溶出的物质制成的片剂。这类骨架片主要材料为羟丙甲纤维素(HPMC)、壳聚糖、半乳糖、乙烯聚合物和丙烯酸树脂等。药物和骨架材料混匀后直接压片或湿法制粒压片。

3. **制成微囊**　添加缓控释辅料使微囊长效化，可制得缓控释微囊。微囊膜为半渗透膜，在胃肠道中，水分可渗入囊内溶解其中的药物，形成饱和溶液，再扩散到囊外的消化液中而被机体吸收。囊膜的厚度、微孔的孔径、微孔的弯曲度等决定药物的释放速度。

4. **制成植入剂**　植入剂为固体灭菌制剂，常为小柱形。将不溶性药物熔融倒入模型中或重压法制成后埋藏于皮下，在人体内缓缓释放，药效可达数月甚至数年。睾丸素、乙酸去氧皮质甾酮均已制成植入剂。

5. **制成药树脂**　系指将离子型药物与离子交换树脂交换制成树脂复合物的缓释制剂。例如阳离子交换树脂与有机铵类药物的盐交换，或者阴离子交换树脂与有机羧酸盐或磺酸盐交换形成药树脂，制成胶囊、片剂等，口服后在胃肠液中药物被交换，而缓慢释放。用药树脂制备缓释制剂适用于剂量较小的离解型药物，它受 pH 影响较大，长期服用会引起体内电解质的紊乱。目前已有维生素 B_1、B_2、B_6、B_{12}，维生素 C，烟酸，叶酸等制成的药树脂。

6. **制成乳剂**　对于水溶性药物可将其溶液制成 W/O 乳剂。注射后(在肌内)水相中的药物向油相扩散，再由油相分配到体液，因此有缓释作用。

7. **渗透泵式片剂**　利用渗透压原理制成能均匀恒速地释放药物的片剂。它由药物、半透膜材料、渗透压活性物质、推动剂等组成。半透膜材料最常用的是醋酸纤维素；渗透压活性物质常用的有乳糖、果糖、甘露醇、葡萄糖等；推动剂有分子量为 3 万～500 万的聚羟甲基丙烯酸烷基酯，分子量为 1 万～36 万的聚维酮(PVP)等。除上述物质外，尚可加助悬剂、黏合剂、润滑剂等。

渗透泵片有单室和双室渗透泵片，如图 19－10 所示。单室渗透泵片为药物与渗透促进剂、辅料压制成一固体片心，外面包半渗透膜，然后在膜上打孔，口服后胃肠道的水分通过半渗透膜进入片心，药物和高渗透压的渗透促进剂溶解，膜内的溶液成高渗液，从而通过小孔持续泵出。双室泵型片剂，其片中间以一柔性聚合物膜隔成 2 个室，一室内含药物，遇水后成溶液或混悬液，另一室为盐或膨胀剂，片外再包半透膜，在含药室片面上打一释药小孔，水渗透进入另一室后物料溶解膨胀产生压力，推动隔膜将上层药液挤出小孔。

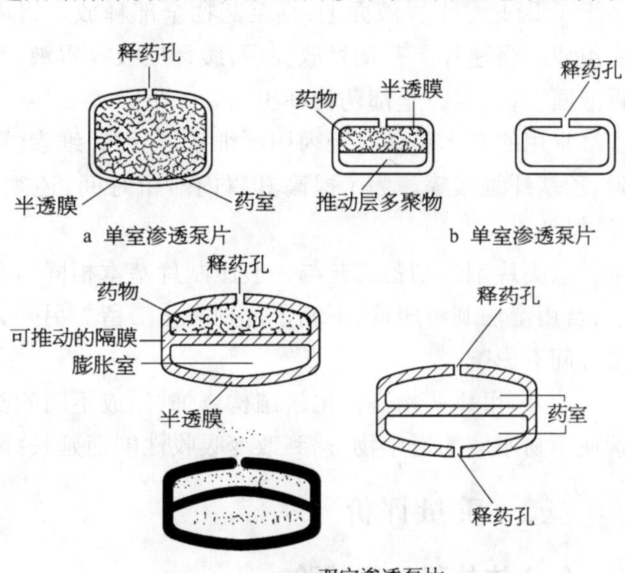

图 19－10　渗透泵片构造和释药示意图

胃肠道中的离子不会渗透进半透膜，故渗透泵型片剂的释药速度与 pH 无关，在胃中与在肠中的释药速度相等。半渗透膜的厚度、孔径、孔率、片心的处方以及释药小孔的直径，是制备渗透泵型片剂的关键。

8. **膜控释制剂**　系将药物及辅料包封于具有透性的、生物惰性的高分子聚合物膜中而制成的给药体系。药物在较长时间通过透性膜恒定、匀速地向外扩散释放。该类制剂已应用于口服给药、眼内给药、透皮给药、宫内给药等。口服膜控制剂从结构分为封闭型透性膜包衣、微孔膜包衣、多层膜控释片。皮肤用控释制剂由被膜、药物贮藏层、微孔膜、皮肤接触层四层组成，药物分散于贮藏层，一面是控制释放的微孔膜，另一面是药物不能透过的被膜，与皮肤接触的一侧为黏性凝胶层。

9. **胃驻留控释制剂** 口服控释剂型首先必须在胃肠道维持长时间零级动力学过程释药，且释放的药物能被胃肠道有效吸收。根据流体动力学平衡原理，将药物与低密度亲水性高分子材料混合压制成片，能较长时间滞留于胃中，延长药物释放时间，改善药物的吸收，提高生物利用度。

胃内漂浮片有单层片和双层片，如图 19－11、图 19－12 所示。

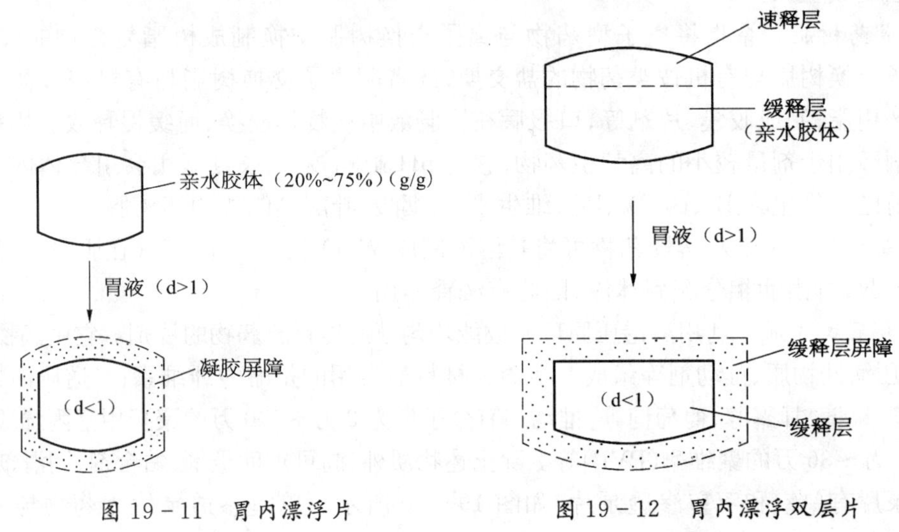

图 19－11 胃内漂浮片　　图 19－12 胃内漂浮双层片

胃内漂浮片，系一单层片，与胃液接触时，表面形成一层水不渗透性凝胶屏障，并保持密度小于 1，因此浮于胃液面上，直至药物全部释放。胃内漂浮双层片，由一层速释层和一层缓释层组成。当速释层药物释放完后，缓释层吸收胃液，表面形成一层非渗透性凝胶屏障，并浮于胃液面上，直至将全部药物释出。

常用的亲水胶体有羟丙甲纤维素、羟丙纤维素、羟乙基纤维素、羟甲基纤维素钠、甲基纤维素、乙基纤维素等。为了提高其胃内滞留时间，还须添加疏水性、相对密度小的脂类、脂肪醇类、蜡类。

该类片剂的制备工艺与一般压制片基本相同，但应尽量采用粉末直接压片或干颗粒压片法，若用湿法制粒压片，不利于片剂水化滞留。另外，压片机压力的大小、片剂的硬度都对其滞留时间有影响。

此外，可将药物进行化学结构修饰，制成不同的盐类、酯类和酰胺类等，使药物成为不易溶解或不易水解的衍生物，达到改变吸收性能而延长疗效的目的。

三、质量评价

（一）体外释放度试验

缓控释制剂的体外释放度测定是模仿缓、控释制剂在胃肠道内的运转状态及胃肠道环境制定的，是筛选缓、控释制剂处方和控制其质量的重要手段。

测定方法详见《中国药典》，有Ⅰ(转篮法)，Ⅱ(桨法)，Ⅲ法(小杯法)。

(二)体内生物利用度和生物等效性试验

生物利用度是指剂型中的药物被吸收进入血液的速率与程度。生物等效性是指一种药物的不同制剂在相同的试验条件下，给以相同的剂量，反映其吸收速率和程度的主要动力学参数没有明显的统计学差异。生物利用度是保证药品内在质量的重要指标，而生物等效性则是保证含同一药物的不同制剂质量一致性的主要依据。

具体评价方法详见《中国药典》。

第六节 靶向制剂

一、 概述

靶向制剂又称为靶向给药系统(Targeting Drug Delivery System, TDDS)，是指借助载体将药物通过局部、胃肠道或全身血液循环而选择性浓集定位于靶组织、靶器官、靶细胞或细胞内结构的给药系统。

靶向制剂不仅要求药物选择性地到达特定部位的靶组织、靶器官、靶细胞甚至细胞内的结构，而且要求有一定浓度的药物滞留相当时间，以便发挥疗效。理想的靶向制剂应具备定位浓集、控制释药以及载体无毒可生物降解 3 个要素。

药物的靶向从达到的部位可分为 3 级，第一级指到达特定的靶器官，第二级指到达特定的细胞，第三级指到达细胞内的特定部位。从方法上靶向制剂可分为被动靶向制剂、主动靶向制剂和物理化学靶向制剂 3 类。

二、 被动靶向制剂

被动靶向制剂(Passive Targeting Preparations)是依据机体不同生理学特征的器官对不同大小微粒的截留性，载药微粒被正常生理过程运送至肝、脾等器官而实现靶向的制剂，又称为自然靶向制剂。乳剂、脂质体、纳米粒、微囊与微球等都可作为被动靶向制剂的载体。

(一)乳剂

靶向给药乳剂是指用乳剂为载体，传递药物定位于靶部的微粒分散系统。包括一级乳、二级乳剂(复合型乳剂，简称复乳)。复乳是以 O/W 或 W/O 的简单乳剂作为分散相，再进一步分散在油或水的连续相中而形成的乳剂，以 W/O/W、O/W/O 型表示。

1. **靶向特点** 油状药物或亲脂性药物制成 O/W 型乳剂及 O/W/O 型复乳静脉注射后，油滴经巨噬细胞吞噬，在肝、脾、肾中高度浓集，油滴中溶解的药物在这些脏器中的积蓄量也高。水溶性药物制成 W/O 型乳剂及 W/O/W 型复乳经肌内或皮下注射后易浓集于淋巴系统。乳剂的靶向性与乳滴大小、表面电荷、处方组成及给药途径有关。通常以水为外相的乳剂可通过静脉、皮下、肌肉、腹腔及口服给药，而以油为外相的乳剂则仅能从除静脉以外的途径给药。

2. **复乳的制法** 通常有两种方法。

(1) 一步乳化法：如一种复方中含有脂溶性与水溶性两种抗癌药物，则分别配成油溶液和水溶液，加入适当的亲水性和亲油性乳化剂，一次乳化成复合型乳剂。该方法工艺简便，但两种乳化剂配比不易计算正确，因此，成品的稳定性不易掌握，同时分散相与连续相中药物的分配亦不易控制。

(2) 二步乳化法：以配制 $W_1/O/W_2$ 型复合乳剂为例，先将水溶性药物配成水溶液，分成 W_1 与 W_2 两份，脂溶性药物配成油溶液。首先将 W_1 与油溶液用 30% 油酸山梨坦配成 W_1/O 型乳剂，然后将 W_1/O 与 W_2(加 0.5%～2% 聚山梨酯 80)进行二步乳化，成为 $W_1/O/W_2$ 型复合乳剂。二步乳化法得到的成品不仅稳定性好，同时 W_1 与 W_2 中的药物含量可根据释药要求予以控制。

复乳类型不同选用的乳化剂不同。W/O/W 型二级乳剂，其分散相为 W/O 一级乳，连续相为 W，一级乳应选用亲油性乳化剂，二级乳化应选用亲水性乳化剂；O/W/O 型二级乳剂，其分散相为 O/W 一级乳，连续相为 O，一级乳应选用亲水性乳化剂，二级乳化应选用亲油性乳化剂。

W/O/W 型复乳形成如图 19-13。

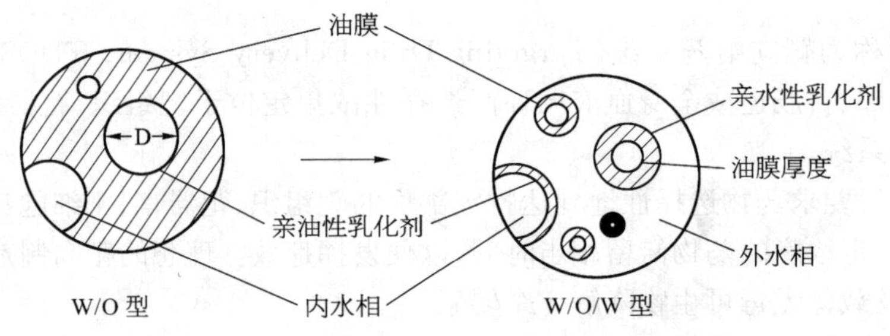

图 19-13 W/O/W 型复乳形成示意图

(二) 微球

系药物溶解或分散在高分子材料中形成的微小球状实体，亦称基质型骨架微粒。粒径多在 1～250 μm 之间。一般供注射或口服用。

靶向微球的材料多为生物可降解材料，如白蛋白、明胶、糖类、淀粉等。合成高分子载体材料有聚酰胺、聚乳酸、聚丙烯。微球的制备方法有乳化交联法、液中干燥法、喷雾干燥法等。

药物在微球中的分散状态通常有 3 种情况：溶解在微球内；以结晶状态镶嵌在微球内；药物被吸附或镶嵌在微球表面。小于 7 μm 的微球一般被肝、脾中的巨噬细胞摄取，大于 7～10 μm的微球通常被肺的最小毛细血管床以机械滤过方式截留，被巨噬细胞摄取进入肺组织或肺泡。微球的释药特性与微囊相同，包括扩散、材料的溶解及材料的降解。

(三) 纳米粒

纳米粒(Nanoparticles, NP)系固体胶体颗粒，大小在 10～1 000 nm 之间，由于材料及制备工艺的不同，可形成纳米微球(Nanospheres)和纳米微囊(Nanocapsules)。药物可以吸附在其表面，也可以包封在内部或溶解于其中。纳米粒主要有：普通载药纳米粒、控释载药纳米粒、靶向定位载药纳米粒和载药磁性纳米粒。

纳米粒作为靶向药物传递的载体，其靶向能力主要取决于纳米粒的大小，表面性质等。有文献报道,纳米粒静脉注射后,一般被单核—巨噬细胞系统摄取,主要分布于肝(60%~90%)、脾(2%~10%)、肺(3%~10%),少量进入骨髓。有些纳米粒具有在某些肿瘤中聚集的倾向,有利于抗肿瘤药物的应用。

目前制备纳米粒靶向药物载体的高分子材料以合成的可生物降解的聚合物体系和天然高分子体系为主。前者如聚α-氰基丙烯酸烷基酯、聚乙烯醇、聚乳酸、聚乳酸—乙醇酸共聚物等;后者如白蛋白、明胶、多糖等。纳米粒的制备方法较多,主要有界面聚合法、聚合材料分散法等。

三、主动靶向制剂

主动靶向制剂(Active Targeting Preparations)是用修饰的药物载体作为"导弹",将药物定向地运送到靶区浓集发挥药效。如载药微粒表面经修饰后,不被巨噬细胞识别,或因连接有特定的配体可与靶细胞的受体结合,或连接单克隆抗体成为免疫微粒等原因,从而避免巨噬细胞的摄取,防止在肝内浓集,改变了微粒在体内的自然分布而到达特定的靶部位。也可将药物修饰成前体药物,即能在活性部位被激活的药理惰性物,在特定靶区被激活发挥作用。

主动靶向制剂包括经过修饰的药物载体及前体药物两大类。

(一) 修饰的药物载体

药物载体经修饰后可将疏水表面由亲水表面代替,减少或避免单核-巨噬细胞系统的吞噬作用,有利于靶向于肝脾以外的缺少单核-巨噬细胞系统的组织。利用抗体修饰,可制成定向于细胞表面抗原的免疫靶向制剂。修饰的药物载体有:

1. 修饰的脂质体

(1) 长循环脂质体:如脂质体用聚乙二醇(PEG)修饰,其表面被柔顺而亲水的PEG链部分覆盖,极性的PEG基增强了脂质体的亲水性,减少了血浆蛋白与脂质体膜的相互作用,降低了被巨噬细胞吞噬的可能,延长了在循环系统的滞留时间,因而有利于肝、脾以外的组织或器官的靶向作用。

(2) 免疫脂质体:在脂质体表面接上某种抗体,具有对靶细胞分子水平上的识别能力,可提高脂质体的专一靶向性。如Nortrey等在阿昔洛韦脂质体上连接抗细胞表面病毒糖蛋白抗体,得到阿昔洛韦免疫脂质体,可以识别并靶向于眼部疱疹病毒结膜炎的病变部位,病毒感染后2小时给药能特异地与被感染细胞结合,并抑制病毒生长,但游离药物或未免疫的脂质体无此效果。

(3) 糖基修饰的脂质体:不同的糖基结合在脂质体表面,到体内可产生不同的分布。带有半乳糖残基时可被肝实质细胞所摄取,带有甘露糖残基的可被K细胞摄取,氨基甘露糖的衍生物能集中分布于肺内。

2. 修饰的微乳　用PEG或亲水性高分子修饰微乳以提高其在炎症部位的浓度。

3. 修饰的微球　用聚合物将抗原或抗体吸附或交联形成的微球,称为免疫微球,除可用于抗癌药物的靶向治疗外,还可用于标记和分离细胞作诊断和治疗。亦可使免疫微球带上磁性提高靶向性和专一性,或用免疫球蛋白处理红细胞得免疫红细胞,它是在体内免疫反应很小的、靶向于肝脾的免疫载体。

4. 修饰的纳米球

(1) 聚乙二醇修饰的纳米球:减少肝中浓度,提高药物在血液中浓度,延长在血液循环的维持时间。

(2) 免疫纳米球：单克隆抗体与药物纳米球结合通过静脉注射，可实现主动靶向。与药物直接同单抗结合相比，单克隆抗体较少失活且载药量较大。

(二) 前体药物制剂

系将具有药理活性的母体药物，导入另一种载体基团(或与另一种作用相似的母体药物相结合)形成的一种新的化合物(多以复盐、络盐、酯类等形式存在)即为前体药物(Prodrugs)，简称前药，其在人体中经过生物转化(酶或其他生物机能的作用)释放出母体药物而呈现疗效。前体药物包括抗癌药及其他前体药物、脑部位和结肠部位的前体药物等。

前体药物设计有利于解决药物在药剂学和药理学方面存在的一些问题：前者如药物的溶解度、稳定性及患者的适应性；后者有控制药物的药动学性质、优化生物利用度及药物靶向作用。如某些抗癌药物制成前体药物后，能在靶细胞定位。其原理是：癌细胞比正常细胞含浓度较高的磷酸酯酶，如果将抗癌药物结构中的羟基磷酰化，可促使抗癌药物在癌细胞部位特异性蓄积。

前体药物的制备方法有：酸碱反应法、复分解反应法、钡盐沉淀法、直接络合法及离子交换法等。

四、物理化学靶向制剂

物理化学靶向制剂(Physical and Chemical Targeting Preparations)是应用某些物理化学方法如磁性、温度、电场、pH 等使制剂在特定部位发挥药效的靶向制剂。

1. **磁性靶向制剂** 指将药物与铁磁性物质共包于或分散于载体中，应用于机体后，利用体外磁场效应引导药物在体内定向移动和定位聚集的靶向给药制剂。主要用作抗癌药物载体。

磁性药物制剂由磁性材料、骨架材料及药物 3 部分组成。通常应用的磁性材料有纯铁粉、羰基铁、磁铁矿、正铁酸盐、铁钴合金等，以 Fe_3O_4 磁流体为铁性材料居多。磁性材料直径应在 100 μm 以下(一般 10～20 μm，注射用在 1～3 μm 以下)，在体外磁场的作用下，不在血管中停留，而在靶区毛细血管中能均匀分布，产生疗效。磁性材料的超微粒子可以定期排出体外。

磁性制剂包括磁性微球、磁性微囊、磁性纳米粒、磁性片剂、磁性胶囊、磁性脂质体等，制法与各自对应的未加磁性材料的制剂相同。

2. **热敏靶向制剂** 脂质膜在由“凝胶态”转到液晶结构时，其磷脂的脂酰链紊乱度及活动度增加，膜的流动性也增大，此时包封的药物释放速率亦增大，此温度称为脂质体的相变温度。根据这一原理制备的脂质体，称为温度敏感脂质体。用相变温度低的类脂制备的脂质体，当机体全身或局部温度升高到 41～42℃时就可引起脂质体内容物渗漏，导致脂质体迅速释放内含药物。

3. **pH 敏感靶向制剂** 在抗肿瘤药物的设计中，可根据肿瘤间质液的 pH 比周围正常组织低的特点，设计 pH 敏感脂质体。pH 敏感脂质体是用含有 pH 敏感基团的脂质制备，其原理是 pH 低时可导致脂肪酸羧基的质子化而引起六方晶相的非相层结构使膜融合而加速释药。

4. **栓塞靶向制剂** 动脉栓塞是通过插入动脉的导管将栓塞物输到靶组织或靶器官的医疗技术。栓塞的目的是阻断对靶区的供血和营养，使靶区的肿瘤细胞缺血坏死，栓塞制剂内含有的抗肿瘤药物产生治疗作用，故此类制剂具有栓塞和靶向性化疗的双重作用。

五、靶向制剂的靶向性评价

靶向给药系统质量评价最重要的是其体内靶向性评价，是保证药物达到靶器官、靶组织、靶细胞充分发挥作用的指标。药物的靶向性可由以下三个参数衡量。

(1) 相对摄取率 r_e

$$r_e = (AUC_i)_m / (AUC_i)_s \tag{19-1}$$

式中：AUC_i是由浓度-时间曲线计算得的第 i 个器官或组织的药时曲线下面积，脚标 m 和 s 分别表示微粒及溶液。r_e大于 1 表示微粒在该器官或组织有靶向性，r_e越大，靶向效果越好；小于 1 表示无靶向性。

(2) 靶向效率 t_e

$$t_e = (AUC)_{靶} / (AUC)_{非靶} \tag{19-2}$$

式中：t_e 表示微粒或溶液对靶器官的选择性。t_e 大于 1，表示药物对靶器官比某非靶器官有选择性，t_e 越大，选择性愈强；微粒的 t_e 与溶液的 t_e 相比，说明微粒靶向性增强的倍数。

(3) 峰浓度比 C_e

$$C_e = (C_p)_m / (C_p)_s \tag{19-3}$$

式中：C_p 为峰浓度，每个组织或器官中的 C_e 值表明微粒改变药物分布的效果，C_e 愈大，表明改变药物分布的效果愈明显。

第二十章 其他剂型

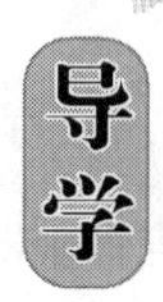

导学

1. 掌握膜剂的质量控制，制备方法等。
2. 熟悉离子导入剂、纸型片、海绵剂的定义，质量控制和制备方法。
3. 了解丹药、灸剂、棒剂等剂型的含义及质量控制和制备方法。

第一节 膜剂

一、概述

膜剂(Pellicle)系指药物与适宜的成膜材料经加工制成的膜状剂型。

膜剂厚度一般为0.1～1 mm，有透明和不透明着色两种。膜大小和形状根据临床需要及用药部位而定。口服膜为10 mm×10 mm或15 mm×15 mm，眼用膜为5 mm×10 mm至5 mm×15 mm，呈椭圆形或长方形。外用膜可达50 mm×50 mm不等。多剂量的膜剂应分格压痕，并能按压痕撕开。

膜剂可供口服、口腔、舌下、眼结膜囊、鼻腔、阴道、体内植入、皮肤和黏膜创伤、烧伤及炎症表面覆盖等多种给药途径应用。膜剂主要用于局部治疗，但随着透皮给药系统的发展，一些膜剂尤其是鼻腔、皮肤用膜剂亦可起到全身作用。近年来，国内对中药膜剂进行了大量研究和试制，如复方青黛膜、丹参膜、肤康烧伤膜、万年青苷膜等，其中某些品种已正式投入生产。

膜剂具有以下优点：① 制备工艺简单，易于掌握。既适于制备医院制剂，又适于工业化生产。特别是生产时无粉尘飞扬，有利于劳动保护。② 使用方便，适合多种给药途径应用。③ 药物含量准确，质量稳定，疗效好。④ 多层复方膜剂可以避免药物间的配伍禁忌和分析上药物成分的相互干扰。⑤ 采用不同的成膜材料可以制成不同释药速度的膜剂。⑥ 膜剂成膜材料用量少，可以节约辅料和包装材料。重量轻，体积小，便于携带、运输和贮存。膜剂的主要缺点是不适用于剂量较大的药物，应用品种受到一定的限制。

二、 分类与应用

(一) 按膜的构成分类

1. *单层膜剂* 一般膜剂均属此类。

2. *多层膜剂* 系由多层药膜叠合而成。便于解决药物间的配伍禁忌和分析上的干扰。

3. *夹心型膜剂* 属于控释给药系统,系由两层不溶性的高分子膜分别作为背衬膜和控释膜,中间夹着含药膜(药库)。药物必先渗透出此膜后再到体液中,其释放速度始终保持恒定,故又称为“恒释膜”。眼用膜、阴道避孕膜、牙用膜、口腔贴膜均可制成夹心膜。其中眼用膜疗效可维持 7 d 左右;置于阴道的避孕膜疗效可达 1 个月以上;而牙用膜疗效能维持半年之久。这是一类新型的长效制剂。

(二) 按给药途径分类

1. *口服膜剂* 通过口服给药膜剂。如治疗冠心病的丹参膜剂。

2. *口腔用膜剂* 包括口含膜、舌下膜和口腔贴膜等。

3. *眼用膜剂* 用于眼结膜囊内,治疗眼睑炎、眼结膜炎、青光眼等。眼用膜剂可克服滴眼剂药物保留率低,眼膏剂使眼部不适的缺点,并可以使药效维持较长时间。

4. *鼻用膜剂* 如治疗干性鼻炎出血的白及麻黄药膜;治疗急慢性鼻炎、鼻窦炎的复方辛夷花药膜。

5. *阴道用药膜* 如治疗宫颈糜烂的复方黄连膜;治疗阴道炎、宫颈炎的中药博性康速溶膜。

6. *植入膜剂* 为植入人体的无菌控释膜剂。药物作用时间长,治疗后可取出。由于膜剂植入和取出时对局部皮肤组织有损伤,现已少用。

7. *皮肤、黏膜外用膜剂* 用于皮肤创伤、烧伤及炎症表面覆盖与治疗。如中西药物复方制剂“灼创贴”既可敷伤,又有抗菌、消炎、吸收渗出液、止痛和促进创面愈合作用。

(三) 按外观分类

分透明膜剂和不透明膜剂两种。

三、 质量检查

1. *外观检查* 膜剂应完整,光洁,厚度一致,色泽均匀,无明显气泡。多剂量的膜剂,分格压痕应均匀清晰,并能按压痕撕开。

2. *重量差异* 膜剂的重量差异限度应符合《中国药典》附录ⅠM膜剂项下有关规定,见表 20-1。

表 20-1 膜剂的重量差异限度表

膜剂的平均重量	重量差异限度
0.02 g 及 0.02 g 以下	±15%
0.02 g 至 0.20 g	±10%
0.20 g 以上	±7.5%

3. *定性检查* 取规定量的膜片,剪碎,按《中国药典》规定的方法进行鉴别试验。

4. *含量测定* 取规定量的膜片,剪碎,按《中国药典》规定的方法进行含量测定,应符合规定。

5. *含量均匀度检查* 取供试品 10 片,照各该药膜剂项下规定的方法,分别测定含量,其平均含量应符合规定。

6. *微生物限度* 按《中国药典》二部附录Ⅺ J 微生物限度检查法,应符合规定。

膜剂所用的包装材料应该无毒,易于防止污染,使用方便,并不能与药物或成膜材料发生理化作用。

膜剂宜密封保存，防止受潮、发霉、变质。

四、 制备方法

膜剂应在清洁避菌的环境中制备，注意防止微生物的污染。所用的器具等必须用适当的方法清洁、灭菌；眼用膜及皮下植入膜应在超净工作台上配制，并应根据药物及成膜材料的性质选用适宜方法灭菌。

(一) 膜剂的处方组成

涂膜法制膜多以 PVA 等成膜材料为载体，其处方组成如下：

主药：≤70%(g/g)；

着色剂(色素，二氧化钛等)：≤2%；

成膜材料(PVA 等)：≥30%；

增塑剂(甘油、山梨醇等)：≤20%；

表面活性剂(聚山梨酯 80、十二烷基硫酸钠、豆磷脂等)：1%～2%；

填充剂(碳酸钙、二氧化硅、淀粉等)：≤20%；

矫味剂(甜叶菊糖苷等)：适量；

脱膜剂(液状石蜡等)：适量。

(二) 膜剂的制备

膜剂的制法主要有涂膜法与热塑法。国内主要采用涂膜法，其工艺流程如下：

溶浆→加药、匀浆(脱泡)→涂膜→干燥、灭菌→分剂量→包装。

(1) 溶浆：取成膜材料加水或其他适宜的溶剂浸泡使溶解，必要时于水浴上加热，溶解，滤过。

(2) 加药、匀浆：药物为水溶性者可以直接与着色剂、增塑剂及表面活性剂等一起加入上述浆液中，搅拌使溶解；药物为非水溶性者，须研磨成极细粉或制成微晶，再与甘油或聚山梨酯研匀，与浆液搅匀，静置一段时间，除去气泡。

(3) 涂膜：将除去气泡的药物浆液置入涂膜机的料斗中，浆液经流液嘴流出，涂布在预先涂有少量液状石蜡的不锈钢平板循环带上，使成厚度和宽度一致的涂层。

(4) 干燥：涂层经热风(80～100℃)干燥，迅速成膜，到达主动轮后，药膜从循环带上剥落，进而被卷入卷膜盘上。手工制备可以同法溶浆、加药匀浆，再使浆液倾于经计算面积并涂有液状石蜡的洁净玻璃板上，用适宜的工具推刮成厚度均匀的薄层，根据药物的性质选择适宜的方法干燥。

(5) 分剂量与包装：干燥后的药膜经含量测定，计算单剂量的药膜面积。按单剂量面积分割、包装，即得。大生产时，由卷磨盘将药膜带入并烫封在聚乙烯薄膜或涂塑铝箔、金属箔等包装材料中，按剂量热压或冷压划痕成单剂量分格，再包装即得。

除涂膜法外，膜剂尚可应用热塑法、挤出法及延压法等方法制备。

五、 举例

养阴生肌膜

【处方】 养阴生肌散 2.0 g 聚山梨酯 80 0.2 g PVA(17～88) 10.0 g 蒸馏水 50.0 ml 甘油 0.8 g

【制法】 取PVA加85%乙醇浸泡过夜,滤过,将滤渣(PVA)重复处理1次,取滤渣于60℃烘干,备用。

1. 按处方量称取已精制PVA置三角烧瓶中,加蒸馏水50 ml,水浴加热使之溶化成胶液,补足水分,备用。

2. 称取养阴生肌散(过七号筛)置研钵中,加甘油、聚山梨酯80研匀,缓缓加入PVA胶液,研匀,供涂膜用。

3. 取玻璃板(5 cm×20 cm)5块,洗净,干燥,用75%乙醇揩擦,再涂擦适量液状石蜡。用吸管吸取上述药液7.5~10 ml,注入玻璃板上,摊匀,水平晾至半干,于60℃烘干,脱模,剪成适当大小,紫外线灭菌,封装于塑料袋中,即得。本品为无气泡的绿色药膜。外观完整、光洁,厚度一致,色泽均匀。

【功能与主治】 清热解毒。用于湿热性口腔溃疡、复发性口腔溃疡及疱疹性口腔炎。

【用法与用量】 取适量贴于口腔患处。

注:本膜中养阴生肌散的处方是:雄黄0.62 g,人工牛黄0.15 g,青黛0.93 g,龙胆末0.62 g,黄柏0.62 g,黄连0.62 g,煅石膏3.13 g,甘草0.62 g,冰片0.62 g,薄荷脑0.62 g。

第二节 离子导入剂

一、 概述

离子导入剂(Iontophoresis of Ions)指采用离子导入技术将药物制剂与物理疗法相结合的一种临床上应用的新制剂。将一定浓度的液体药剂,应用时用纱布或其他吸水辅料浸取一定量放于体表某一部位,外加通直流电的极板,使药物在电场作用下透过皮肤,进入组织或被机体吸收,以发挥局部作用或全身作用。此种制剂仅适于具有极性的或在电场下能显示出极性的药物分子的制剂。

离子导入技术主要通过皮肤附属器途径(如毛孔、汗腺)促进药物渗入皮肤。其促渗机制可以归纳为:① 电斥作用(Electrorepulsion):在电场中由于电斥力的存在增加了离子化药物分子的驱动力。② 电渗作用(Electroosmosis):电压作用下溶剂将产生定向移动,形成电渗流,带动水合离子的移动。在正常生理条件下,皮肤角质层荷负电,因此产生的电渗流方向为正极→负极,即从正极导入阳离子的动力除了源于电场的排斥力外,还有电渗对渗透的贡献;当要穿过角质层的是中性粒子时,这种电渗流的存在起主导作用。③ 电流诱导作用引起角质层短暂的、可逆的结构紊乱,使其通透性增加。

药物的离子导入过程包括药物的被动扩散和电场对药物通过皮肤的促进作用,因此药物因素、贮库溶液的组成、电学因素及皮肤因素等都会影响经皮吸收的效果。离子导入的主要对象是离子型药物,药物的解离状态对离子导入影响很大,药物的pH影响药物的解离程度,因而也显著影响离子导入的结果。药物离子导入的效率与电场的持续时间有关。

离子导入除具有经皮给药的优点外,还能实现程序给药,根据时辰药理学的需要,调整电场强度满足不同时间的剂量要求,电场的调整可按时间自动进行。此外,还能适应个体化给药,只要简单地调整电场及其强度就能解决个体间药物动力学差异的问题。

目前离子导入经皮给药研究的热点之一是将离子导入与促渗剂或其他物理促渗作用合用来增加透皮吸收,降低离子导入的电流。到目前为止,经皮离子导入给药系统的上市产品不多,大多仍处于实验室阶段。此外,该给药系统还存在一些问题,如:通过皮肤的电流,因皮肤的生理条件而受强度和持续时间的限制;促渗机制的确定;透皮药物的选择;导入装置的更加实用、方便、经济等都需进一步研究。尽管如此,随着人们对药物和皮肤的物理化学和生理物理学特性的深入了解,及基于离子导入技术的最新研究成果,该技术的发展已显示出强大的生命力。

二、 举例

大青叶离子导入剂

【处方】 大青叶 1 000 g　制成 2000 ml

【制法】 取大青叶 1 kg,洗净,装入纱布袋内(不要过紧),加清水至药面 2 cm,待水煮沸后 30 min,倾出药液,用 4 层纱布过滤,药渣依法煎 2 次。将三次药液合并,直火浓缩,大约 5 000 ml 时采用隔水浓缩或小火浓缩至 2 000～2 500 ml,用棉花过滤,加入尼泊金 1 g 防腐(需加热溶解),分装、消毒、备用。

【功能与主治】 清热、解毒。用于慢性咽喉炎和扁桃体炎。

【用法与用量】 采用直流感应电疗机,患者仰卧,将大青叶液浸湿 4 层纱布(以不滴水为限),平铺于 100 cm^2 的绒布垫上,此为有效极,接机器的阴极,置咽喉部,另 150～200 cm^2 电极接机器的阳极,放在后颈部,电流强度 4～8 mA,每日 1 次,每次 20 min,10 次为 1 疗程。

第三节 纸 型 片

一、 概述

纸型片(Chart Table,Charta)又称薄型片剂,是指一定量的药物均匀地吸附在可溶性滤纸上的一种内服片剂。纸型片剂我国 20 世纪 70 年代初期开始试产。其特点是保持了片剂的优点,又克服了片剂制造工艺繁琐,工时长,消耗辅料量大的缺点,且服用、携带、贮存和运输方便。其缺点是载药量小,局限于小剂量药物,不适合于易氧化变质和需特殊处理的药物。

二、 制备方法

在制备纸型片剂时对原辅料的质量有以下要求:原辅料应符合《中国药典》及相关规定的要求。滤纸的纸质中性,可溶于水,厚薄适中,均匀度好,拉力强,吸附量大。

制备纸型片剂大致分为 4 个阶段:

(1) 测定可溶性滤纸的吸附量:因为每个批号的滤纸生产、质量、厚薄、贮存时间不同,空气中湿度因气候不同而异,所以在使用前必须进行滤纸吸附量测定。即取一定面积的可溶性滤纸(一般为 20 cm×25 cm=500 cm^2 大小),放入已知体积的生产所用的有机溶剂中浸泡10 min,取出滤纸,沥尽溶剂,再测定剩余溶剂量,计算出 1 cm×1 cm(每格)的吸附量。

(2) 配制药液:溶剂用量=每格吸附量×计划生产格(片)数

$$应配药液的浓度\%(g/ml)=\frac{药物用量}{溶剂用量}\times 100\%$$

然后加上1%～3%的自然消耗量，即为实际用量。将总用药量溶解于总溶剂中即成为药液。

(3) 配制色、香、味液：将规定量的色素、香精、甜味剂溶解于乙醇中，即得。

(4) 纸型片的制备：将配好的药液和色味液分别置于纸型片机的两个液槽中，开动机器，使吸附纸通过液槽时吸附两液，分别进入烘干室内(70～80℃)干燥，干后进入打格轮分格，切割、包装。

三、举例

胃疡平(溴化甲基阿托品)纸型片

【处方】 溴化甲基阿托品1 000 g　可溶性滤纸16.3 kg　乙醇9.75L　制成100万格

【制法】 取溴化甲基阿托品溶于乙醇，放置于药液槽内，保持一定的液面高度，把已干燥的色香味滤纸以匀速通过药液槽，湿滤纸经干燥后测量含量，打格，切片，包装，即得。

【功能与主治】 为抗胆碱药，有解痉作用，主要用于治疗胃、十二指肠溃疡。

【用法与用量】 口服，每次一小格，一日3次，或遵医嘱服用。

第四节　海绵剂

一、概述

海绵剂(Spongia)系指采用亲水胶体溶液经发泡、固化、冷冻、干燥制成的一种吸水性能很强的海绵状固体灭菌制剂。一般为块状，但亦有粉状、颗粒状或纸状者。具有极强吸水性，多用作外科辅助止血，消炎，止痛。

海绵剂按是否含药物可分为含药海绵和吸收性海绵；按组成原料不同可分为蛋白质胶原类海绵(如明胶海绵、血浆海绵、纤维蛋白海绵)和多糖类海绵剂(如淀粉海绵、海藻酸海绵)。

淀粉海绵质地较硬，吸收性和适应性较差，现已逐步被明胶海绵取代。明胶海绵质柔软，具强吸水性，一般能吸收其自身重量50倍的水或自身重量48倍的含枸橼酸钠的血液，能耐140℃以下高温，不溶于水，在水中搓揉也不易破裂，并能迅速润湿而变软，在体内易被吸收，无抗原性，止血效果好，故为外科手术中重要的辅助止血剂。目前，外用辅助止血剂的品种较多，除用纯粹的海绵剂外，还应用含药海绵制剂，以增加止血效果。

海绵剂的止血机制，一般认为：① 加速血栓形成：海绵剂多半属胶原物质，胶原性可加速血小板的凝聚，促进血栓形成，加速血液凝固。② 机械压迫作用：海绵剂吸水(血)后体积膨胀，对出血创面起到相当大的均匀的机械压迫作用，堵塞血管，使出血停止。③ 加入止血药物或中药提取物可提高止血效果。在临床上首先被采用的辅助止血剂有氧化纤维素，其次为纤维蛋白绵。这两种辅助止血剂在神经外科、普通外科等手术中有良好的止血效果，但制备较麻烦。近年来还发展了阴道海绵塞,由聚氨基甲酸酯(Polyurethane)制成蘑菇状的海绵,一侧为凹面,一侧为平面,有一条带子固定于两侧可做牵引。海绵中吸附药物,使用时将此海绵的含药凹面紧贴子宫颈口,条带在下以便用后取出。

二、 质量检查

理想的海绵剂应质软,疏松,有弹性,不溶于水,吸水性强而不易破碎,遇水能迅速润湿变软,并应无菌,无刺激,无过敏反应,止血迅速,能被机体组织完全吸收,原料易得,成本低廉,制备简便,易于贮藏。

海绵剂的质量检查项目包括:

(1) 吸水力: 取本品约 1 cm×1 cm×0.5 cm,精密称定,浸入 20℃的水中,用手指轻揉,注意不使破损,吸足水分后,用小镊子轻轻夹住一角,提出水面停留 1 min 后,精密称定,吸收的水分不得少于供试品的 35 倍。

(2) 炽灼残渣: 取本品 0.1 g,按《中国药典》附录炽灼残渣检查,遗留残渣不得超过各类海绵剂的规定量。

(3) 无菌: 取本品约 0.1 g,按《中国药典》附录无菌检查法检查,应符合规定。

(4) 消化试验: 取成品 3 块,每块重 45～50 mg,置蒸馏水中,吸足水分后用滤纸吸去多余的水分,分别置于 35℃的胃蛋白酶溶液 100 ml 中(胃蛋白酶 1 g,加 0.1 mol/L 盐酸溶液 100 ml),37℃恒温振荡,直至完全消化,三块样品的平均消化时间应不超过 80 min。

除另有规定外,海绵剂应遮光、密封贮存。

三、 制备方法

吸收性明胶海绵制备过程分为配料、打泡与固化、冰冻、干燥、灭菌与包装等步骤。

制作含药海绵时,常将具有止血、消炎、止痛等作用的中草药先经提取精制,然后在制备海绵剂过程中加入,或与制成的海绵粉拌匀以制成含药海绵。加入的这些中草药成分,由于经过提取精制,除去了难以吸收的纤维素等杂质,可以用于内脏的止血。

淀粉海绵由淀粉经糊化、冷冻、脱水及干燥等步骤制成。

四、 举例

明胶海绵(吸收性明胶海绵)

【处方】 明胶 60 g 37%(g/g)甲醛溶液 6 ml 蒸馏水 550 ml

【制法】 1. 配料 取粒状明胶 60 g,加水 500 ml 浸泡约 1 h,待膨胀软化后,水浴加热至 40～50℃使溶解,趁热用 2 号垂熔玻璃漏斗抽滤,将胶液冷至 32～38℃保温备用;另取甲醛溶液 6 ml,加水 50 ml 稀释,备用。

2. 打泡与固化 将上述胶液和已稀释的甲醛溶液,同时倒入打泡桶内,用打泡机(转速 800～900 r/min)打泡 10～15 min,使充分发泡,待泡沫均匀细腻后,迅速分装于带有麻布衬垫的长方形扁平的金属盒内。

3. 冰冻 将上述金属盒于－10℃冰冻 48 h 或－20℃冰冻 24 h。

4. 干燥 取出冰冻海绵剂于室温自然解冻,轻轻挤压除去水分,移至烘箱 36℃鼓风干燥 3～4 d,再移至石灰干燥箱中干燥,备用。

5. 灭菌与包装 取出干燥明胶海绵,切去表面与边缘较坚硬及有气泡的部分,分割成小块,或制成粉末或颗粒,包装于纸袋中,120℃干燥灭菌 2 h,再以无菌操作法装入塑料袋中密封,即得。

【作用与用途】 局部止血剂。用于创口渗血区止血。

【用法与用量】 外用,将本品贴敷于出血创面压迫止血。也可剪成所需形状,浸入灭菌生理盐水中,临用时挤尽液体后使用。

注：1. 胶液的浓度一般配成10%左右，可根据明胶黏度及气候适当调整，但胶液浓度过低时不易成型。

2. 打泡直接影响成品的质量。用打泡机打泡效果好，若采用其他搅拌机打泡需时较长，打泡时转速可根据胶液黏度及打泡机效率加以调整，速度太快有时效率反而差。溶解明胶的温度不宜过高，以40～50℃为宜，温度过高可导致溶液黏度降低而使成品松软，过低则易凝结而不发泡。

3. 甲醛溶液作固化剂，明胶与甲醛溶液混合后，搅拌必须迅速。甲醛用量过多，会使成品的消化时间过长，且易发脆、破裂；如用量过少，则泡沫不能完全固定，以致不能形成海绵体。

4. 固化后冰冻要彻底，使明胶网状结构固定而不变形。如采用烘箱干燥，必须注意温度逐渐上升，且不宜超过36℃，避免成品外部坚硬、内部松软。

5. 灭菌前必须充分干燥，否则高温时蛋白质遇水而变性，使海绵体积缩小，呈卷曲状而无弹性，影响吸水性能。

第五节 丹 药

一、 概述

丹药系指汞与某些矿物类药物，在高温条件下经烧炼制成的不同结晶状的无机汞化合物。我国是炼丹术出现最早的国家，由炼丹术而发展起来的丹药一直延用至今，已有2 000多年的历史。

丹药的特点是用量少，药效确切；可采用粉末涂于疮面，亦可制成药条、药线和外用膏剂；且廉价易得，故为历代中医延用。但毒性较强，一般外用，并在使用上要注意剂量和部位，以免引起重金属中毒。氧化汞的成人中毒量为0.1～0.2 g，致死量为0.3～0.5 g。

丹药按其制备方法不同可分为升丹、降丹。按其色泽分为红丹与白丹。升丹中最常用的是红升丹，又称红粉、三仙丹等。降丹中常用的是白降丹，又称降药、白灵丹、水火丹等。红丹主要成分为汞的氧化物，红升丹为红色氧化汞，是较高温度下炼制的产品。黄升丹为黄色氧化汞，是较低温度下炼制的产品。白丹为汞的氯化物，白降丹主要成分为氯化汞；白升丹，又称轻粉，主要成分为氯化亚汞。

二、 制备方法

丹药的制备主要有升法、降法、半升半降法、研磨法和合成法等。各种丹药的处方组成与用量有较大差异，烧炼方法亦各不相同。

升法是指药料经高温反应，生成物凝附在上覆盖物内侧面得到结晶状化合物的炼制法。传统的炼制法的具体工艺过程：

配料→坐胎→封口(覆盖物在上，其口向下)→烧炼→收丹→去火毒。

装置如图20-1。

降法系指药料经高温反应，生成物降至下方接受器中，冷却析出结晶状化合物的炼制法。具体工艺过程：

配料→坐胎(溜胎)→封口(接受罐在下,口向上)→烧炼→取丹→去火毒。

装置如图 20-2。

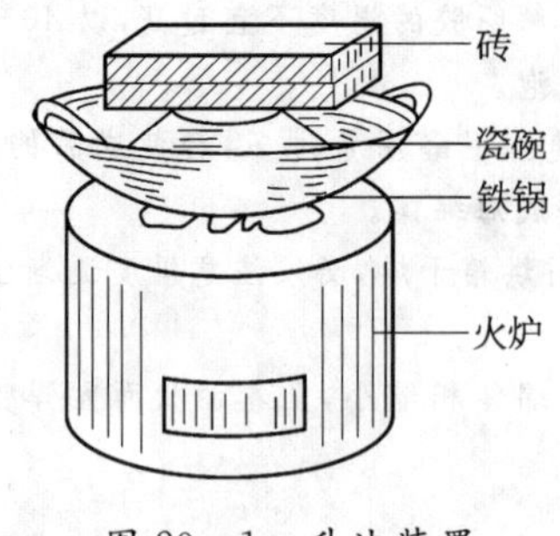

图 20-1 升法装置

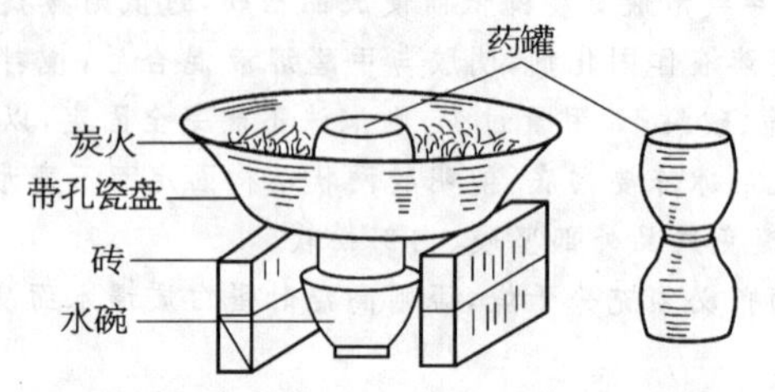

图 20-2 降法装置

半升半降法系指药料经高温反应,生成的气态化合物,一部分上升凝结在上方覆盖物内侧,另一部分散落在加热容器内的炼制法。具体工艺过程:

配料→坐胎→封口(覆盖物在上,其口向下)→炼制→收集(雪花状具有光泽的结晶化合物)。

研磨法系由传统炼丹法改进而来。与传统的炼丹术相比,其操作简便、产量大、质量高、成本低、对环境污染较轻。

三、 举例

1. 红升丹

【处方】 水银 30 g 白矾 30 g 火硝 30 g

【制法】 采用升法制备

1. 配料 按处方量准确称取药料,除水银外,其他均需粉碎成粗粉。

2. 坐胎 可分为冷胎法和热胎法,操作时可任取一种。

(1) 冷胎法:先将火硝、明矾粗粉置于研钵内,加入水银共研至混合均匀,不见水银珠为度,铺于锅底,用瓷碗(或硬质烧杯)覆盖,碗口与锅要严密吻合。或将火硝、明矾的粗粉混匀,放锅中央摊平,再将水银均匀洒布在药料上面,覆盖瓷碗。

(2) 热胎法:将火硝、明矾置于研钵内研细,移入锅中央摊平,微火加热至有水逸出,待其表面呈现蜂窝状时,将锅取下,放冷。再将水银均匀洒布于表面(或采用竹笺穿若干小孔,将水银注入孔中)。然后用瓷碗覆盖。

3. 封口 盖碗后要及时封口。取约 4 cm 宽的牛皮纸条用盐水润湿后,将锅与碗接触处的缝隙封 2～3 层,以严密为准。再将盐泥涂于纸上约 6 cm 厚,按平压紧,涂严无隙,再用干沙壅至碗的 2/3 部位,使与锅口齐平。碗底中放大米数粒,以观察火候,碗底可压重物以避免烧炼时因气体作用而浮动。

4. 烧炼 升丹装置完毕,移置火焰上加热。先用文火烧炼约 1 h 后再逐渐加大火力,以武火烧炼至大米呈老黄色,再以文火继续烧炼至大米呈黑色,共需烧炼约 5～10 h,停火放冷。

5. 收丹 丹锅自然冷却后,轻轻除去封口物,将碗小心取出,刮下碗内壁的红色升华物即为丹药。

6. 去火毒 丹药在密闭条件下经高温炼制,其中杂质甚多,临床使用时有副作用。为了纠正此缺点,习惯上采用去火毒的方法进行处理。常用的方法有以下几种,操作时采用其中一种即可。

(1) 将丹药用细布包扎好,投入沸水中煮 4 h,取出沥干水分,低温干燥,研细备用。

(2) 将丹药以盘、碗装好入甑内,蒸 6 h,取出,低温干燥,研细备用。

(3) 将丹药用油纸或细布包好,置潮湿地上,露放 3 昼夜,再低温干燥,研细备用。在水中微溶的丹剂,宜用露置法。

【质量检查】

1. 性状 本品为橙红色片状或粉状结晶,体重,质硬,性脆,无臭;遇光颜色逐渐变深,片状者为佳。

2. **鉴别** 取本品约0.5 g,加水10 ml,摇匀,缓缓滴加适量的盐酸溶解后,溶液呈汞盐的鉴别反应。

3. 检查

(1) 亚汞化合物,取本品约0.5 g,加稀盐酸25 ml,溶解后,溶液只许显微浊。

(2) 氯化物 取本品约0.5 g,加水适量与硝酸3 ml,溶解后,加水稀释约40 ml,依法检查。如显浑浊,与标准氯化钠溶液3 ml制成的对照液比较,不得更浓(0.006%)。

4. **含量测定** 本品按干燥品计算,含氧化汞不得少于99.0%。

【功能与主治】 拔毒,除脓,去腐,生肌。用于痈疽疔疮,梅毒下疳,一切恶疮,肉暗紫黑,腐肉不去,窦道瘘管,脓水淋漓,久不收口。现代药理研究表明,红升丹是一种有效的杀菌剂,并具有沉淀蛋白质,使局部组织中蛋白质形成不溶性的变性蛋白盐沉淀而起收敛的作用等。

【用法与用量】 外用适量,研极细粉单用或与其他药物配成散剂或制成药捻。本品有毒,只可外用,不可内服。外用亦不宜大量持久使用。或遵医嘱使用。

注:本品的主要成分为氧化汞(HgO)。

1. 炼制升丹残存锅底的残渣叫升底。其主要成分为硫酸铝、硫酸钾等,可作为牲畜皮肤病的治疗药。如若弃之,需经处理,以免污染环境。

2. 本品制得物有粉末状和片状两种。习称厚片者为精红粉,粉末状者为红粉。

3. 传统的炭火烧炼法温度难以控制,可采用带有温度自动控制仪的电炉控制加热,温度由200℃升至800℃,约16 h即可炼成红升丹。

2. 白降丹

【处方】 水银30 g 火硝45 g 皂矾45 g 食盐45 g 硼砂15 g 雄黄6 g 朱砂6 g

【制法】 采用降法制备。

1. **配料** 按处方量准确称取药料,除水银外,其他均需粉碎成粗粉,过筛,先将火硝、皂矾、食盐3味细粉与水银共研至不见水银珠为度。再将朱砂、雄黄、硼砂按套色法混合均匀,再与上述火硝等混匀。

2. **结胎** 将研匀的药料装入瓦罐内,用文火加热熔融。用抱钳夹住罐颈使之转动,让熔融物均匀粘附于罐下部1/3~1/2壁上,称为溜胎。

3. **封口及烧炼** 将已经结胎的罐子倒覆于另一罐上,罐与罐的连接处用湿桑皮纸封固,卡在带孔的瓷盆中间,罐与盆之间,用泥固定连接,然后壅砂至罐口上4 cm处,下罐置冷水碗中,水淹至下罐高度的2/3。在上罐四周架燃炭,逐渐加至上罐底,加热3~5 h(罐底应烧红)后停火,待次日卸下装置,取丹($HgCl_2$),去火毒,置棕色瓶内密封保存。

【质量检查】 降丹呈白色针状结晶,有光泽,不具异色为佳品。若呈黄色、黑色及落胎、水银析出等情况,不能供药用,均需重新炼制。

【功能与主治】 拔毒消肿。用于痈疽发背及疔毒等症,或将起而未化脓者及已成脓而未溃者。现代研究报道,应用白降丹膏药,选贴于适当穴位可治疗淋巴结核、咳嗽、哮喘、牙痛、腰扭伤、关节炎、坐骨神经痛等。

【用法与用量】 用时研末,一次0.09~0.15 g,撒于疮面上,或制成其他剂型外用。

注:本品的主要成分为氯化汞($HgCl_2$)。注意底部不能太厚。将药罐于小火上缓缓干燥,直至胎子里外皆坚硬而且颜色由黄绿色变至全红黄为度,称为烤胎。烤胎是降丹制备的关键。胎子干燥程度应恰当,以罐底朝上不掉落为度。否则胎嫩则下流,胎老则脱落,都会影响丹药的质量和产量。

第六节 灸剂、熨剂

一、概述

灸剂系指将艾叶捣、碾成绒状,或另加其他药料捻制成卷烟状或其他形状,供熏灼穴位或其他患部的外用药剂。灸治是中医传统治病方法，人们很早就发现野艾点燃后有驱蚊蝇作用。灸剂是利用"温热刺激"的一种物理疗法，早在《内经》中已有记载，《灵枢·寿夭刚柔》有"生桑炭灸巾以熨寒邪所刺之处"，清代《医宗金鉴》有神灯照法，此属烤灸。灸剂按形状可分为：艾头、艾炷、艾条3种，均以艾绒为原料制得。按加药与否分为艾条与含药艾条。《中国药典》2005版收载有药艾条。

熨剂是指煅制铁砂与药汁、米醋搅拌、晒干而制成的外用固体制。使用时利用铁屑与醋酸发生化学放热反应产生的热刺激及药物蒸气透入熨贴患部达到宣通经络、驱风散寒的治疗目的。其治疗机制类似于灸剂，但所用药物与方法略异，熨剂主要用铁砂，并配合一些治风寒湿痹的药物，制法简便，价廉，易于保存，无其他副作用。《内经》记载"刺布衣者以火碎之，刺大人者以药熨之"。此即用灸用熨有身体强弱之别，其共同点是使热气入内，宣通经络，驱散邪气。

二、举例

1. 灸剂(药艾条)

【处方】 艾叶20 000 g　桂枝1 250 g　高良姜1 250 g　广藿香500 g　降香1 750 g　香附500 g　白芷1 000 g　陈皮500 g　丹参500 g　生川乌750 g

【制法】 以上十味，艾叶碾成艾绒，其余桂枝等八味粉碎成细粉，过筛，混匀。先取艾绒20 g，均匀平铺在一张长28 cm、宽15 cm的白棉纸上，再均匀散布上述粉末8 g，将棉纸两端折叠约6 cm，卷紧成条，粘合封闭，低温干燥，制成1 000支，即得。

【功能与主治】 行气血，逐寒湿。用于风湿寒痹，肌肉酸麻，关节四肢疼痛，脘腹冷痛。

【用法与用量】 直接灸法，红晕为度，一次适量，一日1～2次。

2. 熨剂(坎离砂)

【处方】 当归3.75 g　川芎5.0 g　防风5.0 g　透骨草5.0 g

【制法】 以上四味，粉碎成粗粉，加入适量的铁粉、木粉、活性炭和氯化钠，混匀，制成1 000 g，即得。

【功能与主治】 祛风散寒，活血止痛。用于风寒湿痹，四肢麻木，关节疼痛，脘腹冷痛。

【用法与用量】 外用，将布袋抖动至发热后置于患处，一次1袋。

注：外用药，勿内服，孕妇腹痛者忌用。

第七节 棒剂、线剂、条剂

一、概述

棒剂(Stylus)系指将药物制成小棒状的外用固体剂型。棒剂直接用于皮肤或黏膜上，起腐蚀、收敛等治疗作用。棒剂通常用于眼科，近年来也有不少用于牙周袋内，如以明胶和硬脂酸为赋形剂制成的甲硝唑棒剂，插入牙周袋内，可以延缓药物的释放、延长作用时间、减少给药次数、减轻不良反应。

线剂亦称药线，是将丝线或棉线置药液中浸煮，经干燥制成的外用制剂。用于治疗瘘管、痔疮或赘生物，通过所含药物的轻度腐蚀作用和药线的机械紧扎作用，使其引流通畅或萎缩、脱落。线剂在我国外科医疗上早有应用，清代《医宗金鉴》就有"顶大蒂小，用药线勒于痔根，每日紧线近，其痔枯落”的记载。

条剂，又称纸捻。系指将药物研细过筛，混匀，用桑皮纸粘药后搓捻成细条，或用桑皮纸搓捻成条，粘一薄层面糊，再粘附药粉而成的外用剂型。主要应用于中医外科。用时插入疮口或瘘管内，起引流、拔毒、去腐生肌与敛口的作用。条剂的黏合剂为面糊或软膏基质，药膏也可兼做黏合剂。条剂在我国早已用于外科，如清代《医宗金鉴》中就有用红升丹和白降丹制成捻条，治疗痈疽和青蛇毒等记载。

二、举例

1. 甲硝唑棒

【处方】 甲硝唑 30 g 淀粉 20 g 羧甲基纤维素钠 1 g 蒸馏水适量

【制法】 取羧甲基纤维素钠，加蒸馏水适量，待充分膨胀后，加入甲硝唑和淀粉，搅拌均匀，并加温至50℃～60℃，然后用成型器压制成直径约 1 mm 的细条，于 55℃烘干，切成 1 cm 长，灭菌即得。

【功能与主治】 对于厌氧菌作用较强。用于治疗牙周炎，特别是牙龈出血、红肿、疼痛肿胀或脓肿形成，牙周袋在 5 mm 以上者。

【用法与用量】 用消毒过的镊子或手将药棒插入患牙牙周袋内。放置药棒数目视牙周袋的深度和宽度而定，一般为1～2根，于 24 小时至 48 h 后复诊，并再放置药棒，共放置 3 次。

2. 芫花线剂

【处方】 芫花 巴豆仁 金银花 槐花米 雄黄 壁钱 丝线

【制法】 先将芫花醋制，雄黄水飞，巴豆仁捣泥，与其余各药共置容器中，加适量水和丝线一起浸泡 3～5 d 后，滤取浸出液，以文火煮干，取出丝线，以温开水将药渣洗净，低温干燥或阴干，即得。

【功能与主治】 有抗菌、消炎和腐蚀作用。

3. 红升丹软条剂

【处方】 红升丹 凡士林适量

【制法】 取红升丹，研成极细粉，备用；另取桑皮纸剪成宽 1.5 cm 的纸条，两面均匀涂布一薄层凡士林或其他的消炎软膏后，以拇指和食指搓捻成条状。再剪成约 3 cm 长的小段，投入装有红升丹粉末的容器中，轻轻振摇，滚动容器，使捻条均匀地粘附一层药粉，取出阴干，灭菌，即得。

【功能与主治】 拔毒、去腐生肌、用于治疗疖痈、痔疮诸症。

【用法与用量】 外用插入疮口或瘘管中，表面再用拔毒生肌膏或其他消炎软膏固定，起引流、排脓、生肌、敛口的作用。

第八节 烟剂、烟熏剂、香囊(袋)剂

一、概述

烟剂系指利用药物或药物提取物，掺入烟丝中，卷制成香烟形的剂型。供点燃吸入用的制剂，一般亦称作药烟，如喘息药烟、罗布麻药烟等。目前含有中药添加剂的保健卷烟称为新混合型卷烟，如金圣新混合型卷烟、双得乐新混合型卷烟等。烟熏剂(Fumigant)系指借助某些易燃物质，经燃烧产生的烟雾达到杀虫、灭菌和预防、治疗疾病；也有利用穴位灸燃产生的温热来治疗疾病的，如艾条、艾炷。香囊(袋)剂系指将含挥发性成分的中药，装入布制囊(袋)中，敷于患处或接触机体的剂型。香囊(袋)中释放出来的有效成分被机体吸入或渗入皮肤、黏膜及刺激穴位而起到调节气机,疏经通络,安神醒脑,安和脏腑的作用,并能增强机体的免疫功能,通过外用达到内治的目的。

烟剂、烟熏剂、香囊(袋)剂应用历史悠久。药物多含有挥发性有效成分。制备方法简单,使用方便。烟熏剂多医院自制,香囊剂在云南一带民间多用,并有新的发展。但是,烟剂和烟熏剂在点燃发烟后,烟雾中有效成分的变化,有毒气体的生成以及吸入剂量的确定等,都是应该深入研究的内容。

二、 质量检查

目前,市场上销售的烟剂未收载于法定制剂标准,因此对该制剂的质量控制应包括如下内容:

(1) 中药材质量要求:药材的质量优劣关系到制剂的质量和实际应用效果。因此对药材要求有一定规格,如药材形状、含水量、贮藏条件和时间,对药材中有效成分的含量等应进行检查。

(2) 烟雾成分的测定:收集烟雾,测定其成分,并对有效成分规定其最低限量;对其中有害物质应进行限量规定,减少对患者及周围环境的污染。

(3) 发烟试验:一般要求在点燃后,只发烟而不引起火焰。

(4) 有效量试验:在无菌橱内放置样品,一般橱内空间为 $1\ m^3$,点燃烟熏剂后测定其有效烟雾的浓度,并求出使用剂量和点燃时间。有效烟雾浓度是以某种微生物被抑制的烟熏剂的用量和燃烧时间来表示。苍术艾叶燃香的用量为 $4\ g/m^3$,点燃时间为 60 min。

(5) 毒性试验:供吸入用烟剂,在临床前应按有关规定进行必要的毒理学和药效学研究,保证在使用中的安全性和有效性。

三、 制备方法

(一) 烟剂的制法

1. *全中药药烟* 将中药切成烟丝状,掺入适量的助燃物质如硝酸钾(钠),按卷烟制备方法制备,供点燃吸入用。如将洋金花也切成烟丝状,加入硝酸钠适量,混合均匀,制成卷烟,按剂量包装。也有将洋金花阴干后切成丝状,不加助燃剂制备的。

2. *含中药药烟* 将中药以适当的方法提取,提取物按一定的比例均匀喷洒在基质烟丝中。若提取物是流浸膏,可用烟丝吸附一定量,低温干燥后按卷烟工艺制成卷烟,分剂量,包装,如华山参药烟。烟剂燃吸时,该中药提取物经受不同梯度的温度加热,其有效成分(多为小分子及挥发性成分)可被蒸馏、汽化和升华,形成微粒相(0.1～10 μm)和气相,作用于呼吸系统,不同粒径的烟气粒子或沉积于呼吸道,或被肺泡吸收,从而引起局部或全身治疗作用。

3. *含中药提取物药烟* 将中药选用适当的方法提取,提取物按适当的比例掺入烟丝中。若提取物是流浸膏,可用烟丝吸附一定量,低温干燥后按卷烟程序制成卷烟,切割剂量,包装,如含丹参、红花、丹皮等提取物的双得乐新混合型香烟。

(二) 烟熏剂的制法

1. *杀虫、灭菌烟熏剂的制备* 这类制剂的处方组成包括 3 部分:① 药物:具有杀虫、灭菌作用的中药。② 燃料：有些中药材本身具有燃烧性，也有的必须加入燃料，如木屑、纸屑等。③ 助燃物质：如氯酸盐、硝酸盐、过氯酸盐等氧化剂。燃料和助燃剂混合，经点燃后，开始发生低温的、不冒火焰的燃烧，所产生的热传导给药物使之升华或导致有效物质的挥发，它们的综合作用是一种烘熏现象，一般将其称为烘熏剂。除上述主要成分外，还可以加入稀释剂和冷却剂，其目的是使燃烧缓和或防止药物燃烧过猛导致有效成分的分解破坏。

2. **燃香烟熏剂的制备** 燃香是民间广泛沿用的家庭常备的烟熏剂，如蚊香、含药香、卫生香等。以药物细粉和木粉为主，选用适宜的黏合剂经加工制成、盘卷状或直条状，点燃发烟，用于驱除蚊蝇、杀虫、灭菌和预防疾病。如含有大黄的“辟疫香”点燃后可以消毒空气。

制作燃香烟熏剂的主要原料有：① 木粉：常用的燃香木粉有杉木粉、柏木粉、松木粉等。② 中药：凡含有挥发性成分的药材，均有不同程度的抑菌作用，故能预防感冒和上呼吸道传染性疾病。常用的燃香中药有艾叶、桂枝、贯众、茵陈、香薷、苍术、檀香、木香、沉香、防风、荆芥、苏叶与柴胡等。③ 黏合剂：常用的有甲基纤维素、羧甲基纤维素、桃胶等。④ 助燃剂：常用的有氯酸盐、硝酸盐等。因为中药材粉末本身具有助燃性，故只有某些不具备燃烧性的药物制作燃香时，才加入适量的助燃剂。⑤ 色素和香料等。

(三) 香囊(袋)剂的制法

香囊(袋)剂的处方组成是以中医药理论为基础，结合长期在实践中使用的具有一定效果的药物配伍而成。处方组成以中药材为主，一般不含附加剂的单方或复方。

香囊(袋)剂的制作方法简单，包括两方面的内容：一是将药材粉碎成适当细度，通常制备药枕的中药用粗粒，制备香袋的中药粉碎成细粉，目的在于适当增大有效成分的挥发面积。二是包装物料的选用，一般选用棉布，要求细密、透气而不漏出药粉且柔软，一般不用塑料或化纤材料。

四、 举例

1. 华山参药烟

【处方】 华山参提取物(以莨菪碱 $C_{17}H_{35}O_3N$ 计)150 mg 甜料适量 烟丝适量 共制成 1 000 支

【制法】 1. 取华山参粗粉，用 95%酸性乙醇溶液渗漉，收集渗漉液，以不显生物碱反应为止，回收乙醇，浓缩至每毫升相当于原生药 5 g，加 5 倍量的 0.5%盐酸溶液，搅匀，冷藏 24 h，滤过，滤液浓缩至每毫升相当于原药材20 g，经含量测定，准确称量，备用。

2. 取 1. 的提取液，加入香料、甜料，均匀喷入基质烟丝中，充分混匀后，导入卷烟机，以标准卷烟纸制成药烟。

【功能与主治】 定喘，用于喘息型气管炎。

【用法与用量】 哮喘发作时，抽吸 1 支，每日吸量不超过 10 支。

注：1. 华山参为茄科植物华山参 *Physochla inainfundibularis* Kuang 的根。本品甘微苦涩，性热，主要含阿托品、东莨菪碱等生物碱，含量为 0.26%，有毒。

2. 药物以烟丝作载体，借助烟丝的可燃性，一般可不用加入助燃剂。

2. 消毒燃香

【处方】 香薷粉 50% 木粉 50% 甲基纤维素适量 助燃剂适量 色素适量

【制法】 取香薷、木粉等量，混合均匀，加入甲基纤维素、助燃剂和色素，充分混匀，压制成盘卷状，每盘重20～25 g。

【功能与主治】 空气消毒，预防感冒等。

【用法与用量】 每 15 m^3 空间点燃 1 盘，隔日 1 次。

3. 药枕

【处方】 丹参 1 份 菟丝子 1 份 合欢皮 1 份 生地 1 份 首乌 1 份 女贞子 1 份 石菖蒲 1 份 五味子 1 份 珍珠母 1 份 远志 1 份 酸枣仁 1 份

【制法】 按处方量称取药材，分别粉碎成粗粉，装入 30 cm×60 cm 大小的布袋内，缝口。

【功能与主治】 养血安神。主要用于头昏、耳鸣、心悸、健忘、失眠等。

【用法与用量】 将装有药粉的布袋，装入一般枕头套内，四周充满棉花，作枕头用。每月换药 1 次，连续使用 3 个月。

第二十一章

中药制剂稳定性

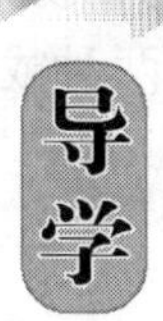

导学

1. 掌握中药制剂稳定性的考察方法及有效期的求解。
2. 熟悉影响中药制剂稳定性的主要因素及常用的稳定性措施。
3. 了解研究药剂稳定性的意义，包装材料与药剂稳定性的关系。

第一节　概　述

一、研究的目的、意义和任务

中药制剂稳定性是指中药制剂的化学、物理及生物学特性发生变化的速度与程度。通过稳定性试验，考察中药制剂在不同环境条件（如温度、湿度、光线等）下制剂特性随时间变化的规律，以认识和预测制剂的稳定趋势，为制剂生产、包装、贮存、运输条件的确定和有效期的建立提供科学依据。稳定性研究是评价药品质量的主要内容之一，在药品的研究、开发和注册管理中占有重要地位，对保证用药的安全性、有效性，避免药品变质，减少损失，合理组方、设计工艺及推动中药制剂整体提高有重要意义。

揭示稳定性变化的实质，探讨其影响因素，并采取相应措施避免或延缓制剂的稳定性变化，确定其有效期，是中药制剂稳定性研究的基本任务。

二、变化分类

中药制剂稳定性变化一般包括化学、物理、生物学变化3个方面。化学稳定性是指药物由于水解、氧化等化学降解反应，使药物含量、色泽产生变化。物理稳定性变化主要是指制剂的物理性能发生变化，如混悬剂中药物颗粒结块、结晶生长，乳剂的分层、破裂，胶体制剂的老化，片剂崩解度、溶出速度的改变等。制剂物理性能的变化，不仅使制剂质量下降还可以引起化学变化和生物学变化。中药制剂生物学变化，可由内在和外部两方面的因素引起。内在因素主要是指某些活性酶的作用，使某些成分酶解。外部因素一般是指制剂由于受微生物污染，引起发霉、腐败和分解，其结果可能产生有毒物质，降低疗效或增加毒副作用，使服用剂量不准确，甚至不能供药用，危害性极大。

第二节 影响中药制剂稳定性的因素及稳定化措施

中药制剂中有效成分的化学结构不同，其稳定性变化也不同。水解和氧化是药物降解的两种主要途径。酯类、酰胺类和苷类药物易水解，酚类、芳香胺类和含不饱和键的药物易氧化。其他如异构化、聚合、脱羧等降解方式也存在。有时一种药物成分还可能同时产生两种或两种以上的反应。

一、 影响因素

影响中药制剂稳定性的因素包括处方因素和外界因素。处方因素主要有成分化学结构、溶液 pH、广义的酸碱催化、溶剂、离子强度、药物间相互影响、赋形剂与附加剂等。外界因素包括温度、空气(氧)、湿度、水分、金属离子、光线、制备工艺、包装材料等。处方因素考察的意义在于设计合理的处方，选择适宜的剂型和生产工艺。外界因素考察的意义在于可决定该中药制剂包装和贮藏条件。现将其中最主要的影响因素讨论如下：

(一) 温度的影响

1. **经验公式** 一般说来，温度升高，反应速度加快。根据 Vant Hoff 规则，温度每升高10℃，反应速度增加 2～4 倍。

2. Arrhenius **指数定律** 温度对于反应速度常数的影响，Arrhenius 指数定律定量地描述了温度与反应速度之间的关系，反应速度常数的对数与热力学温度的倒数呈线性关系(斜率为负值)，即随着温度升高，反应速度常数增大。它是药物稳定性预测的主要理论依据。

中药制剂制备过程中，提取、浓缩、干燥、灭菌等操作对热敏性有效成分的稳定性影响较大。因此，设计适宜的剂型，制订合理的工艺，降低受热温度和时间，产品低温贮藏等，都能提高中药制剂稳定性。

(二) 湿度和水分的影响

湿度与水分对固体中药制剂稳定性的影响特别重要。水是化学反应的媒介，微量水分可加速许多药物成分的水解、氧化等降解反应，中药固体制剂吸湿后，在表面形成一层液膜，水解反应主要在膜中进行。药物或辅料是否容易吸湿，取决其临界相对湿度(Critical relative humidity，CRH)的大小。CRH 是指当环境的相对湿度提高到某一值时，物质的吸湿量迅速增加，此时的相对湿度称为临界相对湿度。其值越小，药物越易吸湿。为防止制剂吸湿，造成有效成分降解，可在车间安装空气净化空调系统，保持生产车间恒温恒湿，控制原料和制剂水分含量，使用防潮包衣和防潮包装以及在低温干燥环境下贮藏药品等方法。

(三) 溶剂的影响

溶剂对稳定性的影响比较复杂。含有酯类(包括内酯)、酰胺类(包括内酰胺)、苷类结构有效成分的制剂，若以水为提取溶剂或配制溶液时，有效成分易水解。例如，药材所含苷类常与能使之水解的酶共存于细胞中，因此药材应先用一定的方法杀酶，或采用非水溶媒为溶剂，以减少水解程度。

(四) pH 的影响

中药制剂中酯类、酰胺类、苷类等有效成分常受 H^+ 或 OH^- 催化水解，这种催化作用称为专属酸碱催化或特殊酸碱催化，其水解速度主要由 pH 决定，pH 对反应速度常数 K 的影响可用下式表示：

$$K = K_0 + K_{H^+}[H^+] + K_{OH^-}[OH^-] \quad (21-1)$$

式中：K_0 表示参与反应的水分子的催化速度常数，K_{H^+} 和 K_{OH^-} 分别表示 H^+ 和 OH^- 的离子催化速度常数。当 pH 很低时，主要是酸催化，则式(21－1)可表示为：

$$\lg K = \lg K_{H^+} - pH \quad (21-2)$$

以 $\lg K$ 对 pH 作图得一直线，斜率为－1。当 pH 较高时，主要是碱催化，则式(21－1)可表示为：

$$\lg K = \lg K_{OH^-} + \lg K_w + pH \quad (21-3)$$

K_w 为水的离子积。以 $\lg K$ 对 pH 作图得一直线，斜率为＋1。这样，根据上述动力学方程可以得到反应速度常数与 pH 的关系图形，称为 pH－速度图。pH－速度图有各种形状，一种是“V”形图，见图 21－1。

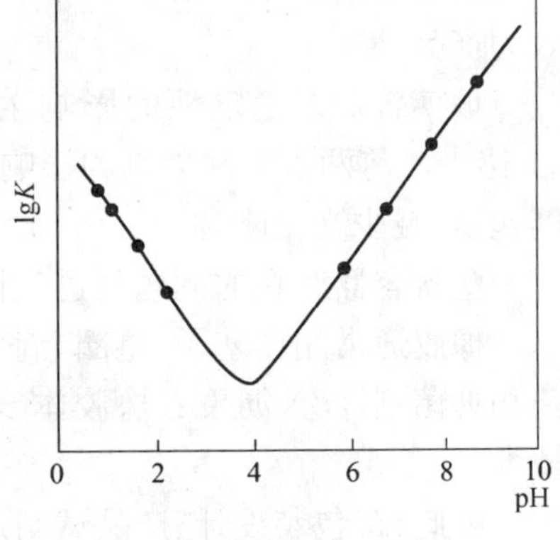

图 21－1　pH－速度图

图中曲线最低点所对应的横坐标，即为最稳定的 pH，以$(pH)_m$表示。pH 对中药制剂稳定性影响较大。如半夏露糖浆，加入苯甲酸钠作防腐剂，用枸橼酸调 pH 至分别 4.60、4.80、5.00、5.40，在相同的温度下放置 2 个月，结果 pH5.20 以上时，糖浆出现浑浊现象，故 pH 应控制在 4.5～5.0 之间较好。

调节 pH 除要同时考虑稳定性、溶解度和疗效 3 个方面外，还应注意其对用药部位的刺激性。

(五) 空气(氧)的影响

氧是引起中药制剂氧化变质的重要因素。大气中的氧约占总体积的 21.0%，氧进入制剂主要有 2 条途径：一是由水带入，氧在水中有一定的溶解度，在平衡时，0℃为 10.19 ml/L，25℃为 5.75 ml/L，50℃为 3.85 ml/L，100℃几乎为 0；二是制剂的容器空间中留存的氧。因此，对于易氧化的品种，除去氧气是防止氧化的根本措施。除去的办法有：

1. **驱氧**　① 煮沸驱氧。② 通入惰性气体，如二氧化碳或氮气，以驱除药液中和容器空间的氧。③ 采用真空包装，固体制剂可抽出包装内的空气，以排除容器空间内留存的氧。

2. **添加抗氧剂**　药物的氧化降解常为自动氧化。在制剂中只要有少量氧存在，就能引起氧化反应，因此必须加入抗氧剂。

3. **添加金属离子络合剂**　制剂中微量金属离子主要来自原辅料、溶剂、容器以及操作用具。微量金属离子对自动氧化反应有显著的催化作用。为消除这种催化作用，可加入络合剂如依地酸盐或枸橼酸、酒石酸等络合剂，有时络合剂与亚硫酸盐类抗氧剂联合应用，效果更佳。依地酸二钠常用量为0.005%～0.05%。

(六) 光线的影响

光是一种辐射能，中药制剂成分的降解反应(氧化、分解、聚合等)均可因光线照射提供反应分子所需的活化能而引发光化反应。光化反应一般伴随着氧化、水解、聚合等。对光敏感的中药制剂，制备过程中要避光操作。胶囊剂、片剂包衣中加入遮光剂等可减少药物的光化降解。采用棕色玻璃瓶包装或在容器内衬垫黑纸以及避光贮藏都是重要措施。

(七) 制剂工艺的影响

中药制剂制备过程包括提取、分离、浓缩、干燥和成型等阶段，多数需经水、醇和热的处理，各阶段都可能发生一些重要的物理、化学变化，导致制剂中有效成分的降解和损失。

在提取分离阶段，中药制剂常采用的是以水作溶剂煎煮提取的方法，在湿热的作用下，可能导致某些有效成分的降解和损失。中药有效成分的降解在提取时已经开始，并延续至浓缩干燥过程。某些中药成分特别是中药的挥发性成分在经过提取、浓缩、干燥而损失殆尽。此外干燥过程还可能发生药物分子的脱水、晶型转变等变化。在成型工艺中，中药提取物或原粉末药材若接触湿热，同样可以引起上述的物理、化学变化。

(八) 包装材料的影响

包装材料与中药制剂稳定性的关系也十分密切，特别是直接接触药品的包装材料。玻璃、塑料、金属和橡胶均是药剂上常用的包装材料。包装设计既要考虑外界环境因素也要考虑包装材料与制剂成分的相互作用对制剂稳定性的影响，否则最稳定的处方、剂型也得不到安全有效的产品。

玻璃容器对稳定性的影响主要有3点：① 释放碱性物质。② 脱落不溶性玻璃碎片。③ 透光。前两点对注射剂的影响较大，对玻璃容器需进行适当处理。光敏性药物可用棕色玻璃包装，减少光化降解。

塑料容器存在的问题是透气性、透湿性、吸附性。

橡胶通常用作塞子、垫圈、滴头等的材料，它的主要问题是：① 吸附：可吸附溶液中的主药和抑菌剂。② 沥漏：橡胶本身所含的附加剂可被药液浸出，此点对大输液的质量影响较大。

因此，在包装设计、产品试制过程中，要进行“装样试验”，对各种不同的包装材料进行室温留样观察和加速试验，选择稳定性好的包装材料。

此外，离子强度、赋形剂与附加剂也可能影响中药制剂稳定性，应当引起注意。

二、 措施

(1) 降低温度：在提取、浓缩、干燥、灭菌等工艺过程中尽量降低受热温度和减少受热时间 。

(2) 调节最适pH：药物的氧化作用受H^+或OH^-的催化，一般药物在pH较低时比较稳定。对于易氧化分解的药物一定要用酸(碱)或适当的缓冲剂调节，使药液保持在最稳定的pH范围。

(3) 改变溶剂：在水中很不稳定的药物，可采用乙醇、丙二醇、甘油等极性较小的溶剂，或在水溶液中加入适量的非水溶剂可延缓药物的水解。

(4) 制成干燥固体：对于极易水解的药物，当无法制成稳定的可以长期贮存的水性液体制剂时，应制为干燥的固体制剂。

(5) 避免光线：光敏感的药物制剂，制备过程中要避光操作，制成β-环糊精包合物或胶囊，采用棕色玻璃瓶包装或在包装容器内衬垫黑纸，避光贮存。

(6) 驱逐氧气：大气中的氧进入制剂的主要途径，一方面是氧在水中有一定的溶解度，在平衡时，0℃为10.19 ml/L，25℃为5.75 ml/L，50℃为3.85 ml/L，在100℃的水中几乎就没有氧的存在；另一方面是容器空间的空气中含有一定量的氧，各种药物制剂几乎都有与氧接触的机会。因此，驱逐氧气是防止药物氧化的根本措施。

将蒸馏水煮沸5 min，可完全除去溶解的氧，但冷却后空气中的氧仍可溶入，应立即使用，或贮存于密闭的容器中。

生产上一般在溶液中和容器空间通入惰性气体，如二氧化碳或氮气，置换其中的氧。在水中通二氧化碳至饱和时，残存氧气为0.05 ml/L，通氮至饱和时约为0.36 ml/L。CO_2的相对密度及其在水中的溶解度均大于氮气，驱氧效果比氮气好。但二氧化碳溶解于水中可降低药液的pH，并可使某些钙盐产生沉淀，应注意选择使用。另外，惰性气体的通入充分与否，对成品的质量影响很大，有时同一批号的注射液，色泽深浅不一，可能与通入气体的多少不同有关。

对于固体制剂，为避免空气中氧的影响，也可以采用真空包装。

(7) 稳定化的其他方法：① 制备稳定的衍生物：有效成分的化学结构是决定中药制剂稳定性的内因，不同的化学结构具有不同的稳定性。对不稳定的成分进行结构改造，如制成盐类、酯类、酰胺类或高熔点衍生物，可以提高制剂的稳定性。将有效成分制成前体药物，也是提高其稳定性的一种方法。② 制成微囊或包合物：采用微囊化和β-环糊精包合技术，可防止药物因受环境中的氧气、湿气、光线的影响而降解，或因挥发性药物挥发而造成损失。③ 改进工艺条件：在成型工艺过程中，一些对湿热不稳定的药物，可以采用直接压片或干法制粒。包衣也是解决片剂、丸剂等固体制剂稳定性问题的常规方法之一。

第三节　考察方法

中药制剂在贮藏的过程中都有可能产生一些物理学、化学、生物学上的变化。通过中药制剂稳定性试验可以考察影响稳定性的因素，探测药品在贮藏期内质量变化的规律，为剂型选择、处方拟订、制备工艺、包装贮存等提供科学依据，以制定产品的有效期，保证药品在有效期内的安全性、有效性。

中药制剂稳定性考察方法通常有加速试验法和长期试验法。中药制剂中易发生变化的药物成分，是稳定性考察的重点之一。由于中药制剂成分较复杂，所发生的稳定性变化复杂多样，并且有些中药制剂有效成分尚不明确，寻找一个准确的、灵敏的、专一的含量分析方法，即所谓的稳定性指示法，以便能够定量地反映制剂稳定性的变化，排除分解产物的干扰是中药制剂稳定性研究的首要任务。

一、 化学动力学简介

(一) 反应级数和反应速度常数

根据质量作用定律，反应速度与反应物浓度之间有如下关系：

$$-\frac{dC}{dt}=KC^n \tag{21-4}$$

式中：$-dC/dt$ 称为反应瞬时速度，因为对反应物来说，其浓度始终是减少的，所以前面以负号表示；K 为反应速度常数，C 为反应物浓度，t 为反应时间，n 为反应级数。

反应速度常数 K 表示在反应中，反应物浓度等于 1 mol 浓度时的反应速度。K 值与反应物的浓度无关，而与温度、溶剂、反应物的性质等有关。不同的化学反应具有不同的反应速度常数；同一反应也因温度不同而有不同的反应速度常数；反应速度常数反映在给定温度、溶剂等条件下化学反应的难易。K 值愈大，其反应速度就愈快。反应级数 n 可以用来阐明药物浓度对反应速度的影响。当 n 等于 0、1、2 时，该化学反应的级数分别为零级、一级、二级。药物分解反应以一级反应多见，也有零级、伪一级、二级或其他级数的。反应速度方程式的零级、一级、二级反应的积分式分别为：

$$C=-Kt+C_0 \text{（零级反应）} \tag{21-5}$$

$$\lg C=-\frac{Kt}{2.303}+\lg C_0 \text{（一级反应）} \tag{21-6}$$

$$\frac{1}{C}=Kt+\frac{1}{C_0} \text{（二级反应）} \tag{21-7}$$

式中：C_0 为 $t=0$ 时反应物的浓度即初始浓度，C 为 t 时反应物的浓度。在药物降解反应中常将药物在室温下降解 10%所需的时间作为有效期($t_{0.9}$)，降解 50%所需时间为半衰期($t_{1/2}$)，可以推导出药物的有效期及半衰期计算公式：

零级反应：

$$t_{0.9}=\frac{0.1C_0}{K} \tag{21-8}$$

$$t_{1/2}=\frac{C_0}{2K} \tag{21-9}$$

一级反应：

$$t_{0.9}=\frac{0.1054}{K} \tag{21-10}$$

$$t_{1/2}=\frac{0.693}{K} \tag{21-11}$$

从式 21-10、式 21-11 可知，一级反应的有效期和半衰期与制剂中药物的初浓度无关，而与速度常数 K 值成反比，即 K 值愈大，$t_{0.9}$ 和 $t_{1/2}$ 愈小，制剂的稳定性愈差。

(二) 反应级数的确定

预测中药制剂稳定性，必须首先确定其降解反应的级数，然后求出反应速度常数 K 值，进而确定反应速度方程，从而计算出 $t_{0.9}$ 和 $t_{1/2}$。一般中药制剂稳定性试验中多采用图解法测定反应级数。它是利用各级反应所特有的线性关系来确定反应级数。若以 $\lg C$ 对 t 作图得一直线，则为一级反应；以 $1/C$ 对 t 作图得一直线，则为二级反应；以 C 对 t 作图得一直线，则为零级反应。此法简便，但只限于反应物的初浓度相同或只有一种反应物的情况，不适合于复杂反应。

二、 考察项目

中药新药在申请临床试验时，需报送初步稳定性试验资料及文献资料，包括在临床实验用包装条件下的室温留样观察(6个月)和用化学动力学方法进行加速试验(40℃±2℃，相对湿度75%±5%条件下考察6个月)的数据资料。但稳定性的判断仍以常温下对各不同剂型按"中药新药稳定性试验要求"规定的考察时间和项目(表21-1)进行考察的结果为准。

中药新药在申请生产时，需报送稳定性试验资料。主要申报样品在模拟上市包装条件下室温留样观察的稳定性试验数据资料。考核时间按表21-1"中药新药稳定性试验要求"中所列不同剂型要求的考察时间进行。每种剂型至少应对3批以上样品进行考察。

表21-1　中药新药稳定性试验要求

剂　型	稳定性考核项目	正常室温考核时间
药材	性状，鉴别，浸出物，含量测定，霉变，虫蛀	24个月
注射剂	性状，鉴别，澄明度，pH，无菌，热原，溶血，刺激性，含量测定	18个月
合剂(口服液)	性状，鉴别，澄明度，相对密度，pH，含量测定，微生物限度检查	18个月
糖浆剂	性状，鉴别，相对密度，pH，含量测定，微生物限度检查	18个月
酒剂或酊剂	性状，鉴别，总固体，乙醇量，含量测定，微生物限度检查	18个月
丸剂	性状，鉴别，溶散时限，水分，含量测定，微生物限度检查	18个月
散剂	性状，鉴别，均匀度，水分，粉末细度，含量测定，微生物限度检查	18个月
煎膏剂	性状(反砂、分层)，鉴别，相对密度，溶化性检查，pH，含量测定，微生物限度检查	18个月
胶囊，滴丸剂(含胶丸)	性状，鉴别，水分(胶丸不考核)，溶散时限，含量测定，微生物限度检查	18个月
片剂	性状，鉴别，硬度，崩解时限，含量测定，微生物限度检查	24个月
流浸膏	性状，鉴别，pH，乙醇量，总固体，含量测定，微生物限度检查	18个月
浸膏	性状，鉴别，含量测定，微生物限度检查	18个月
乳剂	性状(乳析、破乳、分散相粒度)，鉴别，含量测定，微生物限度检查	12个月
颗粒剂	性状，鉴别，水分，粒度检查，溶化性检查，含量测定，微生物限度检查	12个月
混悬剂	性状(微粒大小、沉降速度、沉降容比)，鉴别，含量测定，微生物限度检查	12个月
软膏剂	性状(酸败、异臭、变色、分层、涂展性)，鉴别，含量测定，微生物限度检查，皮肤刺激性试验	18个月
膏药	性状，鉴别，软化点，含量测定，皮肤刺激性试验	12个月
橡胶膏剂	性状，鉴别，拉力，含膏量，含量测定，皮肤刺激性试验，耐寒试验，耐热试验	12个月
胶剂	性状，水分，鉴别，含量测定，微生物限度检查	24个月
栓剂(锭剂)	性状，鉴别，融变时限，pH，含量测定，微生物限度检查	12个月
气雾剂	性状(沉淀物、分层)，鉴别，喷射效能，异臭，刺激性，含量测定，微生物限度检查	12个月
膜剂	性状，融溶时间，含量测定，微生物限度检查	12个月

三、 考察方法

(一) 长期试验法

依照贮藏条件将样品置于室温条件下贮藏，并记录温度和湿度，生产当月按表21-1对该剂型要求的稳定性考察项目逐项考察，记录，作为 0 个月的结果。然后按规定的间隔时间再重复各项目的考察，依次记录结果，通过与 0 个月结果比较，以确定该产品的有效期和贮藏期。如中药新药的初步稳定性试验应有 0 个月、1 个月、2 个月、3 个月、6 个月的 5 个贮藏时间的试验结果和结论。如为中药新药稳定性试验，则应有贮藏 0 个月、3 个月、6 个月、9 个月、12 个月、18 个月、24 个月 7 个时间的试验结果和结论(如所规定的考核时间为 12 个月或 18 个月者，可相应减少最后的 1～2 次试验)，然后总结考核数据，作出结论。留样观察继续进行，标准转正时，据此确定有效期。

(二) 加速试验法

虽然在常温下的留样观察与实际贮藏条件一致，结果能反应实际情况，但费时较长，不能及时掌握制剂质量变化的速度和规律，不利于产品开发，同时也不易及时发现和纠正影响中药制剂质量稳定性的条件和因素。为了能在较短时间内预测产品在常温条件下的质量稳定情况，或需要通过改进处方、生产工艺和包装条件来提高药品质量稳定性，以及预测产品的有效期等，均可考虑采用加速试验法。

加速试验法即在超常的条件(高温、高湿、强光或强氧化剂等)下进行试验，以预测药品在常温条件下的稳定性。是以化学动力学理论为依据，即认为中药制剂内成分的含量降低与该成分的分解速度有关，分解的速度愈快，则在一定的时间内该成分的浓度下降愈多，因此可以用该成分的分解速度来推算该成分的浓度降低到某一程度所需时间。

1. **常规试验法** 本法为低温加速试验法。将药品置于温度 40℃±2℃，相对湿度 75%±5%的条件下放置 3 个月，生产当月(0 月)考察 1 次外，以后每月再考察 1 次，连续 3 个月，如 3 个月末所测得的考察项目指标仍在所要求的范围内，则此产品可暂定有效期为 24 个月。此法由美国 FDA 提出，借鉴于中药制剂。有些国家规定在温度 40℃，相对湿度 75%条件下加速试验 6 个月，若质量符合要求，则认为与室温 36 个月有效期相当。如果供试品在上述条件下不稳定，则应改进制剂处方、改良包装或在包装内加放一小包干燥剂等。

2. **经典恒温法** 本法理论依据是 Arrhenius 公式，其指数形式为：

$$K = Ae^{-E/RT} \tag{21-12}$$

其对数形式为：

$$\log K = -\frac{E}{2.303R} \times \frac{1}{T} + \log A \tag{21-13}$$

该方程为直线方程，以反应速度常数的对数 lg K 对绝对温度 T 的倒数 $\frac{1}{T}$ 作图成一直线，此图也称为 Arrhenius 图，见图 21-2，其直线斜率 $b = -\frac{E}{2.303R}$。由此可计算出活化能 E。若将直线外推至室温，就可求出室温时的速度常数($K_{25℃}$)，由 $K_{25℃}$ 可求出分解 10% 所需的时间 $t_{0.9}$ 或室温贮存若干时间以后残余的药物的浓度。

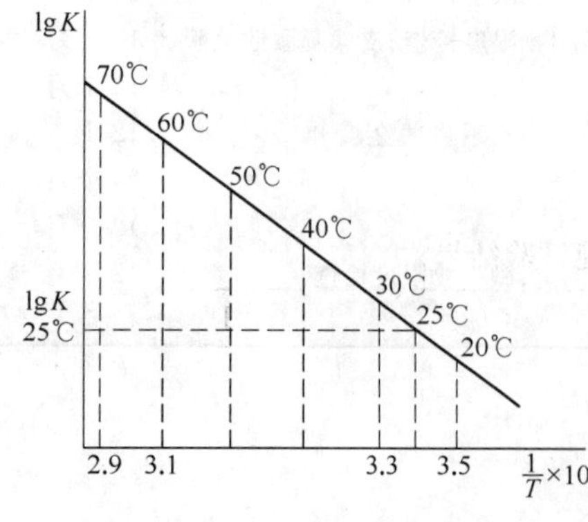

图 21-2 预测室温稳定性的 Arrhenius 图

进行经典恒温法试验，首先要确定含量测定方法，还要进行预试，以便对该制剂的稳定性有一个基本的了解，然后按以下步骤进行实验，即可求出有效期。

(1) 预试验：确定含量或效价测定方法即稳定性指示法，基本了解该制剂的稳定性情况。

(2) 实验设计：选定实验条件、实验温度和取样间隔时间。一般做4～5个加速温度，每个加速温度需做5次以上的取样分析。

(3) 进行加速试验：将样品置于不同温度的恒温水浴中，定时取样，迅速冷却，终止反应，室温测其浓度或含量，记录试验数据。

(4) 确定反应级数：从直线或直线方程得出斜率 b。

(5) 确定反应速度常数：由斜率 b 求得不同温度的 k 值。

(6) 求 $K_{25℃}$：以各温度的 $\lg K$ 对 $1/T$ 作图，将直线外推到室温，求出 $K_{25℃}$。

(7) 计算有效期：由一级反应 $t_{0.9}=\dfrac{0.1054}{K}$ 计算出 $t_{0.9}$。

例如，若以 $\lg C$ 对 t 作图得一条直线，则为一级反应，再由直线斜率求出各温度的反应速度常数，通过下列公式求出一级反应的化学动力学参数。

$$\lg C=-\frac{Kt}{2.303}+\lg C_0$$

式中：斜率为 $-\dfrac{K}{2.303}$，则 $K=$ 斜率 $\times(-2.303)$，加速试验一级反应图见图 21-3 所示。

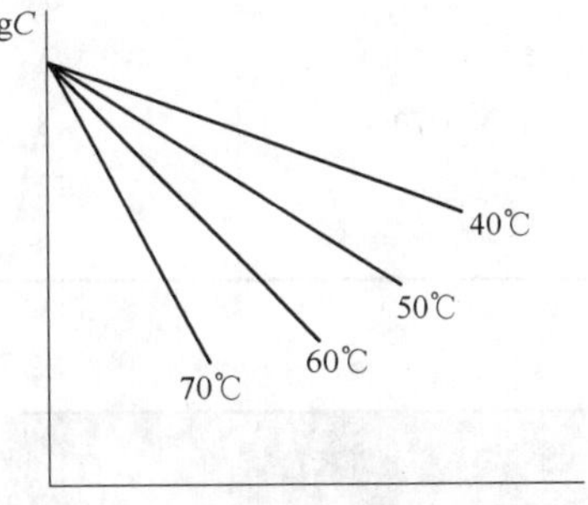

图 21-3　加速试验一级反应图

根据试验数据表用 $\lg K$ 对 $\dfrac{1}{T}$ 进行一元线性回归，得回归方程。由回归方程的斜率 b 可求得活化能 E。

$E=-2.303\,R$（R 为气体常数，其值为 $8.314\ \mathrm{Jmol^{-1}K^{-1}}$）。

$K_{25℃}$ 可由回归方程求得，即将 $T=298\ K$ 代入回归方程，便可求出 $K_{25℃}$。也可以 $\lg K$ 对 $\dfrac{1}{T}$ 作图，得一直线，将直线外推至室温，从纵坐标上读得 $K_{25℃}$。

举例

银黄注射液稳定性预测

银黄注射液系金银花、黄芩提取物的灭菌水溶液，其主要成分为绿原酸与黄芩苷，两者皆具邻二酚羟基，久置易氧化降解。现采用经典恒温法预测黄芩苷的室温有效期。

1. **含量测定方法**　将银黄注射液加速破坏后，取样稀释制成供试品溶液，吸取供试品溶液与黄芩苷标准品对照溶液，点样，薄层分离后，应用 CS-930 双波长薄层扫描仪，直接扫描，测定黄芩苷的含量。

2. **稳定性试验设计**　试验选定4个加速试验温度（100℃、90℃、80℃、70℃），每个温度取样5次（包括 $t=0$ 时的初浓度）。取样间隔时间随温度而异，温度高，间隔时间短；温度低，间隔时间长。取样后，立即将瓶内溶液冷却，终止反应。稀释点样，薄层分离后，测定含量。黄芩苷的加速试验测定数据及整理结果，见表 21-2、表 21-3。

表 21-2　银黄注射液中黄芩苷加速试验结果

实验温度(℃)	取样时间 t(h)	原含量的百分数	lg C	回归结果
	0	100.00	2.0000	
	3	82.50	1.9165	
100	6	71.90	1.8567	$K=6.384\times10^{-2}\ \mathrm{h^{-1}}$
	9	60.00	1.7782	
	12	45.00	1.6533	

（续表）

实验温度(℃)	取样时间 t(h)	原含量的百分数	lg C	回归结果
90	0	100.00	2.000 0	$K=2.989\times10^{-2}\ h^{-1}$
	6	84.09	1.924 7	
	12	68.00	1.832 5	
	18	58.10	1.764 2	
	24	49.09	1.691 0	
80	0	100.00	2.000 0	$K=6.708\times10^{-3}\ h^{-1}$
	12	92.30	1.965 2	
	24	80.01	1.903 1	
	36	76.40	1.883 1	
	48	73.50	1.866 3	
70	0	100.00	2.000 0	$K=2.989\times10^{-3}\ h^{-1}$
	24	95.86	1.981 6	
	48	92.06	1.964 1	
	72	89.06	1.949 7	
	96	78.91	1.897 1	

表 21-3 各实验温度下的反应速度常数 K 值

T(K)	$\frac{1}{T}$(K^{-1})	K(h^{-1})	log K
100+273	2.681×10^{-3}	2.384×10^{-2}	−1.194 9
90+273	2.755×10^{-3}	2.989×10^{-2}	−1.524 4
80+273	2.833×10^{-3}	6.708×10^{-3}	−2.173 4
70+273	2.915×10^{-3}	2.281×10^{-3}	−2.641 9

根据 Arrhenius 定律以 lg K 对 $1/T$ 作线性回归，得直线方程

$$\lg K = -6403\times\frac{1}{T}+16.02 \quad (r=0.9942)$$

将室温 25℃(T=298K)代入回归方程或由 Arrhenius 图直线外推至 298K，得室温反应速度常数 $K_{25℃}=3.4075\times10^{-6}$/h，代入公式(21-10)得

$$t_{0.9}=\frac{0.1054}{K_{25℃}}=3.5\ 年$$

即银黄注射液以黄芩苷为含量测定指标，加速试验研究确定其室温有效期为 3.5 年。

由直线方程斜率可计算黄芩苷的分解活化能 E：

$$E=-2.303\,Rb=(-2.303)\times8.314\times(-6403)=12.6\ kJ/mol$$

以上是按统计学方法，预测中药制剂有效期。在实际工作中回归方程可以用于预测，但回归预测不能用于任意外推。因此在实际问题中仅知道预测值是不够的，还需知道预测值的变动范围，用统计分析的方法作出一个区间估计，在核定有效期时更有参考价值。为了判定测定结果的精确度，应该在一定的置信水平上，算出预测结果的置信区间。在一元线性回归中，一般用剩余标准差 s 来描述回归直线的精度，并由此算出有效期 $t_{0.9}$ 的置信区间。《中国药典》二部附录 X 药

物稳定性试验指导原则中，收载了关于有效期确定的统计分析方法，实际应用中可参考。

药物稳定性的计算可根据已知参数条件的不同采用不同的计算公式。

例　某中药注射剂中药物成分按下列速度分解：

t(月)	3	6	9	12	15
C(μg/ml)	88.60	44.29	22.15	11.08	5.54

问：① 该注射液按几级反应分解？② 其半衰期为多少日？③ 求该成分初始浓度为多少？

解：① 将 C 换算成 $\lg C$，则 $\lg C$ 与 t 的数据如下：

t(月)	3	6	9	12	15
$\lg C$	1.947	1.646	1.345	1.045	0.743

以 $\lg C$ 对 t 作图，得一直线，说明注射液中该药物成分按一级反应分解。

或以 $\lg C$ 对 t 回归，得回归方程

$$\lg C = -0.1003t + 2.248 \qquad r = -1$$

证明注射液中该药物成分按一级反应分解。

② 由回归方程斜率 b 解得 K 值：

$$K = -2.303b = -2.303 \times (-0.1003) = 0.231(\text{月}^{-1})$$
$$t_{1/2} = 0.693/0.231 = 3(\text{月}) = 180(\text{d})$$

由题中数据表直接也可以看出，每隔 3 个月药物含量下降一半，$t_{1/2}$ 为 180 d。

③ 将 $t=0$ 代入回归方程，则

$$\lg C_0 = 2.248 \qquad C_0 = 177.01\ \mu\text{g/ml}$$

加速试验测定的有效期为预测的有效期，应与留样观察的结果对照，才能确定药品的实际有效期。

经典恒温法应用于均相系统（如溶液），效果较好。而对非均相系统（如混悬液、乳浊液等）通常不适用。另外，在加速试验过程中，如反应级数或反应机制发生改变，也不能采用经典恒温法。

中药复方制剂的质量难以用一到两个成分的含量来控制，它也不能代表制剂的全部质量含义，所测定的成分在许多情况下并不一定是在临床治疗上起主要作用的有效成分，只是在原料、工艺等质量控制中起着质量指标的作用，因此用某个含量测定指标作为中药制剂稳定性研究中有一定变化且可定量考察的对象，在一些情况下不一定能全面反映出产品稳定性的真实情况，在制定有效期时仅可作为参考。也可用加速试验后考察制剂的药效学指标变化来判断中药制剂稳定性。

除经验法和经典恒温法外，温度加速试验法还有简便法（活化能估算法）、初均速法、Q_{10} 法及线性变温法等。

第四节　中药固体制剂稳定性

前述影响中药制剂稳定性的因素和稳定性试验方法，主要是对于均相系统的药物制剂（如

溶液)的稳定性总结出的一些基本规律,其中虽有些也同样适用于固体制剂,但由于固体制剂属多相系统,其稳定性问题远比溶液剂复杂,且又具有一定特殊性。固体制剂的不稳定现象可分为如下两类:一类是化学不稳定性,主要体现在:① 药物成分含量下降。② 产生有毒或有副作用的分解产物。③ 产品变色、褪色或着色。第二类是物理不稳定性,表现在药物晶型转变,出现湿润、液化或固结,体积发生膨胀、外观变形和破裂,出现粘着、流动性降低现象和崩解度不合格。

一、 特点

(1) 固体制剂一般均属多相体系,其化学变化可能包括有气相、液相和固相参加的反应,且在反应的同时还可能有相变发生。

(2) 由于药物分子在固体制剂中相对固定,化学反应一般始于固体表面,内部分子可受到已起反应的外部分子的保护,使反应速度逐步减慢,这就需要较长时间的观察和较精确的分析方法。

(3) 药物分子在固体制剂中不能像在溶液中那样可以任意移动,在固体制剂中的均匀性远差于液体制剂,实验条件难以保持严格一致,使实验测定结果重现性较差。

(4) 由于固体制剂中常加入赋形剂,反应可能发生在药物本身也可能在药物与赋形剂之间,影响反应速度的因素复杂。

由于以上特点,使得固体制剂稳定性研究文献少并缺乏系统性,也未能总结出比较全面的规律。

固体制剂稳定性变化,受温度、湿度(水分)及光线的影响最大。吸湿和光化分解是中药固体制剂经常存在的突出质量问题。吸湿不但引起固体制剂的物理变化,而且常常是引发化学变化的前提条件。温度加速试验法前面已叙述,这里主要介绍湿度加速试验法和光加速试验法。

二、 试验

(一) 湿度加速试验

为考察中药固体制剂与包装材料的抗湿性能,应进行湿度加速试验,即在各种湿度条件下测定其吸湿速度和平衡吸湿量。通常有以下 3 种情况:

1. **带包装湿度加速试验** 取带包装供试品置于相对湿度 90%或 100%的密闭容器中,在 25℃条件下放置 3 个月,观察包装变化情况,并按表 21 - 1 中规定的项目进行考察。本实验主要考察湿度对包装材料及制剂的影响。

2. **去包装湿度加速试验** 将供试品包装除去,取一定量,置于开口的玻璃器皿内,准确称重,放置在高于药品临界相对湿度(CRH)的条件下,温度为 25℃,暴露时间视供试品性质而定。然后精密称重,并观察外观,再测定表 21 - 1 中规定的考核项目。本实验主要考察制剂对湿度的敏感性。

3. **平衡吸湿量与 CRH 的测定** 精密称取供试品于 2~3 个敞口的、已称重编号的称量瓶中,然后放入盛有一定相对湿度盐的饱和溶液的干燥器中,于 25℃放置 7 d,即达到平衡状态,再精密称取供试品重量,即得该相对湿度下的平衡吸湿量。同法将供试品分别置于 7~9 个不同相对湿度的密闭干燥器中,相对湿度范围取 10%~100%,即得各相对湿度下的平衡吸湿量 f,以吸湿率为纵坐标,相对湿度为横坐标作图,得吸湿曲线,将吸湿曲线陡直部分延长与横坐标相交,即得样品的 CRH。这项实验可以定量地研究湿度对药物制剂的影响,为制订产品的处方及工艺条件提供依据,产品的生产环境和贮藏环境必须控制在 CRH 以下。

为了获得 25℃时不同的相对湿度条件,可以按表 21-4 配制不同浓度的硫酸、氢氧化钠、氯化钙水溶液(W/V)。

表 21-4　不同浓度(W/V)硫酸、氢氧化钠、氯化钙水溶液的相对湿度(25℃)

H_2SO_4(%)	NaOH(%)	$CaCl_2$(%)	相对湿度	H_2SO_4(%)	NaOH(%)	$CaCl_2$(%)	相对湿度
0.00	0.00	0.00	100	38.35	24.66	31.73	60
11.02	5.54	9.33	95	40.75	26.42	33.71	55
17.91	9.83	14.95	90	43.10	28.16	35.64	50
22.83	13.32	19.03	85	45.41	29.86	37.61	45
26.79	16.10	22.25	80	47.71	31.58	29.62	40
30.14	18.80	24.95	75	50.04	33.38	41.83	35
33.09	20.80	27.40	70	52.45	35.29	44.36	30
35.80	22.80	29.64	65	55.01	37.45		25

若欲获得不同温度的相对湿度,可按表 21-5 配制有关盐的饱和溶液(溶液中要有盐的结晶)。

表 21-5　一些盐的饱和溶液在各种温度下的相对湿度(%)

盐的名称	25℃	37℃	40℃	盐的名称	25℃	37℃	40℃
$CrK_2Cr_2O_7$	98.00			$NaBr \cdot 2H_2O$	57.70		52.4
KNO_3	92.48	91.0		$Mg(NO_3)_2 \cdot 6H_2O$	52.86	51.0	
$BaCl_2 \cdot 2H_2O$	90.19			$LiNO_3 \cdot 3H_2O$	47.06		
KCl	84.26		81.7	$K_2CO_3 \cdot 2H_2O$	42.76	41.0	
KBr	80.71	81.0	79.6	$MgCl_2 \cdot 6H_2O$	33.00	31.0	
NaCl	75.28	75.0	74.7	$CH_3COOK \cdot 1.5H_2O$	22.45	23.0	
$NaNO_3$	73.79		71.5	$LiCl \cdot H_2O$	11.05	11.0	
$NaNO_2$	64.00	62.0	61.5				

湿度加速试验主要考察药物及其制剂与包装材料的抗湿性能,为改进制剂处方与包装材料提供某些信息,对制剂有效期的预测需与温度加速试验配合。

举例

8 种冲剂的吸湿性考察

某地区生产的 8 种可溶性冲剂,于 37℃分别测定其在相对湿度为 50%、60%、70%、80%条件下的平衡吸湿量,绘制吸湿平衡图(图 21-4)。图中 8 条吸湿平衡曲线分别为:1 小儿化痰止咳冲剂。2 复合维生素 B 冲剂。3 伤风止咳冲剂。4 止咳枇杷冲剂。5 脾舒宁冲剂。6 感冒灵冲剂。7 复方感冒灵冲剂。8 板蓝根冲剂。由图可见,每一种冲剂的吸湿平衡曲线均由下端平缓部分及上端几乎与纵坐标平行的陡直部分组成。若将其陡直部分延长至与横坐标相交,即可读出各冲剂的 CRH 值。其中 1 号、2 号、4 号的 CRH 较大,说明它们不易吸湿。

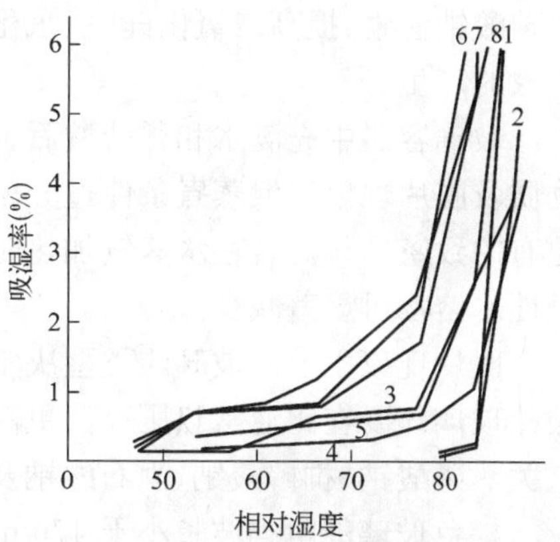

图 21-4　8 种冲剂吸湿平衡

(二) 光照加速试验

贮藏过程中见光分解、变色的固体制剂,应进行光照加速试验以考察其降解速度。光照加速试验方法:

将供试品开口放置在光橱中或其他适宜的光照仪器内，于照度为(4 500±500)Lx的条件下放置10 d，按稳定性考察项目进行检测。关于光照装置，现已有定型设备“可调光照箱”，可供选用。也可以用光橱，在橱中安装数支40 W的日光灯管，便可获得一定日光的照度。一般要求2 000～4 000 Lx。橱中供试品台高度可以调节，橱上方安装排风设备以排除可能产生的热量，橱上配有照度计，可随时监测橱内照度。

某些固体制剂在贮存或光照加速试验过程中，往往颜色变化已超出规定范围，而含量变化用常规的方法却无法区别。含量变化可采用相应的化学分析方法测定。测定固体制剂颜色变化以往常采用目测法或吸收度法。这些方法的不足在于缺乏客观指标，不能正确反映实际变色情况。近年来推荐使用漫反射光谱法(Diffuse Reflectance Spectroscopy，DRS)测定固体制剂表面颜色的变化。此法提供了一个客观、准确的检验指标，它可对固体制剂直接测定，不破坏固体制剂原来的形态。

此外，考察固体制剂中药物与赋形剂有无相互作用，比较适用的实验方法有热分析法、漫反射光谱法和薄层色谱法。将药物与赋形剂制成水混悬液，在恒温(通常30℃)搅拌下放置一定时间，定时取样测含量，根据其变化情况以评价药物与赋形剂之间是否有相互作用发生。

中药固体制剂稳定性比较复杂，目前积累资料还不多，某些试验方法还不完善，有待进一步研究。

第五节 包装材料对制剂稳定性的影响

一、 玻璃

玻璃的化学性质比较稳定，不易与药物或空气中的氧气、二氧化碳等发生反应。但玻璃有两个主要缺点：① 会释放出碱性物质。② 可能会有不溶性玻片脱落于药液中。若减少玻璃中碳酸钠含量，提高二氧化硅、三氧化二硼等氧化物含量，即制成硼硅酸盐玻璃，则可减轻上述现象的产生。

玻璃容器中充满水和稀盐酸后，蒸煮适当时间，可改善玻璃的表面性质，减少溶出的碱性物质及脱片现象。但蒸煮条件过分剧烈，如酸性太强，温度过高，时间过久，又会破坏玻璃表面原有的致密结构。若在水蒸气加热时，用二氧化硫处理，则玻璃表面的抵抗性能可明显提高，碱性水溶物可显著减少。

脱片现象主要由玻璃的类型决定。非硼硅酸盐玻璃经热压灭菌后，立即产生脱片，而硼硅酸盐玻璃却要在比通常热压灭菌更高的温度下才会出现脱片现象。脱片现象也与盛装的药液有关。磷酸钠、枸橼酸钠、酒石酸钠及其他钠盐溶液特别易使玻璃容器脱片。

棕色玻璃能阻挡波长小于470 nm的光线透过，因为光化活性随光线波长的增大而降低，所以，棕色玻璃瓶适宜于盛装对光线敏感的制剂。

二、塑料

制剂采用塑料为包装材料的日益增多。塑料是一大类高分子聚合物，系聚氯乙烯、聚苯乙烯、聚乙烯、聚丙烯等的总称。塑料中往往含有增塑剂、防老剂等附加剂。选用前应进行有关试验，证明塑料及其附加剂对制剂没有影响方能采用。塑料在不同程度上存在下列缺点：

（一）透过

塑料容器中的溶液和水分可以透过塑料进入周围空气，空气（包括氧、氮、二氧化碳、水分等）也可以透过塑料壁而进入溶液。

（二）泄漏与吸附

塑料中的单体和低聚物或附加剂可泄漏到溶液中去，溶液中的药物也可被吸附于塑料壁上或内部。

（三）产生理化反应

若使用不当，塑料容器将对制剂的稳定性产生影响。如：乳剂装于塑料容器中时，透入塑料的氧气可使油相氧化或芳香性成分逸失，使容器与乳剂变质。塑料能吸着溶液中的药物，尼龙可与多种抑菌剂结合，聚乙烯或聚苯乙烯容器却不与抑菌剂结合。用塑料薄膜袋装胶囊剂等剂型是不适宜的，因空气中的水分可透入袋内，导致胶囊剂变形、发霉、变质，在相对湿度较大的季节或气温较高的地区尤应注意。

三、金属

锡管、铝管或镀锡的铅管可作为软膏剂、眼膏剂的包装材料。但为确保制剂的稳定性，首先要求镀层（或搪层，或涂层）金属与产品不产生化学反应。其次要求完全、牢固地覆盖下层金属，不得有微孔和裂隙，不应产生脆裂等现象。

锡的化学性质较稳定，但可被氯化物或酸性物质所腐蚀。在锡的表面涂乙烯或纤维素漆薄层，可增加锡的抗腐蚀性能。汞化物对铝有强烈腐蚀作用。铝管如包装 pH 6.5～8.0 的制剂可被腐蚀。铝管表面涂环氧树脂薄层较耐腐蚀。

四、橡胶

橡胶广泛用于制瓶塞、垫圈、滴头等，在生产输液时橡胶塞用量大。橡胶塞的质量直接影响输液的质量。橡胶硫化时，如硫黄的用量太多或硫化不完全，残存的未结合的硫黄可进入药液中。橡胶中的填充料如碳酸钙、氧化锌等，若橡胶制备的工艺不当，也可能进入药液中。橡胶中的部分防老剂、过氧化物也有类似现象。这些都是药液中出现“小白点”的原因。如将玻璃瓶中灌装注射用水，用橡胶塞塞紧，经热压灭菌 115℃ 30 min 后，橡胶中的成分可被水浸出而溶解于水中。橡胶的浸出物可干扰溶液中主药成分的化学分析，也可能增加药液的毒副作用。

橡胶能吸附药液中的抑菌剂，并使之进入橡胶内部，可能失去或部分失去抑菌效能。若橡胶塞用环氧树脂涂层，可以明显减少上述现象，但几乎不能防止橡胶对药液中抑菌剂的吸着。因此预先将洗净的橡胶塞浸于比使用浓度更高的抑菌剂溶液中较长时间，使吸附至饱和，然后使用，则可以克服上述缺点。此外，用聚四氟乙烯涂于橡胶塞上，基本上可以防止橡胶的吸附作用，也能防止橡胶中成分溶入水中。

各种包装材料的性质见表21-6。

表21-6 包装材料的性质比较

材料	平均密度	水蒸气穿透性	气体穿透性(O_2)	与产品潜在的反应性
聚乙烯(低密度)	0.92	高	低	低
聚乙烯(高密度)	0.96	低	低	低
聚丙烯	0.90	中等	低	低
聚氯乙烯(软的)	1.20	高	低	中等
聚氯乙烯(硬的)	1.40	高	低	低
聚碳酸酯	1.2	高	低	低
聚酰胺(尼龙)	1.1	高	低	高
聚苯乙烯	1.05	高	高	中等
聚四氟乙烯	2.25	低	低	无
钠钙玻璃	2.48	不	不	高
硼硅酸盐玻璃	2.23	不	不	低
丁基橡胶	1.30	低	中等	中等
天然橡胶	1.50	中等	中等	高
氯丁橡胶	1.40	中等	中等	高
聚异戊二烯橡胶	1.30	中等	中等	中等
硅酮橡胶	1.40	很高	很高	低

鉴于包装材料与制剂稳定性关系较大。因此,在包装设计、产品试制过程中,要进行“装样试验”,对欲选择的各种不同的包装材料进行实验研究后方可确定。

第二十二章
中药制剂生物有效性评价

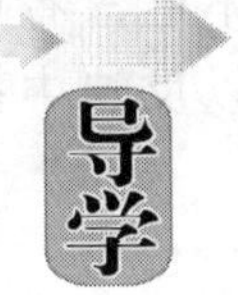

1. 掌握生物有效性的含义；研究中药制剂有效性的方法。
2. 熟悉影响制剂生物有效性的因素。

第一节　概　述

一、含义

中药制剂的生物有效性系指以中医药理论为指导，结合中医临床疗效，运用现代科学技术方法，研究有效成分在体内外的过程以及被机体利用的速度和程度。

药物制剂要产生最佳疗效，其药物活性成分应当在预期时间内释放、吸收并被转运到作用部位达到预期的有效浓度。大多数进入血液循环后产生全身治疗效果的药物，作用部位的药物浓度和血液中药物浓度存在一定的比例关系，因此可以通过测定血液循环中的药物浓度来获得反映药物体内吸收速度和程度的主要药代动力学参数，间接预测药物制剂的临床治疗效果，以评价制剂的质量。药剂学的任务是把具有生物活性的物质制成适宜的剂型，剂型中的生物活性物质进入机体到达作用部位，呈现治疗效应，就是生物有效性。

由于体内试验难度大，干扰因素多，不可能每种产品、每批产品都进行试验。因此，寻找反映制剂生物有效性的体外测定方法很有必要，目前各国药典收载的是测定溶出度。溶出度是指固体或半固体药物制剂在适当介质中，主要成分的溶出速度和程度。

中药制剂生物有效性的研究，有助于阐明中医药理论，促进中药药剂学的发展，为优选合理剂型、改进制剂工艺、增强疗效、减少毒副作用、指导临床合理用药提供科学依据，并推动中药临床药剂学的形成和发展。

二、研究现状与意义

20 世纪 60 年代以来，随着生物药剂学和药物动力学的发展，可以测定药物在体内的吸收、分布、代谢和排泄的定量关系，以及药物的生物利用度。药物体内过程的研究结果为新剂型的开发研究提供了科学依据。

为了能够从实验角度客观地反映中药制剂的疗效，近年来已开始运用药代动力学和药效动力学的理论和技术研究制剂的生物有效性，并且为生产和临床提供了重要的参数。

(一) 中药制剂生物有效性的研究现状

进行中药制剂生物有效性研究时，既要借鉴制剂研究的现代技术和方法，又要保证在中医理论的指导下，设计出反映中医药特色的研究方法。目前，中药制剂生物有效性的研究，归纳起来有以下 3 种情况。

(1) 有效成分明确，并且有定量检测分析方法的中药制剂，可以按照化学药物制剂研究生物有效性的一般方法进行。有效成分是中药治病的物质基础。例如麻黄能够平喘，因其含有麻黄碱；延胡索能够止痛，因其含有延胡索乙素；熟大黄泻下力缓，因其不但含有蒽醌类且含有多量鞣质。因此对制剂中主要有效成分进行生物有效性的研究，可以反映中药制剂的疗效。

(2) 组成成分比较复杂，但能选择其中某个或某类反映中药制剂药效的化学成分作为检测的指标，进行制剂的生物有效性研究，例如香莲丸中的小檗碱，防风通圣丸中的黄芩苷、总蒽醌都曾被用作制剂生物有效性的研究。

(3) 有效成分不明确或未能建立灵敏、专一的定量检测方法的中药制剂，可以从中医整体观点出发，选择生物效应指标，定量地反映体内过程。

中药制剂通常含有多种成分，发挥综合性的药理作用。若进一步分离成单体，用于临床，疗效可能会降低甚至无效。因此，仅对某一单体应用血药浓度的方法求得的药动学参数，不一定能反映中药制剂的真实体内过程。在中医整体观指导下研究中药制剂的生物有效性，进而用数学方程模拟体内过程的研究。例如：根据体内药量与药理效应对应关系，研究雷公藤甲素缩瞳剂的生物利用度的“药理效应法”；根据药物剂量与药效强度之间函数关系研究青蒿素油注射剂抗疟疾作用的“效量半衰期法”；将药动学中多点动态测定的原理与用动物急性死亡率测定蓄积性的方法结合起来，探索中药制剂特别是含有毒组分中药制剂在体内过程的“药物累积法”，以及上述方法与血药浓度法之间相关性的研究，均能较密切地联系中医临床实际，反映中医用药的特色，解决中药制剂用药的安全性与有效性问题。

(二) 中药制剂生物有效性研究的意义

中药制剂生物有效性的研究，对中药制剂的发展具有如下意义。

1. *优选药物剂型，为剂型改革提供依据*　在处方和用药目的明确的前提下，优选适宜的剂型甚为重要。研究时通常将同一种药物制成几种不同剂型，进行体外溶出度和体内生物利用度的测定，从中优选出生物利用度高、溶出度符合用药目的和要求的剂型。如黄连的主要成分小檗碱，水中溶解度很小，肌内注射 2～5 ml(1 mg/ml)很难达到有效抗菌浓度，且因为小檗碱季铵盐结构难以透过肠壁吸收，所以治疗肠道感染，黄连素注射液远不如黄连素片或黄连素灌肠液有效。在改革传统剂型中，很需要这方面的研究，以克服剂改工作中的盲目性。如以绿原酸和小檗碱为测定指标，对银翘解毒丸、片(糖衣片、素片)和牛黄上清丸、片(糖衣片、素片)进行溶出度测定。结果表明，银翘解毒糖衣片，有效成分溶出百分之五十的时间(t_{50})是素片的 6 倍，是蜜丸的 3 倍，黄连上清糖衣片的 t_{50} 也是蜜丸的 2 倍多。可见，素片溶出最快，蜜丸次之，而糖衣片最慢。临床上要求上述成药迅速发挥药效，提示由传统的蜜丸改剂型为糖衣片，不符合剂型改革的基本要求,而以素片为宜。

2. **评价制剂内在质量,分析影响药效的因素**　同一处方同一种剂型不同生产来源的制剂,即使主药成分含量相等,但疗效却不一定完全相同。因为制剂的生产工艺条件,辅料的种类、规格与用量,甚至操作的程序和方法等都有可能影响药效的发挥。对制剂体外溶出度和体内生物利用度的研究,不仅可较客观地评价制剂的内在质量,并能及时发现存在的问题。如进一步对用不同工艺、不同辅料或不同操作生产的同种剂型,进行系统的对比试验,就可找出影响药效的关键因素,优选出最佳生产工艺、适宜辅料和合理的操作方法,确保药物质量。如将难溶性穿心莲内酯以 PEG6000 为载体制成固体分散物,进一步压制成片剂,与未经固体分散法处理压制的片剂进行溶出度对比,前者明显优于后者。

3. **拟定给药方案,指导临床合理用药**　制剂应用后,只有在药物的治疗安全范围内,并在一定时间维持较平稳的波动,才能既充分发挥药效,又避免副作用和毒性反应。不同药物的治疗安全范围不同,某些毒性较大药物的治疗安全范围很窄,必须根据其特性,拟订有针对性的给药方案。因此,研究药物在体内的吸收、分布、代谢和排泄,求出主药的药动学参数,如:吸收速率常数(K_a)、消除速率常数(K_e)、生物半衰期($t_{1/2}$)、表观分布容积(V_d)、达峰时间(t_p)、峰浓度(C_p)等,绘制血药经时曲线,计算曲线下面积(AUC),求生物利用度,确定房室模型,推导相应的数学方程式,拟定出包括给药总剂量、给药速度、给药方式及给药间隔时间等内容的合理给药方案。如麻黄和氨茶碱都是常用的平喘药,但实验研究证明,氨茶碱伍用麻黄后,氨茶碱的血药浓度降低,消除速度常数增加,消除半衰期缩短,峰值降低,表观分布容积增加,血药浓度一时间曲线下面积减少。可见,临床将麻黄与氨茶碱同时应用是不合理的。

第二节　影响制剂生物有效性的因素

为保证药效,在设计药物剂型时应考虑制剂中药物的溶出速度、吸收途径、到达病灶部位的有效浓度、维持时间等方面的问题。

制剂的疗效,可用下式表示:

$$E = f(A.S.C) \tag{22-1}$$

式中:E 为制剂的疗效,A 为药物本身的活性,S 为用药者对药物的感受性,C 为药物在作用部位的浓度。

对制剂来说,式中 A 和 S 可视为常数。合理设计药物剂型,正是为了尽可能地增加作用部位的浓度,以充分发挥药效。因此,E 是 C 的函数,上式可用 $E=f(C)$表示。

药物透过胃肠道上皮细胞后进入血液,随体循环系统分布到各组织器官而发挥疗效,口服给药的胃肠道吸收是产生药物疗效的重要前提。一般来说,影响药物吸收的因素常常是影响制剂生物有效性的主要因素,影响药物吸收的因素可归纳为 3 个方面,即机体因素、药物因素和剂型因素。

一、 机体因素

(一) 生理条件

不同性别对药物的感受性有差异，一般雌性动物比雄性动物敏感性大，人也如此。在各种动物中，大鼠的肝微粒体中的药酶活性有性别差异。

在临床上，某些患者在患有某疾病的同时，还常常患有其他系统的疾病，尤其是肝脏、肾脏和心血管等疾病。由于他们的器质性病变造成机体内环境和各系统脏器功能严重失调，导致药动学改变，影响制剂的生物有效性，最终影响药物的效应。

临床上经常出现药物对新生儿和乳幼儿的药效和副作用比对成人大；不同人种及同一人种的不同个体，对药物的反应有差异，很多与肝药酶活性的差异有关。若所给的药物本身有药理活性，而其代谢产物无药理活性时，则药物代谢高的人种或个体，引起药物副作用的可能性小，如药物代谢异常低的人，同样药量可能引起强烈反应。

(二) 胃排空速度

胃排空的快慢对药物在消化道中的吸收有一定影响。胃排空速度慢，药物在胃中停留时间延长，与胃黏膜接触机会多，主要在胃中吸收的弱酸性药物吸收会增加。由于小肠表面积大，大多数药物的主要吸收部位在小肠，故胃排空加快，到达小肠部位所需的时间缩短，有利于药物吸收，产生药效时间也加快。对某些受胃酸和胃酶活性影响而不稳定的药物，以及包肠溶衣的制剂等，在胃内滞留时间的长短，将直接影响药物出现药效的时间和制剂的有效性。但胃排空快并非对所有药物的吸收均有利，例如主动转运机制吸收的维生素 B_2，其特定吸收部位在小肠上部，如胃排空缓慢，药物逐渐进入小肠，吸收较完全；若药物空腹口服，胃排空快，大量维生素 B_2 同时涌到十二指肠，其生物利用度就差。

影响胃排空速度的因素较多，如胃内容物的体积、组成、渗透压、温度、身体的姿势、有无胃肠疾病、食物的组成以及药物等，胃内容物体积越大，胃排空速度越快；溶液和细粒子混悬液比块状物离开胃的速度快；空腹时胃排空速度比饱腹要快；肠道中有促进蠕动的物质，则通过的速度可加快。

胃肠道的蠕动有助于药物的崩解、溶出和扩散(如片剂、丸剂等)，使药物与胃肠道的接触面积增大，故有利于药物的吸收。但如果蠕动过速，药物在吸收部位停留的时间过短，则又不利于药物的充分吸收。

(三) 血液循环

血液具有组织灌流和运送物质的双重作用，消化道周围的血流与药物的吸收、分布和代谢有密切的关系。

血液的变化对注射部位的吸收影响很大。注射剂的吸收，包括药物向血管扩散和进入血管而后被血流“清除”，在血流慢时，血流是主速过程；血流快时，速度基本固定，扩散是主速过程；淋巴系统的吸收所占比例极小，但它对大分子药物的吸收起着重要的作用。故注射后的运动及对注射部位的揉擦等对药物吸收有重要作用。注射部位的血管分布状态不同(如血管的粗细、多少)，也能给吸收带来快慢的差异。药物与肾上腺素合并注射时，因后者能使局部末梢血管收缩而使吸收减慢，人们据此原理而成功设计制造长效注射剂。

血流可影响药物在胃内的吸收，故饮酒能促进胃对药物的吸收，而小肠因为有足够的血流量，对一般药物吸收影响不大。

(四) 胃肠分泌物与黏膜内代谢

胃肠内壁表面存在大量的酶类、胆盐及黏蛋白等物质,会影响某些药物的吸收。胆汁酸对若干难溶性药物起增溶作用,有利于吸收;但也能与一些药物生成不溶性物,影响吸收。胃蛋白酶、胰酶等可以消化食物,也能分解多肽及蛋白质物质,故多肽与蛋白质药物口服易分解而失效。胃肠道黏膜表面覆盖一层黏性多糖-蛋白质复合物,具有保护黏膜的作用,有利于药物的吸附吸收,但可与某些药物结合而使药物不能或不完全吸收。

胃肠道内除消化酶外,还有肠内菌丛产生的酶及肠上皮细胞新生时所产生的酶,它们对药物水解或还原起催化作用,而且药物在肠内停留时间越长,这类反应的可能性越大。对难溶性的药物而言,其吸收的限速阶段为溶出速度,故黏膜内的代谢不可忽视。

(五) 饮食

不仅食物能改变胃排空速率而影响药物吸收,其他多种因素也对药物的吸收产生不同程度、不同性质的影响。除了延缓或减少药物的吸收外,也可能促进药物的吸收或不影响吸收。

食物对饭后服用的药物的吸收能产生各种影响。食物通常能减慢药物自胃内排出的速度,故会推迟主要在小肠吸收药物的吸收;食物消化时要吸收水分,使消化管内液体减少,延缓制剂崩解及药物的溶解;内容物的黏度增高,妨碍药物向消化管壁扩散,使吸收延缓,吸收减少。低蛋白质食物或无蛋白质食物,由于使机体内药酶活性降低,容易引起代谢活性的降低。但当食物中含有较多脂肪时,由于能促进胆汁分泌,增加血液循环,特别是能增加淋巴液的流速,故有时能增加难溶性药物的吸收量。

二、 药物因素

影响制剂生物有效性的药物因素很多,主要有药物的解离度、脂溶性、溶出速度、粒径、晶型、稳定性等物理化学性质。

(一) 解离度与脂溶性

大多数药物是有机弱酸或弱碱,在溶液中以解离型(离子型)和未解离型(分子型)混合存在。药物的非解离型脂溶性较高,易透过生物膜,而解离型脂溶性较低,难以通过生物膜。非解离型的多少,取决于该药的解离常数(以 pKa 来表示)和环境的 pH,其关系式可用以下 Henderson-Hasselbalch 方程来表示:

弱酸性药物: $$pKa-\mathrm{pH}=\lg(Cu/Ci) \tag{22-2}$$

弱碱性药物: $$pKa-\mathrm{pH}=\lg(Ci/Cu) \tag{22-3}$$

式中: Cu,Ci 分别为未解离型和解离型药物的浓度。

当解离型的组分和非解离型组分各占一半时,$pKa=\mathrm{pH}$。所以说弱酸、弱碱的 pKa 值即为其解离一半时的 pH。例如麻黄碱解离 50%时 pH 为 9.36,则其 $pKa=9.36$。

临床上,如阿司匹林(弱酸,pKa=3.5)在 pH 为 1.5 的胃液时,$\lg Cu/Ci=2$,即 99%以上是非解离型,因为它在胃的酸性环境中非解离型居多,故吸收良好。而奎宁(弱碱 $pKa=8.4$)在胃液的酸性环境中未解离型只有二千万分之一,故不易吸收,需在碱性的肠道中才能充分吸收。

小肠由于表面积极大,即使是弱酸药物,吸收仍然较好。胃肠道体液 pH 对两性药物而言,以在等电点的 pH 时吸收最好。

药物的吸收虽然与其在胃肠液中的总浓度有关，但更主要的还是可吸收药物(非解离型)的浓度，即胃肠道吸收部位的 pH 与药物 pKa 值，直接影响吸收。

非解离型药物的脂溶性对吸收至关重要。评价药物脂溶性大小的参数是油/水分配系数($K_{O/W}$)。对弱电解质药物，即使药物以 100%的未解离型存在，但如果脂溶性不强，也不能获得有效的吸收，只有脂溶性较大的未解离型药物才容易通过生物膜吸收。如果药物的解离常数相同，则它们在胃肠道中的吸收与它们的分配系数的大小成正比。

(二) 溶解速度与溶解度

药物以固体剂型口服，或以混悬型注射剂注入及以植入片埋入时，吸收速度往往受吸收部位体液对药物溶解的速度支配。凡影响溶解速度的因素，必定影响吸收速度和药效的开始时间和持续性，即溶解速度为吸收过程的限速因素。

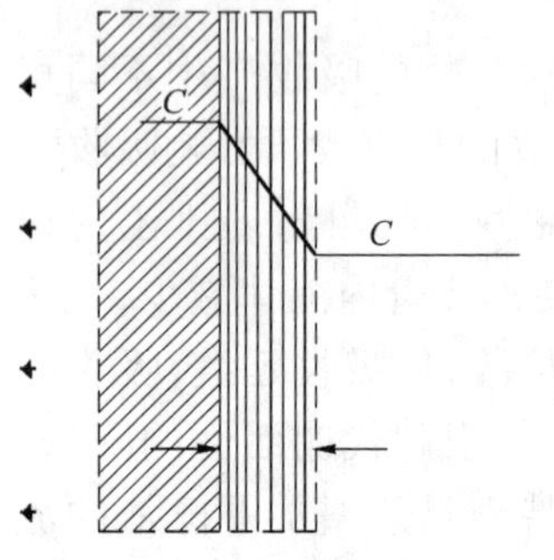

图 22-1　药物溶解扩散层示意图

难溶性药物不仅溶解度小，而且溶解过程极缓慢，即溶解速度也小，这是导致难溶性药物吸收困难、影响疗效的主要原因。一般认为，药物溶解度在 1 mg/ml 以下者，它的吸收受溶解度的限制。

溶解速度理论依据 Noyes Whitney 的扩散溶解理论(图 22-1)。固体药物的溶解以下式表示：

$$\frac{dc}{dt} = S \cdot \frac{D}{h}(C_s - C) \qquad (22-4)$$

式中：$\frac{dc}{dt}$为溶出速度；S 为固体药物的表面积；D 为扩散系数(单位时间内溶质通过 1 cm^2 截面积的量，方向垂直于截面积)；C_s 为在扩散层中药物的浓度，接近于溶解度(饱和浓度)；C 为 t 时溶液的浓度；h 为扩散层的厚度。

对一个指定的药物而言，$\frac{D}{h} = K$(溶出速度常数)，所以(22-4)式可以改写成：

$$\frac{dc}{dt} = S \cdot K \cdot (C_s - C) \qquad (22-5)$$

扩散层是包围在固体颗粒表面的一层静止的饱和溶液薄膜层，式中($C_s - C$)是药物饱和溶液的扩散层与其余溶液中药物浓度之间的浓度差。在受溶解速度限制的吸收过程中，由于溶解了的药物立即被吸收，形成漏槽状态(Sink State)，C_s 远大于 C，C 值可忽略不计，因此(22-5)式可以改写成：

$$\frac{dc}{dt} = S \cdot K \cdot C \qquad (22-6)$$

式(22-6)是表示受扩散控制的溶解过程，该式表明，药物的吸收速度$\frac{dc}{dt}$与 S(药物的表面积)、C_s(药物的溶解度)、K(溶解速度常数)成正比。

式(22-4)中的扩散系数 D 与溶液的黏度成反比。除高分子药物外，扩散系数在普通药物之间差异不大。D 和 C_s 都可以用升温方法提高。扩散层的厚度和固体表面液体的流速通过振摇或搅拌(包括胃肠道的蠕动)能使扩散层变薄，故能增加溶解速度。增加药物的表面积，改善药物的溶解度可以提高药物的溶出速度。

改变 pH 能影响药物的溶解度，也能影响溶解速度。

弱酸、弱碱的溶解度是 pH 的函数，因此这类药物在胃肠道各区域中的溶解速度不同。以 C_s 表示弱酸的总溶解度，则解离型与非解离型的浓度有以下关系：

$$C_s = [HA] + [A^-] \tag{22-7}$$

式中[HA]是非解离型酸的浓度，用 C_0 表示，$[A^-]$ 表示阴离子浓度。

若式中引入解离常数 Ka，则弱酸的溶解度：

$$C_s = C_0 + \frac{KaC_0}{[H^+]} \tag{22-8}$$

同理，弱碱的溶解度：

$$C_s = C_0 + \frac{C_0[H^+]}{Ka} \tag{22-9}$$

将式(22-8)与式(22-9)分别代入式(22-6)，则：

对弱酸：$$\frac{dc}{dt} = KS\left(C_0 + \frac{KaC_0}{[H^+]}\right) = KSC_0\left(1 + \frac{Ka}{[H^+]}\right) \tag{22-10}$$

对弱碱：$$\frac{dc}{dt} = KSC_0\left(1 + \frac{[H^+]}{Ka}\right) \tag{22-11}$$

式(22-10)说明弱酸的溶解速度随 $[H^+]$ 增加而减慢。式(22-11)说明弱碱的溶解速度随 pH 上升而减慢。弱酸性药物在胃中溶解速度最慢，转移到肠中，因 pH 升高而溶解。

根据式(22-10)，dc/dt 应与 $1/[H^+]$ 呈线性关系。但实际上随着 pH 的上升，溶解速度加快的程度比预计的要小。这是因为总体溶液中的 $[H^+]$ 与扩散层中的 $[H^+]$ 不等，只有 pH 很低时例外。若设扩散层中的 $[H^+]$ 为 $[H^+]_d$，对于弱酸，$[H^+]_d > [H^+]$，因弱酸在扩散层中呈饱和状态，由于相当强的酸性药物浓度克服了溶液的缓冲量。在这种状况下，扩散层的 pH 比总体溶液低，所以溶出速度比预计的低。理论上扩散层的 pH 与被药物饱和的缓冲液的 pH 是相等的。

不论介质的 pH 如何，弱酸的钾和钠盐溶解速度比相应的酸快，同样，弱碱的盐酸盐亦如此。

盐对溶解速度的效应，如以水杨酸钠的溶解为例，可以设想式(22-10)中的 $[H^+]$ 用 $[H^+]_d$ 代替。在胃液中，扩散层的 pH 高。如 0.1 mol 盐酸被水杨酸钠饱和，其 pH 必高于 1。在 pH 略高的小肠中，钾盐或钠盐的溶解速度远较酸本身对周围的 pH 降低的程度小，盐类溶解的扩散层的 pH 总比小肠液高。然而酸性药物在肠中，其扩散层的 pH 比肠液低，所以酸的溶解速度要比预计的慢。

(三) 粒径

药物的溶解速度随着药物粉末溶解面积 S 而变化。假定各个粉粒均为球形，则其比表面积 S_w（1 g 样品具有的总表面积），随粒子直径的减小而增加。可用下式表示：

$$S_w = \frac{6}{\rho d v} \tag{22-12}$$

式中：ρ 为密度；dv 为平均直径。

粒子愈小，比表面积 S_w 就愈大，其溶解速度也愈大，故药物疗效也愈高。因为一般口服药物，需要在胃肠液中溶解后，才能在体内吸收而显效，所以难溶性药物的粉末愈细，则体内吸收速度就愈快，吸收量也就愈多。

某些中药制剂部分或全部直接应用药材粉末制备，其中的有效成分，大部分被包裹在细胞内，这些成分在溶出之前，首先要透过细胞壁，逐渐扩散到粉料表面，再转移到溶液或体液中去。曾有实验研究报道，水丸、蜜丸在剂型上不具备缓释作用，可能存在的缓释作用来自中药粉料。因此，减小中药粉料的粒径，既可以更多地击破药材细胞壁加速有效成分的溶出，又可以增大与胃肠黏膜的接触面积，是提高中药制剂生物有效性的有效措施。中药粉料通常借助于机械，如球磨机、冲击式粉碎机以及流能磨等进一步粉碎。

应该注意的是：某些在胃液中不稳定的药物，减小粒径能加速其降解，反而会降低疗效；某些有刺激性的药物，减小粒径，使刺激性增大，可能导致更大的副作用。所以要根据具体情况决定粉碎的程度。

(四) 晶型

许多药物虽具有同一化学结构，但可因结晶条件不同而得到不同的晶型，这种现象称为多晶型现象(Polymorphism)。其中晶型不同，它们的理化性质如密度、熔点、溶解度和溶解速度都可能不同。在一定温度与压力之下，多晶型中只有一种是稳定型，其熵值最小，熔点最高，溶解度最小，化学稳定性好；无定型溶解时不必克服晶格能，溶出最快，但在贮存过程中甚至在体内转化成稳定型；亚稳定型介于上述两者之间，熔点低，溶解度大，溶解速度也较快，可逐渐转变为稳定型，但这种转变比较缓慢，在常温下较稳定，有利于制剂的制备。一般亚稳定型的药物生物利用度高，而稳定型药物则较低，甚至无效。利用这些特点，选用亚稳定型的结晶作为制剂的原料，可以制成吸收性能较好的制剂。

能引起晶型转变的外界条件有加热、熔融、粉碎与研磨、结晶条件、混悬等；甚至在测定药物溶解速度的短时间内亦可发生类似的晶型转变。

制剂生产时，需要采取措施防止亚稳定型药物转变成稳定型。加入高分子材料增加分散溶媒黏度或加入表面活性物质吸附在结晶上，可以阻滞或延缓晶型转变，如混悬剂中加入聚山梨酯 80、PVP、CMC－Na、阿拉伯胶等黏度大的介质以减慢扩散，从而延缓晶型的转变。

三、 剂型因素

药物的剂型因素对药物的吸收及生物利用度有很大的影响，所谓剂型因素，除了指制剂类别及相应的给药方法外，还广义地包含制剂的工艺过程及操作条件、辅料的性质与用量等因素。

(一) 剂型

剂型的种类各异，对药物释放的速度和程度都能产生不同的影响。即使是同一药物，由于剂型种类、处方组成以及工艺操作的差异，同样剂量的特定药物在胃肠道的吸收速度和吸收量也可有 2～5 倍的差异，甚至更大。

剂型与吸收的关系，通常可以分药物从剂型中释放溶出与药物通过生物膜吸收这两个过程。前一过程以剂型条件为主，后一过程以生理因素为主，两者又是密切联系的。因此，药物的吸收量通常正比于药物从剂型中释放溶出的量；同时由于剂型因素的差异，可使制剂具有不同的释放特性，以致影响药物的吸收和疗效，包括起效时间、作用强度、作用部位、持续时间，以及副作用等。剂型中药物的吸收过程(图 22-2)。

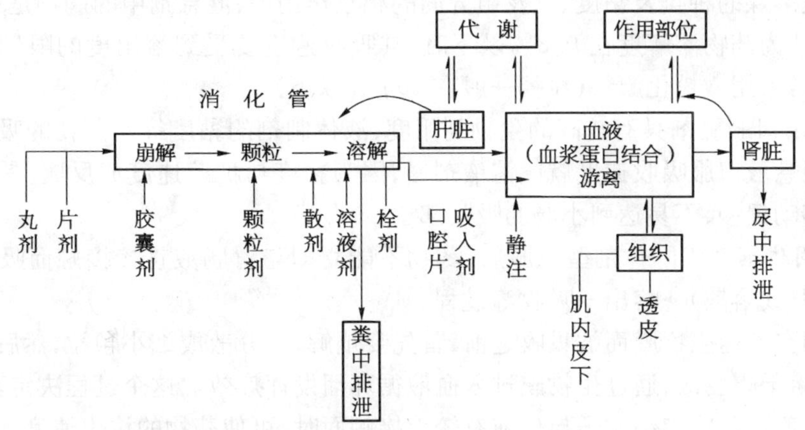

图 22-2　剂型中药物的吸收过程示意图

1. *注射液体剂型*　各种剂型中，以注射剂尤其是静脉注射剂起效最快，因静脉注射时，药物直接进入血液；而皮下和肌内注射需经组织吸收后，才能到达血液，所以起效稍慢，但仍比其他口服液体剂型如酒剂、汤剂、合剂要快。

肌内注射和皮下注射，从注射部位的扩散及向血流的转运是吸收的限速过程。肌注后，药物在肌肉组织中扩散的有效总面积愈大，注射液分布愈广，吸收愈快。肌肉组织比皮下组织有较多的血管，因此一般吸收较快。药物的水溶液可在 10～30 min 内从肌内注射部位向结缔组织扩散，透过毛细血管壁向血中运行。通常分子量愈大，吸收愈慢；分子量很大的药物，由于通过毛细血管壁细孔有困难，因而淋巴系统成为主要吸收途径。

在肌内注射部位，亲脂性药物可直接透过毛细血管的内皮细胞膜，因此有利于吸收；非脂溶性药物进入血管，主要靠穿过内皮细胞膜上的细孔扩散入毛细血管，而这些膜孔的面积仅为毛细血管总面积的 1%，因此非脂溶性药物的吸收速度低于亲脂性药物。

药物的油/水分配系数增加时，吸收速度也会增加，但不如其他被动转运明显。

混悬型注射剂、乳剂(O/W 或 W/O 型)型注射剂、油性溶剂及所加入的某些高分子辅料等都对药物的吸收有不同程度的影响。

2. *口服液体剂型*

(1) 溶液剂：溶液是药物以分子或离子形式分散在液体中的体系，一般吸收较快而完全。当口服采用混合溶剂或加入助溶剂或增溶剂的溶液时，由于体液(胃肠液或细胞间液)的稀释或胃酸的影响，可能会使药物沉淀析出。若沉淀粒子较细时，仍可较快溶解；而沉淀粒子较大时，则可能延迟药物的吸收。

表面活性剂能溶解胃肠道黏膜的脂质物而改变上皮细胞的通透性。按被动扩散难以吸收的药物，可因加入表面活性剂而使吸收增加。但表面活性剂达到临界胶团浓度以上时，因该胶团能使脂溶性药物溶入其中，减少了游离药物的浓度，也可以减缓药物的吸收，这是因为胶团内的药物要重新进入肠液中才能被吸收。

高分子物质如纤维素衍生物、天然树胶、多元醇及非离子型表面活性剂有时可与药物分子形成络合物，后者的溶解度及解离度与原药物不同，药物的吸收可能受到影响。

(2) 混悬剂：混悬剂中的药物颗粒必须溶解才能吸收。一般口服混悬剂的生物利用度仅次于水溶液剂，而比固体制剂的吸收好；影响混悬剂生物利用度的因素有药物粒子的大小、晶型、辅料、分散溶媒的种类及黏度、以及组分间的相互作用等；混悬剂中的药物是难溶于水的固体颗粒，一般认为药物溶解度在 0.3%以下时，其吸收速度要受到溶出度的限制；为了增加药物的溶出度，常采用微粉化原料(粒径一般在 10 μm 以下)。

(3) 乳剂：口服乳剂具有较高的生物利用度，液体制剂的黏度等对药物的吸收有影响，例如糖浆剂和混悬液口服吸收速度就比溶液剂慢，因为黏度与扩散速度成反比，黏度大的制剂，在消化道中移动缓慢，不易达到小肠的吸收部位。

3. **口服固体剂型** 固体剂型口服后，药物不能立即与胃肠液直接接触而吸收，在胃肠液中要经过崩解(或溶散)→溶出→吸收等过程。

固体制剂在到达生物膜而被吸收之前，首先要崩解，即分散成细小颗粒，然后，药物从细小颗粒中释放，溶于胃肠液，通过生物膜进入血液循环而发挥疗效。这个过程决定药物在体内吸收的速度和程度。药物细小粒子与体液有较大接触面时，可使药物的溶出速度加快，吸收速度也随之加快。

固体制剂的崩解不等于药物的溶解，药物的溶解首先取决于粉末或结晶表面的润湿，以及中药粉末的破壁情况。只有那些崩解速度快，且崩解后易溶的药物，崩解度试验才能反映药物的吸收，所以崩解度的测定，只可作为生产中每批制剂之间的差异控制，而不能作为制剂生物有效性的测定。而当前检查难溶性药物及生物利用度不理想的制剂的吸收情况，一般采用溶出度试验。

4. **直肠给药剂型** 直肠给药的栓剂或灌肠剂，用于局部治疗或发挥全身作用。灌肠剂的特点是，保留时间较长，且药物是以溶液状态应用，有利于吸收；直肠保留液的药物吸收一般比栓剂好，如在其中增加少量增稠剂，有助于延长在肠内的保留时间。

栓剂作为直肠给药剂型可以产生有效的全身性治疗的作用。影响药物从直肠吸收的因素较多，吸收过程可能有两种形式：一是通过直肠分泌液的吸收，机制主要是被动扩散；二是不通过直肠分泌液的吸收，药物从基质中扩散到黏膜吸收部位是吸收的限速过程。

5. **眼用剂型**

(1) 滴眼水溶液：水溶液与角膜接触时间短因而吸收时间也短。加入甲基纤维素和聚乙烯醇等亲水性高聚物可增加水溶液的黏度，使药物与角膜接触的时间延长，减小药物的流失速度，利于药物的吸收。滴眼剂的表面张力对角膜透过性也有影响，表面张力愈小愈有利于渗入，但不少表面活性剂对眼有刺激性。

(2) 混悬型滴眼液：混悬型滴眼液中的药物微粒可留存于结膜囊内，不断透入角膜，药物微粒的大小影响生物利用度，颗粒过大不仅作用表面小，还可引起对眼部的刺激、药物流失以致降低生物利用度。

(3) 眼膏及油滴眼剂：眼膏和油滴眼剂与角膜接触的时间都比较长，采用脂溶性的非离子型药物，有利于透过角膜上皮层。但油脂性基质不易与泪液混合，可能限制药物的穿透。

(4) 眼用膜剂：眼用膜剂通常以聚乙烯醇为成膜材料，使用后在眼中被泪液逐渐溶解，形成黏稠的胶状液，不易从鼻泪管流失，又可粘附在角膜上，增加接触时间，延长药效，减少用药次数及药液损耗。恒释毛果云香碱药膜由一层药膜与两侧的控制膜组成，这种膜剂以接近零级释药速度连续释药达 1 星期之久，用药量仅为滴眼液的 1/4，而作用相近。

6. 皮肤用剂型

皮肤用剂型主要用于涂敷皮肤表面，在局部发生作用。当病患部位在表皮角质层以下时，要求药物制剂有一定的穿透性，透过角质层发挥药效。

自1974年美国上市第一个Transderm-Scop镇晕剂东莨菪碱和1981年抗心绞痛药硝酸甘油的透皮吸收制剂用于临床以来，出现了很多具有全身治疗作用的经皮吸收制剂，但是由于皮肤的屏障作用，除了硝酸甘油等少数药物以外，大部分药物透过皮肤的能力比较差。药物的透皮吸收是被动扩散。角质层下面的活性细胞对大多数药物的渗透性比角质层大100～10 000倍，一般不会干扰透皮吸收。而通过角质层的扩散可认为是透皮吸收的限速过程，角质层的水化作用是可逆性生理变化。应用凡士林或油脂类作为基质时可在皮肤表面形成一层防水膜，阻碍皮肤水分蒸发，促进角质层的水化而使药物的透皮吸收有所增加。透皮吸收促进剂通常有强吸湿性，可促进角质层水化，引起皮肤蛋白质结构改变，使膨胀软化，并有溶解角质层成分的作用，故对皮肤有高度渗透性。

药物与基质的相对亲和力小，易于从基质中释放，反之，如果药物和基质间的亲和力大，药物就不易从基质中释放，不易进入皮肤。但另一方面，如果药物对角质层的亲和力大于对基质的亲和力，由于药物在基质中浓度低，吸收量也很小。

7. 其他

如将药物分散成微粒(液体或固体)，通过呼吸系统进行治疗的方法称为吸入疗法。吸入治疗主要起局部作用，但药物经肺部吸收，也能起全身作用。吸入剂型中应用最多的是气雾剂，此外，还有其他吸入用的气溶胶。它们的特点是药粒微小(0.5～5 μm)，奏效快，一般属于速效剂型。

(二) 辅料

理想的辅料应该是无毒性、刺激性、热原性、抗原性及溶血性，而且无药理活性，不妨碍主药疗效的发挥。过去选用辅料时，大多只注意对生产工艺及制剂外观性状如硬度、黏度、色泽等方面的影响，而对生物有效性的影响则重视不够。

辅料可能与药物或胃液、肠液发生某些作用，影响药物的吸收，而这种影响通常不能用一般含量测定的方法或崩解度试验检查出来。辅料对药物的作用方式不同，如络合物的形成，吸附作用的产生，药物粒子表面性质的改变，溶出介质pH或黏度的变化等，有可能加强或减弱制剂的生物有效性。例如牛黄解毒片，取5份按要求制备好的颗粒，分别拌入3%滑石粉，3%淀粉，1%硬脂酸镁，1%微晶纤维素，3%三硅酸镁，分别混匀后压制片剂，发现加有三硅酸镁的颗粒不粘冲，而加有3%淀粉的颗粒粘冲最严重，做崩解度实验时也发现加有三硅酸镁的片剂仅需20 min即可崩解。

(三) 制剂工艺

工艺是中药加工成制剂的过程，任何一个中药制剂的工艺都可能影响临床的疗效。

中药的提取精制，是中药制剂制备的基础。采用不同的提取方法和溶剂，从中药得到的有效成分的数量、质量及其效用都可能不同。福寿草采用下述三种不同提取和制剂工艺，其溶出度不同：① 用福寿草浸膏，加入淀粉压片，包糖衣。② 提取福寿草总苷，加入淀粉，压制成总苷片。③ 福寿草总苷用聚乙烯醇制成薄膜衣片。检测上述3种片剂的溶出度发现：总苷的薄膜衣片剂溶出最快，$T_{50}=2.6$ min；加淀粉制成的总苷片次之，$T_{50}<30$ min；而浸膏制成的糖衣片溶出最慢。

固体中药制剂的制备包括粉碎、混合、制粒以及制剂成型等许多步骤。若将药物细粉在辅料中均匀分散，可改善制剂中药物的溶出，提高吸收性能。混合方法不同，也易引起药物溶出速度的差异，尤其是对于小剂量的药物影响更明显。

中药有效成分在固体分散物中的状态不同，溶解度和溶出度改善的程度亦有差异。中药有效成分岩白菜素在水中溶解度较小，使疗效受到一定的影响，采用其固体分散物可以提高溶出度。例如岩白菜素的PVP共沉淀物(1∶8)压制成片，50 min时的溶出度达90%以上，较按一般方法制备的岩白菜素片高20%，提高了制剂的生物有效性。

颗粒的质量对制剂的吸收影响也很大，在制粒操作中，也有很多因素可以影响片剂的崩解、溶出和吸收，如黏合剂的品种、用量、颗粒大小和松紧以及制粒方法等。用湿法制粒时，混合的强度和时间对制成颗粒的硬度以及片剂的硬度和崩解时间都有影响。中药浸膏细粉，与适宜的辅料混匀，在转动中将润湿剂乙醇或水呈雾状喷入，使其润湿粘合成粒，制成的片剂崩解与溶出均较好。

片剂制备时的压制力，片剂贮存时的温度和湿度等因素，也都能影响溶出度；压力与溶出速度的关系还与原料、辅料有关。

同为蜡丸，由于制剂成型的工艺不同，对生物有效性的影响亦不相同。以芦丁为主要成分的塑制蜡丸和泛制蜡丸进行崩解度和溶出度测定，结果表明，塑制蜡丸体内外均不崩解，泛制蜡丸则可崩解。塑制蜡丸的 T_{50} 值为705 min，而 T_d 值为2 860 min，而泛制蜡丸的 T_{50} 值为53.1 min，T_d 值为173.5 min，两者的溶出度存在显著性差异。

第三节 研究中药制剂生物有效性的方法

从药剂学的角度考虑，评价中药制剂生物有效性的体内量化指标是生物利用度，体外量化指标是溶出度，若经过试验证明两者间具有良好的相关性，则可以用体外测定方法代替体内测定，控制制剂质量。

一、研究方法

制剂生物有效性的研究，必须在剂型确定的前提下进行。

首先，建立起灵敏、可靠、简便、快速的分析方法，选择能反映制剂临床药效的化学成分，以适应制剂在体内的瞬息变化和提高研究效率。体液中药物最佳分析方法和条件的建立，是生物有效性研究的基础。

其次，要在对制剂中药物吸收、分布、排泄研究的基础上，提出描述血药时程的初步数学模型，以表达药物的吸收速度和程度、在体内重要器官的分布和维持情况以及排泄的速度和程度等，并提供血药浓度一时间曲线下的面积(AUC)、峰浓度(C_p)、峰时间(t_p)等参数，尽可能测定生物利用度，以了解中药制剂在体内被利用的程度和速度。

通过对中药有效成分，包括其合成代用品和衍生物或中药有效部位的体内过程及药动学

研究结果,可以阐明以下几方面的问题:

(1) 根据体内过程的研究,阐明某些成分的分布特点与药效或毒副作用的关系。如双氢青蒿素及其衍生物均易于透过血脑屏障,这与其能治疗脑型疟有关;伪石蒜碱在大肠分布多且维持时间久,有利于肠癌的治疗;鱼腥草在肺内的分布最高,治疗呼吸系统炎症疗效好等。

(2) 根据药动学的研究,阐明某些成分的量效和量时关系。半衰期($t_{1/2}$)很长的药物如山油柑碱(38 h)、川楝素(25 h)等,短时重复用药容易发生蓄积,故给药间隔要长,维持量宜小;半衰期($t_{1/2}$)短的药物如丹参素、川芎嗪等,消除快,临床应以短时重复给药为宜。人参皂苷在酸性环境中不稳定,容易水解,生物利用度低(1%),提示口腔含服可能是人参皂苷较好的给药途径。青蒿素由于首过效应,口服给药需大剂量才能维持有效血药浓度,提示青蒿素及其衍生物若以栓剂直肠给药、肌内注射或静脉滴注,有利于避免首过效应,提高血药浓度,降低脑型疟的复燃率。

(3) 根据体内药物化学结构转化,阐明某些成分与生物活性的关系。某些中药成分,经代谢失活或活性降低;而另一些中药成分却可经代谢活化,如氧化苦参碱本身无平喘作用,口服后在体内转化为苦参碱,有平喘作用。

(4) 通过测定生物利用度和溶出度,掌握中药制剂在体内被利用的程度和速度,为指导临床合理用药提供依据。

在中医药理论指导下,对中药制剂生物有效性的研究正在深入。例如,根据中医药时辰学说,将^{3}H-天麻素于不同时辰给予大鼠,发现体内过程呈现昼夜变化。提示要充分发挥中药制剂药效,减缓毒副作用,注意人体阴阳、脏器的时辰节律,亦有必要,因这些节律与内分泌、神经调节、生理功能、体内动力学等有一定关系。

二、 生物利用度

生物利用度系指制剂中的主药被吸收进入体循环的速度和程度。包括以下两方面的内容:

1. **生物利用的程度**(Extent of Bioavail ability, EBA)　系指与标准制剂比较,供试制剂中被吸收的药物总量的相对比值。制剂的生物利用程度,一般用血药浓度—时间曲线下的面积(AUC)计算吸收的数量。血管外给药制剂的AUC与静脉注射剂的AUC的比值,为绝对生物利用度;同一种药物不同制剂之间比较吸收程度与速度而得到的生物利用度,即参比制剂的AUC与标准制剂的AUC的比值,为相对生物利用度。

2. **生物利用的速度**(Rate of Biavailability, RBA)　系指与标准制剂比较,药物从供试制剂中被吸收速度的相对比值。制剂的生物利用速度,一般用血药浓度达到峰值的时间(t_p)表示。

进行生物利用度试验时,可以通过测定试验对象血液中的药物浓度,衡量制剂中药物的作用;也可以通过测定患者的尿液或其他体液中的药物或代谢物的浓度,了解制剂中药物被利用的情况。

处方组成相同,剂量相等的同一剂型,若含量、含量均匀度、崩解时间、溶出度符合同一规定标准,则具有药剂等效性。药剂等效是中药制剂生产、流通与使用的最低质量要求,但还不能反映体内的情况。生物等效是指药物临床疗效、不良反应与毒性的一致性。而生物利用度是生物等效性评价的间接指标,能反映中药制剂的体内量变情况,是制剂的生物学标准,能对临床疗效提供直接的证明。

需要对制剂做生物利用度试验的药物主要有以下几类：

(1) 预防与治疗严重疾病的药物。这类药物的质量对治疗效果影响较大，生物利用度上的差别，有时会带来严重的后果。

(2) 治疗指数窄的药物。治疗指数是毒性浓度与有效浓度之比。治疗指数窄即药物制剂的治疗剂量与中毒剂量很接近，此时若生物利用度过高，可能引起中毒，过低又可能达不到治疗浓度。

(3) 水溶性低、溶解速度慢的药物。水中溶解度低于 5 mg/ml 的药物或用法定方法在 30 min内溶解少于 50%的药物，溶解速度是整个吸收过程中的限速因素，对生物利用度影响显著。

(4) 在胃肠道中不稳定或发生生物转化的药物以及具有特殊理化性质(如多晶型)的药物。

(5) 辅料比例高的产品，如辅料与活性成分之比为 5∶1 的情况。因为辅料多，有时会对主药产生一些影响。

生物利用度目前主要用于同种药物不同剂型的比较及同种药物同一剂型不同处方或工艺的比较。生物利用度是提高制剂质量，开发新产品中制剂研究的基本内容。

测定和评价制剂生物利用度的方法有药代动力学法、药理学法和临床法。一般说，药代动力学法较临床法简捷、分辨率高。

评价制剂生物有效性的药代动力学法又分为下列 6 种：① 单剂量给药后，测定血(血浆、血清、全血)中原形药的浓度。② 单剂量给药后，测定尿中排泄的原形药总量。③ 多剂量给药后，在稳态期的剂量间隔期，测定血中原形药的浓度。④ 多剂量给药后，在稳态期的间隔期，测定尿中原形药排泄总量。⑤ 单剂量给药后，测定尿中代谢物的排泄总量。⑥ 多剂量给药后，在稳态期的剂量间隔期，测定尿中代谢物的排泄总量。

(一) 生物利用度的测定设计

1. 受试对象　生物利用度试验可以在动物体内进行，也可以在人体内进行。但由于在动物体内有时很难获得最低限度的结果，例如家兔为草食动物，其消化道生理与人类相差太大，胃内排空时间太长，口服很难吸收，因此，要对制剂作出令人信服的评价，使结果对临床用药更有实际的指导意义，应该在健康、正常的成年人身上进行研究。

受试对象应满足如下条件：无心、肝、肾、消化道、神经系统、精神异常及代谢异常等病史；体格检查示血压、心率、心电图、呼吸状况、肝、肾功能和血象无异常；年龄一般 18～40 岁，同一批受试者年龄不宜相差 10 岁以上；性别以男性为宜；体重应具标准体重或接近标准体重；试验前两周未服用其他药物，且受试期间忌烟、酒。

2. 给药方案　生物利用度的测定大多采用单次给药法。对于治疗过程中的患者，可以采用多剂量重复给药，到达稳态浓度后进行测定。稳态过程中，任何一个给药间隔内，药一时曲线下面积，与单次给药后，从时间为零到无穷大之间的曲线下面积相等。

为了避免食物对药物吸收的影响，要求受试者禁食 12 h 后，早上空腹给药，以 200 ml 温水送服，服药后 2～4 h 进食标准餐。如采尿，则在采尿期按规定饮一定量的水。

3. 给药方法　生物利用度研究中常用拉丁方(Latin Square)设计，即交叉设计。

受试者可分为 2 组或 3 组，12 人可分为 2 组每组 6 人，进行 A、B 两个制剂的比较。研究时可如下安排两组交叉试验,见表 22-1。

表 22-1　两组给药交叉试验设计方案

组　别	志愿者号码	各期处理	
		Ⅰ　期	Ⅱ　期
1	1～6	A	B
2	7～12	B	A

如试验三种制剂安排为三组交叉试验,见表 22-2。

表 22-2　三组给药交叉试验设计方案

组　别	志愿者号码	各期处理		
		Ⅰ　期	Ⅱ　期	Ⅲ　期
1	1～6	A	B	C
2	5～8	B	C	A
3	9～12	C	A	B

表中“处理期”相隔的时间,叫做洗净期,试验中设置洗净期是为了避免前一次所用药物对后一次试验产生影响,一般为 1 星期。半衰期很短的药物,洗净期可短些,原则上是不少于 7 个半衰期的时间。

在给药安排中,还应包括诸如对进食、禁食、饮水、饮料等合理的安排。总之,受试者应在各种条件一致的情况下进行比较,以免影响测试结果。

4. **供试体液**　供分析测定用的体液大多数为血液。因为多数药物的血药浓度与药效之间呈平行关系,血药浓度的数值对治疗效果是有价值的资料。

当药物以原形从尿排出为主时,可以采用尿液。少数情况下也有分析唾液、汗液、精液及脑脊液等样品的。

试验方案中应记录采血期、采血技术、血液的处理方法以及血样贮存法。记录采尿时间和尿量。

5. **体液取样**　受试者服药的时间要与规定的取样时间相配合,以便按规定的间隔期准时抽血。

(1) 血液取样:通常在预计的峰浓度前取样不少于 3 点,以便计算滞后时间 t_{lag};在峰值附近取样 3 点,以便计算峰时 t_p,并由此得出峰值 C_p;曲线后半部可供计算消除速度的样点不少于 4 个。在峰浓度时取点不足,部分面积有可能丢失,致使 AUC 的测定出现低估的误差。全部取样时间不应少于 3 个半衰期,一般为 3～5 个半衰期。如果半衰期未知,则取血的时间可持续到血药浓度为峰值的 1/20～1/10。

(2) 尿液取样:在规定时间内,应收集尿液。通过尿液测药物的动力学参数,常用的方法有速度法和亏量法;亏量法对误差因素不甚敏感,试验数据比较规则,偏离直线不远,作图容易,求得的参数较速度法准确,但需要求出总的尿药量,收集尿样时间较长,约为药物的 7 个半衰期,且整个集尿期间不得丢失任何一份尿样,对半衰期长的药物来说,采用亏量法比较困难;相比之下,速度法集尿只需 3～4 个半衰期,较易为受试者所接受。

6. **样液处理**　生物样液中的蛋白质和其他干扰物质,能影响检测的进行,因此,在分析药物含量之前要消除干扰,主要包括去蛋白和将被测组分分离、净化、浓集等步骤。可以通过沉淀法、离子交换法和超滤法进行，其中沉淀法用的最多。沉淀法的原理是加入沉淀剂以调节pH至等电点，或使蛋白质变性凝固而析出。常用的沉淀剂有：① 有机溶剂，如乙腈、甲醇等。② 酸、碱，如三氯乙酸、氢氧化钠等。③ 重金属盐，如钨酸盐等。

去蛋白后的生物样品，还需采用合适的有机溶剂萃取被测组分，以达到净化、浓集的目的。常用的溶剂有乙醚、二氯甲烷、三氯甲烷、乙酸乙酯、苯或两种及两种以上的混合溶剂。

7. **样液测定** 生物利用度的试验成功，依赖于体液中药物的测定，而药物在生物样液中的浓度极低，故应选用灵敏度高、专属性强、重现性好、回收率高、简便快速的分析方法，如光谱法、色谱法以及放射免疫分析法等。

(二) 生物利用度的血药浓度法的参数提取

制剂口服给药后，一般得到血中药物浓度—时间曲线，该曲线具有EBA与RBA特征的参数值有下列5种：① 血药浓度—时间曲线下的面积(AUC)。② 血药浓度的峰值(C_p)。③ 到达血药浓度峰值的时间(t_p)。④ 达到最小有效血药浓度(MEC)的时间。⑤ 维持MEC以上的药物浓度的时间。而其中尤以AUC、C_p、t_p最为重要，是具有吸收过程的制剂的生物利用度的三项基本参数。固体制剂，特别是缓释制剂，还常以滞后时间t_{lag}，作为另一个参数。如果条件许可，还能求出半衰期$t_{1/2}$，吸收速度常数Ka，消除速度常数等动力学参数。

AUC、C_p表示药物的吸收数量，t_p、Ka表示药物的吸收速度，$t_{1/2}$则与测求Ka有联系。在所有这些参数中，AUC是最基本的。各制剂的生物利用度，都以AUC的大小为标准。

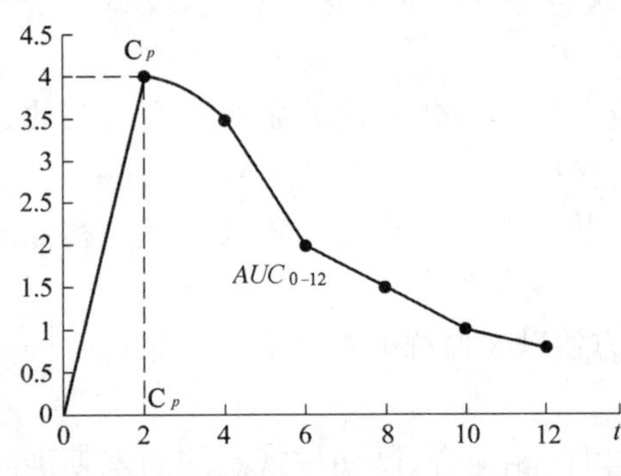

图 22-3 单剂量给药血药浓度-时间曲线

AUC与药物吸收总量成正比，因此可以代替药物吸收的程度。不过，只用AUC表示生物利用度还是不够全面的。见图22-3，代表一般的血药浓度—时间曲线，纵轴为血药浓度，横轴为时间，服药后，按图中所示的时间抽取一系列血样。在图中0～2 h，血药浓度上升迅速，因为吸收分布快。峰时是药物的吸收相与分布、消除相的平衡期，此时药物进入血液与离开血液的速度相同，血药浓度变化为零，是峰浓度值到达的时间。图中虚线左为吸收相，虚线右为消除相。在2～12 h的点表示血药浓度的下降，消除是主要的过程，而吸收部位的药物已耗尽，只有分布与消除影响着血药浓度。消除途径有肾排泄及肝代谢等。所以，尿排泄为药物消除的一条重要途径，可以测定尿中排泄的药物或它的代谢物。

t_p表示吸收的速度，而C_p是与治疗效果及毒性水平有关的参数，也与药物吸收数量有关。见图22-4，3种制剂的AUC相同，但A制剂C_p太大，超过最小毒性浓度(MTC)，则能导致中毒，而C制剂的C_p达不到有效浓度(MEC)，则无治疗效果，所以制剂的生物利用度一般用AUC、t_p、C_p这3个参数表征。

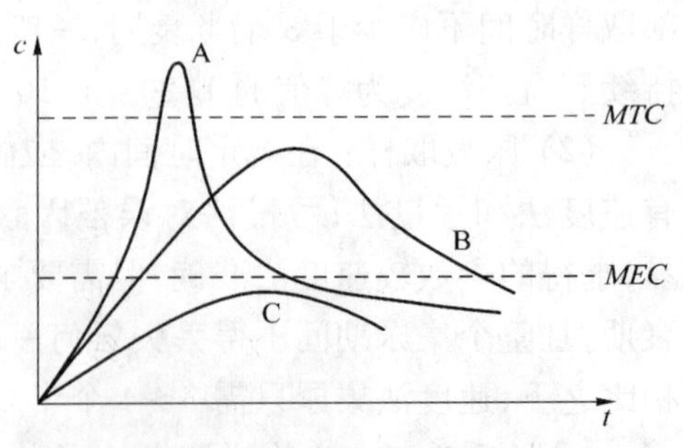

图 22-4 3种制剂血药浓度—时间曲线比较图

(三) 血药浓度法生物利用度的求算

生物利用度的参数一般是从单剂量研究中求算的，但必须具备下列几项条件，测定才有实际意义。

(1) 消除图形不变：在试验或交叉试验中代谢或消除参数应不变，可能产生的微小偏差应在交叉试验中抵消。

(2) 准确求出血药浓度曲线下的总面积：如果血样的采血期达不到所有药量完全消除，而假定吸收与分布已达到完全程度，则 $AUC^{t\to\infty}$ 可以用数学公式算出，加到实验曲线所求得的面积中去。

(3) 多次采血：多次采血测定使血药浓度曲线更清楚地表示出吸收相、分布相与消除相。AUC 常用梯形公式计算，血样愈多，梯形数量愈多，单个梯形面积愈小，计算更接近实际面积。

以下分别讨论生物利用度的重要参数 AUC 及 t_p、C_p 的求算方法，并举例说明。

1. 血药浓度—时间曲线下面积 AUC 的求算

(1) 测面积法：从坐标纸上数出曲线包围的单位格子数，或用测面积仪测出曲线下面积。

(2) 称重法：将曲线描绘于厚薄均匀的纸上，剪下曲线下部分，精密称重。

(3) 积分法：先求出必要的动力学参数，然后用公式推算，如单室模型可用公式

$$AUC = FX_0/KV_0 \tag{22-13}$$

(4) 作图计算法：近似的数值积分法，有矩形法、梯形法等。梯形面积求算的方法：

设 C_1、C_2、C_3…C_n 为在时间 t_1、t_2、t_3…t_n 测得的血药浓度，其面积可视为若干个梯形面积与三角形面积的和。计算式如下式所示。

$$\begin{aligned}AUC_{0\to t_n} &= \frac{1}{2}C_1t_1 + \frac{1}{2}(C_2+C_1)(t_2-t_1) + \frac{1}{2}(C_3+C_2)(t_3-t_2) + \cdots \\ &\quad + \frac{1}{2}(C_n+C_{n+1})(t_n-t_{n-1})\end{aligned} \tag{22-14}$$

梯形法求算得通式：

$$AUC = \sum_{i=1}^{n}\frac{C_i+C_{i-1}}{2}(t_i-t_{i-1}) \tag{22-15}$$

在通常的单剂量给药实验中，血液的采样常常是提前结束的，即在没有获得完整的血药浓度—时间曲线之前就停止采血。因此需要继续把曲线尾段外推至能够算出曲线下其余的面积，剩余的面积可用下式来推导。

可以求证 $\frac{C_n}{K} = AUC^{t\to\infty}$ 如下：

$$\begin{aligned}\int_n^{\infty} C\cdot dt &= \int_n^{\infty} C_0\cdot e^{-kt}\cdot dt = C_0\left[-\frac{e^{-kt}}{K}\right]_{tn}^{\infty} \\ &= \frac{C_0}{K}e^{-ktn}(\because C_0e^{-ktn} = C_n) = \frac{C_n}{K}\end{aligned} \tag{22-16}$$

上三式中，C_1、C_2、C_3…为指定时间的血药浓度(mg/ml)；t_1、t_2、t_3…为取血时间(h)；C_n 为经 n 次给药间隔期间任一时间 t 的血药浓度，亦可用 C_t 或 C_{tn} 表示；K 为消除速度常数。

单剂量给药后，血药浓度曲线下的全面积可以用式(22-16)表示。

$$AUC^{0\to\infty} = AUC^{0\to t} + AUC^{t\to\infty} \tag{22-17}$$

式中：$AUC^{0\to t}$ 为 $0\to t$ 时的血药浓度曲线下面积，$AUC^{t\to\infty}$ 为 $t\to\infty$ 时的血药浓度曲线下的

面积；AUC的单位是浓度×时间。

$AUC^{0\to t}$一般由试验得出一组血药浓度数据后，应用梯形法求出。$AUC^{t\to\infty}$则由式(22-16)计算而得。

2. **达峰时(t_p)和血药峰值(C_p)的求算**

(1) 直接提取：t_p和C_p可以从血药浓度—时间曲线中直接提取，只要在血药浓度曲线上升段测试点有足够的数据，曲线比较圆滑完整，与曲线最高点相对应的纵坐标值，即为血药浓度峰值，相对应的横坐标即为达峰时间。这样得到的数据可能比较粗略，但由于比较直观，方法简便，一般都乐于采用。

(2) 动力学方程：如果已知某药物的吸收速度常数Ka和消除速度常数K，则可由动力学方程求算峰值。

$$t_p = \frac{2.303}{Ka - K} \cdot \lg \frac{Ka}{K} \tag{22-18}$$

$$C_p = X_0 \frac{F \cdot Ka}{(Ka - K)V}(e^{-Ktp} - e^{-Katp}) \tag{22-19}$$

或

$$C_p = C_0 \cdot F \cdot e^{-Ktp} \tag{22-20}$$

3. **举例**

设10个健康受试者，单剂量口服药物2 g(分别交叉服用溶液剂和片剂)，每一受试者在接受溶液剂和片剂交叉试验时至少间隔1个星期。每隔一定时间采血样，结果见表22-3。

将血药浓度—时间曲线尾段直线化，可求算消除速度常数K。方法是将尾段血药浓度数据取其对数，然后根据表22-3中2～6 h的lg(10×C)对t作图，根据斜率$=-K/2.303$。

$$斜率=\frac{1.5563-0.4471}{2-6}=-0.2698$$

$\because -0.2698=-K/2.303 \quad \therefore K=0.6214$。

表22-3 血药浓度(10人平均值)

抽血时间(h)	口服后血药浓度			
	溶液剂		片剂	
	C	lg(10×C)	C	lg(10×C)
0.5	1.00		0.90	
1.0	3.86		3.46	
1.5	4.60		4.08	
2.0	3.60	1.556 3	3.32	1.521 1
3.0	2.00	1.301 0	1.65	1.217 5
4.0	0.99	0.995 6	0.83	0.919 1
5.0	0.70	0.845 1	0.39	0.591 1
6.0	0.30	0.477 1	0.21	0.322 2

$AUC^{0\to\infty}$的计算：

应用公式9-16得数据

$$AUC^{0\to\infty}_{溶液剂} = \frac{1.00}{2}\times 0.5+\frac{1.00+3.86}{2}\times 0.5+\frac{3.86+4.60}{2}\times 0.5$$
$$+\frac{4.60+3.60}{2}\times 0.5+\frac{3.60+2.00}{2}\times 1+\frac{2.00+0.99}{2}\times 1$$

$$+\frac{0.99+0.70}{2}\times 1+\frac{0.70+0.30}{2}\times 1+\frac{0.30}{0.6214}=11.75$$

$$AUC_{片剂}^{0\to\infty}=\frac{0.90}{2}\times 0.5+\frac{0.90+3.46}{2}\times 0.5+\frac{3.46+4.08}{2}\times 0.5$$
$$+\frac{4.08+3.32}{2}\times 0.5+\frac{3.32+1.65}{2}\times 1+\frac{1.65+0.83}{2}\times 1$$
$$+\frac{0.83+0.39}{2}\times 1+\frac{0.39+0.21}{2}\times 1+\frac{0.21}{0.6214}=10.02$$

$$EBA=\frac{AUC_{片剂}^{0\to\infty}}{AUC_{溶液剂}^{0\to\infty}}=\frac{10.02}{11.75}=0.8528$$

相对生物利用度(EBA)为 85.28%。

表 22-4　相对生物利用度分析结果

	溶液剂	片剂
Cp(峰浓度均值)	4.60(μg/ml)	4.80(μg/ml)
t_p(达峰值)	1.5(h)	1.5(h)
$AUC^{0\to\infty}$(药一时曲线下面积)	11.75(μg·h/ml)	10.02(μg·h/ml)
EBA(相对生物利用度)	按 100%计	85.28%

(四) 累积尿药法生物利用度的求算

当吸收入血液的药物主要以原形(或代谢物)由尿排泄,或成比例地从尿排出,或在血(全血、血浆、血清)中测不出药物的浓度,或不宜长时间内采集一系列血样(如患者、小孩等)时,可测定药物的尿排泄总量,表观地反映吸收程度,由累积尿药量求算出生物利用度。最常用的方法有速度法和亏量法,速度法不需要长时间的采集尿液,对误差较敏感,适合于半衰期短的药物;亏量法对误差因素不甚敏感,但收集尿样时间长,不适合半衰期长的药物的测定。

收集尿液与抽取血液相比,受试者易于接受,同时尿液中干扰测定的物质相对较少,样品较易处理,但是,用尿药浓度法测定生物利用度,要求有相对恒定的药物从尿中排泄,尿样品收集要完全,而且药物在尿中的总量与吸收总量相关。

一般情况下药物有多种排泄途径,如尿排泄、胆汁排泄、粪便排泄、汗腺排泄等,因此不能仅依靠测定尿药排泄总量代表药物的吸收量,绝对生物利用度在此缺乏实际意义,但可采取标准制剂与试验制剂尿排泄总量的比值,作为试验制剂的相对生物利用度。

$$相对生物利用度=\frac{X_u^{\infty}(试)}{X_u^{\infty}(标)}\times 100\% \tag{22-21}$$

式中:X_u^{∞} 为药物随尿排泄的累积总量。

单剂量给药后在无限时间内,在尿中排泄的原形药量 $X_u^{\infty}=f\cdot F\cdot D$。

其中 D 为剂量,F 为吸收入血液的剂量分数,f 为血中的 F 在尿中的排泄分数。如标准制剂 A 和供试制剂 B 以相等剂量给予同一受试者,即 $D_A=D_B$。又因为同种药物体内肾排泄类型基本一致,因而可假定 $f_A=f_B$,则可用下式:

$$\frac{(X_u^{\infty})_B}{(X_u^{\infty})_A}=\frac{f_B\cdot F_B\cdot D_B}{f_A\cdot F_A\cdot D_A}=\frac{F_B}{F_A} \tag{22-22}$$

若设标准制剂 A 的 $F_A=1$(100%吸收入血),则:

$$F_B(\%)=\frac{(X_u^{\infty})_B}{(X_u^{\infty})_A}\times 100\% \qquad (22-23)$$

生物利用度计算举例：

已知某药绝大部分以原形从尿中排泄，一组健康人分别交叉口服溶液剂和片剂各 300 mg，在各个不同时间内收集尿液，并测出各份尿液中药物含量，其值见表 22－5。

表 22－5　尿中药物含量(累积)

时间(h)	溶液剂(mg)	片剂(mg)	时间(h)	溶液剂(mg)	片剂(mg)
1	25.22	16.34	7	182.56	140.38
3	91.31	52.12	10	209.36	168.68
5	140.50	101.78	24	245.79	184.48

求相对生物利用度

$$F_r=\frac{X(\text{片剂})}{X(\text{溶液剂})}=\frac{184.48}{245.79}=0.75$$

即相对生物利用度为 75％。

在精确的计算中，需考虑 24 h 以后尿中的药量，应按式 22－24 计算药物随尿排泄的累积总量，进一步求出相对生物利用度。

$$X_u^{\infty}=X_u^{24}+(\Delta X_u/\Delta t)_{24}/K \qquad (22-24)$$

式中：X_u^{24} 为 24 h 药物随尿排泄的累积量，$(\Delta X_u/\Delta t)_{24}$ 为 24 h 内原形药物排泄的平均速率，K 为消除速度常数。

若以多剂量给药，则在稳态期的剂量间隔期测定原形药(或代谢物)的尿排泄总量，计算生物利用度的方法是将 X_u^{24} 换成 $X_u^{t_2-t_1}$，它代表稳态期两次剂量间尿药排泄的量。

一般来说，尿药数据所提供的信息价值不如血药浓度的数据，这是因为：① 受机体排泄生理的限制，无法频繁集尿使药物体内动态的解析精密化。② 增加了肾排泄的环节，以及由此而产生的生理波动及个体间差异等影响因素。③ 尿数据的解析，只能提供各种速度参数，而不能直接提供分布容积等参数。

所以，条件允许时应尽量测定血药浓度，最好同时测定血药及尿药数据，两方面互为补充，则能更全面地反映药物的体内动态。

通过体内试验方法测定的制剂生物利用度，所得结果可靠性强。但体内试验技术和设备的要求都比较高，会受到试验设计、受试对象状况、体内药物浓度测定方法等条件的限制。因此建立一种既能反映药物吸收情况又简便易行的体外试验方法很有必要。设计适宜的体外溶出度试验法，可用来评价制剂的生物有效性。

三、溶出度

溶出度(Dissolubility)系指制剂中某主药有效成分，在规定介质中溶出的速度和程度。它是评价药物制剂质量的一个内在指标，是一种模拟口服固体制剂在胃肠道中的崩解和溶出的体外试验法。凡检查溶出度的制剂，不再进行崩解时限的检查。

自提出药剂的等效性问题以来，发现主药含量相同、崩解时间接近的固体制剂，其临床疗效不一定相等，有报道认为，80%的难溶性药物存在生物不等效现象。其原因是：① 制剂成型过程中，处方组成、工艺过程与主药成分从制剂中的溶出有相关性。② 固体剂型从崩解成颗粒，到分散、溶解而被机体吸收有一个过程。崩解只是药物溶出的最初阶段，它无法客观反映药物在体内溶出的全过程。③ 药物在体内吸收的速度常常由溶解的快慢而定。药物晶型与溶解相关，崩解度无法反映结晶的溶解度与溶解速度。

因此可以认为制剂中药物的体内吸收与其溶出的速度和程度关系甚为密切。制剂溶出度的检查不仅包括了固体制剂的崩解过程，而且还能反映制剂的生物有效性。

《美国药典》首先引入溶出度试验方法，自第二十版开始，几乎所有的片剂和胶囊剂都做溶出度试验。USP(XXII)有溶出度检查的品种已达 468 个，《中国药典》1990 年版收载了 44 个检查溶出度的品种，1995 年版已增至 127 个品种，2000 年版为 183 个品种，2005 年版增订溶出度检查的品种为 93 种，其中有针对性的对 61 个难溶药物增订了溶出物检查方法。

制剂中药物的溶出首先必须将固体制剂崩解成粒径＜2 mm 的颗粒，颗粒进一步解聚变为粒径＜0.25 mm 的微粒状态，以增大固液界面，促进药物溶出。

多数片剂属于崩解型，但某些片剂，特别是含有中药浸膏、树脂、油脂或大量糊化淀粉的中药片剂和测定溶散度的丸剂、胶囊剂以及测定融变时限的栓剂、软膏剂，则属于非崩解型，其在溶剂中的表面积，随时间而呈现减少的趋势。包衣片、丸衣层溶解所需要的时间，在一定的情况下有“时滞”(Lagtime)的现象。

药物的吸收速度和程度与药物在胃肠液中的浓度有关，而这种浓度又取决于制剂中药物在胃肠液内溶出的速度和程度。因此，将一定量的药物制剂置于适宜的介质中，定时取样精密测定其中药物的浓度，以药物的溶出量或残存量对时间作图，即可求出制剂中药物的溶出度。

(一) 原理

溶出度测定的原理可用传统的 Noyes-Whitney 方程式表示，此方程于 1978 年由 Vmdenvord 和 Cadwallader 修改为：

$$\frac{dc}{dt} = KS(C_s - C) \tag{22-25}$$

式中：dc/dt 为溶出速度，K 为溶出速度常数，S 为固体药物表面积，C_s 为溶质在溶出介质中的溶解度，C 为 t 时间溶液中溶质的浓度。

该公式表明，为了加快溶出速度，必须保证溶出介质中药物的浓度与饱和溶液的浓度有一个极大的差，即需使 C_s 远大于 C，保证溶出介质的量远远超过使药物饱和的介质所需要的量，至少使用药物饱和时用量的 5～10 倍，这样才能接近溶出的最佳条件。

(二) 范围

需要进行溶出度测定的中药制剂，主要是指：

1. **生物利用度可能存在问题的制剂**　其中包括：主药成分不易从制剂中释放，久贮后变为难溶物，在消化液中溶解缓慢，与其他成分共存易发生化学变化等。凡有所述情况的制剂，可能会使生物利用度偏低，为保证制剂的疗效，有必要进行体外溶出度测定。

2. **可能会产生明显不良反应的制剂**　其中包括：药理作用强烈；安全系数小，剂量曲线陡峭；溶出速度过快，口服后血中药物浓度骤然升高等。属于这种情况的制剂，可能产生不良反应。为了用药安全,应进行体外溶出度测定。

(三) 目的

中药制剂溶出度测定的目的如下。

(1) 研究中药原料不同提取方法、共存成分、粉末的粒度与溶出度的关系。

(2) 考察制剂中的辅料、制备工艺过程(包括包衣过程)对主药成分溶出度的影响。

(3) 寻找中药制剂在临床上使用无效或疗效不理想的原因。

(4) 比较中药成分在不同固体制剂中的溶出度,建立中药制剂的质量控制指标。

(5) 探索中药制剂体外溶出度与体内生物利用度的关系。

溶出度测定操作简便,设备要求不高,可作为制剂产品的常规控制方法。测定的结果可以与血药浓度法或尿药总量法进行对照,或求出两者之间的相关关系,进而定出溶出度的具体指标,以保证制剂的疗效。

(四) 方法

1. **对实验装置的要求** 测定溶出度的实验装置设计虽然很多,但总的要求是:

(1) 体现体内环境。尽可能反映药物在体内条件下的溶解—吸收过程,体外测定的环境模拟体内的生理状况,模拟胃肠蠕动,在恒温动态的条件下进行。

(2) 分辨能力高。能够灵敏地分辨不同规格或不同批号的制剂溶出度的差别,且实验结果重现性好。

(3) 结构简单、使用方便、部件易于标准化。

溶出度测定仪器主要由容器、溶解介质、盛样器具、取样分析方法、搅拌方式及速度等因素决定。《中国药典》对装置的结构和要求作了具体规定。

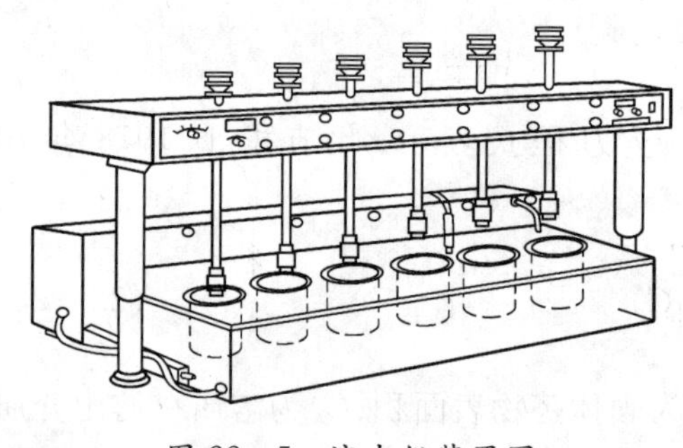

图 22-5 溶出仪装置图

2. **溶出度的常用测定装置** 见图 22-5。可用于片剂、胶囊剂等。《中国药典》法定的溶出度测定法是转篮法、桨法和小杯法。前两种方法都属于搅拌型溶出度测定法。

(1) 转篮法:《中国药典》规定为第一法。转篮法的仪器装置见图 22-6a。具体要求是:

仪器应装有 6 套操作装置,可一次测定 6 份供试品。取样点位置应在转篮上端距液面中间,离杯壁 10 mm 处。

转篮法不仅用于片剂、胶囊剂及丸剂等固体制剂,而且亦可用于栓剂、包衣颗粒以及硬膏、软膏等。

转篮法的主要缺点是筛网易被一些颗粒或辅料附塞,影响转篮的孔隙率,或者一些颗粒穿过筛网沉至溶出槽底部。因此常常选用不同大小筛网的转篮。如果解聚颗粒大小均匀时,改变筛网的筛号亦能解决溶出度的一些疑难问题。必要时,采用桨法。

(2) 桨法:《中国药典》规定为第二法:其详细要求与对转篮法的要求类同,不同之处在于用桨叶代替转篮,装置见图 22-6b 所示。桨法的关键在于桨叶大小以及是否与溶出槽的规格相匹配。桨叶的旋转必须平稳且无明显的摆动,桨叶外形应平滑而不带任何锋利的边缘。

使用桨法时,因为样品的位置不如转篮法固定,使溶出度检查结果可能产生较大的差异,

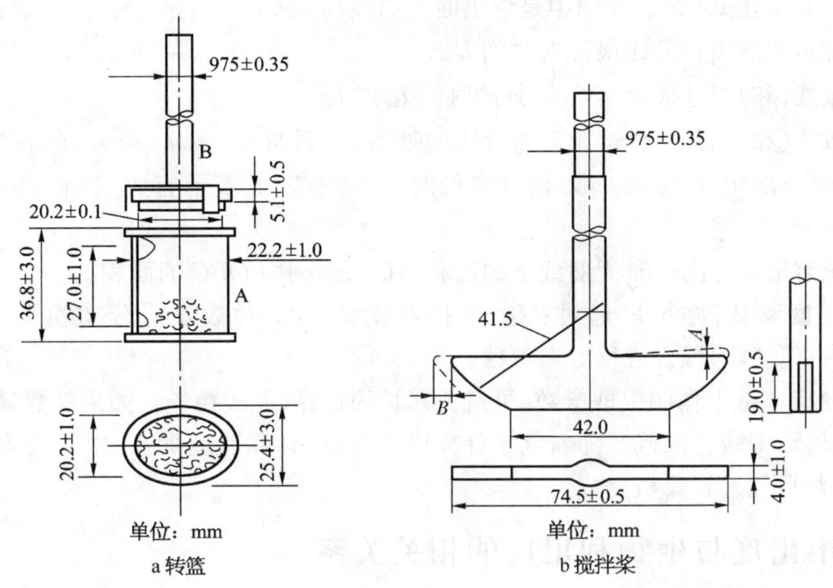

图 22-6　溶　出　仪

因此选择使用转篮法较多。

除以上方法外还有小杯法，药典规定为第三法。

先进的溶出度测定仪系多头复式组合仪器，6 个吊篮或 6 个搅拌桨同时进行。自动取样、自动测试，电子计算机处理数据，自动打印。

3. **溶出度的测定**　《中国药典》规定的溶出度测定方法是：量取规定量经脱气处理的溶剂，注入每一个操作容器内，加热使溶剂温度保持在 37±0.5℃，调整转速使其稳定。取供试品 6 片(粒、袋)，分别投入 6 个转篮内，将转篮降入容器中，立即开始计时，除另有规定外，至 45 min 时，在规定取样点吸取溶液适量，立即经 0.8 μm 滤膜滤过，自取样至滤过应在 30 s 内完成。取滤液，照各该药品项下规定的方法测定，算出每片(个)的溶出量。

溶出度测定判断标准：照各该药品项下的方法测定，6 片(粒、袋)中每片(粒、袋)的溶出量按标示量计算，均不低于规定限度(*Q*)；6 片(粒、袋)中，如有 1～2 片(粒、袋)低于 *Q*，但不低于 *Q*−10%，且其平均溶出量不低于 *Q*；6 片(粒、袋)中，有 1～2 片(粒、袋)低于 *Q*，其中仅有 1 片(粒、袋)低于 *Q*−10%，但不低于 *Q*−20%，且其平均溶出量不低于 *Q* 时，应另取 6 片(粒、袋)复试；初、复试的 12 片(粒、袋)中有 1～3 片(粒、袋)低于 *Q*，其中仅有 1 片(粒、袋)低于 *Q*−10%，且其平均溶出量不低于 *Q*，可判为符合规定。

(五) 参数的测定

由溶出度实验结果绘制的溶出度曲线可以直接提取参数，见图 22-7，方法简便易行，不需要经过数学处理，即能反映实际情况。

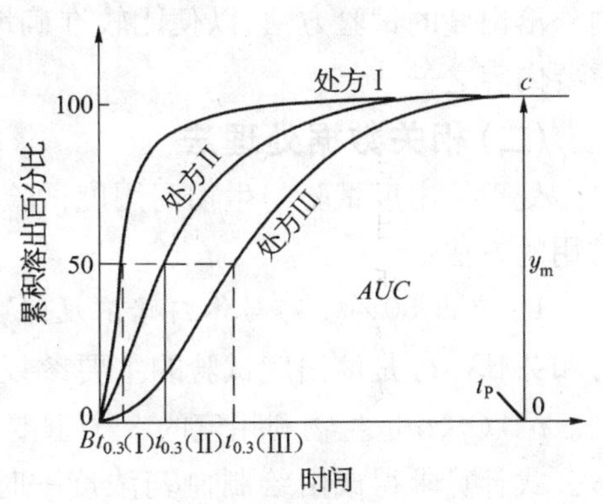

图 22-7　累积溶出百分比对时间图

溶出度常用参数包括：

(1) 累积溶出最大量 y_∞。为溶出操作经历相当长时间后，有效或(和)指标成分累积溶出的最大量，通常为100%或接近100%。在图中是溶出曲线的最高点 C。

(2) 出现累积溶出百分比最高的时间 t_{max}.

(3) 有效或(和)指标成分溶出50%的时间 t_{50} 或 $t_{50\%}$。

(4) 有效或(和)指标成分溶出某百分比的时间 t_X,例如 $t_{0.3}$($t_{30\%}$)或 $t_{0.9}$($t_{90\%}$)分别为有效或(和)指标成分溶出30%或90%相对应的时间,亦有以 t_d 表示有效或(和)指标成分溶出63.2%的时间者。

(5) 累积溶出百分比—时间曲线下的面积 AUC,即图中 OBC 的面积。

上述溶出度参数,亦可以通过:① 单指数模型。② 对数正态分布模型。③ 威布尔(Weibull)分布模型等,拟合方程寻求参数。

由威布尔概率纸上作图提取参数,可避免冗长的计算,但较粗糙。如用加数最小二乘法或最小二乘法计算,则较为准确。随着电子计算机的发展,计算速度加快,由实验数据拟合直线和提取参数,均可通过计算机完成。

四、 溶出度与生物利用度的相关关系

(一) 体内外相关性

制剂的生物有效性,通过体内生物利用度试验固然最为理想,但此项工作费时、费事、消耗昂贵,不宜用于每批产品的常规测定。体外溶出度试验则是比较简便易行的方法。只有当体外溶出度与体内生物利用度之间有相关关系,才能通过体外溶出度试验预测制剂的生物利用度,用体外试验代替体内试验,使制剂的生物有效性得到合理评价。

研究表明,某些固体制剂的溶出度与生物利用度之间存在很好的相关性,有些则无相关性。体内外相关性研究积累的资料表明,如将固体制剂口服后的吸收过程分为:

(1) 药物从制剂中释放出来。

(2) 药物通过吸收之后进入血液的两大阶段。

那么,若第一阶段缓慢,则制剂的生物利用度与体外溶出度可能有较好的相关关系;若第二阶段缓慢,则很少有相关关系。一般规律是:速释药物的生物利用度(血药、尿药浓度)与溶出度数据并不呈现相关性。只有药物的溶出速度等于或低于药物在体内的吸收速度,溶出速度成为限速因素时,两者方可能出现一定的相关性。

建立中药制剂的生物利用度参数与溶出度参数相关性关系,并且形成一个简便、可靠的体内外溶出度的试验方法,以便比较准确地预测制剂的生物利用度,是当前中药制剂质量控制的重要内容之一。

(二) 相关数据处理法

处理溶出度试验与生物利用度试验数据,判断其是否相关的方法有几种。下面介绍两种常用的方法:

1. 溶出50%(t_{50})与体内峰浓度(C_p)、峰时(t_p)、血药浓度—时间曲线下面积(AUC)之间的相关性　t_{50} 是溶出度试验的主要参数,可由药物溶出的累积百分数对时间作图用图解法得到。t_{50}、C_p、t_p 是生物利用度的3个重要参数,可由体内药物浓度的动态变化数值按有关药动学公式计算求得或由绘制血药浓度—时间曲线得到。例如,某片剂溶出试验数据(6次平均值)见表22-6。

表 22－6　某片剂溶出 50%的时间

试　　样	A	B	C	D
t_{50}(min)	3.2	15.4	45.0	88.0

健康受试者口服该片生物利用度参数(8 人平均值)见表 22－22。

表 22－7　某片剂的生物利用度参数

试　　样	C_p(μg/ml)	t_p(min)	AUC(μg/ml·min)
A	14.3	83.3	2 767
B	13.6	75.5	2 807
C	11.3	112.2	2 500
D	10.5	134.5	2 541

分别将 t_{50}－C_p、t_{50}－t_p、t_{50}－AUC 三组数据回归处理，求得两两相关系数见表 22－22。

数据处理结果表明，试片 A、B、C、D 溶出试验参数 t_{50} 能指示该片的生物利用度。A、B、C、D 试片溶出时间依次延长，口服后血药浓度依次减少，达峰时间依次推迟，两两相关性好。t_{50}、AUC 相关性差，因为药剂在体内的过程比体外试验复杂得多。因此溶出度试验不能完全代表体内试验，代替该片剂的生物利用度。

表 22－8　某片剂体内外试验相关系数

体内试验参数	C_p	t_p	AUC
溶出试验参数	t_{50}	t_{50}	t_{50}
相关系数(r)	0.954	0.957	0.801

2. 药物溶出百分比与药物吸收百分比的相关性

(1) 药物吸收百分比的求算：应用(22－26)式计算某时间(t)体内吸收药物的分数。

$$Fa=\frac{(X_A)_t}{(X_A)_\infty}=\frac{C_t+k\cdot\int_0^t Cdt}{K\cdot\int_0^\infty Cdt} \tag{22-26}$$

式中：Fa 为药物吸收百分数，$(X_A)_t$ 为 t 时吸收的药量，$(X_A)_\infty$ 为无穷大时吸收的药量，C_t 为 t 时的血药浓度，K 为消除速度常数，$\int_0^t Cdt$ 为 0 时到 t 时的药—时曲线下面积；$\int_0^\infty Cdt$ 为 0 时到无穷大时的药—时曲线下面积，等于 $\int_0^t Cdt+\frac{C_t}{K}$。

(2) 药物溶出百分比与吸收百分数的相关性：已知某些片剂 t 时的累积溶出百分比(Fd)口服吸收百分数(Fa)见表 22－9。

表 22－9　某片剂的溶出与吸收百分比

T(h)	1	2	3	4	5	6	7	8
Fd(%)	33.29	48.47	64.66	75.99	87.74	92.41	96.27	98.53
Fa(%)	29.85	44.88	63.51	73.47	79.52	86.51	90.70	97.89

将 Fd－Fa 回归处理得 $|r|=0.994\ 4$。即 Fd－Fa 相关性很好。数据处理结果表明，该片剂的体外溶出百分比可以代替体内药物吸收百分数，溶出度可指示该片剂的生物利用度。

(三)举例

岩白菜素是虎耳草科植物厚叶岩白菜[*Bergenia crassifolia* (L.) Firitasch]的有效成分,具有镇咳祛痰作用。由于岩白菜素在水中溶解度小,使疗效受到影响。将不同批号的片剂进行崩解度和溶出度试验,以每次求得片剂的累积溶出百分率和时间采用最小二乘法求算 t_{50} 和 t_d、m 等参数,发现片剂的 t_{50} 与崩解时限有显著性相关。进一步从兔体内吸收实验数据中提取片剂的最高血药浓度 C_P,达峰时间 t_P,并用梯形法计算吸收曲线下面积 AUC。将片剂的体外参数与体内参数进行相关性检验,结果 AUC 与 t_{50} 和 t_d 间有显著性相关,并可建立起相关方程:

$$AUC = 39.2931t_{50} + 382.4952$$

$$AUC = 20.5532t_d + 387.7836$$

利用相关方程,用体外参数 t_{50} 能推算体内参数 AUC,所以体外参数 t_{50} 可以作为衡量复方岩白菜素片生物有效性的指标。

石杉碱甲主要用于治疗良性记忆障碍及老年性痴呆,将其制备成缓释微球,可延长给药间隔,提高患者用药的依从性。体内外试验结果表明,透析释药法优于直接释药测定法。在透析法中,透析袋内溶液体积为5 ml时,其效果最佳,其体外释药百分率(X)对相应时间测定的体内释药百分率(Y)的线性回归方程为:$Y=1.003X+1.0485$,$r=0.9902$,具有较好的体内外相关性。

当血药浓度(或主药代谢物浓度)与临床治疗浓度(或有害浓度)之间的线性关系明确或可预计时,可用血药测定法,否则可用药理效应法评价制剂的安全性与有效性。

研究表明,某些固体制剂的溶出度与生物利用度存在很好的相关关系,有些则无相关性。一旦建立起体外溶出度和体内生物利用度试验的相关关系,就可以用体外试验代替体内试验,以简便易行的方法,使制剂的生物有效性得到合理评价,为生产过程的质量控制创造有利条件,同时也可用于筛选处方,保证产品体内体外性能的一致性。

第二十三章
中药制剂的配伍变化和不良反应

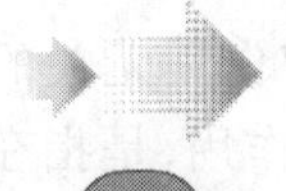

导学

1. 掌握药物制剂配伍变化的含义，中药制剂不良反应的含义，中药制剂药剂学配伍变化的内容，溶液中配伍变化的实验方法，发生配伍变化后的处理方法。

2. 熟悉中药制剂药理学和注射液配伍变化的分类及其发生原因，中药制剂不良反应的临床表现及其原因。

3. 了解中药制剂不良反应类型。

第一节　概　述

药物配伍(Compatibility)指在药剂制造或临床用药过程中，将两种或两种以上药物混合在一起。药物配伍应用后在理化性质或药理效应方面产生的变化，称为药物配伍变化。在一定条件下产生的不利于生产、应用和治疗，甚至引起毒副作用增强的配伍变化称为配伍禁忌(Incompatibility)。

一、 药物配伍用药的目的

药物的合理配伍能达到以下目的：使药物之间产生协同作用，增强疗效；在提高疗效的同时，减少毒副作用；利用相反的药性或药物间的拮抗作用，克服药物的偏性或副作用等。

药物配伍后有时只发生一种配伍变化，有时可发生几种配伍变化。药物配伍不合理，在体内发生相互作用，导致中毒或药物失效；在体外发生配伍变化，除使物理化学性质发生改变外，也可导致中毒或药物失效。因此，药物能否配伍应用，归根结底要看其对机体产生的影响。

二、 药物配伍变化的类型

药物的配伍变化，从不同角度，有不同的分类方法。

1. **按配伍变化性质分类** 分为疗效学配伍变化和物理化学配伍变化。有些药物配伍通常同时发生上述两种变化，如因产生化学变化，结果使效价下降或产生有毒物质，也引起疗效的改变。

2. **按配伍变化发生的部位** 分为体外配伍变化和体内药物相互作用。体外配伍变化主要指药剂学的配伍变化。体内药物相互作用可分为药物动力学相互作用和药效学相互作用。

本章介绍药剂学的配伍变化与药理学的配伍变化。

药剂学的配伍变化属于体外配伍变化，即药物进入机体前发生的变化，这种变化由物理、化学性质的变化引起，是在药剂生产、贮藏及用药配伍过程中发生的配伍变化。根据变化的性质不同，药剂学的配伍变化分为物理配伍变化和化学配伍变化。

药理学配伍变化是指药物配伍使用后，它们的体内过程相互影响，造成药理作用的性质、强度、副作用、毒性等发生改变的配伍变化。

三、 中药制剂不良反应及分型

中药制剂与人体相互作用的结果，不仅能产生治疗作用，也能产生与治疗作用无关的反应，引起人体病理变化，造成不良的临床后果。中药制剂不良反应又称为毒副作用，是指在中医药理论指导下，用于预防、诊断或治疗人的疾病，改善人的生理功能而给予正常剂量中药制剂后所出现的任何有害且非预期的反应。研究中药制剂不良反应，是为了合理使用中药制剂，以减少和防止中药制剂的不良反应，达到安全用药的目的。

按照世界卫生组织(WHO)分型法，可将中药制剂不良反应分为A型、B型和C型。

1. **A型中药制剂不良反应** 指由于中药药理作用所致，反应的发生与剂量有关，发生率高，可预测。A型不良反应包括副作用、毒性作用、继发反应、停药综合征等。如麻黄有平喘的功效，但也能使心率增加，引起心悸、血压升高、头晕等不良反应。

2. **B型中药制剂不良反应** 指与该药药理作用无关的特殊反应，这类反应难以预测，常规毒理学实验不能发现，反应的发生一般与剂量无关。如中药注射剂引起的过敏反应。该型不良反应发生的因素很多，如中药在体内代谢的产物，药品制备过程中添加的辅料，复方煎煮过程中产生新化合物等。

3. **C型中药制剂不良反应** 该型不良反应一般在长期用药后出现，用药与反应的发生没有明确的时间关系，潜伏期较长，反应不可重现(如致癌、致畸形)，机制不清，难以预测，影响因素多。

第二节 中药制剂的配伍变化

一、 物理配伍变化

物理的配伍变化，系指药物在配伍制备、贮存过程中，发生分散状态或物理性质的改变，从而影响到制剂的外观或内在质量的变化。例如：吸附性较强的固体粉末(如活性炭、白陶土等)与剂量较小的生物碱盐配伍时,能因后者被吸附而在机体中不能完全释放。

(一) 溶解度改变

中药复方汤剂煎煮时,由于酸性或碱性物质的引入,改变了溶液的 pH,酸性环境可使难溶于水的游离生物碱生成盐而溶出,碱性环境又可提高有机酸、黄酮、蒽醌、内酯、香豆素及酚类成分的溶解度。

1. **提取过程**　石膏不同组方随煎煮过程的进行,使石膏的溶解度表现不同。石膏主要成分为硫酸钙,由于硫酸钙在水中的溶解度很小,中医用石膏作煎剂曾被认为是没必要的,其实这是忽略中医多以复方汤剂发挥作用的特点所致。测定 7 个含石膏汤剂中钙的含量,结果表明:大青龙汤中钙的含量最高,为 50.5%($mg \cdot g^{-1}$),木防已汤中钙的含量最低,为 18.6%($mg \cdot g^{-1}$)。

2. **药渣吸附**　甘草与不同药物配伍时甘草酸的含量受药渣吸附的影响。甘草与 44 种药物配伍的实验表明,由于药渣吸附的影响,甘草与黄芩、麻黄、芒硝、黄连共煎时,甘草酸的含量下降约为 60%。

3. **盐析作用**　盐析作用会使某些药物中的成分析出。例如甘草配合芒硝($Na_2SO_4 \cdot 10H_2O$),由于芒硝的盐析作用,使部分甘草酸析出与药物残渣一起被滤除。

4. **增溶作用**　许多中药复方均含有磷脂、皂苷、高级脂肪醇、甾醇等两亲性物质,在共煎中均有可能形成胶团,增加药物有效成分的溶出。例如,茵陈蒿汤的主要成分二甲基七叶内酯,由于复方的增溶作用而致其溶出量增加。糊化淀粉对酚性药物也会产生增溶作用。

5. **助溶作用**　四物汤中熟地含有的果胶类多糖、胶质类成分在汤剂中对阿魏酸的溶出起助溶作用。柴胡的主要药效物质为柴胡皂苷 A 等,其水溶性较差,但与人参配伍后,因人参皂苷有助溶作用,可使柴胡皂苷 A 的溶出率有较大的提高,从而提高了临床疗效。

6. **溶剂影响**　不同溶剂的制剂配合在一起,常会析出沉淀。例如含树脂的醇性制剂,或薄荷脑、尼泊金等醇溶液,与水性制剂配伍时可能产生沉淀。含盐类水溶液加入乙醇时也同样可能产生沉淀。

7. **溶液环境条件改变**　溶液环境条件的改变会影响很多中药有效成分的溶解度。温度升高能增加其溶解度,而放冷后通常析出沉淀。例如药酒采用热浸法制备,贮藏温度低于生产温度时易析出沉淀。药液中有效成分或杂质为高分子物质时,放置过程中受空气、光线等影响,胶体"陈化"而析出沉淀。又如药酒、酊剂、流浸膏等制剂贮存一段时间后会析出沉淀。高分子化合物水溶液中加入脱水剂(如乙醇、丙酮或氯化钠、硫酸铵等),均可破坏胶体,析出沉淀。

总之,中药复方药物成分复杂,在提取、制备或贮藏过程均有可能发生增溶、助溶、盐析、沉淀、吸附等物理现象,导致溶解度的改变,引起制剂质量甚至疗效的变化。

(二) 制剂外观改变

1. **吸湿与潮解**　吸湿性很强的药物,如中药的干浸膏、颗粒、某些酶、无机盐类等与含结晶水的药物相互配伍时,药物易发生吸湿潮解。使用吸湿性强的辅料时,也易使遇水不稳定的药物分解或降低效价。

2. **液化**　能形成低共熔混合物的药物配伍时,可发生液化而影响制剂的配制。一些醇类、酚类、酮类、酯类药物如薄荷脑、樟脑、香草酚、苯酚、水合氯醛等,在一定温度下低共熔混合物能否液化或润湿,主要与混合物中的药物本身熔点等性质有关。

3. 结块　中药颗粒剂由于药物吸湿,而后又逐渐干燥会引起结块。结块会使这类剂型的质量变坏,有时会导致药物分解失效。

(三) 难溶与悬浮

乳剂、混悬剂中分散相的粒径可因与其他药物配伍或可能因久贮而粒径变粗,或分散相聚结、凝聚而分层,导致使用不便或分剂量不准,从而影响药物的生物利用度。胶体溶液可因加入电解质或其他脱水剂使胶体分散状态破坏而产生沉淀。某些保护胶体中加入浓度较高的亲水物质如糖浆、乙醇或强电解质而使保护胶体失去作用。

二、 化学配伍变化

化学的配伍变化是指药物成分之间发生氧化、还原、分解、水解、取代、络合、聚合等化学反应使药物产生不同程度的质变而失效,如出现变色、浑浊、沉淀、产生气体和发生爆炸等现象,以致影响药物制剂的外观、质量和疗效,甚至产生毒副作用。

(一) 产生浑浊或沉淀

中药液体药剂在配制和贮藏过程中若配伍不当,可能产生浑浊或沉淀,主要有以下几种情况:

1. 生物碱与苷类　糖基上含有羧基的苷类或其他酸性较强的苷类与生物碱结合,会产生沉淀。如甘草与含生物碱的黄连、黄柏、吴茱萸、槟榔、马钱子共煎可发生沉淀或浑浊。

2. 有机酸与生物碱　金银花中含有绿原酸和异绿原酸,茵陈中含有绿原酸及咖啡酸,两药与小檗碱、延胡索乙素等多种生物碱配伍使用,均可生成难溶性的生物碱有机酸盐,该沉淀在肠中分解后,方可缓慢地呈现生物碱的作用。

3. 无机离子的影响　大部分矿物类、动物类中药如石膏、明矾、牡蛎、龙骨等及其制剂含有二价以上金属离子,极易与四环素族抗生素、利福平、异烟肼等形成络合物。

4. 鞣质和生物碱　除少数特殊生物碱以外,大多数生物碱能与鞣质反应生成难溶性的沉淀。如大黄与黄连配伍,汤液苦味消失,而且形成黄褐色的胶状沉淀,该沉淀在人工胃液和人工肠液中均难溶。含鞣质的中药较多,因此在中药复方制剂制备时,应防止生物碱因产生沉淀而损失。

5. 鞣质和其他成分结合　鞣质能和皂苷结合生成沉淀。如含柴胡皂苷的中药与拳参等含鞣质的中药提取液配伍时可生成沉淀。含有鞣质成分较多的中药如地榆、五倍子、诃子等及其制剂能与蛋白质生成不溶性沉淀,而且是胰酶、淀粉酶、胃蛋白酶等酶类制剂的灭活剂,也能和多种抗生素、B族维生素生成鞣酸盐沉淀物而影响吸收。

中药制剂配伍所产生的沉淀大部分在胃肠道中可逐渐溶解,重新被机体吸收,基本不影响其药效,同时还可起到缓解药性的作用,但有些沉淀很难在消化道中被机体吸收。如对机体不利的成分生成沉淀,则可起到减毒作用。如为有效成分相互反应生成沉淀,则提示该药在制剂过程中应单独提取。

(二) 产生有毒物质

含朱砂的中药制剂如朱砂安神丸、七厘散、冠心苏合丸等,不宜与还原性药物如溴化钾、溴化钠、碘化钾、碘化钠、硫酸亚铁等配伍,否则会产生溴化汞或碘化汞沉淀,有很强的刺激性,导致胃肠道出血或发生严重的药源性肠炎,出现腹痛、腹泻和赤痢样大便。

含雄黄成分的中成药如牛黄解毒丸、安宫牛黄丸等不宜与亚铁盐、亚硝酸盐类药物同服,因雄黄的主要成分硫化砷，在胃液中可产生微量的硝酸、硫酸，使硫化砷氧化而增加毒性。

(三) 变色

药物制剂配伍引起氧化、还原、聚合、分解等反应时，分子结构中含有酚羟基的药物可产生有色化合物，影响外观或药效；与铁盐相遇，使颜色变深。

(四) 产气

药物配伍时，偶尔会遇到产气的现象，一般由化学反应引起。

(五) 发生爆炸

发生爆炸的情况，大多由强氧化剂与强还原剂配伍而引起。红灵散中将其中硝石与雄黄混合共研，可能引起爆炸。

三、药理学配伍变化

药理学配伍变化又称疗效学的配伍变化。药物制剂合并使用后，药物与药物，药物与附加剂等在体内过程中发生相互作用，使其对受体的作用发生变化，致使药理作用的性质和强度发生变化，如发生协同作用、拮抗作用等。药物的这些相互作用有些是有利于治疗的，如出现减毒增效的作用；有些是不利于治疗的，如出现了疗效降低或产生毒副作用，影响治疗效果，甚至危及患者安全。

(一) 协同作用

协同作用系指两种以上药物合并使用后，使药物作用增加。协同作用又可分为相加作用和增强作用。相加作用为两药合用的作用等于两药作用之和。增强作用又称为相乘作用，表现为两药合用的作用大于两药作用之和。药物的协同作用在临床上具有重要意义。例如：

(1) 红花与当归、川芎配伍：三者均为理气、活血、祛瘀药，中药临床常需配伍应用。现代药理研究表明，红花可降低心肌耗氧量、扩张冠脉及增加冠脉血流量(对抗 α -受体作用)。当归、川芎都含有阿魏酸，可抑制血小板聚集，降低 5 -羟色胺释放和减少前列腺素的合成，故配伍使用后可增强抗凝作用，提高对血栓性疾病的治疗效果。复方红花、当归注射液或当归、川芎注射液的扩冠和增加冠脉血流量作用均强于各药单用的效果。

(2) 补血药与补气药配伍：八珍汤是由补血的四物汤和补气的四君子汤组合而成，在对急性贫血状态动物的促红细胞增生作用实验中，证明八珍汤比四物汤效果更显著。而四君子汤并无促红细胞增生作用，这就表明四君子汤促进了四物汤发挥补血的作用。

(3) 含钙中药与某些西药配伍：如含钙中药与红霉素联合应用，可避免红霉素被胃酸破坏，从而提高红霉素的抗菌作用。含钙中药与维生素 D 配伍使用，有利于钙的吸收。

(二) 拮抗作用

拮抗作用系指两种以上药物合并使用后，使药物作用减弱或消失，不宜配伍使用。例如：

(1) 含钙类的制酸中药如珍珠丸、黄连上清丸等与阿司匹林、水杨酸、胃蛋白酶合剂等酸性药物联合应用时，能够发生中和作用，使两者作用都受影响。

(2) 藿香正气水、消炎解毒片、蛇胆川贝散与乳酶生合用，可使乳酸菌被灭活，引起药效下降。

(3) 含蛋白质及其水解物的中成药珍珠丸、清热解毒丸等不宜与小檗碱同服，因其所含蛋白质等成分水解生成的多种氨基酸可拮抗小檗碱的抗菌效果。

但在临床上有时将有拮抗作用的药物有意识地配伍使用,以纠正主药的副作用和突出主药的主要作用。

(三) 增加毒副作用

某些药物配伍使用后,能增加毒性或副作用,则不宜配伍使用或应慎用。例如:

(1) 六味地黄丸与利福平片不宜同服,因为六味地黄丸中含有山茱萸,山茱萸中含有机酸,与利福平同服,增加利福平在肾脏中的重吸收,从而加重对肾功能的损害,长期合用可导致肾衰。

(2) 甘草主要成分为甘草酸,水解后生成甘草次酸,具有糖皮质激素样作用,与某些西药联合使用可导致疗效降低或产生不良反应。如与洋地黄强心苷长期合用时,因甘草具有去氧皮质酮样作用,能"保钠排钾",使体内钾离子减少,导致心脏对强心苷的敏感性增加而引起中毒。

(3) 中药川乌、草乌、附子及含有生物碱的中成药,如小活络丹、元胡止痛片、黄连素等与链霉素、庆大霉素及卡那霉素等氨基糖苷类药物合用时,可能会增加对听神经的毒性,产生耳聋、耳鸣等副作用。

(四) 药物制剂在体内发生的配伍变化

药物制剂在体内发生的配伍变化,主要表现在体内吸收及分布、代谢及排泄过程所发生的协同作用、拮抗作用或毒副作用。例如:

1. **药物在吸收部位发生的配伍变化** 药物的溶解度、解离度、胃肠道蠕动的变化均可影响药物的吸收。在胃肠道中发生药物间相互结合形成络合物或复合物,或者发生吸附、氧化还原、沉淀等反应,使药物性质发生改变而影响药物的吸收。例如:元胡止痛片中含有生物碱,与强心苷类同服时,前者可使胃排空延迟,胃肠蠕动减慢,增加了强心苷的吸收。

2. **药物在分布过程发生的配伍变化** 药物吸收进入血液后,大多数与血浆蛋白或组织蛋白结合,而药物只有在游离状态下才具有药理活性,与蛋白质结合时暂时失去活性。由于竞争同一蛋白质的结合部位,一种药物会使另一种药物从蛋白质结合部位置换下来,使游离型药物增加,从而使药理活性增强。

例如:黄连小檗碱片中的小檗碱能与华法林、硫喷妥钠竞争血浆蛋白结合部位,使其游离药物浓度增高,药效(或毒性)增强。竞争置换华法林可使游离的华法林浓度增高,使其抗凝血作用加强;竞争置换硫喷妥钠,使其催眠作用加强。

3. **药物代谢过程发生的配伍变化** 药物制剂合并应用后,可促进酶的合成、抑制酶的降解或与代谢酶竞争结合,导致药物代谢发生变化。故应注意药物本身对代谢酶的抑制和促进作用。

中药的酯剂、酊剂、流浸膏剂中含有不同浓度的乙醇。乙醇是常见的肝药酶诱导剂,在与西药如苯巴比妥、苯妥英钠、利福平、二甲双胍等药物合用时,能使上述药物在体内代谢加速,半衰期缩短,药效降低。

麻黄及含有麻黄的中成药如大活络丹、人参再造丸、哮喘冲剂、半夏露、通宣理肺丸等,不宜与单胺氧化酶抑制剂合用,如痢特灵、优降宁、苯乙肼、甲基苄肼、异烟肼等。两者合用时,单胺氧化酶抑制剂可抑制单胺氧化酶的活性,使去甲肾上腺素、多巴胺、5-羟色胺等单胺类神经递质不被酶破坏,贮存于神经末梢中,而麻黄中的有效成分麻黄碱,可促使这些递质大量释放,引起头痛、头昏、恶心、呕吐、腹痛、呼吸困难、心律不齐、运动失调及心肌梗死、严重时可引起高血压危象。

4. 药物在排泄过程发生的配伍变化　药物一般以原形药物或代谢物通过肾脏、肝胆系统、呼吸系统及皮肤汗腺分泌等途径排出体外，并且大多数以肾脏排泄为主。一些弱酸或弱碱性药物均可在肾小管分泌时产生相互竞争而发生变化，促进或减少药物的排泄。例如，山楂、乌梅等能酸化尿液，使利福平、阿司匹林等酸性药物的吸收增加，加重肾脏的毒性反应；而与碱性药物四环素、大环内酯类药物合用时，使其排泄增加，疗效降低。

总之，药物之间相互作用的机制是非常复杂的，有些目前尚不清楚，有待进一步研究。在目前的临床应用中，中药制剂之间以及中药制剂与西药制剂之间的配伍越来越多，在应用时应根据病情需要酌情处理，并注意因配伍引起的不良反应及毒副作用。

四、 注射液的配伍变化

由于治疗和抢救工作的需要，经常将几种注射液配伍使用，特别是在输液中添加多种药物进行静脉滴注。几种药物相互配合应用时，既要保持药物的有效性和稳定性，又不能产生理化和药理配伍禁忌，给患者造成痛苦和危害。

(一) 注射液配伍变化的分类

注射液的配伍变化同样可分为药理和药剂的两个方面。药剂的配伍变化，可分为可见的和不可见的两种变化现象。

1. 可见的配伍变化　即指一种注射液与另一种注射液混合或加入输液中后出现了浑浊、沉淀、结晶、变色或产气等现象，如穿琥宁、复方丹参注射液与3种喹诺酮类(氧氟沙星、环丙沙星、洛美沙星)注射液混合即发生反应，可析出大量沉淀，枸橼酸小檗碱注射液与等渗氯化钠混合时则析出结晶等。

2. 不可见的配伍变化　则指肉眼观察不到的配伍变化，如某些药物的水解、抗生素的分解和效价下降等，这些变化可能影响疗效或出现毒副作用，带来潜在的危害性。一些在水中不稳定的药物，多制成粉末安瓿剂，或加入一些附加剂使之处在稳定条件下，但在静脉滴注前需加入一些溶媒或加入输液中或与其他注射液混合，这种情况下改变了原有的条件，因而使之变得不稳定，由于肉眼观察不到，所以带来的危害也更加严重。

(二) 注射液产生配伍变化的因素

1. 溶剂组成的改变　掌握药物制剂的组成及其溶剂的性质，对于防止配伍变化的产生具有十分重要的意义。注射液有时为了有利于药物溶解、稳定而采用非水性溶媒如乙醇、丙二醇甘油等。当这些非水性溶媒的注射液加入输液(水溶液)中时，由于溶媒组成的改变而析出药物。由于注射液和输液剂多以水为溶剂，其中输液的容量较大，对pH、离子强度和种类、浓度、澄明度等各种要求都很严格。对于不同溶剂注射液的相互配伍，尤其应该注意。

2. pH的改变　注射液的pH是其重要的稳定因素。由于pH的改变，有些药物会产生沉淀或加速分解。例如生物碱、有机酸、酚类等，在一定pH的溶液中比较稳定，当pH改变时，其溶解度也发生变化。含碱性有效成分的制剂不宜与酸性注射剂配伍，含酸性有效成分的制剂不宜与碱性注射剂配伍。例如黄芩注射液(pH 7.5～8.0)、何首乌注射液(pH 7.0～8.0)若与葡萄糖注射液(pH 3.2～5.5)或葡萄糖盐水(pH 3.5～5.5)等酸性注射液混合时，可因黄芩苷、蒽醌苷溶解度降低而析出沉淀。

3. 缓冲溶液　许多注射液的pH由所含成分或加入缓冲剂的缓冲能力所决定，具有缓冲能力的溶液其 pH 可稳定在一定范围内，从而使制剂稳定。缓冲剂抵抗 pH 变化能力的大小称缓冲容量。混合后的药液 pH 若超出其缓冲容量，仍可能出现沉淀。

4. *原辅料的纯度和盐析作用* 注射液之间发生的配伍变化也可能由于辅料的纯度不符合要求引起。甘草酸、绿原酸、黄芩苷等与钙离子也能生成难溶于水的钙盐，中药注射液中未除尽的高分子杂质在贮藏过程中，或与输液配伍时会出现混浊或沉淀。

此外还应考虑到注射剂中常常加有各种附加剂，如缓冲剂，助溶剂、抗氧剂等，它们之间或它们与药物之间可能会发生反应而出现配伍变化。

5. *微粒增加* 中药注射液与输液配伍后，可造成不溶性微粒显著增加。这是由于中药注射液多含大分子物质，与输液配伍后可因盐析作用而产生微粒。此外，所选用的稀释用输液的种类对微粒的数量也有影响。如清开灵注射液在 5%葡萄糖注射液中的微粒明显多于在氯化钠注射液中的微粒，茵栀黄注射液在氯化钠注射液中微粒数量明显减少，黄芪、川芎嗪、血栓通等注射液在 5%葡萄糖注射液中的微粒明显减少。

6. *混合浓度、顺序及反应时间的影响* 两种以上药物配伍后出现沉淀，与其浓度有关。改变混合顺序可避免有些药物混合后产生沉淀，在配伍时应采取先稀释后混合，逐步提高浓度的方法。

混合后还应注意放置时间和温度的影响。许多药物在溶液中的反应有时很慢，个别注射液混合几小时后才出现沉淀，所以可以在短时间内使用。注射液与输液配伍应先做实验，若在数小时内无沉淀发生或分解量不超过规定范围，并不影响疗效，可在规定时间内输完。如输入量较大时，应分次输入，或临用前新配。

第三节 溶液中配伍变化的实验方法

目前虽然有许多药物配伍的研究报道和各种注射液的配伍表，但药物制剂产生配伍变化的情况通常很复杂。判断两种药物之间是否产生配伍变化一般应从两方面进行：一方面应根据药物的理化性质、药理性质及其配方、临床用药的对象、剂量、用药意图等，结合易产生配伍变化的因素进行分析；另一方面应通过实验观察作出合理的判断。除理化实验外，抑菌效价、毒性、药理学和药动学参数的变化，还应通过微生物学、药理学和药物动力学等实验研究结果来分析。

各种液体剂型的药物配伍变化虽然各有差别，但大致相同。目前药物治疗中广泛采用注射液给药而且常常多种注射液配伍在一起注射，因此本节以注射液配伍变化为主进行讨论。在研究注射液配伍变化时，实验条件须与临床使用情况相似，如注射液的批号、规格、配合量、pH 和附加剂等条件均应相同，如进行药理学研究时，则应选对药物敏感，反应与人相似的动物作实验对象，给药途径和方法亦应相同，以得出较为正确的结论。

一、 可见的配伍变化实验方法

注射液的物理化学配伍变化主要出现混浊、沉淀、结晶、变色、水解等现象。常用的方法是将两种注射液混合，在一定时间内，肉眼观察有无浑浊、沉淀、结晶、变色、产生气体等现象。实验中要注意混合比例、观察时间、浓度与 pH 等。条件不同会出现不同结果。混合比例通常是 1∶1，也可采用 1∶2 或 1∶3。如果是大输液，最好是实际使用量，按比例缩小。观察时间可定为 2 h、4 h、24 h 等，根据给药方法（静脉推注或滴注时间）来确定。静脉滴注一般定为 6 h 较为合适。粉末或冻干的安瓿瓶按说明书指示的溶剂稀释后加入。有些制剂析出结晶或沉淀受条件影响反应比较慢，或结晶比较细，则可利用微孔滤膜将配伍后的药液滤过，在显微镜或电子显微镜下观察析出的微粒或结晶的情况。

对产生沉淀或浑浊的配伍变化，应进一步分析其原因，如采用该混合液中加酸或加碱使其恢复到原来的 pH，或将沉淀滤出，采用适当的方法鉴别沉淀属于哪种物质，是否有新的物质生成等。

二、 测定变化点的 pH

许多配伍变化是由 pH 改变引起的，所以应将测定注射液变化点的 pH，作为预测配伍变化的依据之一。其方法是：

取 10 ml 注射液，先测其 pH。主药是有机酸盐时可用 0.1 mol/L HCl(pH=1)，主药是有机碱盐时则可用 0.1 mol/L NaOH(pH=13)，缓缓滴于注射液中，观察其间发生的变化（如浑浊、变色等）。当发现有显著变化时，测其 pH，此 pH 即为变化点的 pH。记录所用酸碱的量，如果酸碱的用量达 10 ml 还未出现变化，则认为酸碱对该注射液不引起变化。测定 pH 一般在室温下进行，并记录其 pH 移动的范围，见图 23-1。

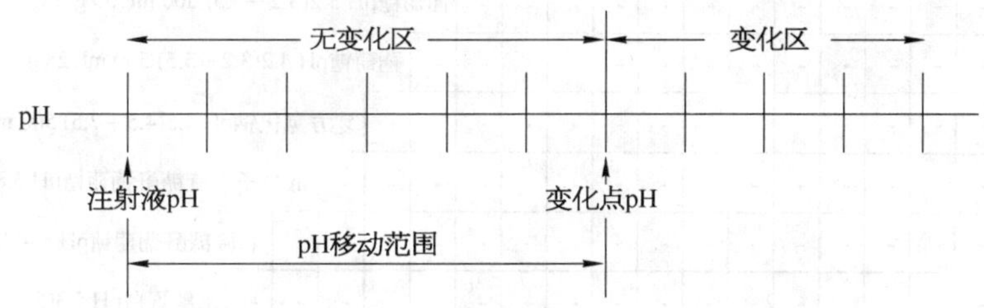

图 23-1　变化点的 pH 示意图

若 pH 移动范围大，说明该注射液不易产生变化，如果 pH 移动范围小，则说明容易产生 pH 配伍变化。从酸或碱的消耗量来考虑，当加入大量的酸或碱而该溶液的 pH 移动范围仍很小，则说明有较大的缓冲容量。一般具有较大缓冲容量的注射液与其他注射液配伍时，溶液的 pH 偏近与前者。

如果有两种注射液混合后的 pH 都不在两者的变化区内，一般预测不会发生配伍变化，如混合后的 pH 在一种溶液的变化区时，则有可能发生变化。

三、 稳定性试验

稳定性较差的药物若需添加到输液中时，因临床输液的时间较长，药物加入输液后受 pH、光线或含有催化作用的离子等影响，通常可使一些药物的效价降低。若在规定的时间内（如 6 h、24 h 等）药物效价或含量的降低不超过 10%者，一般认为是稳定的。

实验方法如下：将注射液按实际使用量和浓度，加入输液中（常用量在 100～500 ml），或

表 23－1 10 种中药静脉注射液与 15 种输液剂配伍变化表

	1	2	3	4	5	6	7	8	9	10	11	12	13	14	15	16	17	18	19	20	21	22	23	24	25
1	盐酸川芎嗪pH 2.9(2～0)2 ml:40 mg																								
2	-	汉肌松 pH 4.5(4.5～6.0)2 ml:10 mg																							
3	-	↥	柴胡(水剂) pH 4.8(4.0～7.0)2 ml↑																						
4	↥	-	-	醒脑静2号pH 5.3 2 ml↑																					
5	-	-	-	-	莪术油pH 5.0(3.5～5.0) 20 ml：0.2 g↑																				
6	-	+	↥	↥	↥	复方丹参pH 5.4 4 ml																			
7	+	+	-	-	-	-	丹参pH 5.7(5.0～7.0) 10 ml↑																		
8	-	+	-	-	-	↟	+	盐酸黄连素pH 5.9 2 ml：2 mg↑																	
9	-	-	-	-	-	-	+	-	石膏pH 6.3 10 ml																
10	+	+	+	-	-	↟	+	-	-	枸橼酸黄连素pH 6.5 1 ml：1 mg															
11	-	-	-	-	↥	-	-	-	-	+	“2:1” pH 5.8(5.5～6.0) 250 ml↑														
12	-	-	-	-	-	-	-	-	-	+	-	“2:3:1” pH 5.9(5.5～6.0) 250 ml													
13	-	-	-	-	-	-	-	-	-	+	-	-	“2:6:1” pH 5.7(5.5～6.0) 250 ml												
14	-	-	-	-	↟	-	-	-	-	+	-	-	-	“4:3:2” pH 6.0(5.5～6.0) 250 ml											
15	-	-	-	-	↥	-	-	-	-	±	-	-	-	-	葡萄糖氯化钠pH 4.0(3.5～5.5) 500 ml										
16	-	-	-	-	-	-	-	-	-	+	-	-	-	-	-	氯化钠 pH 5.4(4.5～7.0) 500 ml:4.5 g									
17	-	-	-	-	-	-	-	-	-	-	-	-	-	-	-	-	葡萄糖pH 3.2(3.2～5.5) 500 ml:50 g								
18	-	-	-	-	-	-	-	-	-	-	-	-	-	-	-	-	-	葡萄糖pH 4.2(3.2～5.5) 500 ml:25 g							
19	-	-	-	-	-	-	-	-	-	+	-	-	-	-	-	-	-	-	复方氯化钠pH 4.5(4.5～7.5) 500 ml						
20	-	-	-	-	-	-	-	-	-	-	-	-	-	-	-	-	-	-	-	低分子右旋糖酐葡萄糖pH 3.8(3.5～6.5)250 ml:15 g					
21	-	-	-	-	-	-	-	-	-	-	-	-	-	-	-	-	-	-	-	-	右旋糖酐葡萄糖pH 4.4(3.5～6.5) 500 ml:30 g				
22	-	-	-	-	-	-	-	-	-	-	-	-	-	-	-	-	-	-	-	-	-	水解蛋白pH 5.3(5.0～7.0) 500 ml:25 g			
23	-	-	-	-	-	-	-	-	-	-	-	-	-	-	-	-	-	-	-	-	-	-	甘露醇pH 6.0(4.5～6.5) 100 ml:20 g		
24	-	-	-	-	-	-	-	-	-	-	-	-	-	-	-	-	-	-	-	-	-	-	-	山梨醇pH 4.3 100 ml:25 g	
25	-	-	-	-	-	-	-	-	-	±	-	-	-	-	-	-	-	-	-	-	-	-	-	-	706代血pH 5.6 250 ml:15 g
	1	2	3	4	5	6	7	8	9	10	11	12	13	14	15	16	17	18	19	20	21	22	23	24	25

说明：①“－”表示二药按约 1∶1 的容量混合时，无浑浊、无沉淀或无颜色改变。继续用剩余量药液稀释至配伍足量后，仍无上述现象。②“＋”表示两药按约 1∶1 的容量混合时，有浑浊、沉淀或颜色改变。继续用剩余量药液稀释至配伍足量后，这些现象仍不能消除。③“±”表示二药按约 1∶1 的容量混合时，虽有浑浊、沉淀或颜色改变。继续用剩余量药液稀释至配伍足量后，这些现象可消除。④“↑”表示二药按约 1∶1 的容量混合时，起泡沫持续 10 min 以上。继续用剩余量药液稀释至配伍足量后，仍起泡沫。如记在药名后面，则表示该药本身即起泡沫；如记在配伍后的表格内，则表示二药配伍后亦起泡沫。⑤“↥”表示二药混合后，无浑浊、无沉淀或无颜色改变，但起泡沫。⑥“↟”表示二药混合后，既有浑浊、沉淀或颜色改变，又起泡沫。⑦各药标明的 pH，系用 pH 比色剂测定的。括弧内的 pH，系规定的 pH 或生产上控制的 pH 范围。⑧各药标明的浓度或毫升数，表示配伍时取该浓度药液若干毫升。⑨“2∶1”系指 0.9％氯化钠与 mol/6 乳酸钠两者容量之比的混合液。⑩“2∶3∶1”系指 0.9％氯化钠、5％葡萄糖与 mol/6 乳酸钠三者容量之比的混合液。⑪“2∶6∶1”系指 0.9％氯化钠、5％葡萄糖与 mol/6 乳酸钠三者容量之比的混合液。⑫“4∶3∶1”系指 0.9％氯化钠、5％葡萄糖与 mol/6 乳酸钠三者容量之比的混合液。⑬本表全部未作毒性实验和药理实验。

再加第二种、第三种注射液，混合均匀后，控制恒定温度，立即测定其中不稳定药物的含量或效价，并记录该混合液的 pH 与外观等。然后每隔一段时间取出适量进行含量或效价测定，并记录结果，以便了解药物在一定条件下的稳定性情况和测得下降或失效 10%所需要的时间。实验时应选择灵敏度高、不受混合液中其他成分干扰的合适的定量方法，也可用化学动力学的方法，了解药物的分解属于哪一级反应，求得反应速度常数后，分析各种因素（pH、温度、离子强度等）与药物配伍变化的关系。

表 23-1 列有 10 种中药静脉注射液与 15 种输液剂配伍变化情况，仅供参考。

四、仪器分析方法

通过 UV、TLC、GC、HPLC 等方法分析是否产生物理化学变化，还可以进一步鉴定产生的沉淀是哪种成分。

第四节　配伍变化的处理原则与方法

一、处理原则

为减少或避免药物制剂之间发生配伍变化，处理原则如下：

1. **审查处方，了解用药意图**　了解医师的用药意图，发挥制剂应有的疗效，保证用药安全。在审查处方时，首先应该了解患者的年龄、性别及病情，并与医师联系，明确用药意图、对象及给药途径等，再结合药物的物理、化学和药理等性质来分析可能产生的不利因素和作用，对处方成分、剂量、发出量、服用方法等各方面要加以全面的审查，或确定克服毒副作用的方法，必要时还须与医师联系，共同确定解决的方法，使药剂能更好地发挥疗效。

2. **制备工艺和贮藏条件的控制**　控制温度、光线、氧气、重金属是延缓水解和氧化的基本条件。对于挥发油、酚类、醛类、醚类等易氧化的药物或酯类、酰胺类、皂苷类等易水解的药物，宜制成固体制剂增加其稳定性，并应注意控制水分含量，控制温度，避免湿法制粒。如必须制成注射液，可设法制成粉针剂，并注意附加剂和包装材料的影响。

无论口服制剂或注射液，都应注意药物之间，或药物与附加剂之间可能产生的物理、化学或药理的配伍变化。

二、处理方法

疗效的配伍禁忌，必须在了解医师用药意图后共同加以处理和解决。但物理的或化学的配伍禁忌的处理，一般可在上述的原则下按下法进行：

1. **改变贮存条件**　有些药物在患者使用过程中，由于贮存条件如温度、空气、光线等会加速沉淀、变色或分解，故应在密闭及避光的条件下，如贮于棕色瓶，每次发出的药量不宜太多。

2. **改变调配次序**　改变调配次序通常能克服一些不应产生的配伍禁忌。

3. **改换处方药物**　处方中确实属于相反、相恶的药物，或配伍禁忌者应改换处方。

4. *改变溶剂或添加助溶剂* 改变溶剂是指改变溶剂容量或改变成混合溶剂。此法常用于防止或延缓溶液剂析出沉淀或分层。视情况有时也可添加助溶剂。

5. **调整溶液的 pH** pH 的改变能影响很多微溶性药物溶液的稳定性,应将溶液调节在适宜的 pH 范围内。

6. *改变有效成分或改变剂型* 在征得医师同意后,可改换有效成分,但应力求与原成分的作用相类似,用法也尽量与原方一致。有些处方制备注射液易产生沉淀,可改成汤剂、合剂等剂型。

7. *改变制备工艺* 对成分相互作用产生沉淀反应的,制备时不要共煎。含低共熔组分配成散剂,分别稀释后再混合或先混合共熔再稀释。

总之,在药剂的生产、贮存和使用过程中,可能发生药物制剂的配伍变化或配伍禁忌。为避免药物制剂配伍不当而造成的内在质量问题,应制定合理的处方和制备工艺,一旦发生药物制剂的配伍变化或配伍禁忌,应认真分析原因,从制剂处方、剂型、工艺和贮存条件等环节入手,寻找解决办法。

第五节 中药制剂的不良反应

一、概述

随着中医药事业的发展,中药及其制剂的广泛应用以及不良反应监测手段及方法的提高,国内外关于中药制剂不良反应的报道逐年增多。例如:北京市药品不良反应监测中心 2000～2002 年共收到药品不良反应报告 5 537 例,其中中药制剂 720 例,占 13%。天津市药品不良反应监测中心对 2005 年第一季度药品不良反应监测发现,中药制剂的不良反应占到报告总数的 23.2%,而且新的药品不良反应报告主要来源于中药制剂,其中通过肌注或静脉滴注中药制剂产生的不良反应占 41.5%,口服用药占 58.5%,主要品种为双黄连注射液、鱼腥草注射液、穿琥宁注射液等。由此可见,中药制剂不良反应在国内外已成为常见、多发的问题。

二、临床表现

中药制剂不良反应涉及神经、循环、泌尿、消化、呼吸、血液、皮肤等各大组织系统。其中,以皮肤反应和神经、消化系统损害为多见。中药注射液不良反应以皮肤反应和过敏性休克为多见。

1. *神经系统不良反应* 神经系统不良反应的主要症状为口唇、肢体或全身麻木、眩晕、头痛、瞳孔缩小或扩大、对光反射迟钝或消失。严重者可见烦躁不安、牙关紧闭、抽搐、惊厥、语言不清或障碍、嗜睡、意识模糊、昏迷等。引起这类反应的药物主要成分为强心苷、生物碱、皂苷等。

小活络丸服用后可出现口唇四肢麻木,继则僵硬、语言障碍、头晕等毒性反应,这是由于其方中主要药物川乌、草乌所含的乌头碱所引起的毒性反应。六神丸服用后可出现烦躁不安,痉挛、惊厥等不良反应,这是由于方中所含雄黄引起的神经系统毒性。

2. *循环系统不良反应*　主要症状为心悸、怔忡、胸闷、发绀、面色苍白、四肢厥冷、心律失常,传导阻滞、心音低钝减弱、血压下降或升高等。引起这类反应的药物主要成分为强心苷、乌头生物碱、山豆根生物碱、黄酮、蝙蝠葛碱、皂苷、蟾酥类等。

止嗽丸方中含有麻黄,麻黄中的麻黄碱可引起交感神经和中枢神经系统兴奋,出现心率加快、心律失常的不良反应。血塞通注射液可引起胸闷、心悸的不良反应,主要由于其所含具有扩张血管的皂苷类成分人参皂苷 Rb_1、Rg_1和三七皂苷 R_1所致。

3. *呼吸系统不良反应*　主要症状为呼吸急促、咳嗽、咯血、哮喘、呼吸困难、紫绀、急性肺水肿、肺炎、呼吸衰竭等。引起这类反应的药物主要成分为生物碱、氰苷、硫化砷等。

复方甘草片由于方中所含的阿片酊可引起急性呼吸衰竭。鱼腥草注射液可引起呼吸困难。

4. *消化系统不良反应*　主要症状为口干、口苦、恶心呕吐、食欲不振、嗳气、腹胀、腹痛、腹泻、便秘、黄疸、肝区疼痛、肝肿大、肝功能损害等。引起这类反应的药物主要成分为生物碱、强心苷、斑蝥素、益母草碱。

三黄片组成均为苦寒泻下药物,易伤脾胃之气,若长期服用可造成胃肠道平滑肌舒缩异常以及胃肠道神经、内分泌激素分泌紊乱,引起肠易激综合征。地奥心血康胶囊服用后会引起腹泻、腹胀、便秘、黄疸等不良反应,主要由其所含皂苷类成分引起。

5. *泌尿系统不良反应*　主要症状为尿量减少,尿闭或尿频量多,腰痛、肾区叩击痛、浮肿、排尿困难或尿道灼痛,尿毒症、急性肾功能衰竭等。引起这类反应的药物主要成分为生物碱、苷类、黄酮类、马兜铃酸等。

小儿速效感冒片可引起幼儿急性肾功能衰竭,故在服用时应掌握好适应证、剂量及服用时间,避免已有肾脏疾病的患者使用。

6. *血液系统不良反应*　主要症状为皮肤紫癜、出血、白细胞减少、粒细胞缺乏、血小板减少、弥漫性血管内凝血、再生障碍性贫血等。引起这类反应的药物主要成分为强心苷、黄酮苷、斑蝥素、白藜芦醇苷等。

雷公藤片及雷公藤多苷片有白细胞减少、血小板减少、急性粒细胞减少、鼻腔或眼底出血及再生障碍性贫血等不良反应,其不良反应发生率与剂量成正比。

7. *皮肤损害不良反应*　主要症状为瘙痒、斑疹、丘疹、水疱、溃疡、鳞屑等。引起这类反应的中药制剂较多,如双黄连口服液可引起皮肤潮红、瘙痒、丘疹等不良反应;冠心苏合丸可引起丘疹;五味子糖浆可引起皮肤潮红、瘙痒、斑丘疹等反应。

8. *过敏性不良反应*　中药制剂引起的过敏性不良反应发生率高且难以预测,主要症状有胸闷、发热、呼吸困难、出汗、烦躁不安、心律失常、血压下降等,以过敏性休克表现最为严重,发病急,死亡率高。

柴胡注射液、复方丹参注射液可引起过敏性休克;黄芪注射液可引起心悸、气短、胸闷、出汗等过敏性反应。

9. **其他**　中药制剂的不良反应还包括精神症状如意识模糊、反应迟钝、记忆障碍、失眠等;生殖系统症状如男性早泄、阳痿,女性月经失调、流产等。此外,中药制剂的不良反应还有鼻塞、视觉障碍、咽痛、耳鸣等。

三、原因

1. **中药自身的药理作用** 中药在具有治疗作用的同时也会有相应的不良反应。如甘草在中医临床上应用十分广泛，具有补脾益气、缓急止痛、调和诸药的作用，但甘草中所含的甘草次酸具有肾上腺皮质激素样活性，如长期使用可导致水、钠潴留，血钾降低，出现血压升高、尿少、浮肿、心律失常等不良反应。

2. **药品质量不稳定** 中药制剂制备过程比较复杂，造成中药制剂质量不稳定的因素较多。我国药用资源丰富，容易出现同品种中药由于产地不同而导致的同名异物、同物异名及品种混乱问题。即使同一种药材由于产地不同质量也不同，某些化学成分的含量就可能不同，用一个产地的药材剂量合适，用另一产地的同种药材就可能过量。在药材炮制时，应按照严格的程序进行，起到降低药材毒性、烈性，提高疗效，减少不良反应的作用，这样才能保证中药制剂原料的安全稳定。

目前中药制剂的不良反应以中药注射液发生的程度和频率最大，其他一些口服或外用制剂次之。引起中药注射液不良反应的原因有内毒素、pH 改变、微粒、抗原性物质、杂质等。如有些中药注射剂常有杂质如鞣质、酸性树脂等在注射液中含量较高时刺激性较大，可使注射局部产生硬结和肿痛等不良反应。

3. **应用方法不正确** 中药制剂应用方法不正确包括：

(1) 用药途径不当：如作为肌内注射用的中药注射液被用于静脉注射后，不良反应的发生率会有所增加，如灵芝注射液、黄芪注射液等。

(2) 用药时间过长，剂量过大：如人参制剂大剂量服用可出现玫瑰疹、瘙痒、头痛、头晕、体温升高等不良反应。

(3) 药品配伍不当：如含有山楂、五味子、乌梅的制剂与磺胺合并用药会引起血尿。当归、银杏、丹参制剂可增加华法林出血倾向。

(4) 未严格按照中医药理论使用：中药制剂需在中医药理论的指导下使用，才能获得良好的治疗效果，许多中药制剂不良反应的发生都与此有关。例如：玉屏风颗粒具有益气，固表止汗的功效，可以增强机体免疫力，能显著降低易感冒患者发病次数，但临床上经常误作感冒治疗药使用，而不是作预防应用，这样就有表邪未解，闭门留寇之嫌，难免出现不良反应。

此外，中药制剂的用量还应随着患者的年龄、性别与体质的差异而有所不同。

四、处理方法

1. **提高中药制剂质量** 制订全面完善的中药制剂质量标准，从中药制剂生产的各个环节进行规范，以确保中药制剂质量的稳定性和安全性。同时，要加强对中药制剂说明书和广告的管理，防止片面夸大疗效以及隐瞒不良反应。在提高中药制剂质量的同时，还要加强中药制剂安全性研究，对有关中药制剂导致各种不良反应进行深入分析研究。

2. **正确使用中药制剂** 中药制剂应严格地按照中医药理论及药物的适应证进行使用，明确任何药物的使用都应该在正确的辨证论治基础之上。在使用中药制剂时，应严格控制用药的剂量和时间，对本身就具有毒性的药物，更要认真了解，把握好药物的剂量。对药理效应强的中药制剂在使用时应注意个体差异，同时还应密切观察患者用药后的病情变化，注意发生的各种反应。

3. **完善中药制剂不良反应监测体系**　中药制剂的不良反应可以出现在用药期间，也可以在停药以后，不良反应的程度也相差较大。近年来，随着中药应用研究的不断深入，新品种、新剂型不断出现，加上临床中西药合用现象的增多，中药制剂的不良反应发生率也呈上升趋势。在这种情况下，只有建立完善的不良反应监测体系，充分分析中药制剂不良反应的案例，弄清不良反应的症状、原因，并提出预防措施和治疗方法，才能指导临床合理用药，使中药制剂的不良反应降到最低限度。

我国对中药制剂的不良反应的重视程度不断增加，相关法规及措施也进行了不断的完善。1987 年，卫生部颁布了《卫生部不良反应监测试点方案》，在北京、上海的 10 所医院开展试点工作。1989 年成立了卫生部药品不良反应监测中心。到 1994 年全国共有 26 个省市 66 所医疗单位参加监测工作，并在其他医疗单位实行自愿申报制度。1999 年 1 月中国颁布了《药品不良反应监测管理办法》(试行)，使我国药品不良反应监测制度日益完善。目前实施的《中华人民共和国药品管理法》和《药品不良反应监测和报告管理办法》更将我国药品不良反应监测工作纳入法制轨道。

第二十四章 中药制剂研究的基本思路探讨

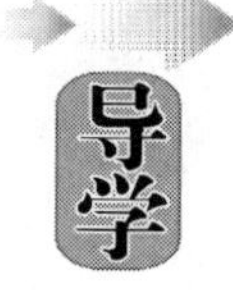

1. 熟悉中药药剂研究的核心理念和指导思想。
2. 了解中药药剂研究的基本思路、方法和技术手段。

自1985年国家实施新药审评制度以来，我国中药新药研发能力已基本形成，研发规模达到了相当的程度。中药新药的研制与开发，需要深厚的中医药基本理论知识，也需要其他相关学科的基础支撑；同时，如何探索并逐步形成研究的基本科学思维方法和指导思想，形成符合中医药治疗理念的基本思路，寻找中药传统制剂与现代制剂完美结合的技术路线和技术手段，构建中药药剂学科创新体系，是继承、发展与创新中医药理论与实践的重要保障。

中药制剂是以天然植物、动物、矿物为原料，以中医药理论为指导，经过复杂的炮制、提取、纯化和制剂工艺过程研制而成，其通过调整机体的代谢功能，修复组织、器官的病理损害，抵抗外来病源生物的侵染而达到治疗疾病的目的。

中药制剂研究的思路和方法可以分为：① 核心理念和指导思想。② 研究思路。③ 技术手段等3个层次。

一、核心理念和指导思想

(一) 继承中医药理论体系，遵循系统思维下的中药创新

中医药曾有独自维系中华民族繁衍生息和健康的辉煌，在治疗慢性病及难治性疾病中有着独特的疗效。作为中国文化传承的重要载体之一，中医药理论博大精深，是世界上体系最为完善的融合了生命科学与哲学的传统医药学之一。中医药具有坚实的理论体系，宝贵的临床经验与丰富的药物资源，中药的研发模式应区别于西药与天然药物。

中医方剂配伍理论中，蕴涵了系统科学思想，具体表现在：① 整体性原则。② 相互联系原则。③ 等级有序性原则。④ 动态原则。药物配伍的功能效应体现为“七情和合”，方剂中的药物通过“君臣佐使”的等级结构，达到“宣摄合和”，制剂过程实现“剂和众味”的目的。因此，剂型及其加工制作方法是影响方剂功效的重要因素之一。

(二)“方—证—剂”思想在中药制剂学研究中的体现

整体、动态及以方测证的思维方式,即“方证相关”是中医药的基本特点。中医的“证”包括了疾病的病性(寒热虚实)、病位(表里上下)、病情(轻重缓急)、病势(上逆、下陷、外脱、内陷),以“方”的作用性质(温清补泻)、作用部位(表里上下)、作用力度(强弱)、作用趋势(升浮、降逆、发散、内收),通过“剂”的作用部位、作用方向、作用速度等方式,体现中药制剂设计的基本思想。如:理中丸治脾胃虚寒证,病位中焦;人参汤治阳气虚衰的胸痹,病位上焦。虽两者处方一致,均有白术、人参、甘草、炮姜组成,但由于剂型不同,所相对应“证”的病性、病位、病情均不相同。

因此,以中医传统理论为指导,以满足中医临床需要为目的,开展符合中医药自身特点的中药制剂学研究,尤其是研究建立与完善符合中药特点的现代中药制剂的理论基础、评价方法及指标体系,在中医“理法方药统一”的原则基础上,以“方—证—剂对应”为指导思想,阐述方剂与制剂的密切相关性,探讨中药制剂“方、证、剂、效”的基本规律,体现中药制剂设计的中医药理论特色,是发挥中药制剂优势和特色的基本保障,也是中药制剂学研究的主要任务。

(三)中药制剂研究的指导思想

以中医药理论的“方—证—剂对应”为指导思想,把握中药制剂设计的总体方向,引入、借鉴现代制剂技术,并研究其在中药制剂研究过程中适宜性和适用性,注重传统工艺和现代制剂技术的有机结合,通过整合、调控、优化等现代科学思维方法,全面提升中药制剂研究开发水平,为实现中药现代化奠定扎实的基础。

二、研究思路

中药制剂研究本身就是一个对方剂功效进行系统整合、调控、优化的过程,是实现方剂临床疗效最大化、使用最适化的过程。

(一)在中药制剂研究中整合思想的应用

中药是一个庞大的多维的复杂系统,在中药制剂研究中,遵循系统的思维和方法就是指通过方剂配伍理论中药味的整合、处方中药效组分的整合、制剂生产中各生产单元制剂技术的整合、传统与现代释药技术的整合、现代制剂评价体系中分析技术整合、药代药效动力学的整合,完成中药制剂全方位设计。

中药组方按证候立法用药,要考虑“证”的阴阳、寒热、虚实、表里属性,要考虑药物配伍的相使、相须、相恶、相畏、相杀作用,即配伍中的协同、拮抗、禁忌等。同时,既要考虑中医理论和临床经验,又要结合各药味的化学成分及药理活性及其协同作用,使之成为有机的结合,充分体现中药的多组分、多靶点的整体协同作用。

在制备工艺方面,复方中药提取过程是有效成分溶出过程。由于各药味所含化学成分复杂,各成分之间发生助溶、络合、化合、分解、沉淀等反应,因此存在“单煎”和“共煎”的区别。由于对复方中药中的化学成分、共煎过程中各成分的物理化学变化及其体内多靶点作用机制的全貌远未了解。所以在中药新药提取工艺设计时,应在对所研究的处方各药味所含化学成分及其理化性质充分了解的基础上,再考虑到组方的证候立法、药味的性味归经、化学成分的作用环节、不同化学成分之间的协同作用、传统用法的合理性及可能的缺陷,以及共煎过程的成分之间可能的相互作用等因素,最后进行综合分析和科学合理的实验设计。

在选择工艺指标方面，中药新药进行制备工艺研究时，往往根据所查文献资料，选择处方中一味或多味中药的有效成分或指标性成分（中国药品生物制品检定所可提供对照品、测定方法相对简单的成分）作为指标，采用正交设计，以成分的得率多少为优化目标。但中药成分复杂，每个复方制剂可能含有数百种成分。复方为何有效、何成分有效尚不能准确回答。因此仅靠某一成分含量的多少筛选出的药材提取工艺不具备全面性和系统性。如绿原酸在金银花、菊花、茵陈、杜仲等药材中含量较高，也广泛存在于水果和蔬菜中。由于其测定方法成熟，经常被研究者作为测定指标。但含有绿原酸的药材药效各不相同，在复方中所起的作用也相距甚远，都以绿原酸作为工艺选择指标，显然是不合理的。应尽可能地综合考虑与处方功能主治相关的有效成分和有效组分，将其在工艺过程中的转移率或得率以及稳定性作为工艺选择的主要依据。另外，也可以结合考虑工艺对中药提取物物理性状（如固体物料的流动性、吸湿性、黏着性等）的影响选择合适、合理的制备工艺。

在制剂成型方面，进行剂型的选择时主要依据临床治疗适应证特点的需要、药物本身的理化性质、药物的体内过程以及“五方便”（服用、携带、生产、运输、贮存方便）的要求。中药制剂特别是复方制剂若完全按照化学药物选择剂型的原则进行剂型设计，尚存在许多技术难点。如：中药复方提取物成分复杂，理化性质不明；因已知有效成分含量甚微，常规的分析方法无法达到有效成分体内过程检测灵敏度的要求。因而通过了解药物体内过程设计中药剂型显然在目前情况下难以进行。

中药剂型的选择应与适应证、药味性味归经、成分的理化性质、作用靶点（或靶器官）相一致，药物本身具有作用部位（归经）和作用方向（升降浮沉），适应证也具有病理相关器官或代谢体系以及速效、长效要求和靶向的选择性要求。

若制剂原料为浸膏，也可以将浸膏的物理表征特性与剂型选择以及成型工艺方法的相关性作为剂型选择的依据之一；若制剂原料为有效单体成分，其化学成分的溶解性、对生物膜的透过性、对受体分子的亲和性等也需要通过制剂研究实现最佳化。

（二）中药制剂研究中的调控思维方法

中药制剂研究中的调控目标，就是通过调整方剂作用的方向、范围、强弱、快慢，达到增效、减毒、改变作用方向，在保证制剂安全有效的情况下，实现方剂的整体治疗目的。

通过有目的地进行提取分离、辅料选用、制剂成型、药物释放形式或给药途径等技术方法和调控手段的研究，使药效物质组成与剂量、制剂组成与结构、制剂疗效最大优化，最终达到充分体现原方的治疗意图，并使中药制剂比原方更加安全、有效、稳定、可控。

大川芎丸方源于金代刘完素《宣明论方》，由川芎、天麻组成，为治疗偏头痛的经典中药复方。近年对其物质基础与作用机制进行了较为深入的研究，表明川芎主要作用于血管，快速扩张血管；天麻主要作用于神经，具镇静、镇痛作用。因此，大川芎丸方中川芎、天麻药性、功能不同且相辅相济共奏标本兼治之功。有研究者以大川芎丸方为模型药物，在前期相关的物质基础研究的基础上，通过提取、纯化方中各效应组分，以药理效应优化组分配比组合，并采用制剂技术制备各释药单元，通过探讨效应组分释药行为与配伍后复方的效应关系，构建中药复方释药系统研究方法的模式，为中药复方制剂的创新性研究做了有益的探讨。

（三）中药制剂研究中的优化方法

中药制剂研究是从方剂到制剂的系统优化过程，包括药味、剂量的处方优化；提取、纯化、浓缩、干燥、成型的制备工艺优化；给药方式、剂型及释药技术的优选等，其优化设计应涉及药剂研究的整个过程。通常采用的优化方法有正交设计法、均匀设计法等。

在制备工艺的优化研究中，可以在合理选择工艺指标的情况下，采用正交设计、星点设计等设计方案进行中药的提取分离工艺的优化过程研究，确定最佳工艺路线。同样浓缩、干燥、制剂即成型工艺也应根据生产企业或研究单位的条件，进行辅料优化设计、制备工艺条件的优化设计等。

药物制剂处方设计中，药物的体外释放度是制剂质量评价的重要指标之一，同时也是缓控释制剂处方优化的重要参数。缓控释制剂在释药过程中释药速率不断发生变化，只能用非线性体外释放曲线或符合一定模式的方程来表示，因此在实际的缓控释制剂处方优化过程中，虽然多采用正交试验设计、均匀实验设计或者结合多元线性回归分析，但都需要用一个简单的参数进行量化评价。很多药学工作者通过对体外释放度的深入考察，提出了不同的优化指标，使处方优化更容易量化并进行相应单点优化法、双点优化法、释放区间优化法等数据分析，从而取得一定的优化结果。

三、　技术手段

中药制剂研究的技术手段可借鉴、引入现代药剂学的多种技术方法，但也应该注意应用这些技术和方法的适宜性和可操作性。

1. **中药前处理的研究方法**　中药制剂区别于西药制剂的最大之处在于，中药制剂的原料大多需经过提取、分离、精制、浓缩、干燥等前处理工艺。其目的在于尽可能提得药材中的有效部位、有效成分或辅助成分，而最大限度地除去无效组分或构材物质。随着制药工业的发展，新技术新设备正不断地应用于中药前处理工艺中，但也应该清醒地认识到中药的特殊性，中医药的精髓是临床疗效的体现，新工艺、新设备的应用应以确保或甚至超于原定工艺的临床疗效作为选用原则，这样新技术的应用才具有生命力。

(1) 提取、分离、精制工艺：传统中药提取工艺常用的有浸渍法、渗漉法、水煎煮法、回流提取法等。但普遍存在工艺步骤繁杂、耗时长、提取物组分复杂量多等不足之处。现在新发展有超临界流体萃取技术、微波协助萃取技术、蒸馏技术、膜分离技术、树脂吸附分离技术。

(2) 浓缩、干燥工艺：中药提取液三相流化床浓缩技术、流化床干燥制粒技术。

2. **制剂处方设计与成型工艺的研究方法**　中药制剂成型性研究是在提取纯化工艺技术条件稳定和半成品(制剂用原料，即中药提取物)质量合格的前提下，将其制成能直接供临床应用的制剂工艺研究过程，包括制剂处方设计和成型工艺研究两部分内容。然而，在不少中药制剂制备工艺研究中，往往重视中药提取物的前处理工艺研究，而忽视提取物与制剂有关的理化特性的研究和制剂成型性研究，未进行剂型选定、处方组成及确定分剂量、服用量的任何依据的研究。这样既难于考察提取纯化工艺技术条件的合理性与操作的可重复性，也难以保障制剂成型质量的稳定性和有效性。因此，探索中药制剂成型性研究的思路和方法，具有重要的意义和实用价值。

制剂用原料药的物理、化学特性研究，这是一个涉及所有中药制剂研究的首要问题，亦是容易忽视或重视不够的问题。明确掌握中药提取物的理化特性对剂型选择、成型工艺路线选择、制剂分剂量规格的确定，以及对辅料的选择、制剂处方设计研究、成型工艺研究均具有较好的指导作用。如中药提取物欲制成片剂，还应研究性状、溶解性、润湿性、吸湿性、流动性、可压性等物理性质的相关参数。经对一些市售中药片剂研究发现：中药提取物粉末的物理性质与片剂的压缩成型性之间存在相关性，其中黏性对片剂的压缩成型性影响最大。提取物粉末的黏性与压缩成型性呈正相关关系，堆密度与压缩成型性呈负相关关系，含水量与压缩成型性呈正相关关系。

如中药滴丸的成型基于固体分散技术原理。药物在基质中呈高分散状态，骤冷时基质迅速凝固，药物分散体被阻隔而不能聚集增大。该剂型要求药物料液有适宜的熔点、凝点、黏度、表面张力、相对密度，使滴入冷却剂后能形成圆整并且大小、色泽、重量和含量都均匀的丸球，而且丸球的溶出度和稳定性均能符合质量要求。实际上，没有药物能够直接满足这些要求。但是，通过添加赋形剂和辅料，进行载体处方优选后，可以改善制剂原料的性质，达到上述要求。滴丸的处方设计研究内容包括基质的选择，药物和基质的比例，表面活性剂等。滴丸成型工艺研究时可以粒径、圆整度、丸重、丸重差异等作为评价指标。如色泽的均匀性和圆整度：成型力越大，收缩性越强，圆整度越好；熔融液与冷凝液之间密度差越小，滴丸在冷凝液中缓缓下落，收缩越好。有报道，具有温度差的冷凝液更利于滴丸的外形圆整。滴丸的丸重差异：丸重差异主要受滴制条件的影响，包括熔融液的温度、滴孔的内外径、冷凝液的温度、滴距、滴制速度、冷凝柱长等。此外，环境温度的控制也是保证滴丸制备稳定性的重要因素。

3. *质量评价体系的建立及其方法学研究* 制剂质量直接影响制剂疗效的发挥。如滴丸剂的质量评价体系主要包括：圆整度、硬度及丸重、丸重变异系数、溶散时限、外观质量、滴丸稳定性、溶出度、生物利用度等。圆整度的研究方法有长短径差异的幅度、滴丸在斜坡上能否沿直线滚动等方法，对外观质量判断尚无统一标准，以成型性、外形及硬度的外观质量可以用10分制进行评分，也可以用肉眼观察和从30°倾斜玻璃板上向下滑动相结合的方法，把滴丸的外观质量分为4个等级进行判断；滴丸的稳定性研究是一个不容忽视的问题，作为固体分散体，滴丸剂存在老化、稳定性降低等缺点。如长时间贮存，出现硬度变大，析出结晶，药物溶出度降低等现象，通常是药物与载体的比例不合适、贮存温度过高、湿度过大、存放时间太长、载体选择不当等原因所造成的。因此在进行滴丸处方筛选和贮存条件选择方面，应结合稳定性试验考察，以满足制剂安全稳定有效的基本目的。

巴布膏剂载药量大，基质有利于药物释放，无刺激、致敏，透气性好，并且膏面光洁、厚薄均匀、色泽一致，无脱膏和失粘现象。因此评价巴布膏剂可以膏体的均匀性、膜残留性、柔软性、可涂展性及对皮肤的追随性、剥离时黏着力、药物释放性能、稳定性、皮肤刺激性等作为考察指标，选择合适的基质以及制备工艺。

栓剂剂型的质量关键是有适宜的硬度，塞入腔道后能软化、溶化，使药物顺利熔出起效，但贮存期间内仍保持不变形。因此，中药栓剂工艺研究的评价主要以中药提取物加入后栓剂的硬度、熔化性、药物释药情况等作为工艺设计和处方筛选的主要依据。若栓剂给药后起全身作用时，还应建立体内血药浓度检测方法和生物利用度的评价方法。

安全、有效、稳定、可控是对药品的基本要求，而稳定性又是保证有效性和安全性的重要因素。中成药在制备和储存过程中，因温度、水分、光线、pH、微生物等因素的影响，可导致制剂外观的变化，药效降低，甚至毒性增大，影响药品的安全性和有效性。通过研究揭示中药制剂稳定性变化的实质，探讨其影响因素，可采取相应的措施避免或延缓制剂的不稳定性。在稳定性研究中，除了考察指标成分或有效成分的含量变化外，也应按质量标准及制剂通则要求进行全面检查；对以有效成分或有效部位作为制剂原料的中药新药，应对温度、湿度等与储存条件有关的影响因素进行考察。

中药制剂的研究对象极其复杂，由于中药药效物质基础尚未完全清楚，因此，相对于化学药物制剂，中药制剂的研究开发更多的面临着困惑和难以逾越的障碍。随着，科学技术的不断进步，中药制剂的研究思路和方法将会更加趋于完善。